医学实验室ISO 15189认可指导丛书

总主编

周庭银 ｜ 王华梁

医学实验室质量管理体系

Medical Laboratory Quality
Management System

主编

孙克江　张晓曦　周向阳　王利新　张军力　管仲莹

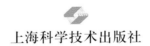

上海科学技术出版社

图书在版编目(CIP)数据

医学实验室质量管理体系 / 孙克江等主编.—上海：
上海科学技术出版社,2020.1(2020.7 重印)
(医学实验室 ISO 15189 认可指导丛书 / 周庭银,王
华梁主编)
ISBN 978 - 7 - 5478 - 4540 - 0

Ⅰ.①医… Ⅱ.①孙… Ⅲ.①医学检验—实验室管理
—质量管理体系 Ⅳ.①R446

中国版本图书馆 CIP 数据核字(2019)第 167493 号

医学实验室质量管理体系

主编　孙克江　张晓曦　周向阳　王利新　张军力　管仲莹

上海世纪出版(集团)有限公司
上海 科 学 技 术 出 版 社　出版、发行
(上海钦州南路 71 号　邮政编码 200235　www.sstp.cn)
上海盛通时代印刷有限公司印刷
开本 787×1092　1/16　印张 31.5
字数 650 千字
2020 年 1 月第 1 版　2020 年 7 月第 2 次印刷
ISBN 978 - 7 - 5478 - 4540 - 0/R · 1894
定价：150.00 元

内容提要

"医学实验室 ISO 15189 认可指导丛书"以 CNAS－CL02：2012《医学实验室质量和能力认可准则》为指导，由全国医学检验各专业领域的专家共同编写，对开展 ISO 15189 医学实验室认可有重要的指导意义和实用价值。

本书共分 3 篇 23 章。在介绍医学实验室质量管理体系的由来和发展，基本要义，建立、运行和维护及 CNAS 实验室认可流程的基础上，着重阐述了质量管理体系的要求，包括组织和人员管理、质量方针和目标、业务委托和外部支持、不符合识别和处理、内部审核和管理评审、记录控制与管理、设施和环境、设备和耗材，以及检验前、中、后的质量保证和实验室信息管理系统等。同时，就质量管理体系文件，包括质量手册、程序文件、管理体系指导手册等进行了举例介绍，指导性强。附录部分不仅收录了实验室认可申请上报文件、现场评审文件，方便读者直接引用，而且列举了典型不符合案例及整改要点，有利于读者借鉴和参考，指导作用突出。

本书内容全面，编排格式规范，言简意赅，实用性强，适用于正在准备或计划准备医学实验室认可单位的管理和技术人员学习和借鉴，还可作为我国医学实验室规范化管理和标准化操作的培训用书。

总主编简介

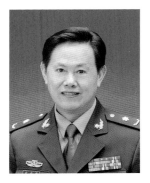

周庭银

海军军医大学附属长征医院实验诊断科主任技师。从事临床微生物检验及科研工作 40 余年，在临床微生物鉴定方面积累了丰富的经验，尤其是对疑难菌、少见菌株鉴定的研究有独到之处。在国内首次发现卫星状链球菌、星座链球菌、霍氏格里蒙菌、拟态弧菌等多株新菌株。近年来，先后帮助国内多家医院鉴定 40 余株疑难菌株。主办国家医学继续教育"疑难菌株分离与鉴定"学习班 22 期（培训 2 800 余人），2013 年发起成立上海疑难菌读片会，并已成功举办 15 期。成功研究并解决了血培养瓶内有细菌生长，但革兰染色看不到菌、转种任何平板无细菌生长这一难题。研制了新型双相显色血培养瓶、多功能体液显色培养瓶、尿培养快速培养基、抗酸杆菌消化液，以及一种既适用于痰细菌培养，又适用于结核分枝杆菌和抗酸杆菌培养的痰标本液化留置容器。

获国家实用新型专利 5 项、发明专利 1 项。主编临床微生物学专著 11 部，其中《临床微生物学诊断与图解》获华东地区科技出版社优秀科技图书一等奖。以第一作者发表论文 40 余篇。

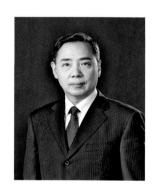

王华梁

医学博士、二级教授、博士生导师，国务院政府特殊津贴专家，上海市临床检验中心主任，《检验医学》杂志主编。

现任全国卫生产业企业管理协会实验医学分会主任委员，中国妇幼保健协会临床诊断与实验医学分会名誉主任委员，中国医师协会检验医师分会分子诊断专家委员会主任委员，中国健康促进基金会质谱精准检验专家委员会主任委员，中国医院协会临床检验管理专业委员会副主任委员，中国遗传学会遗传诊断分会副主任委员，中国医师协会临床精准医疗专业委员会常务委员，国家卫生标准委员会委员，国家卫生健康委临床检验中心专家委员会委员，中华医学会医疗鉴定专家，中国合格评定国家认可委员会 ISO 15189 主任评审员及 17025、17043 评审员等。

先后主持或参与国家"十三五"重大专项、国家自然科学基金、国家博士后基金、上海市重大项目、上海市科学技术委员会产学研重大项目、上海市自然科学基金、上海市卫生健康委员会重点项目等科研项目 20 余项；获上海市科学技术奖一等奖、上海市科技成果奖、军队医疗成果奖多项；先后主编或参编专著 20 余部；在 Science、Clinical Biochemistry、Applied Microbiology and Biotechnology、Clinical Chemistry and Laboratory Medicine、Accreditation and Quality Assurance、《中华医学杂志》等期刊发表论文多篇。

主编简介

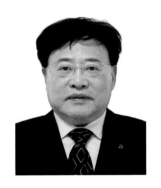

孙克江

主任技师，国家食品化学分析学会食品理化测试分会理事，天津市微生物学会副主任委员；CNAS ISO/IEC 17025、17020，ISO 15189，CNAS‑CL08，CMA 主任评审员；NATA 主任评审员；ISO/IEC 17025、17020，ISO 15189，CMA 实验室认可和检验检测机构资质认定培训教师。获天津市科技明星个人称号、"九五"立功奖章。

主要研究方向为认证与认可，熟悉科研成果在临床检验医学领域中的转化和应用，对医学检验所涉及的专业和内容掌握全面。近年来，主持和参与完成近 5 项科研项目。参编《检验检测机构资质认定能力评价——生物安全实验室要求》(2016RB058)、《检验检测机构资质认定——医学实验室评审补充要求》(2016RB059)两个国家标准。

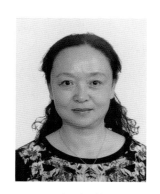

张晓曦

主任检验师，硕士研究生导师，现就任于北京市朝阳区疾病预防控制中心。主要从事病原及临床微生物检验和实验室管理工作。

中国合格评定国家认可委员会第二、三、四届评定委员，中国合格评定国家认可委员会主任评审员（ISO 15189 体系、17025 体系、GB - 19489 体系），国家认证认可监督管理委员会实验室资质认定评审员，中国微生物学会临床微生物学专业委员会委员，中国微生物学会临床微生物学专业委员会流行病学组副主任委员，财政部重大专项评审专家，北京市临床检验中心第一届医学实验室质量体系建设专家委员会委员，《医学参考报·微生物学与免疫学频道》编委，《临床微生物学实验指南》编委会委员。

主持和参与完成国家重大专项、"十一五""十二五"国家科技支撑课题多项，在核心期刊发表论文数十篇，获省级科技进步奖二等奖、科技创新奖等。

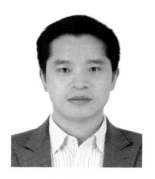

周向阳

博士，教授，硕士研究生导师，现任广西壮族自治区临床检验中心主任。第二军医大学免疫学博士，浙江大学博士后。专业特长：分子免疫学，医学检验规范管理与质量控制。

中国医院协会临床检验管理专业委员会常委，研究型医院协会分子诊断专业委员会常委，中国医学装备协会 POCT 分会常委，全国卫生产业企业管理协会医学检验产业分会委员，ISO 15189 医学实验室评审员。

主持并编写《广西壮族自治区医疗机构床边检验质量管理规范》，于 2008 年发布，为第一个由卫生行政部门正式发布的 POCT 规范管理文件。承担国家"863 计划"课题 2 项，参加"973 计划"、国家"十五"重大科技专项项目 3 项，在 *Blood*、*Cancer Research*、*Clinical Cancer Research* 等期刊发表论文 26 篇。

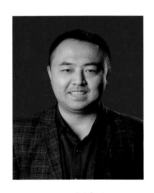

王利新

主任技师，副教授，硕士研究生导师，工商管理硕士（MBA），宁夏医科大学总医院心脑血管病医院医学检验科主任，宁夏医科大学总医院医学实验中心副主任。主要从事临床检验、实验室管理、教学及科研工作。

中国合格评定国家认可委员会医学实验室认可主任评审员；中华医学会检验医学分会第十届委员会委员、第九届青年委员会副主任委员；宁夏医学会检验医学分会第六届委员会主任委员；中国医师协会检验医师分会委员；世界华人检验与病理医师协会委员；中国医师协会检验医师分会慢性高原疾病诊断检验医学专业委员会副主任委员，妇科肿瘤、心血管检验医学专业委员会委员；中国老年医学学会检验医学分会常委；中国分析测试协会标记免疫分析专业委员会常委；中国老年保健医学研究会检验医学分会常委、青年委员会副主任委员；中国研究型医院学会检验医学专业委员会委员；中国抗癌协会肿瘤标志专业委员会委员；中国医学装备协会医用洁净装备工程分会医学实验室建设与管理学组副主任委员；宁夏医院管理协会临床检验管理专业委员会副主任委员；《中华检验医学杂志》通信编委、《临床检验杂志》青年编委、《中华医学杂志》审稿专家。

主持宁夏自然科学基金项目2项、宁夏科技攻关项目1项；参与国家自然科学基金项目3项、省部级项目多项；副主编专著2部，参编专著4部；作为第一作者和通信作者发表论文36篇，其中被中华系列期刊收录10篇。

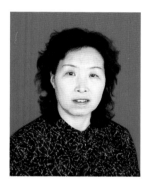

张军力

主任检验师,二级教授,硕士研究生导师。曾任内蒙古医科大学附属医院检验科主任、内蒙古临床检验质量控制中心主任、内蒙古细菌耐药检测中心主任。从事检验医学医疗、教学、科研和管理工作 30 余年,主要研究方向为临床生物化学方法学及病原菌分子流行病学特征和耐药、致病机制研究。

学术任职:中华医学会检验医学分会第八届委员、第九届常委、第十届顾问委员;中国医师协会检验医师分会第二届、三届委员;中国医院协会临床检验管理专业委员会第三、第四届委员;中国医学装备协会临床检验装备专业委员会第一、第二届委员;中华医学会健康管理学分会委员;中华医学会微生物与免疫学分会临床微生物学组委员;内蒙古医学会检验医学分会第四、五、六届副主任委员;全国高等教育出版社医学检验教材编写委员会委员;《医学参考报·检验医学》第一届编辑委员会委员;CNAS 医学实验室主任评审员等。

先后在国内外各级期刊发表论文 60 余篇;主编专著 2 部,参编教材 2 部;主持国家卫生健康委医药卫生科技发展研究中心项目、内蒙古自然科学基金项目等 9 项。以第一完成人获得内蒙古自治区科技进步奖二等奖 1 项,内蒙古医学会科技进步奖一、三等奖 2 项。在多个核心期刊任常委、编委和编审专家。

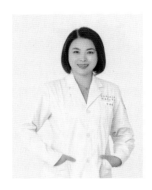

管仲莹

主任技师、教授，辽宁中医药大学附属第二医院（辽宁省中医药研究院）检验科主任。主要从事临床检验、实验室管理、教学及科研工作。

学术任职：中华中医药学会检验医学分会常委，中国医师协会检验医师分会中医检验医学专业委员会委员，中国中西医结合学会检验医学专业委员会实验诊断专家委员会委员，中国老年医学学会检验医学分会委员，中国合格评定国家认可委员会医学实验室认可技术评审员，辽宁省中医药学会检验医学专业委员会主任委员，辽宁省中西医结合学会检验医学专业委员会副主任委员，辽宁省免疫学会理事，辽宁省细胞生物学学会检验专业委员会常务理事。

主持"十二五"国家科技部重大专项课题子课题1项，参与国家级、省部级、市级等各级课题20余项，获省部级科学技术成果奖1项，发表论文数十篇。

作者名单

主　编

孙克江　张晓曦　周向阳　王利新　张军力　管仲莹

副主编

杨　泽　珠海国际旅行卫生保健中心
公衍文　山东大学第二医院
牛广华　辽宁中医药大学附属医院
宋志荣　天津市人民医院
刘树业　天津市第三中心医院
沈　波　浙江省台州医院
曹艳菲　大庆油田总医院
赵鸿梅　辽宁省人民医院
孙　灏　天津市天鼎司法鉴定所

编　委

陈　涛　甘肃省康复中心
孙　旭　武警辽宁省总队医院
王柏山　辽宁中医药大学附属医院
杨　艳　遵义医科大学附属医院
何　晖　广州市疾病预防控制中心
邢晓光　天津港(集团)有限公司天津港口医院
刘　政　沈阳迪安医学检验所有限公司
张　甜　天津市东丽区疾病预防控制中心

王德成　辽宁中医药大学附属第二医院
袁玉华　天津医科大学总医院空港医院
许　菊　天津市医药空气洁净检测中心
张　雪　天津市医药空气洁净检测中心

丛书序言

健康是人类进化的不懈追求,医学的进步是人类文明进步的重要标志,医学实验室的发展是医学进步的重要组成部分。

近年来,随着我国医学实验室信息化、自动化、数字化的飞速发展,医学实验室检验的质量管理水平面临着快速提高的历史机遇。ISO 15189《医学实验室质量和能力认可准则》是指导和引领医学实验室走向规范化的重要指南,已经逐渐在全球范围内广泛应用,对实验室管理、检验医学学科建设和能力提升等发挥了积极的作用。

医学检验是一门综合性的学科,为患者疾病的诊断及后续的治疗提供了精准数据支持,其准确性备受关注。检验数据要精准可靠,报告速度要迅速及时。但是,在临床检验的过程中,检测结果受到诸多环节、多种因素的影响。而医学实验室 ISO 15189 质量管理体系的建立、运行和持续改进,正是不断提高医学检验质量管理水平、保障检验结果准确性的法宝,是提高实验室核心竞争力的重要因素。

"医学实验室 ISO 15189 认可指导丛书"共有 6 个分册,包括《临床微生物检验标准化操作程序》《分子诊断标准化操作程序》《医学实验室质量管理体系》《临床化学检验标准化操作程序》《临床免疫检验标准化操作程序》和《临床血液和体液检验标准化操作程序》。每个分册严格按照 ISO 15189 质量管理体系文件的要求撰写,可以保证实验的精确性、准确性、可溯源性,是从操作层面对 ISO 15189 的一次详细解读,可作为医学实验室建立自身质量管理体系的具体参考,有利于医学实验室的质量管理和技术能力的标准化和规范化建设。

本套丛书邀请了全国一百余名医学检验专家和认可专家参与编写。编写理念新颖,内容实用,符合临床实际,注重整体,重点突出,编排有序,适合于指导建立医学实验室质量管理体系。相信该套丛书的出版,将对我国医学实验室的规范化建设、质量与能力提升、更好地服务患者起到良好的推动作用。

　　我衷心希望本套丛书能为各实验室开展和运行 ISO 15189 认可发挥积极的作用,并得到读者们的喜爱。我也相信,本套丛书在临床使用的过程中,通过实践的检验,能不断得到改进、完善和提升。

国家市场监督管理总局认可与检验检测监督管理司副司长

2019 年 5 月

丛书前言

随着科学的发展和技术的进步,实验医学对临床医学的贡献越来越大,临床医疗决策对实验医学的依赖越来越高。正是由于医学实验室的重要性不断提高,对其质量和能力的要求也越来越高,医学实验室面临的风险也越来越大。如何保证医学实验室的质量和能力也变得比以往任何时候都重要。ISO 15189《医学实验室质量和能力认可准则》是指导和引领医学实验室走向标准化、规范化的重要指南,已经成为全球范围内被广泛认可和采用的重要标准。

目前,中国医学实验室有以下显著特征:质量管理的标准化、规范化,分析技术的自动化、信息化,以及人员分工的专业化、精细化。医学实验室已进入一个崭新的发展阶段。

为此,我们组织国内一百余名医学检验专家,根据 CNAS-CL02:2012《医学实验室质量和能力认可准则》编写了"医学实验室 ISO 15189 认可指导丛书",共有 6 个分册,包括《医学实验室质量管理体系》《临床血液和体液检验标准化操作程序》《临床化学检验标准化操作程序》《临床免疫检验标准化操作程序》《临床微生物检验标准化操作程序》和《分子诊断标准化操作程序》。本套丛书充分遵循了准则的原则和要求,更是在实际操作层面给读者以提示和指引,旨在提高医学实验室质量的管理能力、室内质控的精确性、室间质评的准确性、测量结果的溯源性等,为各医学实验室自身质量管理体系的建立提供具体参考,对拟申请 ISO 15189 认可的医学实验室具有一定的指导意义和实用价值,可作为医学实验室规范化管理和标准化操作的实用性工具书和参考书。

本套丛书在编写过程中得到了多方的大力支持和无私帮助,尤其是中国合格评定国家认可委员会领导的关心和支持、各分册主编和编者夜以继日的努力与辛勤奉献,在此谨向各位表示诚挚的谢意! 此外,还要感谢郑州安图生物工程股份有限公司和上海标源生物科技有限公司对丛书编写给予的大力支持和协助!

 由于编者水平所限,加之时间仓促,本套丛书一定有欠缺和不足之处,欢迎专家和读者批评指正。

2019 年 6 月

本书前言

质量是学科建设永恒的主题,如果不能保证检验结果的质量,学术水平就是无源之水、无本之木。为了标准化、规范化医学实验室的建设,提高检验结果的质量,国际标准化组织颁布了《医学实验室质量和能力的专用要求》(以下简称 ISO 15189),这份文件不仅是医学实验室国际认可的依据,更是如何搞好质量管理的良好教材。医学实验室的质量管理主要是指通过遵照一定的质量管理体系文件,保证实验的精确性、准确性、可溯源性。能力是指达到上述质量要求的各种要素的有机组合,包括工作人员良好素质、仪器设备溯源性、先进完整的检测系统、良好的工作环境、生物安全、信息化管理等。

目前,中国越来越多的医院实验室、独立医学检验所及采供血机构实验室正在积极地学习和实施该标准,我们相信该质量管理体系将对中国检验医学产生深远的影响。作为该体系的践行者、参与者,特撰写此书,希望能对临床实验室管理者和检验工作者在实验室认可的实践中有所帮助。

在成书过程中,我们邀请多名资深 ISO 15189 评审员参与编写,他们倾力付出,通力协作,集体定稿,共同完成了本书的编写任务,在此对编写组全体成员的辛勤工作表示敬意,同时也由衷地感谢本书所引用参考文献的作者及帮助过本书编写的所有老师们。

本书是医学实验室质量管理体系建立方面的参考书和工具书,相信本书的出版将对我国医学实验室建立良好的质量管理体系、规范检验人员的工作行为、服务患者有所帮助。

当然,医学实验室的管理发展迅速,技术日新月异,书成之日又会有新的进展。盼广大读者提出批评和指正,使本书能在再版时加以修正,以不断赶上时代的步伐!

规范行为,减少风险;安全是底线,质量是生命。

编者

2019 年 6 月

目 录

第三篇
质量管理体系文件举例 / 201

第一篇

医学实验室质量管理
体系概述

21 世纪以来,我国临床检验专业发展迅速,在疾病的诊断、治疗、预防及发病机制的探讨等诸多方面发挥着越来越重要的作用,检验学科已经从"医学检验"发展成为"检验医学"。医学检验转变为检验医学,不仅是名词的变换,更重要的是检验学科建设的理念和内涵发生了明显的变化。这个转变使医学实验室的工作定位和观念发生了变化。随着科学技术的飞速发展,越来越多的新技术、新方法被应用于临床检验,检验工作在保证质量的基础上更好地为临床治疗服务,使临床医学与检验医学的结合更加密切。检验医学的发展及其与临床医学的密切结合,要求医学实验室的工作不断地与临床医护人员进行学术交流和信息沟通,把有限的实验数据变为高效的诊断信息,更多、更直接地参与临床的诊断和治疗。医学实验室质量管理体系建设在国际上已实施多年,实践证明其在规范实验室管理、保障检验结果质量、提高人员素质方面起到了非常积极的作用。针对医学实验室质量管理现状,解决质量管理中存在的问题,指导医学实验室更为系统、科学地进行质量管理,以达到促进服务质量不断提高、提升医学实验室核心竞争力的目的。

第一章
医学实验室质量管理体系的
发展和基本要义

随着检验医学的发展,先进的实验技术与仪器的逐步普及,不仅提高了检验结果的精确性和准确性,还为临床提供了许多新的参考指标。如何将这些方法的原理、临床意义介绍给医护人员,使之能合理地选择检验项目,正确地分析检验结果,更好地用于诊断和治疗;如何从临床那里获得患者资料、病情变化、治疗方案,保证检验后的质量评估,并对临床的诊疗工作提出建议等都是检验医学的重要内容。医学实验室要向临床诊疗提供稳定、可靠的检验结果,为实现这一目标,在具有扎实的基本理论与基本技术的同时,医学实验室作为检验医学学科发展的载体,必须在知识结构、人才架构、学科发展方向、质量管理等方面做出相应的调整以展现学科发展的作用,并最终进一步加强医学实验室全面质量管理工作。审视我国的医学实验室,大都引进了先进的医疗设备、先进的实验技术,每年有大批的检验技术人员出国进修学习、参加各种各样的国际会议,同时也有不少的留学人员回国,加入检验医学的行列,但是我们和先进国家的医学实验室仍然存在一定的差距,究其原因就是我们在医学实验室的管理上和国外存在一定的差距。

第一节　质量管理体系是所有医学实验室的现实需要

随着科学技术的飞速发展,临床实验室检验仪器和方法取得了革命性的进步,而服务对象——临床医护及患者的满意度并未因此有根本性的改变,这就让检验工作者开始思考并寻求一种科学的管理方法来持续提高实验室检验结果的质量以满足客户日益提高的需求。ISO、CAP等国际标准不断走入我们的视野,特别是卫生部于2006年6月1日正式颁布了《医疗机构临床实验室管理办法》,将医学实验室的定义清楚地界定为"对取自人体的各种标本进行血液学、生物学、化学、微生物学、生物物理学、免疫学、血液免疫学、细胞学等检验,并为临床提供医学检验服务的实验室",其中第二十条规定"医疗机构临床实验室应当提供临床检验结果的解释和咨询服务",这个转变使医学实验室的工作定位和观念发生了变化,也使得临床实验室的管理者们开始用系统的观点看待临床检验的结果质量保证措施并制定整体解决方案。无论选用何种标准,抑或是满足"办法"的基本要求,首先都必须建立一个全面的质量管理体系——即检验质量保证的核心,并有效运行和持续改进。

(一) 对于促进医学实验室提高临床检验工作质量和能力具有重要的现实意义

临床检验的质量和能力是医学实验室满足服务对象需要的外在表现。医学实验室的服务质量不仅涉及中心内部的工作质量,而且取决于各部门之间的密切配合和高度协调。构建质量管理体系,为协调医学实验室各部门间的工作以更好地满足服务对象的需要提供了指导意见,对于促进医学实验室提高服务质量和能力具有重要的现实意义。通过质量管理体系建设,可以提高医学实验室的质量管理水平,减少可能出现的质量风险和实验室的责任,平衡实验室与患者之间的利益,提高社会对构建质量管理体系的实验室的信任。

(二) 对于提高医学实验室的核心竞争力具有一定的指导意义

任何一个部门,无论处在哪种环境,都会十分关注产品的质量。为了取得成功,必须使其产品满足恰当的规定和需要、用途或目的,满足服务对象的期望,符合适用的标准和规范,符合社会要求,包括法律、准则、规章、条例及其他事项所规定的义务。以上这些目标归纳起来就是质量好,服务好。而要做到这一点,必须建立医学实验室的质量管理体系,以达到提高服务质量和能力的目的。质量管理体系的建立和有效运作是保证医学实验室服务质量和能力的重要依据,也是赢得临床医护和患者信任的有力保障。

(三)对于推动我国医学实验室的发展具有重要的参考和借鉴价值

医学实验室质量管理体系建设在国际上已实施多年,通过实践证明其在规范实验室管理、保障实验结果质量、提高人员素质方面起到了非常积极的作用。国际标准化组织(ISO)以 ISO 15189《医学实验室质量和能力的专用要求》作为质量管理体系建设的依据来指导医学实验室建立质量管理体系。在 ISO 15189 的引言中明确写道"医学实验室的服务是对患者医疗保健的基础,因而应满足所有患者及负责患者医疗保健的临床人员之需求。这些服务包括受理申请,患者准备,患者识别,样品采集、运送、保存,临床样品的处理和检验,结果的确认、解释、报告,以及提出建议。在国家法规许可的前提下,期望医学实验室的服务包括对会诊病例的检查,以及除诊断和患者管理以外,积极参与疾病预防"。从中可以看出,ISO 15189 对医学实验室质量与能力的基本要求是全面质量管理体系的核心,是保证实验结果质量的基础。

从目前我国检验医学存在的问题可以看出,医学实验室质量管理是其能否取得发展的根本所在。虽然有的质量问题客观存在且无法回避,但大多数质量问题可以通过有效的管理得到控制,实现实验室既定的质量目标。通过质量管理体系的构建,进一步完善了临床检验服务管理的组织结构和工作流程,明确了影响临床检验服务质量的关键因素。近几年,我国的医学实验室质量管理体系建设的理念和要求不断加强,许多实验室进行了质量管理体系建设。对于促进检验工作人员提供优质的服务,自觉积极地维护、提高医学实验室的服务质量提供了有效的方法和途径,对于推动我国检验医学的发展具有重要的参考和借鉴价值。

第二节 质量管理体系的由来和发展

一、质量管理体系的由来

(一)质量检验管理阶段

(1)操作者的质量管理:20 世纪以前,手工作坊式的生产占主导地位,质量管理通常由操作者自己完成。产品质量主要依靠操作者的经验、技能来加以保证。

(2)质量检验管理阶段:20 世纪初,随着技术的进一步发展,生产分工逐渐细化。美国管理学家泰勒首创"计划、标准化和统一管理"三项原则管理生产,提出了计划与执行分工、检验与生产分工,建立了终端专职检验从事质量管理。这种用检验控制质量方法属于事后检验,较好地确保了出厂产品的质量,但不能确保生产的质量。

(二)统计质量管理阶段

第二次世界大战期间,美国政府颁布了三项战时质量控制标准:《质量控制指南》《数据分析用控制图法》《工序控制用控制图法》,这些标准被认为是质量管理中最早的正式的质量控制标准,质量管理进入了统计质量管理阶段。

(三) 全面质量管理阶段

1961 年美国通用电气公司质量经理费根堡姆出版了《全面质量管理》一书，随后全面质量管理在日本得到较好应用，并取得成效，世界各国陆续接受这一全新观念。

全面质量管理要求部门全体员工及有关部门同心协力，把专业技术、经营管理等工作有机结合起来，建立起研究、设计、开发、生产、服务等全过程的质量体系，从而有效地应用人力、物力、财力等资源，提供符合规定要求和顾客期望的产品或服务。整个部门管理包括全面质量管理、全面财务管理、全面计划管理和全面劳动人事管理等，其中全面质量管理是部门管理体系的核心。

二、质量管理体系的发展

(一) PDCA 循环

做好质量管理，除了有一个正确的指导思想，还必须有一定的工作程序和管理方法，PDCA 循环就是质量管理活动所应遵守的科学工作程序，是全面质量管理的基本工作方法。PDCA 循环是由美国质量管理统计学家戴明 (W. E. Deming) 在 20 世纪 60 年代初创立，故也称为"戴明环活动"。PDCA 循环中的四个英文分别是：P (plan)，表示计划；D (do)，表示执行；C (check)，表示检查；A (action)，表示处理的缩写。它反映了质量改进和完成各项工作必须经过的四个阶段。

(1) 计划制订阶段——P 阶段：这一阶段的总体任务是确定质量目标，制订质量计划，拟定实施措施。具体可以分为四个步骤：① 对工作现状进行分析，找出所存在的质量问题；② 分析造成质量问题的所有可能原因和影响因素；③ 从所有原因中找出直接影响质量的主要原因；④ 针对影响质量问题的主要原因制订纠正措施，制订执行计划。

(2) 计划执行阶段——D 阶段：按照既定的质量计划、措施及要达到的目标去实施。

(3) 执行结果检查阶段——C 阶段：对实际执行情况进行检查，寻找计划执行过程中可能存在的问题。

(4) 处理阶段——A 阶段：对存在的问题进行深入的原因分析，制定相应的纠正措施。在该阶段需要不断总结经验教训，固化相关规定以防止同样的问题再次发生。

PDCA 循环的特点是互相衔接、互相促进、螺旋式上升。通过 PDCA 循环，使部门各环节、各方面的工作相互结合，相互促进，形成一个有机的整体。经过一个 PDCA 循环，使一些质量问题得到解决，质量水平得到提高，从而跨上更高管理水平，而下一次循环将是在已经提高的基础上进行，使产品质量得到持续改进。

(二) 5S 管理

5S 管理起源于日本，是指在生产现场中对人员、机器、材料、方法等生产要素进行有效的管理。因这 5 个词日语中拼音的第一个字母都是"S"，所以简称为"5S"活动。

1. "5S"基本内容

(1) 1S—整理 (seiri)

1) 整理的定义：区分现场物品是否需要，确保现场只保留必需的物品。

2）整理的目的：优化和增加现场面积，实现现场无杂物，通道通畅，提高工作效率；减少出现意外的可能，保障安全；消除物料混放、混用等差错事故；有效减少库存量，节约资金。

3）整理的意义：对生产现场的各种物品进行分类，区分现场需要和不需要的；对于现场不需要的物品，要坚决清理。对于工作场所的各个死角，都要彻底清理，达到现场无不用之物的目的。

4）整理的要点：把握要与不要的标准；确定存放的位置；不要的物品的处理要求。

（2）2S—整顿（seiton）

1）整顿的定义：必需品按照规定方法摆放，整齐有序，明确标示。

2）整顿的目的：最大限度缩短寻找物品的时间，提高工作效率。

3）整顿的意义：把需要的物品定量、定位。通过前一步整理后，对现场留下的物品进行科学的摆放，取用所需之物用时最短，在最简捷的流程下完成工作。

4）整顿的要点：物品摆放有固定的地点和区域，便于寻找，消除因混放而造成的差错。根据物品使用的频率，确定放置位置的远近；物品摆放实现目视化管理：定量装载的物品做到过目知数，不同物品的存放区域用不同色彩和加以标记、区别。

（3）3S—清扫（seiso）

1）清扫的定义：清除作业区域的垃圾、清除现场内的脏污。

2）清扫的目的：清除"脏污"，保持现场干净、明亮。

3）清扫的意义：保持工作场所干净整洁，创造良好的工作环境。

4）清扫的要点：自己使用的物品要自己清扫，不增加专门的清扫工；清扫设备要同设备的点检结合起来，清扫即点检；清扫设备要同时做设备的保养工作，清扫也是保养；当清扫地面发现有垃圾或泄漏时，要查明原因，并采取措施加以改进。

（4）4S—清洁（seiketsu）

1）清洁的定义：将整理、整顿、清扫的做法制度化，维持其效果。

2）清洁的目的：坚持整理、整顿、清扫的效果，使其保持最佳状态。

3）清洁的意义：通过整理、整顿、清扫活动的坚持，消除发生安全事故的根源，创造良好的工作环境。

4）清洁的要点：工作环境既要整齐，还要做到清洁卫生；不仅物品要清洁，员工也要做到工作服要清洁，仪表要整洁；要使工作环境不受污染，进一步消除空气、粉尘、噪声等污染源，避免职业病。

（5）5S—素养（soyou）

1）素养的定义：人人依规行事、按章操作，养成良好的习惯。

2）素养的目的：提升"人的品质"，培养对任何工作都认真负责的员工。

3）素养的意义：努力提高人员的修养，使员工养成严格遵守规章制度的习惯和作风，是"5S"活动的核心。

2. "5S"基本原则

（1）自我管理的原则：充分依靠现场人员自己动手营造一个整齐、清洁、安全的工作环境，养成遵章守纪、严格要求的工作习惯。

（2）勤俭的原则：开展"5S"活动，会从现场清理出很多"无用"之物，有的可能只是在现场"无用"，可用于其他的地方；有的可能是废物，但应本着变废为宝的精神，千方百计地加以利用。

（3）持之以恒的原则：开展"5S"活动，贵在坚持，① 应将"5S"活动纳入岗位管理，每一部门、每一人员都有明确的岗位责任；② 要严格、认真地做好考核工作，将考核结果同各部门和人员的经济利益挂钩；③ 要坚持 PDCA 循环，不断提高现场的"5S"管理水平，通过检查，不断发现问题、解决问题。针对问题，提出改进的措施和计划，使"5S"活动不断地开展下去。

3. "5S"活动的意义

（1）"5S"是现场管理的基础，是全员参与管理的前提，是全面质量管理的第一步。

（2）"5S"现场管理法能够营造一种"人人参与、事事遵守"的良好氛围。这种氛围有利于调动员工的积极性，形成强大的推动力。

（3）实施质量管理是一时难以看到显著的效果，而"5S"活动会产生立竿见影的效果，可以通过在短期内获得显著效果来增强员工的信心。

（4）"5S"是现场管理的基础，代表着管理者对现场管理认识的高低，也决定了现场管理水平的高低。

第三节　医学实验室质量管理体系的定义、国际发展和中国发展

一、医学实验室质量管理体系的定义

（一）质量管理体系

1. 质量管理（quality management）　是指确定质量方针、目标和职责，并通过质量体系中的质量策划、质量控制、质量保证和质量改进来使其实现的所有管理职能的全部活动。

（1）质量方针（quality policy）：由组织的最高管理者正式发布的该组织总的质量宗旨和方向。

（2）质量目标（quality objective）：在质量方面所追求的目的。

（3）质量策划（quality planning）：质量管理的一部分，致力于制定质量目标并规定必要的运行过程和相关资源以实现质量目标。

（4）质量控制（quality control）：质量管理的一部分，致力于满足质量要求。

（5）质量保证（quality assurance）：质量管理的一部分，致力于提供质量要求会得到满足的信任。

（6）质量改进（quality improvement）：质量管理的一部分，致力于增强满足质量要求的能力。

2. 质量管理体系（quality management system，QMS）　ISO 9001：2005 标准定义为"在质量方面指挥和控制组织的管理体系"，通常包括制订质量方针、目标，以及质量策划、质量控制、质量保证和质量改进等活动。

3. 医学实验室质量管理体系

（1）认可（accreditation）：权威机构正式承认一个机构或者个人从事某特定任务能力的程序。

（2）检验（examination）：旨在确定某一属性的值或特性的一组操作。注：在某些学科（如微生物学）中，一项检验是多个试验、观察或测量的总体活动。

（3）实验室能力（laboratory capability）：进行相应检验所需的物质、环境和信息资源，以及人

员、技术和专业知识。注：对实验室能力的评审可包括先前参加的实验室间比对、外部质量评价计划或检验程序验证试验的结果，或上述全部结果，以证实测量不确定度、检出限等。

（4）实验室负责人（laboratory director）：有能力对实验室负责并掌权管理实验室的一人或多人。

（5）实验室管理层（laboratory management）：在实验室负责人领导下管理实验室活动的人员。

（6）医学实验室（medical laboratory, clinical laboratory）：以为诊断、预防、治疗人体疾病或评估人体健康提供信息为目的，对来自人体的材料进行生物学、微生物学、免疫学、化学、血液免疫学、血液学、生物物理学、细胞学、病理学或其他检验的实验室。实验室可以提供其检查范围内的咨询服务，包括解释结果和为进一步的适当检查提供建议。

（7）检验前程序（pre-examination procedures）：按时间顺序，始于临床医师提出检验申请，止于检验程序启动，其步骤包括检验申请，患者准备，原始样品采集，运送到实验室并在实验室内传递。

（8）检验后程序（post-examination procedures）：检验后过程包括系统性评审，规范格式和解释，授权发布，报告和传送结果，以及保存检验样品。

4. 质量管理体系的特性

（1）质量管理体系的符合性：有效开展质量管理，必须设计、建立、实施和保持质量管理体系。组织的最高管理者对依据相应标准设计、建立、实施和保持质量管理体系的决策负责，对建立合理的组织结构和提供适宜的资源负责；管理者代表和质量职能部门对形成文件的程序的制定和实施、过程的建立和运行负直接责任。

（2）质量管理体系的唯一性：质量管理体系的设计和建立，应结合组织的质量目标、产品类别、过程特点和实践经验。因此，不同组织的质量管理体系有不同的特点。

（3）质量管理体系的系统性：质量管理体系是相互关联和作用的组合体，包括：组织结构——合理的组织机构和明确的职责、权限及其协调的关系；程序——规定到位的形成文件的程序和作业指导书，是过程运行和进行活动的依据；过程——质量管理体系的有效实施，是通过其所需过程的有效运行来实现的；资源——必需、充分且适宜的资源包括人员、资金、设施、设备、料件、能源、技术和方法。

（4）质量管理体系的全面有效性：质量管理体系的运行应是全面有效的，既能满足组织内部质量管理的要求，又能满足组织与服务对象的合同要求，还能满足第二方认定、第三方认证和注册的要求。

（5）质量管理体系的预防性：质量管理体系应能采用适当的预防措施，有一定的防止重要质量问题发生的能力。

（6）质量管理体系的动态性：最高管理者定期批准进行内部质量管理体系审核，定期进行管理评审，以改进质量管理体系，还要支持质量职能部门采用纠正措施和预防措施改进过程，从而完善质量管理体系。

（7）质量管理体系的持续性：质量管理体系所需求过程及其活动应持续受控。

二、医学实验室质量管理体系的发展

（一）国外医学实验室质量管理体系的发展

国外对于医学实验室质量管理体系的研究历史较长，内容较充实，学者们从质量管理体系与医学实验室的有机结合、如何建立适应医学实验室工作的管理体系、质量管理体系如何促进医学实验室质量和能力的持续改进、建立质量管理体系的方式方法、医学实验室质量管理体系建立过程中的技术问题、管理问题、经济问题、成本控制问题、服务满意度问题等多方面进行了研究，积累了大量的宝贵经验，总结了大量有借鉴意义的结论和观点，为现阶段医学实验室质量管理体系的建立、研究等工作起到了积极的促进作用。Emmanuel Adamides 等进行了旨在系统研究欧盟检验计划和采供血机构认可的一项研究。该研究重点研究在医学实验室管理活动中的技术问题以及采供血机构的认可现状。该研究设计了涵盖 ISO 15189 认可准则的主要条款，结合各个医学实验室现状进行调查。根据对问卷数据的汇总分析，全面掌握了欧盟医学实验室质量管理现状以及采供血机构认可的情况。Carmen Ricos 等全面研究了目前医学实验室质量管理的现状，分别从分析前、分析中及分析后讨论了各分析过程质量管理中存在的问题。在评价分析过程中使用了新的统计工具，得出了更为可靠、可信的结论，为医学实验室建立质量管理体系指出了查找问题的方式和工具。Michael J. Zinner 等对医学实验室工作中的质量问题进行了研究，提出了有关医学实验室质量管理体系建立过程中应注意的在管理、技术方面普遍存在的质量问题，并提出了针对这些问题的解决建议。Stefan Kunkel 等针对医生、护士和医院的管理人员面临不断产生的新技术和新方法，进而需要改进日常工作所面临的困惑进行了研究。目的是分析可以用来描述质量管理体系的结构、过程、结果的关系，并讨论其相互影响。该研究制定了一份调查问卷，发送到在瑞典国内随机抽取的 600 家医院的相关部门，问卷回收率为 75%。对问卷数据进行了验证性因素分析并建立了线性结构模型。该模型是当时所知的第一个大型的定量研究模型。可以用来描述和评估单质量体系或比较不同的质量管理体系，它也可以帮助在医院部门实现以证据为基础的系统工作的质量改进。该研究最终得出了质量体系可以帮助管理变革，同时保持高质量的工作质量的结论。Robert F. Vogt Jr 等对定量荧光校准作为荧光强度质量的评估进行了探索研究，为解决医学实验室质量管理体系建设中有关荧光检验相关项目的技术参数评定给出了评估方法和计算方式，解决了这一领域的技术难题。Thuppit Venkatesh 在《印度临床生物化学杂志》上发表了有关印度医学实验室认可要求的文章，该文章全面、系统地介绍了印度医学实验室进行质量管理体系建设的具体要求以及申请认可的相关流程和条件。该文以 ISO 15189 内容为主，结合印度有关医学实验室的管理规定，详细解读了 ISO 15189 条款如何转化为医学实验室的具体工作要求，为印度医学实验室参照该标准进行质量管理体系建设提供了很好的参考依据。James R. Langabeer 等对精益管理、六西格玛管理、目标管理理论等进行了研究，系统阐述了它们的概念，分析了在医院各相关部门包括医学实验室进行相关理论实践研究的方法和可能性，以独特的视角审视医学实验室质量管理体系建立过程中如何发现问题、分析问题、解决问题，并创新性地提出了利用精益管理、六西格玛管理、目标管理理论指导医学实验室进行质量管理体系建设以及持续改进检验工作质量的观点。Gerhard Nahler 发表了针对室间质量评价系统的研究成果，对室间质量评价的组织形式、运作模式、数据统计分析方法、结果回报及医学实验室通过参加室间质量评价如何达到改进检验工作的目的等内容进行了系统阐述。Carlo Leifert 等对医学实验室质量管理体系中有关微生物实验室生物安全工作进行了研究，强调在微生物实验室加强生物安全检查的必要性和重要性，提出了应该严格按照"5S"原则进行实验室内务及生物安全管理的观点，对如何进行实验室生物安全管理进行了讨论。

(二)国内医学实验室质量管理体系的发展

国内对于医学实验室质量管理体系的研究主要集中在近十年的时间,检验界的专家学者们从医学实验室质量管理、质量管理体系概念及相关知识介绍、质量管理体系与医学实验室的有机结合、如何建立适应医学实验室工作的管理体系、质量管理体系如何促进医学实验室质量和能力的持续改进、建立质量管理体系的方式方法、医学实验室质量管理体系建立过程中的技术问题和管理问题等方面进行了研究,总结了大量有借鉴意义的结论和观点,为现阶段医学实验室质量管理体系的建立、研究等工作起到了积极的促进作用。张正提出以患者为中心,提高检验服务质量;以质控为核心,提高检验报告水平;仪器设备专管,最大限度发挥效益;抓在职教育,提高整体素质;普及计算机知识,提高现代管理水平等方面加强医学实验室的管理。申子瑜指出我国检验医学存在的诸多问题:缺乏对临床实验室管理系统理论的研究,缺乏对临床实验室质量管理强制性法规,缺乏对临床实验室质量工作的足够重视和正确导向,缺乏对检验医学新技术引入的控制措施;同时提出解决的建议:尽快出台有关临床实验室的管理办法,建立临床实验室资格认可制度。饶绍琴等根据"破窗理论"对医学实验室管理的启示,结合自己所在实验室的管理做法和经验,提出了把提高检验技术人员素质、完善检验技术规范,提高医学检验工作质量、关注国际发展动态作为医学实验室重点工作的观点。董敏等系统介绍了临床实验室的发展与管理,着重从国外临床实验室的起源与发展、我国临床实验室的内涵临床实验室的发展趋势、临床实验室管理的理论研究方向和内容及评价方法、我国临床实验室有待进一步解决的问题、如何建立适合我国国情的实验室管理体系等方面进行了研究。郭健对临床实验室的管理与发展进行了研究,分别从质量管理的概念、内涵和基本内容,人力资源管理与岗位职责,安全管理,成本与信息管理等方面进行了探索。针对实验室认可与临床实验室管理进行研究,系统阐述了实验室认可的意义、质量管理体系建立与运行、作业指导书的编写、实验室认可的标准与范围等内容。朱红等从实验室体制的综合化模式、实验室综合项目的网络化模式、实验技术人员高素质的文化模式等方面探讨了建立新型的医学实验室管理模式的有关内容。李启欣等通过对实验室国家认可过程、经验体会、认可后对检验科的益处等方面对建立 ISO 15189 质量体系,规范实验室管理的相关内容进行了研究探索。杨有业等研究了有关 ISO 15189 在检验科管理中的应用等内容,介绍了 ISO 15189,阐述了质量管理体系建立的过程和具体内容、ISO 15189 在检验科管理者中应用体会及 ISO 15189 在检验科管理者中应用存在的困难之处。陈国忠等从以人为本,建立可持续性的培训、培养机制;实施改进,完善质量管理体系文件;监督与内审结合,保持质量活动的持续性;开展质控,巩固和提高实验室检验技术水平;依据需求,研发实验室自动化和网络化管理;扩展新项目,逐步完善实验室功能建设;强化管理,不断提高服务满意率等方面研究了实验室认可后质量体系的改进。乔木等通过类比工业制造部门管理五要素,把工业制造部门产品实现过程的分析方法运用到实验室认可管理体系中,从而寻求实验室管理的主线索,进而摸索建立和保持实验室认可管理体系的途径和方法做出了积极探索并取得了一定的研究成果。贾红兵等结合所在科室的微生物实验室通过医学实验室质量和能力认可的体会对医学实验室认可在微生物学检验领域的实践进行了研究,着重总结了体系建立的过程、运行及接受现场评审的准备和整改工作经验教训,为微生物实验室通过认可提供了很好的参考和借鉴。

第四节   15189 质量管理体系的基本
框架、特性和核心理念

(一) ISO 15189 标准简介

ISO 15189《医学实验室质量和能力的专用要求》,是由国际标准化组织 ISO/TC 212 医学实验室检验及体外诊断检验系统技术委员会起草的,于 2003 年颁布的针对医学实验室质量管理体系建设及认可的特殊要求。ISO 15189 结合 ISO 9001 系列标准及 ISO 17025《检验和校准实验室能力的通用要求》相关内容进行编写,内容更适用于医学实验室,同时在相关的章节中添加了对医学实验室有关技术方面的附加要求。ISO 15189 为医学实验室建立质量管理体系、提高服务质量和能力提供了参考依据。

在 2003 年韩国汉城召开的第九届亚太实验室认可合作组织(APLAC)年会上,APLAC 正式宣布了 ISO 15189:2003 和 ISO 17025:1999 这两个国际标准可以同时作为对医学实验室认可的准则。从 2006 年 4 月开始,中国合格评定国家认可委员会(CNAS)要求所有的医学实验室应按照 ISO 15189:2003 建立质量管理体系才能申请认可。

(二) CNAS - CL02《医学实验室质量和能力认可准则》简介

CNAS - CL02《医学实验室质量和能力认可准则》(ISO 15189:2012)是 CNAS 2013 年 11 月 22 日发布,并于 2015 年 6 月 1 日第一次修订实施的针对医学实验室质量管理体系建设及认可的准则,该准则包括:前言、范围、规范性引用文件、术语和定义、管理要求、技术要求、附录 A(与 ISO 9001:2008 和 ISO/IEC 17025:2005 的相关性)、附件 B(ISO 15189:2007 与 ISO 15189:2012 的对照)等部分,其中管理要求规定了实验室进行有效管理的内容,包括:组织和管理责任、质量管理体系、文件控制、服务协议、受委托实验室的检验、外部服务和供应、咨询服务、投诉的解决、不符合的识别和控制、纠正措施、预防措施、持续改进、记录控制、评估和审核、管理评审等 15 个要求;技术要求规定了对实验室所从事工作应具备的技术能力,包括:人员、设施和环境条件、实验室设备、试剂和耗材、检验前过程、检验过程、检验结果质量的保证、检验后过程、结果报告、结果发布、实验室信息管理等 11 项要求。

本准则规定了 CNAS 对医学实验室质量和能力进行认可的专用要求,包含了医学实验室为证明其按质量管理体系运行具有技术能力并能提供正确的技术结果所必须满足的要求,其内容等同采用 ISO 15189:2012。本准则规定医学实验室专业人员的行为和职责还应符合我国相关的专门法规和要求。规定了医学实验室的服务是对患者医疗保健的基础,因而应满足所有患者及负责患者医疗保健的临床人员之需求。这些服务包括受理申请,患者准备,患者识别,样品采集、运送、保存,临床样品的处理和检验,结果的确认、解释、报告及提出建议。此外,还应考虑医学实验室工作的安全性和伦理学问题。在国家法规许可的前提下,期望医学实验室的服务包括对会诊病例的检查,以及除诊断和患者管理以外,积极参与疾病预防。所有医学实验室应当为其专业人员提供教育和科研机会。本准则适用于医学实验室服务领域内现有的所有学科,在其他服务领域和学科内的同类工作也可适用。

（三）医学实验室质量管理体系构成要素

1. 管理要求

（1）组织和管理责任：医学实验室或其所在组织应有明确的法律地位。医学实验室服务包括适当的解释和咨询服务，应能满足患者及所有负责患者医护的临床人员的需要。医学实验室（以下简称实验室）在其固定机构内，或在其固定机构之外由其负责的场所开展工作时，均应遵守本准则的相关要求。为识别利益冲突，应明确实验室中参与或影响原始样品检验人员的责任，不宜因经济或政治因素（例如诱惑）影响检验。实验室管理层应负责质量管理体系的设计、实施、维持及改进。实验室管理层应确保在实验室内建立适宜的沟通程序，并就质量管理体系的有效性进行沟通。

（2）质量管理体系：实验室管理层应保证政策、过程、计划、程序和指导书文件化且易于理解，必须传达至所有相关人员并付予实施。质量管理体系应包括（但不限于）内部质量控制及参加有组织的实验室间比对活动，如外部质量评价计划。质量管理体系的方针和目标应在实验室负责人的授权下，在质量方针声明中予以明确，文件化并写入质量手册。质量手册应对质量管理体系及其所用文件的架构进行描述。质量手册应包括或指明含技术程序在内的支持性程序，应概述质量管理体系文件的架构。质量手册中还应规定技术管理层及质量主管的角色和责任，包括确保遵循本准则的责任。

（3）文件控制：实验室应制定、文件化并维护程序，以对构成质量文件的所有文件和信息进行控制。应将每一受控文件的复件存档以备日后参考，并由实验室负责人规定其保存期限。应采取相应程序以保证经授权的现行文件版本在相关场所可供相应的活动使用，无效或已废止的文件应立即自所有使用地点撤离或确保不被误用。所有与质量管理体系有关的文件均应能唯一识别。

（4）服务协议：如果实验室以服务协议方式提供医学实验室服务，应建立和维持服务协议评审程序。充分明确包括所用方法在内的各项要求，实验室能力及资源可满足要求，所选的适当检验程序满足服务协议要求和临床需要。应保存评审记录，包括任何重大的改动和相关讨论，对服务协议的任何偏离均应通知客户。工作开始后如需修改服务协议，应再次进行同样的服务协议评审过程，并将所有修改内容通知所有受影响方。

（5）受委托实验室的检验：实验室应有有效的文件化程序，以评估与选择委托实验室和对组织病理学、细胞学及相关学科提供二次意见的会诊者。实验室管理层应负责选择、监控委托实验室及会诊者的质量，并确保委托实验室或委托会诊者有能力进行所要求的检验。应由本实验室，而非受委托实验室，负责确保将委托实验室的检验结果和发现提供给申请者。

（6）外部服务和供应：实验室管理层应建立并文件化其政策和程序，以选择和使用所购买的可能影响其服务质量的外部服务、设备及消耗品。所购买的各项物品应始终符合实验室的质量要求。应有对消耗品进行检查、接受、拒收和保存的程序及标准。当采购的设备和消耗品可能会影响服务质量时，在验证这些物品达到规格标准或有关程序中规定的要求之前不应使用。

（7）咨询服务：实验室中适当的专业人员应对选择何种检验和服务提供建议，包括重复检验的频率及所需样品类型。适用时，应提供对检验结果的解释。专业人员宜按计划与临床医师就利用实验室服务和咨询科学问题进行定期交流。专业人员宜参与临床病例分析以便能对通案和个案提供有效的建议。

(8) 投诉的解决：实验室应有政策和程序以解决来自临床医师、患者或其他方的投诉或其他反馈意见。应按要求保存投诉、调查及实验室所采取纠正措施的记录。

(9) 不符合的识别和控制：当发现检验过程任何之处有不符合其程序或所制定质量管理体系的要求，或不符合临床医师的要求时，实验室管理层应有政策并实施程序以确保解决问题之责任落实到个人；明确规定应采取的措施；记录每一不符合项并形成文件，实验室管理层应按规定的周期对其评审，以发现趋势并采取预防措施。实验室应制定并实施存在不符合项时发布结果的程序，包括对结果的评审。

(10) 纠正措施：纠正措施程序应包括调查过程以确定问题产生的根本原因。纠正措施应与问题的严重性及所遇风险的程度相适应。实验室管理层应将因纠正措施所致操作程序的任何改变文件化并执行。实验室管理层应负责监控所采取纠正措施的结果，以确保这些措施对解决已识别出的问题有效。

(11) 预防措施：预防措施是事先主动识别改进可能性的过程，而不是对已发现的问题或投诉的反应。应识别无论是技术还是质量管理体系方面的不符合项来源和所需改进。预防措施程序应包括措施的启动和控制的应用，以确保其有效性。

(12) 持续改进：实验室管理层应根据质量管理体系的规定对所有的操作程序定期系统地评审，以识别所有潜在的不符合项来源、对质量管理体系或技术操作的改进机会。依据评审结果而采取措施后，实验室管理层应通过重点评审或审核相关范围的方式评价所采取措施的成效。应将按照评审意见采取措施所得的结果提交实验室管理层评审，并落实对质量管理体系所有必要的改变。

(13) 记录控制：实验室应建立并实施对质量及技术记录进行识别、收集、索引、访问、存放、维护及安全处置的程序。所有记录应易于阅读，便于检索。记录可存储于任何适当的媒介，但应符合国家、区域或地方法规的要求。应提供适宜的存放环境，以防损坏、变质、丢失或未经授权之访问。

(14) 评估和审核：应根据质量管理体系的规定对体系的所有管理及技术要素定期进行内部审核，以证实体系运作持续符合质量管理体系的要求。内部审核应渐进式审核体系的所有要素和重点审核对医疗护理有关键意义的领域。应明确内部审核程序并文件化，其中包括审核类型、频次、方法及所需的文件。

(15) 管理评审：为确保为患者的医护提供持续适合及有效的支持并进行必要的变动或改进，实验室管理层应对实验室质量管理体系及其全部的医学服务进行评审，包括检验及咨询工作。评审结果应列入含目标、目的和措施的计划中。应尽可能以客观方式监测与评价实验室对患者医护所提供服务的质量和适用性。应记录管理评审的发现及提出的措施，应将评审发现和作为评审输出的决定告知实验室人员。

2. 技术要求

(1) 人员：实验室管理层应有组织规划、人事政策和规定了所有人员资格及职责的职务说明。实验室管理层应维持全部人员相关的教育背景、专业资格、培训、经验及能力记录。实验室应由负管理责任且有能力对实验室所提供服务负责的一人或多人领导。实验室负责人或指定人员的职责应包括专业、学术、顾问或咨询、组织、管理及教育事务。应有足够的人力资源以满足工作的需求及履行质量管理体系相关的职责。

（2）设施和环境条件：实验室应有保证开展工作的空间，且不影响工作质量、质量控制程序、人员安全和对患者的医护服务，应由实验室负责人确定工作空间是否充分。资源应足以支持实验室工作的需要，应维持实验室资源有效及可靠。实验室的设计与环境应适合所从事的工作。实验室设施宜提供保障以正确进行检验操作。设施包括但不限于能源、光照、通风、供水、废弃物处置及环境条件。

（3）实验室设备、试剂和耗材：实验室设备指仪器设备、参考物质、消耗品、试剂和检验系统。实验室应配置服务（包括原始样品采集、制备、处理、检验和存放）所需的全部设备。设备（在安装时及常规使用中）应显示出能够达到规定的性能标准，并且符合相关检验所要求的规格。每件设备均应有唯一性标签、标记或其他识别方式。应维持设备的安全工作状态，包括检查电气安全，紧急停止装置，以及由授权人员安全操作及处置化学、放射性和生物材料。

（4）检验前过程：检验申请表应包括足够信息以识别患者和经授权的申请者，同时应提供患者的临床资料。实验室管理层应对正确采集和处理原始样品的过程文件化，制定作业指导书并要求实施。实验室不应接受或处理缺乏正确标识的原始样品。应制定有关接受或拒收原始样品的标准并文件化。被授权者应对申请和样品系统地评审，并决定所做检验项目及所用检验方法。

（5）检验过程：实验室应使用检验程序，包括选择/分取样品，程序应符合实验室服务用户的需求并适用于检验。优先使用在公认/权威教科书，经同行评议的书刊或杂志，或国际、国家或区域的指南中发表的程序。应评估所选用方法和程序，在用于医学检验之前应证实其可给出满意结果。实验室负责人或指定的人员应在开始即对程序评审并定期评审。

（6）检验结果质量的保证：实验室应设计内部质量控制体系以验证检验结果达到预期的质量标准。应设计并实施测量系统校准和正确度验证计划，以确保结果可溯源至 SI 单位，或可参比至自然常数或其他规定的参考值。实验室管理层应监控外部质量评价结果，当未达到控制标准时，还应参与实施纠正措施。

（7）检验后过程：被授权者应系统地评审检验结果，评价其与可利用的患者有关临床信息的符合性，并授权发布结果。原始样品及其他实验室样品的保存应符合经批准的政策。不再用于检验样品的安全处置应符合当地关于废弃物处置的法规或有关废弃物管理的建议。

（8）结果报告：实验室管理层应负责规范报告的格式。实验室管理层与检验申请者应共同负责确保检验报告在约定时间内送达适当的人员。检验结果应清晰易懂，填写无误，应报告给授权接收和使用医学信息者。

（9）结果发布：当关键指标的检验结果处于规定的"警告"或"危急"区间内时，实验室应有立即通知有关医师（或其他负责患者医护的临床人员）的程序。实验室应有明确的发布检验结果的文件化程序，包括结果由谁发布及发给何人的详细规定，还包括用于将检验结果直接发给患者的指南。

（10）实验室信息系统：实验室应能访问满足用户需要和要求的服务所需的数据和信息。应有文件化程序确保患者信息的保密性。实验室应确保规定信息系统管理的指责和权限，包括可能对患者医疗产生影响的信息系统的维护与修改。

参考文献

［1］中国合格评定国家认可委员会.CNAS－CL02：医学实验室质量和能力认可准则.2012.

［2］王利新,潘琳,魏军,等.医学实验室质量管理体系研究.检验医学与临床,2013,754－756.

［3］丛玉隆,冯仁丰,陈晓东,等.临床实验室管理学.北京：中国医药科技出版社,2004.

［4］中国实验室国家认可委员会.医学实验室质量管理与认可指南.北京：中国计量出版社,2004.

［5］王利新,魏军.医学实验室质量管理体系的构建及意义.中华医学杂志,2015,95(12)：881－884.

（王利新　孙克江）

第二章
质量管理体系的建立、运行与维护

第一节 质量管理体系概念、意义和基本架构

随着现代医学的发展和人们对健康的追求,政府和群众对医疗质量和服务的要求越来越高。医疗服务的提供者应当满足这样的合理要求。医学实验室为人们提供医学检验服务,检验结果和检验服务与服务对象的健康状态评估,疾病预防、诊断、治疗、预后紧密相关,甚至起着决定性作用,因此,医学实验室的检验服务必须有高水平的质量保障。然而医学实验室检验涉及检验前、检验中、检验后多个复杂过程,往往有多人或多个团队参与其中,尽管很多检验项目已经实现了自动化检测,但工作人员技术操作、标本状态和标本质量、设备好坏、试剂优劣、温度湿度等因素均可对检验结果产生影响或干扰,为了控制这些影响因素和干扰因素以获得可靠和可信赖的实验室检验结果,必须建立全面质量管理体系并将质量管理体系融入医学实验室日常工作、操作步骤、检验服务。我国卫生行政部门颁布的《医疗机构临床实验室管理办法》和《医学检验实验室管理规范(试行)》明确要求我国所有临床实验室必须遵守相关技术规范和标准,建立和实施全面的医学检验质量管理体系,持续改进检验质量。

建立文件化的实验室全面质量管理体系并融入实际工作中是医学实验室规范管理的基本要求,目前符合国际规范又能兼容我国临床实验室相关法规、技术标准的医学实验室质量管理体系仍然是 ISO 15189《医学实验室质量和能力的专用要求》。2003 年 2 月,国际标准化组织发布了专门针对医学实验室的管理标准——ISO 15189《医学实验室质量和能力的专用要求》。该标准颁发后,中国合格评定国家认可委员会(CNAS)于 2003 年 12 月完成了 ISO 15189 的国家标准转化工作,制定了以 ISO 15189 为依据的《医学实验室质量和能力认可准则》,并在全国宣贯推广,正式展开 ISO 15189 的医学实验室认可工作。以下介绍如何按 ISO 15189《医学实验室质量和能力的专用要求》建立医学检验实验室的质量管理体系(图 2-1-1)。

医学实验室质量管理体系是一个复杂的系统,涉及检验工作的各个环节,需要遵循一定的原则来建立。质量管理体系构建原则主要包括以下几方面。

(1)以服务对象为中心的原则。构建医学实验室质量管理体系要准确判断服务对象对检验服务质量的期望和需求,及时关注服务对象的意见和建议,利用现有资源最大限度地满足服务对象的需求。同时还应建立长效机制持续改进各项工作以满足服务对象不断增长的服务需求。

(2)全员参与原则。检验工作涉及整个分析过程,"人、机、料、法、环"各个方面的质量都会直接影响最终的检验结果的质量。检验过程中的每一名员工、每一个部门的行为都要对检验服务质量负责,都要积极参与到改进质量的各项工作中去。所有人员都要充分了解影响质量的各种因素,自觉遵守保证检验质量的各种质量保证的规定,全面地参与提高与改进检验服务质量。

(3)全程控制原则。将检验工作分为检验前、中、后三个阶段加以质量控制,所有的质量保证措施都应落实到位,并保持其耐久性和可靠性,将规定的标准服务不折不扣地提供给服务对象,不因人、因事、因时而改变,使全体员工认同服务过程中的质量理念。

(4)持续改进原则。医学实验室质量管理体系是一个动态管理的系统,并且是一个不断自我完善、持续改进的系统,要根据服务对象需求的变化及检验医学的发展不断进行创新、改进,努

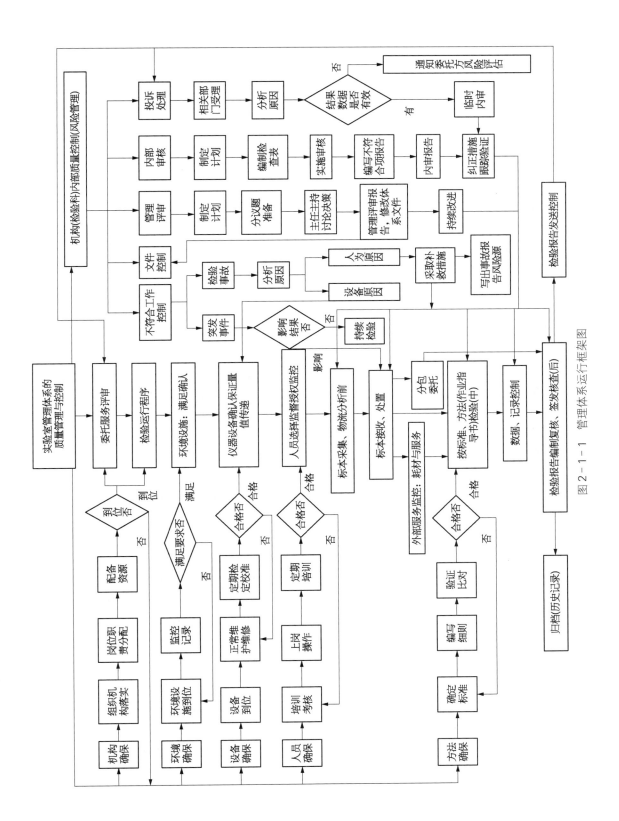

图 2 - 1 - 1　管理体系运行框架图

力保持现有质量管理体系的稳定并寻求各种机会不断改进,以适应不断变化的服务环境,满足服务对象的需要。

(5) 质量和效益统一原则。质量是医学实验室生存的保证,效益是医学实验室生存的基础。一个有效的医学实验室管理体系既要能满足服务对象的需求,也要能充分实现医学实验室自身的利益。医学实验室应在考虑利益、成本和风险的基础上使质量最佳化。

第二节　质量管理体系文件的建立

实验室质量管理体系是文件化的管理体系,实验室的政策、过程、计划、程序和标准操作规程均形成文件。文件是实验室全体人员行动的依据,执行文件者容易得到并能充分理解所用文件,实验室管理层确保这些文件易于理解和执行,文件要传达到相关人员。

质量体系文件编写可以采取以下三种路径中的一种:自上而下(质量手册—程序文件—作业指导书—记录);由下到上(记录—作业指导书—程序文件—质量手册);由中到上、下(作业指导书—记录—程序文件—质量手册)。

质量管理体系文件的编写应遵循以下原则:① 系统性:体系文件应能体现实验室质量管理体系的系统性特征,应是全面的。各类文件之间的关系是协调的,任何片面的、相矛盾的规定都不应出现在体系文件中。② 法规性:体系文件经实验室主任批准后,对所有人员都是必须执行的具有法规性质的文件,任何人在质量活动中都必须严格遵守。③ 增值性:体系文件的建立应能够达到促进质量管理的目的,而不是夸夸其谈的装饰品。④ 见证性:编制好的体系文件应能够起到为实验室质量管理体系运行有效性提供客观证据的重要作用。⑤ 适应性:由质量管理体系决定体系文件,而不是由文件决定质量管理体系,质量管理体系如果发生变化,文件应及时作出相应的修订以适应体系工作。

总的来说,质量管理体系文件的建立可分为以下六个阶段完成。

一、学习了解阶段

通过学习了解和熟悉 ISO 15189 内容,掌握质量管理体系要素要求,并结合自身实验室实际明确如何规划建立符合 ISO 15189 要求又适合实验室实际情况的质量管理框架。

(1) 将 CNAS - CL02《医学实验室质量和能力认可准则》作为建立实验室质量体系的指导文件。CNAS - CL02《医学实验室质量和能力认可准则》可通过 CNAS 网站或其他途径获得,注意使用其现行有效版本。该准则包括:目录、前言、范围、规范性引用文件、术语和定义、管理要素、技术要素、附录等。

(2) 学习我国有关医学实验室技术和质量管理的相关政策法规和技术标准。这些文件可从国家卫生健康委员会、各级卫生行政部门、药品食品监督管理部门、疾病预防控制中心等权威机构颁布的规范性文件中获得,可在国内各临床检验中心、医学检验相关学会或协会等行业组织的网站上获取。需要注意的是,实验室所在地区相关行政部门的地方性规定也应当遵从。

(3) 向已经过多轮完善修订、建立了比较完备的实验室质量管理体系并运行良好的同行实验室学习和借鉴。这类实验室有的已经把自己的全套质量管理体系编辑成书籍,可以通过购买获得,作为参考。

(4)通过学习,对照本实验室实际,列出需要补充和完善本实验室质量体系的内容清单。

二、策划与设计阶段

质量管理体系是一个系统,是相互链接、相互作用的一组要素所组成的整体,为保证体系的整体化,实验室应明确策划者、统筹者。统筹者(一般为最高管理者或质量负责人)需具备一定的管理能力及扎实的专业基础。策划贯穿于整个体系建立的始终,在过程中不断有新的认知、新的问题、新的情况,统筹者应灵活调整方案,并在实践中不断积累和修正,形成一个逐步完善的质量管理体系。另外,统筹者还要关注以下两点:一是在建立体系的初期即要重视全员参与,实验室全体工作人员是临床实验室工作的基础,在体系中,要强调人人有责,特别是具体的程序和技术操作,一定是由对该工作具有丰富实践经验的一线人员来编写。二是建立质量管理体系的目的是向临床提供高质量的检验报告和信息,满足临床医护、患者、职能部门等的要求,得到客户的依赖和认可,所以我们的策划要符合临床工作实际,脚踏实地。建立文件化质量管理体系的步骤如下。

(1)实验室领导层的认识到位。

(2)宣传培训,动员全员参与。

(3)拟定计划,明确分工,组织落实。

1)明确目标:完成什么任务?要解决什么问题?要达到什么目的?

2)控制进程:建立管理体系的主要阶段要规定完成的时限、主要负责人和参与人员及他们的职责分工和相互协作关系。

3)突出重点:重点主要是体系中的关键环节和要素。

4)确定质量方针和质量目标。

三、分析现状阶段、确定过程和要素

1.管理体系分析 即分析本机构的管理体系情况,以便于选择适应的管理体系要素及要求。

2.组织架构分析 即分析组织的架构设置是否适应管理体系的需求,建立与管理体系相适应的组织架构并确立隶属和相互关系。

3.资源分析 对现有的人员、设施、环境及设备进行分析,了解现有的资源是否适应管理体系的要求。

4.管理情况分析 即现有的工作要求适应管理体系的情况。

四、完善的组织架构和资源配置阶段

实验室首先要明确自己的法律地位、与母体组织及相关职能部门的关系。其次要建立本身的组织结构及实验室内部的各部门的责、权、利,明确岗位责任和质量体系建立的具体任务。全面质量管理体系的建立首先是要有完善的组织架构、明确的岗位职责,将管理体系下的各项工作委派专人负责,并明确每一个岗位所要承担的具体工作。同时将建立质量管理体系的任务分解给不同岗位人员(重要的岗位宜设置代理人)。

实验室应保证包括人员、设备、资金、技术和方法等在内的资源配置满足认可的需要,必须依照认可标准配置其所申请的认可范围的相关资料。

五、体系文件编写阶段

依据《医学实验室质量和能力认可准则》的要求建立质量管理体系实验室的政策、过程、计划、程序和标准操作规程并形成文件,进行受控管理。体系文件是质量管理体系存在的基础和证明,也是体系评价、改进、持续发展的依据。

明确文件的组成结构,实现分级管理。小规模、业务单一的实验室可选择一本总的手册,较大规模、综合实验室可选择一系列的文件,质量体系文件的典型结构是顶点为质量方针和目标的金字塔,体系文件一般分为四个层次(质量手册、程序文件、作业指导书、记录),除此之外,还可有《样品采集手册》《生物安全手册》《信息手册》等(图 2-2-1)。值得关注的是,体系文件应具有系统性、法规性、见证性、适应性,还应具有增值、增效作用,应具有可操作性,方便实施和落实,质量体系不宜过于烦琐,切勿成为检验人员的负担。

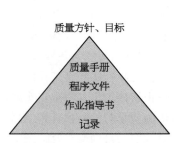

图 2-2-1　质量体系文件的典型结构

(一) 分工准备要求

(1) 收集现有质量和技术记录,收集现有的作业文件、岗位责任、各种制度、相关法律法规、现行使用的行业标准等。

(2) 各岗位、人员根据工作需要完善各种记录,向制造商收集相关作业文件、仪器试剂说明书等,依法律、法规、行业标准等据实际工作情况拟定岗位责任、制度和程序等。

(3) 各岗位或个人编写作业文件、记录格式样本及目录,统一上交管理文件编写人员(时限应严格规定)。

(4) 个人整理个人技术档案(内容统一:目录、学历、培训、资质等各种文件复印件、记录等)。

(5) 仪器设备操作人员整理设备档案(表 2-2-1)。

表 2-2-1　质量管理体系文件的管理流程表

文件类型和名称	编写负责人	审核负责人	批　准
质量手册	管理组	质量主管	主任
程序文件	管理组	质量主管	技术负责人
标准操作规程	专业组	专业组长、技术主管	技术负责人
记录	管理组、专业组	专业组长、技术主管	质量负责人
规章制度	管理组	分管副主任	主任
实验室安全文件	安全组、专业组	分管副主任	主任

(二) 质量手册的编写

质量手册是本实验室管理体系运行的纲领性文件,它规定了实验室的质量方针和质量目标,系统地描述了本实验室管理体系的管理要求和技术要求,相当于是实验室的纲领性文件"宪法"。实验室在质量手册中应明确规定实施管理体系所要达到的方针和目标。这些总体目标应在质量手册中阐明并在管理评审时加以评审。质量手册应为每个员工熟悉并遵照执行。

1. 质量手册的编写要求 质量手册是实验室根据规定的质量方针、质量目标，描述与之相适应管理体系的基础文件，提出了对过程和活动的管理要求。涵盖实验室的法律地位、隶属组织关系、准则的 15 项管理要求和 10 项技术要求，明确规定了实验室的质量方针、质量目标、质量体系程序及要求，以维护质量管理体系的有效运行。质量手册的编写要求如下。

（1）说明实验室总的质量方针及管理体系中全部活动的政策。

（2）规定和描述管理体系。

（3）规定对管理体系有影响的管理人员的职责和权限。

（4）明确管理体系中的各种活动的行为准则及具体程序。

2. 质量手册的结构及内容 质量手册的结构和形式没有统一的标准规定，各实验室可根据自身情况安排章节结构，通常结构如下。

（1）封面：质量手册的名称、版本号、发布日期、单位名称。

（2）批准页：实验室的最高管理者对手册发布的简短声明及签名。

（3）目次：在目次页中列出手册所含各章节的题目及页码。

（4）修订页：用修订记录表格的形式说明手册中各部分的修改情况，表达手册的修改状态，显示最新有效版本。

（5）适用范围：说明手册在实验室中的使用范围。

（6）定义（术语）：可编写特有术语和概念的定义，也可列入依据的主要术语标准，以实现对质量手册的内容有一致的理解。

（7）实验室概况：实验室的概况介绍，如实验室名称、地点及通信方式，主要业务范围，技术能力，资源情况及工作业绩等。

（8）质量方针和目标：实验室的质量方针和目标要有最高领导者签名。

（9）机构、职责和权限：描述实验室中层以上机构的设置，阐述影响质量管理、操作和验证等各职能部门的职责、权限和隶书工作关系。

（10）管理体系要素描述：质量手册在描述质量管理体系结构上要结合实验室的实际情况对各要素分章节描述，并尽可能与依据的标准分布一致；在内容上应覆盖标准全部要素的所有要求。删除或增加要素要加以说明。质量手册中对某一要素的描述是在有关质量管理体系程序文件的基础上摘要形成。

（11）支持性文件附录：附录可能列入的支持性文件有程序文件、作业指导书、技术标准等。

（三）程序文件的编写

程序文件是质量手册的支持性文件，详细、明确地描述了管理体系运行中的各项质量/技术活动程序，描述实施管理体系要素所涉及的重要活动如为什么要做、做什么、谁来做、何时做、何地做等。

在实验室内，程序文件就好比是隶属于宪法下的各个独立的法律和法规，规定了实验室工作人员做这项工作时该遵守哪些规定，必须按照怎样的程序去做好这项工作。在编制程序文件中要注意其内容必须与质量手册规定的一致，程序文件的内容必须符合质量手册的各项规定，并与其他程序文件协调一致。程序文件中所叙述的活动过程应就过程的每一个环节做出明确、具体的规定,应具有较强的可操作性。

1. 程序文件的编写要求　符合标准的要求;与其他管理体系文件协调一致;适用于管理体系的运行;逻辑上完整;具有可操作性;程序文件的内容可不涉及具体的保密的技术问题及操作细节,技术问题及操作细节可在支持性文件中体现。

2. 程序文件的结构及内容　程序文件通常包括:封面、刊头、刊尾、修改页和正文,正文内容可包含以下几方面。

(1) 目的:说明程序文件的控制活动及控制目的。

(2) 适用范围:程序所涉及的部门和活动,程序所涉及的相关人员、产品。

(3) 职责:规定负责实施该程序的部门或人员及其责任和权限,规定负责实施该程序相关的部门或人员及其责任和权限。

(4) 工作程序:按活动的逻辑顺序写出开展该项活动的各个细节;规定应做的事情(what);明确每项活动的实施者(who);规定活动的时间(when);说明实施的地点(where);明确具体实施方法(how);活动所需的材料、设备及引用文件、如何进行控制、应保存的记录、特殊情况的处理等。

(5) 引用文件及相关记录:涉及的相关程序文件、应用的作业指导书、涉及的管理文件、所使用的记录等。

3. 举例　程序文件的编写须遵循"5W+1H"原则,上衔接质量手册起到支持作用,下贯穿标准操作规程起到指导作用,与管理要求相关的程序文件,重点描述实施流程、执行要素、关节环节和责任人;与技术要求相关的程序文件,围绕"人、机、料、环、法"五要素展开。以人员、仪器、质量保证、安全为例,举例如下。

(1) 与人员管理相关的程序文件应至少包括教育经历、任用资质、岗位职责、继教培训和人员能力评估等。针对各级员工(特别是新员工)制定年度培训考核计划,培训内容包括专业技术、质量管理体系和安全知识等;培训方式包括外出学习进修、科室和专业组学术讲座、实践操作和安全演练等;考核方式包括笔试(开卷和闭卷)、面试(随机抽查提问和现场操作)和网络在线限时答题等;定期进行人员能力评估,根据评估结果授予员工相应的技术、管理岗位的职责和权限。

(2) 与仪器设备相关的程序文件应至少包括制造商和供应商的选择、试剂年度采购计划和月度订购清单、仪器校准、保养维护、操作培训、故障处置和故障修复后的验证等。

(3) 与质量保证相关的程序文件应至少包括检验程序评审、量值溯源、不确定度评估、生物参考区间评审、室内质控、室间质评、室间比对、人员比对、性能验证(正确度、精密度、线性、可报告范围、检测限、携带污染率、仪器比对等)、危急值报告等。

(4) 与安全相关的程序文件应至少包括实验室生物安全要求和防护分级、风险评估、人员健康监护、职业暴露防护和处置、危险品使用和管理、废弃物的处置、消防安全管理、突发生物危害事件的应急预案等。

(四) 作业指导书的编写

作业指导书是某个具体作业的指导性文件,回答如何做的问题,规定关键的作业方法、过程、操作要领、注意事项等,由具体操作人员使用,如设备操作规程、样品的制备指导、检测(检验)方法细则等。在实验室内,作业指导书就好比是每个独立的法律、法规下的实施细则,它清楚地规定了做这项工作应该如何一步步地去做,有哪些具体的操作步骤和注意事项。

1. 作业指导书的类型　通常可分为检测和(或)校准方法及补充文件,仪器设备的使用和操作规程,样品采集、处置的指导文件,异常值的控制及测量不确定度的表征等。

2. 作业指导书的特点　作业指导书的编写目的是明确工作内容、权责归属、作业流程和执行方法,编写时应满足以下几点。

(1) 具体清晰:明确规定所做工作相关的人、事、时、方法和所用的表格。

(2) 使用简易:可以使工作人员很快掌握和使用。

(3) 实际可行:简单扼要、容易遵循、可操作性强。

(4) 达成共识:所有的规定均来自操作者的共识。

(五)记录的编写

记录是体现执行某项工作的过程和执行的结果,是管理体系运行中各项质量、技术活动执行情况的实施证据,可以通过表格、签名、原始记录、检验报告等表现。在实验室内,记录是完成每项具体工作的信息即时记录、规范记录,可以起到结果的追溯和重现的作用。

(1) 记录的编写要充分考虑到记录的充分性和有效性。

(2) 记录要全面地反映报告(服务)形成过程和结果及管理体系运行的情况。

(3) 记录应体现客观、规范、准确、及时的原则,做到"做有痕、追有踪、查有据"。

(4) 记录应标准化:记录应有标准化统一的格式,填写时要规范、正确、清晰。

(5) 记录的实用、真实、准确性:在确定记录的内容时,应考虑记录的实用、填写方便,便于准确记录。

(六)汇总完成阶段

(1) 文件编写人员将各岗位或人员上交的各种作业文件、记录等汇总和整理。

(2) 根据文件级次,编写唯一性标识。

(3) 全体人员逐字学习、讨论各级文件的适用性。

(4) 完善、修改。

(5) 文件发放、试运行。

第三节　质量管理体系文件的管理和控制

质量管理体系相当于实验室质量管理方面的法规,既要保持其有效性和唯一性,又要方便根据具体情况变化做出修改和完善。一个完善的质量管理体系应该将任何可能影响质量(还包括安全)的实验室管理、程序、流程、操作等文件化和法规化,不经过一定程序不可随意更改。不允许不同版本或内容不同的文件同时有效,因为这样会造成质量管理和技术操作中的混乱。为了做到质量管理体系文件的上述要求,就应严格做好质量体系文件的文件控制,具体有以下要求。

1. 质量管理体系文件的唯一识别　本实验室质量管理体系文件依据标题、版本号、修订号、页码和总页数、颁布日期、实施日期、授权发布等信息,按科室规定的文件编码规则进行唯一性编号,予以识别、防止误用。

2. 规范文件格式　本实验室质量管理体系文件的标题和落款均以表格形式表达。标题的内容包括部门、主题、唯一编号、页码、版次、修订号和颁布日期;落款的内容包括编写者、审核者、批准者的姓名和日期。统一文字和图表的字体、字号和段落要求,规定页眉页脚和页面设置的要求。

3. 受控管理　实验室文档管理员负责每年颁布一次有效文件清单(或文件目录),各部门对照整理,确保在使用地点只有适用文件的现行授权版本。受控文件自实施之日起应加盖"受控"名章、标注受控编号,非受控文件加盖"非受控"名章。新的文件颁布实施前,原文件现行有效;新文件颁布实施后,原文件同时废止。所有废止文件由专业组、职能组上交文档管理员,加盖"作废"名章、标注日期后存档,废止的受控文件正本至少保存 2 年。科室人员均履行体系文件的保密原则,不得外泄和借阅他人。

4. 文件评审　结合实验室相关的法规、标准和认可准则,定期评审(每 12 个月至少 1 次)质量管理体系文件,及时修改、更新内容,以确保其仍然适用。

5. 文件修改　所有文件的修改、删除或新增必须按照科室制定的文件修改流程,履行申请、审核和批准程序后方可执行,修订后的文件在规定期限内发布。当文件修改内容少于 20 字时,可以用手写方式在原文处进行修改,在修改之处清晰标记、签名并标注修改日期。

6. 文件分类　质量管理体系文件分为外源性文件和内部文件两部分。外源性文件主要指各种法规、标准、准则和提供检验程序的教科书等;内部文件也称为受控文件,包括质量手册(第一级、纲领性文件)、程序文件(第二级,支持性文件)、标准操作规程(第三级,实施性文件)、记录(第四级、证据性文件),以及规章制度和安全文件等。明确文件的组成结构,实现分级管理。

7. 文件电子化管理　质量管理体系运行中,存在大量的纸质文件和记录,如何保证其有效控制、便捷使用和妥善保存,成为实验室必须面对的严峻问题之一。为此,实验室可借助医疗信息化和办公自动化技术,实施文件和记录电子化。在实验室信息系统(LIS)的局域网内部,在 LIS 终端计算机上安装网络智能办公系统(OA),通过计算机技术进行内部局域网控制和权限管理,只有科室授权人员方可登录该系统,不同权限的登录号赋予不同的应用功能。如授权文档管理员上传和下载电子文件的权限,可以及时上传、更新现行有效的电子文件,下载废止的电子文件,定期导出记录等文件进行异地备份;科室一般员工则只能授权登录阅读文件、填写记录,但无权上传、下载、打印、编辑和修改文件内容。既减少了大量纸质的文件管理和记录填写,实现了无纸化办公,节约成本、节能环保,又方便大家随时学习和查阅文件,保障记录填写的时效性。通过工作流形式,实现多人会签、逐步审批流程,显著提高工作效率。

管理体系文件是实验室管理体系的描述。实验室编制管理体系文件时,应与自身检验活动的类型、范围、工作量、人员状况相适应,在借鉴其他实验室的管理经验时,应避免引入过高的要求,使工作程序复杂化,增加工作难度。如果把文件编写得华而不实,检验人员在运行中只能流于形式,或为应付检查而弄虚作假,最终不仅损坏了实验室的诚信,而且打击了检验人员执行的信心和自觉性。因此,管理体系文件编制应在符合评审准则要求的前提下,要切实可行。在对实验室人员进行管理体系文件培训时,注意不要忽视那些非检验岗位的人员。

第四节　质量管理体系的实施与运行

质量管理体系经多次文件修改完善后,应及时针对质量体系文件组织学习培训,初步实施运行,通过实施和运行往往能发现新的需要修改和完善之处。

(一)质量管理体系文件宣贯

1. 科内培训　对实验室全体工作人员进行体系文件所有相关内容的培训。让每个工作人员对质量管理体系的概念、目的、方法、所依据的原理和标准都有充分的认识,进而认识到实验室的质量管理现状与先进的管理模式之间的差距,认识到建立质量管理体系对于中心质量管理工作的意义。文件培训到位了,认识才能统一,所有人员的行动才能逐渐符合体系建设的要求。实验室管理层要关注培训效果,对科内培训可分期进行,一期培训:体系建立的意义、认可的各要素和要求的灌输;二期培训:质量手册、程序文件、生物安全手册、标本采集手册、信息手册等科室层面的培训;三期培训:专业组层面的培训包括 SOP、质量记录实施、岗位职责等培训。

对于决策层,重点培训有关质量管理体系的国家标准,明确中心建立、完善质量管理体系的重要性和迫切性,明确决策层在质量管理体系建设中的主导作用和关键地位。教育培训可通过科室集中讲解、专业组内、自学等方式完成,以内部讨论为主,外出参观、参加学术会议等形式为辅进行。

对于管理层,要让他们全面了解质量管理体系的内容,重点掌握体系建设、文件撰写、体系控制、管理等知识的学习,参加内审员的培训等。学习形式主要以学习准则、质量管理体系相关知识的自学、培训、外出培训、讨论、实践等形式为主。

人员是全面质量管理体系各要素的核心,人员对质量管理体系的正确理解是执行的基础。加大宣贯力度,促使大家(尤其是新员工)熟悉文件内容,针对重点内容组织考核,深化对关键内容的理解和掌握。各职能组每月对执行情况监督检查,切实保障文件执行的符合性。

2. 科外培训　我们的认可体系覆盖了检验的全过程,实验室前端的流程和质量是检验结果准确性的最重要环节,检验结果对临床的指导意义和诊断价值是检验医学存在的核心所在,因此检验人员要足够重视检验前和检验后过程。

以质量保证为前提,以满足临床需要为基础,实验室应定期对医护人员进行标本采集运送、新项目宣传、检验项目的影响因素和应用等方面的培训。

(二)质量管理体系实施过程中的文件管理

质量管理体系的文件管理必须制定明确的、文件化的管理程序,以对构成质量管理体系文件的所有文件和信息(来自内部或外部的)进行控制。

(三)质量管理体系的实施运行的管理

实验室法律地位、组织结构明确,人员、环境、设备、设施等各项资源配置合理,根据实验室实际情况编写体系文件,经过培训考核后,实验室的所有检验活动按体系文件要求进行,体系可进入实施运行阶段。质量管理体系运行的核心是要素管理。要对管理要求和技术要求共 25 个要素进行全面管理,各职能组分别对应岗位职责对其中 15 个管理要素和 10 个技术要素的具体要求进行管理,确保各要素的要求得到全面贯彻。

1. 组织和管理　实验室主任授权质量负责人、技术负责人分别对管理要素、技术要素的管理负责,相关职能组分别受其领导管理。各部门严格按照体系文件进行要素管理。实验室质量管理体系运行的难点在流程管理。程序文件所规定的工作流程必须得到严格执行才能保证体系运行的符合性和有效性,否则体系文件的执行就不能得到保证。各职能组为体系运行的枢纽,作为管理层成员密切联系着专业组、专业技术人员和决策层,起到上传下达的纽带作用。质量负责人和技术负责人作为流程管理的审核者,负责体系流程管理的组织实施,及时纠正出现的任何偏离,确保体系工作流程符合文件要求。

2. 人员管理　人员的素质、水平是实验室管理体系中至关重要的一个要素。配备足够数量的人员,确保各类人员的能力和资格,并进行适时的培训和考核,对专门人员进行授权,保留关键岗位人员的工作描述,建立和维持技术人员技术档案是确保检验工作质量的关键条件。实验室应对每个岗位的岗位资质做出明确的规定,这样岗位考核有了依据,培训也有针对性。实验室应文件化每个岗位的岗前培训内容,保证人员经培训后,具备与工作要求相当的能力后方可上岗。对特殊岗位(如 HIV、PCR)必须经过专业培训,经考核合格后方可从事相关工作。管理层要鼓励员工不断学习新的理论、技术和方法,积极参加各种专业培训和技术交流以防止知识和技术的老化。在实验室人员技术档案中不仅应当保存相关人员技术能力的证明记录,更应当重视从事现岗位培训和能力的确认。对其从事现岗位的有关教育、专业资格、培训、技术、经验及授权提供充分的证明。

部分实验室在人员的能力培养存在两个不足,一对人员的培训和继续教育并没有分层次设置,实际工作中轮转人员和专业骨干的继续教育层次显然不一致,建议实验室制定的年度培训与继续教育计划时对人员进行分层次培养。二是不注重培训和考核的效果评估,实验室对所安排的培训和考核应有预期的目标,在实施了培训和考核后,应有相应的效果评估。

3. 检验过程管理　实验室应建立内部质量控制体系,监控"整个检验过程"并排除质量环节的所有阶段中导致不符合、不满意的原因,以达到满足组织自身和其服务对象的质量要求,保证检验结果达到预期的质量标准。该控制体系应为工作人员提供清晰易懂的信息,任何人能根据此信息做出技术和医疗决定以消除在检验前、中、后等检验过程中出现的错误。

(1)检验前过程质量管理:是决定检测结果"真实准确性"的前提,其执行主体有别于检验中质量管理,全员参与是其特征,包括检验人员、临床医师、护士、护工人员以及受检者本人,任何一个环节的疏漏或不规范均可导致检验结果的误差。其主要内容有检验项目申请,检验项目申请应遵循有效性(考虑诊断的价值)、时效性(及早诊断)、经济性(费用较少)的原则,同时申请表应包括足够的患者和申请医师的信息及相应的患者临床资料。检验申请表是实验室最重要的合同性文件之一,有固定的格式要求。

(2)检验中过程的质量管理:包括诸多环节,主要关注的内容有:检测项目所需设备和试剂是否合适;设备与试剂的校准情况,测定方法的性能参数(包括精密度、携带污染率、正确度、线性或可报告范围、检验限、敏感性、特异性、干扰等)、检测项目的室内质量控制情况;检测项目的室间质量评价、设施与环境、质量和技术记录等。

（3）检验后过程的质量管理：主要是在完成样品检测后，为使检验报告准确、真实、无误并转化为临床能够直接采用的疾病诊疗信息而确定的质量控制措施，是全面质量控制过程中最后质量把关。这一环节的疏漏将使前期的检验前、检验中质量管理有始无终甚至前功尽弃。其主要内容有：检验结果的确认、报告审核发布、检验后样品的保存、咨询服务及与服务对象的沟通、投诉处理等方面。

实验室应根据制定的系列文件规范检验后质量保证工作。规定检验程序完成后，被授权人必须对检验结果与患者的年龄、性别、临床诊断等有关临床信息进行系统性评价，对一个样本不同特性结果的相关性进行分析，一致后发布检验结果报告单；建立医学决定水平咨询制度，实验室内部建立《危急值报告程序》，按危急值报告表上规定的情况，及时地将结果报告给临床医护人员；应在能够保持样本性状稳定的前提下，在标准操作规程中对检验后原始样本的储存地点、条件和时间进行规定，以保证样本的安全性，也便于在出具报告后可以复查。如果保存取自原始样本的部分样本如血清或血浆，应可以追溯到最初的原始样本；不再用于检验的样本，应制定程序妥善处置，以确保环境生物安全。

（四）质量管理体系运行的监督检查

实验室应设置专人分别对质量、技术工作和环境设施工作进行重点督导检查，督促、协助质量负责人和技术负责人推进体系运行。同时质量负责人、技术负责人及各职能组共同负责工作监督检查，采取定期、不定期相结合的方式对各专业组和专业技术人员履行岗位职责、执行体系文件规定的情况进行检查。利用内部质量审核进行覆盖全要素、全流程、中心各部门的审核检查，评估体系文件的符合性、体系运行的有效性，就发现的不符合提出整改建议，监督责任部门按计划实施纠正并评估整改效果。实验室要求各职能组在日常工作中重点对人员、检测设备、样品、方法、设施与环境、检测记录等内容进行重点监督检查，检查严格执行确定的检查内容，依据管理流程图逐条进行，避免漏项。检查采取定期例行检查和不定期抽查相结合的方式进行，职能组人员和专业组相关人员参加检查，在检查同时强化相关文件的规定以及流程管理的要求。督导负责人及质量、技术负责人不定期参加职能组的监督检查工作，同时独立进行不定期的抽查以辅助监督检查工作，以保证监督检查不留死角、不漏项，确保通过监督检查促进体系工作顺利推进。

第五节　质量管理体系的持续改进

按国际标准建立质量管理体系是医学实验室提高管理水平的有效途径，但仅仅建立是不够的，还要保证体系有效运行，并使质量管理体系得到持续改进。医学实验室只有进行持续改进，才能不断满足服务对象的要求。持续的质量改进可以提高医学实验室的质量和能力，可使质量管理体系更为完善，运行更加有效。总之，持续改进是医学实验室质量管理体系的内在要求，也是医学实验室发展的契机。质量管理体系文件的持续改进的具体要求如下。

（一）内容的持续改进

密切关注检验医学领域相关的法规、标准和准则的动态变化，及时更新科室的外源性文件并组织员工学习和应用。在体系运行的过程中,通过实施自查、内部审核、管理评审、外部评审等,发现问题,及时整改;在新增设备、拓展新业务或变更检验程序时,同步修订文件。依照"PDCA"循环,从管理、技术和安全等方面,不断识别不符合,采取纠正措施和预防措施,加大执行力度,实现质量管理体系的持续改进。通过对体系文件的不断补充与完善,促进了实验室质量管理体系的有效运行。

(二)质量管理体系的持续改进

实验室按照整个质量管理体系的要求对质量管理体系的现状进行分析、评审、评价,通过以下步骤实现质量管理体系的持续改进。

(1)收集外部信息,识别需要改进的领域。通过《外部服务和供应管理程序》《咨询服务管理程序》《投诉管理程序》等与外部交流的程序,规范、加强医学检验中心与服务用户(患者、临床医生、护士)、供应商等的交流,收集对实验室的意见与建议,提高服务质量。收集的外部信息可包括但不限于:检测项目的应用范围是否合适、是否出现新的局限性、检验申请单格式是否需要变动、样品采集方式是否合适、样品运送中存在的问题、结果报告方式、检验报告周期是否合适、检验结果参考范围是否合适、检测方法的干扰因素、检验过程的安全性等;也可以从供应商那里获取新产品、新技术的信息,以及仪器、试剂使用的经验和技术支持等。

(2)内部评审,识别需改进的项目。通过启动《内部审核管理程序》,进行质量管理体系的内部审核,识别并改进相应的项目。通过启动《管理评审程序》,由实验室管理层就质量方针和目标,对质量管理体系的现状和适应性进行全面的检查和正式的评价,提高实验室质量管理体系及全部医疗服务的水平。通过检验程序的评审,对实验室技术方面工作进行全面的评审,包括各个检验项目被执行的全过程。评审内容广泛全面,包括上次检验程序评审的执行情况,检验程序的一般性情况,检验前程序、检验中程序、检验后程序的执行情况等。

内部管理体系的审核作为一种自我改进机制,能使管理体系保持其有效性,并且能够不断改进和完善。内部审核还为管理评审提供重要材料和信息,也是为实验室的持续提高质量水平打下良好基础。我们的临床实验室内审目前存在的主要问题还是审核流于形式,没有真正意识到通过内审对完善和改进质量管理体系的重要性。审核人员难以完全独立于被审核的工作。目前,大多数实验室的做法是由兼职的内审员每年集中几天时间对所涉及的体系要素和部门全面审核一次,这样做法的缺点,第一是将内审作为一种临时的任务,而不是作为重要的、日常的工作对待,不能引起各级管理者和员工应有的重视;第二内审员全部是兼职的,一年只做几天的审核工作,审核经验少,不熟练,审核能力难以提高,审核结果的有效性差。建议采用滚动式的审核,将内部管理体系审核作为一项日常工作,总审核天数比集中式审核大大增加,使审核深入、细致;对薄弱的和重要的区域可增加审核的频次,在一个审核周期内安排2~3次审核,以督促其改进;另外还可聘请外部评审员补充内审员不足,更有利于发现实验室存在的问题,也有利于交流和学习,提高实验室的管理水平。

管理评审方面易出现的问题,一是有些实验室对管理评审的概念理解不清,管理评审和内审混淆,把管理评审雷同于实验室的内部审核,对管理评审应该评审哪些内容不清楚,造成管理评审会上只是关注内审时发现的问题及整改情况,没有对实验室整体资源状况等进行分析,更没有对制定的质量目标进行分析。二是各职能部门准备不充分,输入的信息质量不高,报喜不报忧。对于较敏感或难以解决的问题,评审时避重就轻,无法抓住或是有意回避关键问题和薄弱环节,解决不了主要存在的问题。因此使得管理评审不完整,不能收到应有的效果。三是实验室最高管理者认识不够,不仅不策划管理评审,甚至不参加管理评审,仅是在管理评审的报告上签字。建议管理评审应由实验室最高管理者主持,各部门负责人及质量管理体系中的管理人员均参加管理评审。管理评审是实验室的最高级会议,对内部审核、质量监督、质量控制等日常管理中解决不了的问题,要提请管理评审来解决。

(三)确定改进目标,寻找解决方法

针对已识别的领域和项目,确定改进目标并努力寻找实现改进目标的解决方法。在采取改进措施前,由责任部门制定相应的计划和方案;由质量组评价这些解决方法并做出选择;由各检验室及相关工作人员实施选定的解决方法;质量管理体系改进措施的实施、验证等过程由各专业组长记录,质量监督员监督,每年上交文档管理员归档保存。

参考文献

[1] 中国合格评定国家认可委员会.CNAS - CL02:医学实验室质量和能力认可准则.2012.
[2] 丛玉隆,邓新立.医学实验室全面质量管理体系的概念与建立.临床检验杂志,2001,19(5),305 - 309.
[3] 王利新,潘琳,魏军,等.医学实验室质量管理体系研究.检验医学与临床,2013,10(6),754 - 755.
[4] 申子瑜.临床实验室管理学.2 版.北京:人民卫生出版社,2008.

(周向阳　曹艳菲)

第三章
CNAS 医学实验室认可流程

实验室获得认可的一般流程为：建立体系→提交申请→CNAS秘书处受理→文审→现场评审→整改验收→批准发证→后续工作。本章旨在介绍和解释CNAS有关实验室认可工作的基本程序和要求，以便申请和获准认可实验室在从事或参与相关认可活动时参考。

一、CNAS 医学实验室认可准备

（一）实验室建立管理体系并有效运行

实验室若申请CNAS认可，首先要依据CNAS的认可准则建立管理体系。医学实验室适用CNAS-CL02（等同采用ISO 15189）《医学实验室质量和能力认可准则》。司法鉴定/法庭科学机构适用于CNAS-CL08《司法鉴定/法庭科学机构能力认可准则》。实验室在建立管理体系时，除满足基本认可准则的要求外，还要根据所开展的检测/校准/鉴定活动的技术领域，同时满足CNAS基本认可准则在相关领域应用说明、相关认可要求的规定。

实验室建立管理体系文件时，要注意如下几点。

（1）管理体系文件要完整、系统、协调，能够服从或服务于实验室的政策和目标，组织结构描述清晰，内部职责分配合理，各种质量活动处于受控状态，管理体系能有效运行并进行自我完善，过程的质量监控基本完善，支持性服务要素基本有效。

（2）管理体系文件要将认可准则及相关要求转化为适用于本实验室的规定，具有可操作性，各层次文件之间要求一致。

（3）当实验室为多场所，或开展检测/校准/鉴定活动的地点涉及非固定场所时，管理体系文件需要覆盖申请认可的所有场所和活动。多场所实验室各场所与总部的隶属关系及工作接口描述清晰，沟通渠道顺畅，各分场所实验室内部的组织机构（需要时）及人员职责明确。

（二）实验室管理体系的运行

实验室的管理体系至少要正式、有效运行6个月后，进行覆盖管理体系全范围和全部要素的完整的内审和管理评审。

（1）所谓正式运行，是指初次建立管理体系的实验室，一般要先进入试运行阶段，通过内审和管理评审，对管理体系进行调整和改进，然后再正式运行。

（2）所谓有效运行一般是指管理体系所涉及的要素都经过运行，且保留相关记录。对于实验室不从事认可准则中的一种或多种活动时，如分包校准等，可按准则要求进行删减。

（3）实验室在策划内审时，要从机构设置、岗位职责入手，从风险控制的角度确定内审范围和频次，制定内审方案。内审"检查表"（或其他称谓）要记录相应客观证据并具可追溯性。

（4）内审和管理评审方案的建立和实施可参考以下文件：CNAS-GL011《实验室和检验机构内部审核指南》、CNAS-GL012《实验室和检验机构管理评审指南》。

二、认可申请书准备

申请人可以用任何方式向CNAS秘书处表示认可意向，如来访、电话、传真以及其他电子通信方式等。申请人在自我评估满足认可条件后按要求提供申请资料。申请实验室认可的重点前提是实验室所开展的任何活动，均要遵守国家的法律和法规，并诚实守信。CNAS实验室认可秉承自愿性、非歧视原则,实验室在自我评估满足认可条件后,向CNAS认可七处递交认可申请。

(一) CNAS认可条件

(1) 具有明确的法律地位,具备承担法律责任的能力,即实验室是独立法人实体,或者是独立法人实体的一部分,经法人批准成立,法人实体能为申请人开展的活动承担相关的法律责任。

(2) 符合CNAS颁布的认可准则和相关要求,即实验室在建立和运行管理体系时,要满足基本准则和专用准则的要求。

(3) 遵守CNAS认可规范文件的有关规定,履行相关义务,即实验室在运行管理体系和开展相关活动时,要遵守CNAS认可规范文件中的要求,并履行CNAS-RL01第11.2条所述的相关义务。

(二) 认可申请书的填写

实验室认可现为在线申请,实验室可登录CNAS网站"www.cnas.org.cn/""实验室/检验机构认可业务在线申请"系统填写认可申请(CNAS-AL01、CNAS-AL02),并按申请书中的要求提供其他申请资料。CNAS网站有"实验室/检验机构认可业务在线申请"系统使用教程可供学习。

2016年6月7日CNAS发布的《关于调整实验室及相关机构、检验机构申请及评审资料提交方式的通知》中明确了提交纸质版材料和电子版材料的要求,需注意的是提交电子版的材料,应与提交纸质版的材料具有同等效力。

实验室英文名称和地址的翻译请参见CNAS-AL12《合格评定机构英文名称与地址的申报指南》。如果实验室使用计算机系统管理体系文件,可直接从计算机中导出并提交,但需要包含审批人信息,相关审批手续在现场评审时核查。认可申请书中所要求提交的相关记录,实验室只需从存档文件中复印或扫描提交。对于手写记录,不能因为申请认可而誊抄或录入计算机打印。

三、受理申请

CNAS秘书处收到实验室递交的申请资料并确认交纳申请费后,首先会确认申请资料的齐全性和完整性,然后再对申请资料进行初步审查,以确认是否满足CNAS-RL01第6条所述的申请受理要求,做出是否受理的决定,必要时安排初访。

(一) 对CNAS-RL01中对受理要求的解释

(1) 申请人具有明确的法律地位,其活动要符合国家法律和法规的要求:实验室是独立法人实体,或者是独立法人实体的一部分,经法人批准成立,法人实体能为申请人开展的活动承担相关的法律责任。实验室要在其营业执照许可经营的范围内开展工作。实验室在提交认可申请时需同时提交法人证书,医疗执业许可证(含副本,执业范围需包括申请科室),对于非独立法人实验室,还需提供法人授权书和承担实验室相关法律责任的声明。

(2) 建立了符合认可要求的管理体系,且正式、有效运行6个月以上:实验室建立的管理体系既要符合基本认可准则的要求,同时还要满足专用认可规则类文件、要求类文件及基本认可准则在专业领域应用说明的要求。实验室应该充分了解CNAS相关文件的要求。相关文件可从

CNAS网站"www.cnas.org.cn/实验室认可/实验室认可文件及要求/认可规范"中下载查看。

（3）申请的技术能力满足 CNAS-RL02《能力验证规则》的要求：根据 CNAS-RL02 的规定，"只要存在可获得的能力验证，合格评定机构初次申请认可的每个子领域应至少参加过 1 次能力验证且获得满意结果（申请认可之日前 3 年内参加的能力验证有效）"，子领域的划分可从 CNAS 网站"www.cnas.org.cn（/实验室认可）/能力验证专栏/能力验证相关政策与资料"中下载相关文件查看。每个子领域能够提供的能力验证的相关信息，如项目、参数、实施机构、提供类型等，可从"www.cnas.org.cn（/实验室认可）/能力验证专栏/常见问题"中下载《检测领域能力验证开展情况参考信息》和（或）《校准领域能力验证开展情况参考信息》查看。

参加能力验证但不能提供满意结果，或不满足 CNAS-RL02《能力验证规则》要求的，将不受理该子领域的认可申请。认可的项目如果不存在可获得的能力验证，实验室也要尽可能地与已获认可的实验室进行实验室间比对，以验证是否具备相应的检测/校准/鉴定能力。

（4）申请人具有开展申请范围内的检测/校准/鉴定活动所需的足够的资源："足够的资源"是指有满足 CNAS 要求的人员、环境、设备设施等，实验室的人员数量、工作经验与实验室的工作量、所开展的活动相匹配。实验室的主要管理人员和所有从事检测或校准或鉴定活动的人员要与实验室或其所在法人机构有长期固定的劳动关系，不能在其他同类型实验室中从事同类的检测或校准或鉴定活动。实验室的检测/校准/鉴定环境能够持续满足相应检测/鉴定标准、校准规范的要求；实验室有充足的、与其所开展的业务、工作量相匹配的仪器设备和标准物质，且实验室对该仪器设备具有完全的使用权。

（5）使用的仪器设备的量值溯源性要能满足 CNAS 相关要求：对于能够溯源至 SI 单位的仪器设备，实验室选择的校准机构要能够符合 CNAS-CL01-G002《测量结果的溯源性要求》中的规定。实验室需对实施内部校准的仪器设备和无法溯源至 SI 单位的仪器设备予以区分。对于实施内部校准的检测实验室，要符合 CNAS-CL01-G004《内部校准要求》的规定；对于无法溯源至 SI 单位的，要满足 CNAS-CL01《检测和校准实室能力认可准则》的要求。

（6）申请认可的技术能力有相应的检测/校准/鉴定经历。实验室申请认可的检测/校准/鉴定项目，均要有相应的检测/校准/鉴定经历，且是实验室经常开展的、成熟的、主要业务范围内的主要项目，不接受实验室只申请非主要业务的项目，例如实验室不申请临床化学领域的检测，仅申请基因扩增领域。注：检测/校准/鉴定经历不要求一定是对外出具的检测/鉴定报告/校准证书。不接受实验室仅申请抽样（采样）能力，抽样（采样）能力要与相应的检测能力同时申请认可。不接受实验室仅申请判定标准，要与相应的检测能力（标准）同时申请认可。对于已有现行有效标准方法的，针对该检测对象的仪器分析法通则标准不予可。对于未获批准的标准/规范（含标准报批稿），不接受作为标准方法申请认可，实验室可以作业指导书（SOP）等非标方法形式申请认可，但要注意非标方法必须按照认可准则要求经过严格确认。

（7）申请人申请的检测/校准/鉴定能力、CNAS 具备开展认可的能力：对于实验室申请的检测/校准/鉴定能力，CNAS 秘书处要从认可政策、评审员和技术专家资源、及时实施评审的能力等方面进行评估，只要不具备任何一方面能力，均不能受理实验室的认可申请。

（二）初访

当存在以下情况时，CNAS 秘书处会征得申请人同意后安排初访。

（1）不能通过提供的文件资料确定申请人是否满足申请受理条件，例如从申请资料中不能初步确定实验室人员是否具备相应能力，或从申请资料中不能确定实验室是否具备相应的设备、设施。

（2）不能通过提供的文件资料准确认定申请范围。

（3）不能确定申请人是否能在 3 个月内接受评审。

初访的人员一般为 CNAS 秘书处人员或 CNAS 秘书处指定的评审员，初访所产生的差旅、食宿费用由申请人承担。

（三）申请材料补正

CNAS 秘书处在资料审查过程中（做出受理决定前）会将所发现的问题通知申请实验室，实验室要在 1 个月内书面回复 CNAS 秘书处，对所提问题进行澄清或采取的处理措施，在回复后的 2 个月内，其提交的整改资料经审查能够满足受理要求，否则会导致不予受理其认可申请的后果。注意：实验室的整改有可能需要反复多次，因此实验室最好尽早提交整改材料。

（四）不受理认可的情况

若申请人不符合申请受理条件，CNAS 秘书处业务处将向申请人发出不受理认可通知书。申请人对 CNAS 秘书处的不受理决定有异议时，可于接到不受理通知后 10 个工作日内向 CNAS 秘书处提出申诉，逾期则视为接受。CNAS 对于申投诉的处理，可参看 CNAS－R03《申诉、投诉和争议处理规则》。对于不予受理认可申请后，允许实验室再次提交认可申请的时间，在 CNAS－RL01《实验室认可规则》第 6.14 条有相应规定。

（五）实验室的诚实性问题

申请资料存在以下任何一种情况，会被认为实验室存在诚实性问题。

（1）提供的申请资料自相矛盾，或与实际情况不符，如申请并不具备的能力。

（2）管理体系文件有明显的抄袭痕迹，如体系文件中涉及了实验室并不从事的活动或不存在的部门。

（3）不同实验室提供的相关记录雷同，或同一实验室提供的不同时间的质量记录（如内审、管理评审记录）内容雷同。

（4）实验室质量记录在笔迹、内容等方面有明显造假痕迹。

（5）其他对实验室申请资料真实性有怀疑的情况。

四、文件评审

CNAS 秘书处受理申请后，将安排评审组长对实验室的申请资料进行全面审查，只有当文件评审结果基本符合要求时，才可安排现场评审。文件评审发现的问题，CNAS 秘书处应反馈给申请人。是否能对实验室进行现场评审，取决于文件评审的结果。

（一）文件评审内容

（1）实施预评审。

（2）实施现场评审：文件审查符合要求，或文件资料中虽然存在的问题，但不会影响现场评审的实施时提出。

（3）暂缓实施现场评审：文件资料中存在较多的问题，直接会影响现场评审的实施时提出，在实验室采取有效纠正措施并纠正发现的主要问题后，方可安排现场评审。

（4）不实施现场评审：文件资料中存在较严重的问题，且无法在短期内解决时提出，或实验室的文件资料通过整改后仍存在较严重问题，或经多次修改仍不能达到要求时提出。

（5）资料审查符合要求，可对申请事项予以认可：只有在不涉及能力变化的变更和不涉及能力增加的扩大认可范围时提出。

（二）预评审

预评审不是预先的评审，预评审只对资料审查中发现的需要澄清的问题进行核实或做进一步了解，对预评审中发现的问题，评审组长可告知实验室，但不能提供有关咨询。预评审的结果不作为评价实验室质量管理体系和技术能力的正式依据，也不能作为减少正式评审时间的理由。只有在通过审查申请资料，需要进一步了解以下情况时，评审组长与CNAS秘书处协商，并经实验室同意，才能安排预评审，由此产生的费用由实验室承担。

（1）不能确定现场评审的有关事宜。

（2）实验室申请认可的项目对环境设施有特殊要求。

（3）对大型、综合性、多场所或超小型实验室需要预先了解有关情况。

五、现场评审

CNAS秘书处依据实验室申报领域，委托专家组进行现场评审，现场评审在实验室申请认可的地点内进行，现场评审的具体日期由CNAS秘书处或委托评审组长与实验室协商确定，评审人日数则取决于实验室申请认可的能力范围，即申请认可的技术领域和申请项目数量（评审人日数＝评审人员数量×评审天数）。CNAS评审费按评审人日数收取，文件审查也折算人日数收取评审费，收费标准详见CNAS-RL03《实验室和检验机构认可收费管理规则》。

（一）进入现场前的工作

1. 评审组的组建　CNAS秘书处以公正性为原则，根据申请人的申请组建具备相应技术能力的评审组，并征得申请人同意。除非有证据表明某评审员有影响公正性的可能，否则申请人不得拒绝指定的评审员。对于无正当理由拒不接受CNAS评审组安排的申请人，CNAS可终止认可过程，不予认可。需要时，CNAS秘书处可在评审组中委派观察员。

评审组成员不能与申请人存在以下关系：① 向申请人提供有损于认可过程和认可决定公正性的咨询；② 评审组成员或其所在机构与申请人在过去、现在或可预见的将来有会影响评审过程和评审公正性的关系。

2. 发出《现场评审计划征求意见表》　组建评审组后，由CNAS秘书处向实验室发出《现场评审计划征求意见表》征求实验室的意见，其内容包括评审组成员及其所服务的机构、现场评审时间、评审组的初步分工等。如果确有证据表明某个评审员或其所服务的机构存在影响评审公正性的行为时,实验室可拒绝其参与现场评审活动,CNAS秘书处会对评审组进行调整。

3. 确认《现场评审计划征求意见表》 实验室确认《现场评审计划征求意见表》后,CNAS秘书处会向实验室和评审组正式发出现场评审通知,将评审目的、评审依据、评审时间、评审范围、评审组名单及联系方式等内容通知相关方。注意:本文中所述的"确认",通过 CNAS 业务系统进行。

4. 安排观察员 CNAS秘书处出于以下目的,征得实验室同意后,会在评审组中安排观察员。

(1)见证评审组现场评审活动。

(2)征集申请人或评审组对评审管理工作的意见和建议。

(3)对有关现场评审活动中使用程序的适用性进行调查。

(4)指导评审组从事新开辟领域的评审工作。

(5)其他需要的情况。

5. 评审组负责制订现场评审日程 于现场评审前通知实验室并征得实验室同意。

(二) 进入现场

评审组依据 CNAS 的认可准则、规则和要求及有关技术标准对申请人申请范围内的技术能力和质量管理活动进行现场评审。现场评审应覆盖申请范围所涉及的所有活动及相关场所。现场评审时间和人员数量根据申请范围内检测/校准/鉴定场所、项目/参数、方法、标准/规范等的数量确定。一般情况下,现场评审的过程是:首次会议,现场参观(需要时),现场取证评审组与申请人沟通评审情况末次会议。

1. 评审组首次会 现场评审的开始以首次会议的召开为表征,首次会议由评审组长主持,评审组和实验室人员(可以是管理层人员,也可以是全体人员)参加。首次会议评审组长将通告评审目的、范围,宣告评审要求,澄清被评审方的问题,确认评审日程,并与实验室确定陪同人员及必要的办公设施。

2. 现场评审 在现场评审期间,评审组每天会汇总评审情况,并将当天的评审情况通告实验室。现场评审结束前评审组会将现场评审的总体情况与实验室沟通,听取实验室的意见。现场评审时,评审组会针对实验室申请认可的技术能力进行逐项确认,根据申请范围安排现场试验。安排现场试验时会考虑申请认可的所有项目/参数、仪器设备、检测/校准/鉴定方法、类型、试验人员、试验材料等。对申请认可的检测/校准/鉴定能力,实验室都要进行过方法验证或确认,即使使用相同的检测/校准/鉴定方法,但涉及的检测/鉴定对象、检测基质或校准的仪器设备等不同,也要针对其不同点进行验证或确认。

现场评审的要求可参见 CNAS‐RL01《实验室认可规则》第 7 条,对部分条款的理解如下。

(1)关于现场安排测量审核:测量审核是对一个参加者进行"一对一"能力评价的能力验证计划,现场评审时安排测量审核,主要出于以下目的:① 对申请/维持的技术能力进行确认;② 对不能满足 CNAS‐RL02《能力验证规则》的领域进行现场考核;③ 对参加能力验证但未取得满意结果的项目/参数进行现场验证。

(2)关于对授权签字人的考核:CNAS要求实验室的授权签字人要明确其职权,对签发的报告/证书具有最终技术审查职责,对于不符合认可要求的结果和报告/证书具有否决权。因此授权签字人在其申请授权范围内要有相应技术工作经历,对于申请多技术领域的授权签字人,要满足各个领域的相应要求。如果实验室基于行业管理的规定,报告或证书必须由实验室负责人签发,而该负责人不具备授权签字人资格,那么 CNAS 认可的实验室授权签字人可以复核人(或其他称谓)的形式出现。基本认可准则的相关应用说明中,对授权签字人的任职资格做了规定。授权签字人属于实验室关键岗位人员,同时要符合 CNAS-RL01 中第 7.7 条的要求。

(3)关于租/借用设备的要求:如果使用租用设备进行检测或校准或鉴定活动并申请认可,CNAS 要求实室要做到:① 租用设备的管理纳入实验室的管理体系;② 实验室必须能够完全支配使用,即:租用的设备要由实验室的人员进行操作;由实验室对租用的设备进行维护,并能控制其校准状态;实验室对租用设备的使用环境、设备的贮存要能进行控制等;③ 租用设备的使用权必须完全转移,并在申请人的设施中使用,设备的租赁期限至少为 2 年。对于初次获得认可的机构,至少要能够保证实验室在获得认可证书后的 2 年内使用。CNAS 不允许同一台设备在同一时期由不同实验室租用而申请或获得认可。CNAS 不允许实验室使用借用设备申请/获得认可。

对于多场所实验室,现场评审必须覆盖到所有场所,即使分场所的技术能力与主场所完全相同。

3. 现场评审结束 现场评审以末次会议的结束而宣告结束,评审组长应在现场评审末次会议上,将现场评审结果提交给被评审实验室。现场评审结论仅是评审组向 CNAS 的推荐意见,根据 CNAS-J01《中国合格评定国家认可委员会章程》,由评定委员会"做出有关是否批准、扩大、缩小、暂停、撤销认可资格的决定意见"。现场评审后,实验室可登录 CNAS 网站服务专栏下载《实验室/检验机构评审人员评审现场状况调查表》,并于评审工作结束后 5 个工作日内,将填写完成的表格反馈至 CNAS 评审员处,对评审员现场评审表现做出评价。

六、评审后的整改验收

对于评审中发现的不符合项,实验室要及时进行纠正,需要时采取纠正措施。纠正/纠正措施验证完毕后,评审组长将最终评审报告和推荐意见报 CNAS 秘书处。

(一)整改时限

一般情况下,CNAS 要求实验室实施整改的期限是 2 个月,对于严重不符合项,实验室应在 1 个月内完成。如果 CNAS 评审与其他部门委托或安排的评审联合进行时,实验室的整改期限取最短期限。

(二)不符合项的整改

对评审中发现不符合项的整改,实验室不能仅进行纠正,要在纠正后,充分查找问题形成的原因,需要时制订有效的纠正措施,以免类似问题再次发生。对于不符合项,仅进行纠正,无须采取纠正措施的情况很少发生。评审组在现场评审结束时形成的评审结论或推荐意见,有可能根据实验室的整改情况而进行修改,但修改的内容会通报实验室。评审组对实验室提交的书面整改材料不满意的,也可能再进行现场核查。

在以下情况下,评审组会对不符合项的整改考虑进行现场验证,一般情况下,现场验证由原评审组进行。

（1）对于涉及影响结果的有效性和实验室诚信性的不符合项。

（2）涉及环境设施不符合要求，并在短期内能够得到纠正的。

（3）涉及仪器设备故障，并在短期内能够得到纠正的。

（4）涉及人员能力，并在短期内能够得到纠正的。

（5）对整改材料仅进行书面审查不能确认其整改是否有效的。

七、认可评定、颁发认可证书

实验室通过了现场评审，并不等于获得了认可。实验室整改完成后，将整改材料交评审组审查验收。通过验收后，评审组会将所有评审材料交回 CNAS 秘书处，秘书处审查符合要求后，提交评定委员会评定，并做出是否予以认可的评定结论。CNAS 秘书长或其授权人根据评定结论做出认可决定。根据 CNAS-J01《中国合格评定国家认可委员会章程》规定，由评定委员会做出批准认可的决定。CNAS 秘书处会向获准认可实验室颁发认可证书及认可决定通知书，并在 CNAS 网站公布相关认可信息。实验室可在 CNAS 网站"获认可机构名录"中查询。认可批准后，CNAS 将在网上预公布实验室获认可的范围，实验室如有异议可向专门信箱（scope@cnas.org.cn）发送信息，由 CNAS 甄别处理。

（一）认可评定

（1）CNAS 秘书处将对评审报告、相关信息及评审组的推荐意见进行符合性审查，必要时要求实验室提供补充证据，向评定专门委员会提出是否推荐认可的建议。

（2）CNAS 秘书处提出的建议与评审组的推荐意见不一致时，CNAS 秘书处应将不一致之处通报被评审实验室和评审组。

（3）CNAS 秘书处负责将评审报告、相关信息及推荐意见提交给评定专门委员会，评定专门委员会对申请人与认可要求的符合性进行评价并做出评定结论。评定结论可以是以下四种情况之一：予以认可、部分认可、不予认可、补充证据或信息再行评定。

（4）CNAS 秘书长或授权人根据评定结论做出认可决定。

（5）当 CNAS 对实验室作出不予认可或部分认可的决定后，实验室再次提交认可申请时，根据不同情况须满足以下要求。

1）由于诚信问题，如欺诈、隐瞒信息或故意违反认可要求等行为而不予认可的实验室，须在CNAS 做出认可决定之日起 24 个月后，才能再次提交认可申请，同时 CNAS 保留不再接受其认可申请的权利。

2）由于实验室管理体系不能有效运行而不予认可的实验室，自做出认可决定之日起，实验室管理体系须有效运行 6 个月后，才能再次提交认可申请。

3）由于实验室申请认可的技术能力，如人员、设备、环境设施等不能满足要求而不予认可或部分认可的实验室，对于不予认可的技术能力须在自我评估满足要求后，才能再次提交认可申请，同时还须提供满足要求的相关证据。

（二）发证与公布

（1）CNAS 认可周期通常为 2 年，即每 2 年实施一次复评审，做出认可决定。

（2）CNAS秘书处向获准认可实验室颁发认可证书，认可证书有效期一般为6年。认可证书有效期到期前，如果获准认可实验室需继续保持认可资格，应至少提前1个月向CNAS秘书处表达保持认可资格的意向。

（3）CNAS秘书处根据实验室维持认可资格的意向，以及在认可证书有效期内历次评审的结果和历次认可决定，换发认可证书。

（4）CNAS秘书处负责公布获准认可实验室的认可状态信息、基本信息和认可范围并及时更新。

注1：认可周期不再等同于认可证书有效期，旧版本的认可周期等同于认可证书的有效期，都为6年。新版本的认可周期为每次做出认可决定之日起的2年时间。一般每2年做一次复评审，而每次复评审后会做一次认可决定，所以每次复评审后会开始一个新的认可周期。新版本的认可证书有效期为认可证书的签发之日至失效之日之间的时间，一般为6年。

注2：消换证复评审，旧版准则有个换证复评审，即在CNAS认可有效期结束前对实验室实施全面评审以确定是否持续符合认可条件，并将认可延续到下一个有效期。新版准则实施后，取消换证复评审。

八、后续工作

为了证实获准认可实验室在认可有效期内能够持续地符合认可要求，CNAS会对获准认可实验室安排定期监督评审和不定期的评审。

（一）监督评审和复评审

（1）一般情况下，在初次获得认可后的1年（12个月）内会安排1次定期监督评审，并根据实验室的具体情况（可查看CNAS-RL01《实验室认可规则》第5.3.2条），安排不定期监督评审。

（2）已获准认可的实验室在认可批准后的第2年（24个月内）进行第1次复评审。复评审每2年次，两次复评审的现场评审时间间隔不能超过2年（24个月）。复评审范围涉及认可要求的全部内容、全部已获认可的技术能力。具体要求见CNAS-RL01《实验室认可规则》5.4条。

（3）定期监督评审或复评审无须实验室申请，但必须进行现场评审，监督的重点是核查获准认可实验室管理体系的维持情况。定期监督评审或复评审的截止日期在CNAS秘书处向实验室发放的"认可决定通知书"中标明，实验室要予以关注。

（4）实验室无故不按期接受定期监督评审或复评审，将被暂停认可资格。

（5）如实验室确因特殊原因不能按期接受定期监督评审或复评审，则需向CNAS秘书处提交书面延期申请，说明延期原因及延期期限，经审批后方可延期。一般情况下，延期不允许超过2个月。

（6）不定期监督评审根据具体情况安排现场评审或其他评审（如文件评审）。对于获认可在6年之内的实验室，由于实验室与认可相关的人员、方法、设备、环境设施等发生变化而安排的不定期监督评审，如果这种变化导致实验室技术能力的变更或涉及的变更很多，则需要安排现场评审确认，反之可安排其他评审确认。

（7）当不定期监督评审与定期监督评审、复评审相距时间较近时，征得实验室同意后，可合并安排。

(二）扩大认可范围

实验室获得认可后，可根据自身业务的需要，随时提出扩大认可范围申请。

（1）扩大认可范围申请的程序和受理要求与初次申请相同，需提交所有附表附件。

（2）扩大认可范围的相关要求请参见 CNAS-RL01《实验室认可规则》第 5.2.1 条。

（3）实验室扩大认可范围应该是有计划的活动，要对拟扩大的能力进行过充分的验证并确认满足要求后，再提交扩大认可范围申请。

(三）认可变更

实验室获得认可后，有可能会发生实验室名称、地址、组织机构、技术能力（如主要人员、认可方法、设备、环境等）等变化的情况，这些变化均要及时通报 CNAS 秘书处。

（1）认可变更的具体要求可参见 CNAS-RL01《实验室认可规则》第 9 条。

（2）变更发生后，实验室从 CNAS 网站下载并填写《变更申请书》，提交变更申请后，在 CNAS 秘书处确认变更前，实验室不能就变更后的内容使用认可标识。

1）如果发生《变更申请书》未包括内容的变更，实验室可自行撰写变更申请。

2）实验室要保证《变更申请书》所填写信息真实、准确，并承担由于信息提供虚假或不准确而造成的一切后果和责任。

3）与扩项评审同时申请变更，只需填写相应申请书，不必再单独填写《变更申请书》。

（3）发生变更后，实验室要对变更后是否持续满足 CNAS 的认可要求进行确认。

（4）针对实验室的情况，对实验室提出的认可标准、授权签字人的变更，CNAS 秘书处采取不同的方式进行确认。

1）获认可超过 6 年（含 6 年）的实验室，实施备案管理，即接到变更申请后，直接获得批准；如果实验室提出变更申请时，CNAS 秘书处已确定其监督、扩项或复评评审组的，则在完成现场评审等全部认可流程后予以批准。

2）获认可不足 6 年的实验室，则需要通过不定期监督评审，对申请的变更事项予以确认。

（5）一般情况下，对于检测/校准/鉴定环境变化（指搬迁），需通过现场评审予以确认。

（6）根据实验室的意愿，CNAS 安排的变更确认也可与定期监督评审或复评审合并进行。

(四）缩小或不再保留认可资格

在认可有效期内，实验室如要缩小认可范围或不再保留认可资格，要向 CNAS 秘书处提交书面申请，并明确缩小认可的范围。在认可有效期内，实验室如不能持续符合认可要求，CNAS 将对实验室采取暂停或撤销认可的处理，具体要求可参见 CNAS-RL01《实验室认可规则》第 10 条。被暂停认可后，实验室如要恢复认可，需书面提交恢复认可申请。暂停期内实验室如不能恢复认可（完成评审、批准环节），则将被撤销认可。

(五）CNAS 和实验室的权利和义务

1. CNAS 的权利和义务　CNAS 有权对实验室开展的活动和认可证书及认可标识/联合标识

的使用情况进行不定期监督、现场调查和跟踪调查,并据以提出整改要求;CNAS有权针对实验室不符合CNAS规定的情况,做出暂停、恢复、撤销认可资格的决定。

CNAS有义务利用网站公开获准认可实验室的认可状态信息并及时更新,信息包括已认可实验室的名称和地址、认可的批准日期和终止日期、认可范围;CNAS有义务向获准认可实验室提供与认可范围有关的、适宜的测量结果溯源途径的信息;CNAS有义务提供签署相关国际实验室认可合作组织(ILAC)和亚太实验室认可合作组织(APLAC)多边承认协议及其他一些国际安排的信息;CNAS有义务在认可要求发生变化时及时通知已获准认可实验室,在对更改内容和生效日期做出决定之前,听取各有关方面的意见,以便获准认可的实验室在合理的期限内做出调整;CNAS有义务及时向申请/已获认可实验室提供最新版本的认可规则、准则和其他有关文件,有计划地对实验室进行有关的认可知识的宣贯和培训,并以积极态度,主动征询实验室的意见,注意随时收集认可工作中实验室的相关信息反馈,促进CNAS认可体系的持续改进。为了解实验室和潜在客户的需求,CNAS有义务及时答复有关认可问询,建立行之有效的信息发布和客户反馈系统,通过组织宣传、培训活动,满足实验室需求;CNAS有义务遵守ILAC和APLAC相互承认协议中的要求,不将已加入相互承认协议的认可机构作为竞争对手。除需要公开的信息外,CNAS有义务对在实验室认可活动中获得或产生的其他信息,如商业、技术等信息保密。

2. 实验室的权利和义务

(1)申请认可实验室的权利和义务:实验室有权获得CNAS的相关公开文件;实验室有权获得本实验室认可评审安排进度、评审组成员及所服务的单位等信息;实验室有权对与认可有关的决定提出申诉,有权对CNAS工作人员及评审组成员的工作提出投诉;在基于公正性原因时,实验室有权对评审组的组成提出异议。

实验室有义务了解CNAS的有关认可要求和规定;有义务按照CNAS的要求提供申请文件和相关信息,并保证内容真实、准确;有义务服从CNAS秘书处的各项评审安排,为评审活动提供必要的支持,并为有关人员进入被评审的区域、查阅记录、见证现场活动和接触工作人员等方面提供方便,不得拒绝CNAS秘书处派出的见证评审活动的人员(包括国际同行评审的见证人员)。

(2)获准认可实验室的权利和义务:实验室有权在规定的范围内宣传其从事的相应的技术能力已被认可;有权在其获认可范围内出具的证书或报告及拟用的广告、专用信笺、宣传刊物上使用认可标识/联合标识;有权对CNAS工作人员、评审人员的工作提出投诉,并有权对CNAS针对其做出的与认可有关的决定提出上诉;实验室有权自愿终止认可资格。

实验室有义务确保其运作和提供的服务持续符合规则的认可件。实验室有义务自觉遵守相关法律和法规;实验室有义务为CNAS秘书处安排评审活动提供必要的支持,并为有关人员进入被评审的区域、查阅记录、见证现场活动和接触工作人员等方面提供方便,并不得拒绝CNAS秘书处派出的见证评审活动的人员(包括国际同行评审的见证人员)。

实验室应参加CNAS秘书处指定的能力验证、实验室比对或测量审核活动;实验室应对其出具的证书或报告(包括但不限于试验数据、意见和解释等内容)负责,为客户保守秘密。

实验室有义务建立客户投诉处理程序,如在收到投诉后2个月内未能使相关方满意,应将投诉的概要和处理经过等情况通知CNAS秘书处。实验室在发生变化时,有义务及时书面通知CNAS秘书处;有义务在认可要求发生变化时按CNAS要求进行调整,并在调整完成后通知CNAS秘书处。实验室有义务做到公正诚实,不弄虚作假,不从事任何有损 CNAS 声誉的活动实验室有义务在其证书、报告或宣传媒介,如广告、宣传资料或其他场合中表明其认可状态时,符合 CNAS 的有关规定。

实验室有义务在被 CNAS 撤销认可或自愿注销认可资格时,或在认可证书(或认可决定书)明示认可的期限逾期时,立即交回认可证书,停止在证书、报告或宣传材料上使用认可标识/联合标识,并不得采用任何方式表示其认可资格仍然有效。实验室有义务经常浏览 CNAS 网站,及时获得认可状态、认可要求等相关信息。

实验室有义务按有关规定缴纳费用。实验室有义务及时将认可资格的暂停、缩小、撤销及相关后果告知其受影响的客户,不得有不当延误。

九、CNAS 认可标识和认可状态

CNAS 部分认可规范文件中也有对体系文件的要求,例如:CNAS - R01《认可标识使用和认可状态声明规则》中要求"合格评定机构应对 CNAS 认可标识使用和状态声明建立管理程序,以保证符合本规则的规定,且不得在与认可范围无关的其他业务中使用 CNAS 认可标识或声明认可状态""校准实验室应建立签发带 CNAS 认可标识校准标签的管理程序"等。

参考文献

[1] 中国合格评定国家认可委员会.CNAS - CL02:医学实验室质量和能力认可准则.2012.
[2] 中国合格评定国家认可委员会.CNAS - GL01:实验室认可指南.2018.
[3] 中国合格评定国家认可委员会.CNAS - RL01:实验室认可规则.2018.
[4] 中国合格评定国家认可委员会.CNAS - R01:认可标识使用的认可状态声明规则.2018.
[5] 中国合格评定国家认可委员会.CNAS - RL03:实验室和检验机构认可收费管理规则.2017.
[6] 中国合格评定国家认可委员会.CNAS - AL15:医学实验室认可申请书填写指南.2018.

(张晓曦　曹艳菲)

第二篇

质量体系管理要求

第四章
组织和人员管理

一、实验室的法律和伦理地位

(一) 实验室的法律地位

实验室应有明确法律地位,其根本目的是确保实验室有能力承担相应的法律责任。其另一个潜在因素是明确的法律地位保证或可被追溯,是维系医学实验室检验活动公正性的基础。其法律地位和依法执业范围,通过法人证书(含统一社会信用代码)和医疗机构执业许可证体现。

我国医学实验室的法律地位有两种情况,一种是某医学实验室本身是通过依法注册(企业法人、事业法人、社团法人)程序,以一个独立法人而存在,它在其所在地的国家政府相关行政主管部门履行了登记注册程序,且获得批准而依法设立。此类医学实验室法律地位明确,能独立承担医学实验室相应的法律责任(民事责任和/或刑事责任),常见的如独立实验室。另一种是医学实验室本身不是独立法人,而是某一独立法人(组织)的隶属部门,从属于其母体(法人)组织。此类医学实验室自身不能承担法律责任(民事责任和/或刑事责任),一旦需要追究其法律责任,将由其从属的母体组织(法人)来承担。此时,医学实验室的母体组织(法人),其法定代表人必须书面授权医学实验室管理层进行实验室所在地国家政府卫生行政主管部门核准的相关医学检验范围内的检测活动。当医学实验室被追究法律责任时,依据法律程序母体组织(法人)理所当然地将被追溯承担相应的法律责任。

(二) 实验室的伦理地位

1. 公正性和诚信性声明　医学实验室或其母体组织应识别、分析和评估其有意或无意间参与的乃至于卷入的那些内外部的活动而导致其在技术能力、公正性、结果判断力或运作诚实性方面可信度被降低。因此,准则要求应有避免卷入不正当活动的政策和程序。

2. 独立性(抵御不正当压力)　医学实验室应有措施确保管理层(各级管理者)和员工不受或能抵御任何来自内外部的商业(如商业贿赂)、财务和其他方面(如行政方面)的不恰当的干预、不正当的压力和对工作质量的不良影响。因此,医学实验室要在分析和评估可能存在的来自内外压力影响的因素并在此基础上做出相应的防范和抵御的文件化的规定(措施)来告知或帮助员工如何排除或抵制来自各方面的干扰和不正当压力影响。

3. 防止潜在利益冲突　在医学实验室处于母体组织之内(特别是较大的母体组织内)时,不单指医学实验室这个局部职能部门的全部活动,而是泛指母体组织内,诸如涉及原始样品采集的护理部护士、临床医生(可能时)或因不同医学实验室所在母体的组织结构不同而涉及的其他岗位。因此,医学实验室或其所在母体应识别参与或影响样品检验人员其他活动的部门/岗位人员对实施样品从采集直至检验报告发布过程活动是否存在着潜在的利益冲突或影响的可能表现形式,并明确参与或影响样品医学检验活动有关或有影响的这些关键人员或部门的责任。

4. 伦理与保密性　伦理学的通用原则是患者的利益高于一切,实验室的义务亦是确保首先和优先考虑患者的利益。因此,医学实验室应有保护机密信息和所有权的政策和程序,该程序中还应包括以不同介质所存储的信息,诸如:保护以电子媒介方式来存储和传输的检测结果的内容。

二、组织架构和岗位设置、岗位职责

（一）实验室组织架构

组织是指职责、权限和相互关系得到安排的一组人员及设施。它是一个有机的整体，这种安排通常是有序的。组织架构是指人员的职责、权限和相互关系的安排。

实验室管理层应根据自身实验室的特点分别任命，如质量主管、技术主管、供应主管、信息主管、投诉管理主管、生物安全主管及医师咨询主管等，进行全覆盖工作分配。

实验室不仅要明确自身的组织和管理架构，作为母体组织中的医学实验室还应明确自身实验室在母体组织和管理架构中的位置。这里所指"位置"的内容还涉及实验室与母体（或总公司）中其他相关机构（部门或岗位）的关系。这里的"关系"又指与质量管理体系建立、实施和维持有效性有关的，影响检验结果准确性和可靠性有关的，在质量管理、技术运作和支持服务之间的行政和业务关系，如与医务处（涉及服务协议）、护理部（涉及样本采集）、院感（可能涉及环境监控）、后勤处（可能涉及试剂的首次验收与暂存）、设备处（可能涉及设备校准或维护）、服务部（可能涉及样本运送）间的关系。组织架构可涉及与外部组织的接口。

实验室的组织和管理架构一般用组织机构图［包括内部组织机构图（图4-0-1）和或其所在母体组织内的隶属关系图，如果该医学实验室是一个母体组织的一部分时］来表述。组织结构图通过规范化结构图展示组织的内部组成及职权、功能关系。绘制组织结构图时，用方框表示各种管理职务（小型实验室）或相应的职能部门，直线箭头表示权力指向。该图应明确各管理、技术和支持服务岗位或部门在组织机构中的地位及它们间（管理的、支持的或是技术的）相互关系。外部（母体内）隶属关系图（图4-0-2）是用来描述医学实验室在其母体组织中的地位，重点是描述实验室与

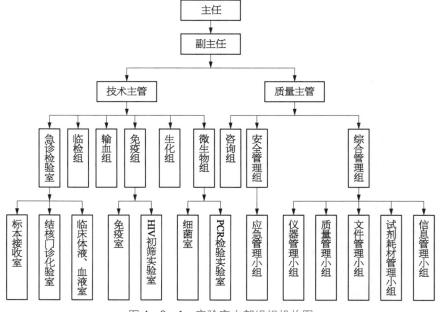

图4-0-1　实验室内部组织机构图

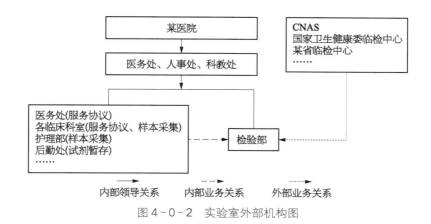

图 4-0-2　实验室外部机构图

母体组织之间(管理的、支持的或是技术的)的相互关系(接口)。内部组织机构图和外部(母体内)隶属关系图也可合二为一(视医学实验室其所在母体的规模而定),必要时可用文字补充说明。

(二)岗位设置

实验室管理层应根据自身实验室的特点分别设置不同的岗位,岗位一般可分为三类,管理人员、技术人员和辅助人员。管理岗位人员是指从事计划职能、组织职能、领导(包括高层、中层、基层领导)职能、控制职能的人员,如实验室主任、副主任、管理主管、各专业组组长、文件管理员、监督人员、内审员等。技术岗位人员(即操作人员)是指直接从事检验工作的人员,如检验员、报告签署人、授权签字人等。辅助岗位人员一般指除管理和技术外的岗位人员,如采样操作的人员,供应品和消耗性材料的采购人员,资料、设备和样品的管理员,保洁人员等。

鉴于医学实验室的一般的特点(专业门类较多,分工较细),由一名技术负责人全面负责技术工作是不实际的,也是不科学的(小规模的除外,或因此而仅配备一名技术负责人)。在由多人技术管理者构成医学实验室技术管理层的情况下,为了更有利于技术保证工作的有序展开,可在此技术管理层面内委任一人作为该技术管理层面的召集人或管理人。此时,这位召集人或管理人则可能被称为技术主管,负责管理医学实验室技术管理层的工作。

实验室应识别组织内关键的管理和技术岗位(一般是指最高管理者、技术管理者、质量主管、授权签字人、较大机构中的部门负责人等,应由实验室根据自身组织结构的现状界定)并为其指定代理人。对于规模较小的医学实验室,某个关键岗位的在岗人员可能有不止一个职务(或职能,即所谓兼职),若要求其每一个职务(或职能)均要指定代理人可能是不现实的。在此种情况下,应注重准则中对"关键管理和技术岗位"含义的理解加之于实验室本身组织架构管理中对"关键管理和技术岗位"认识需求,灵活掌握,注重管理的经济性、有效性和可操作性。需注意的是,为关键管理和技术人员指定代理人时,要明确代理人的代理权限。

(三)岗位职责

实验室管理层明确规定对工作质量有影响的三类岗位人员(管理人、技术人员和辅助人员)的职责、权力和相互关系,并为关键管理和技术人员指定代理人。在这个体系内每一个岗位人员都要发挥其应有的作用,了解其与其他相关岗位间的关系,方能完成所安排的目标。如有在固定场所外工作的人员,也需规定其职责、权力。而规定各岗位的职责和权力,以及同其他部门或其他岗位协同配合的要求(即上下左右之间的相互关系),通过编制《质量职能分配表》来描述其所有岗位在体系中的位置和(或)作用时(不是必需的,一般是比较粗框的,须配置文字说明的),不仅应明确管理职能(决策、领导、组织),执行职能、协同配合职能(支持、支撑)三者在体系中的大体位置或作用,更应按照准则的要求逐条逐款地将质量职能分解到有关的岗位和部门。要分工清晰、职责明确,防止职能交叉重叠甚至错位。包括与其他岗位或部门的关系及与其任职条件。所以,岗位描述应涉及以下基本内容:任职资格和条件、岗位职责和权力,并明确有关联岗位间的相互关系。

要求实验室应对所有人员所在的岗位进行描述,包括该人员所在岗位的职责、权限(如仪器的使用与管理、标本的检验、报告的审批与修改等)和任务(如岗位任务和目标等)。

实验室管理层还应对使用计算机系统、接触患者资料(包括临床资料和非临床如社会情况等资料)、访问或更改患者检验结果、纠正单据(主要指与财务有关的票据)、修改计算机程序等人员的权限做出规定。

应该注意,所有管理岗位和技术岗位人员的岗位描述,即实验室每个员工所在岗位的描述,而不是岗位的笼统说明,应具体到个人。

以下为部分岗位职责的举例说明。

1. 实验室主任 实验室主任可理解为最高管理者,也可理解为管理层或管理者,其根本是负有责任并拥有权力,在最高层指导和管理实验室活动的一人或多人,包括科室的正、副主任。准则要求由有能力的人员负责领导实验室,对实验室主任的职能和职责应有文件化规定。实验室主任可将其职责分派给指定人员完成,但承担实验室全面运行及管理的最终责任。指定人员是具有相关能力并能完成某指定职位工作的人员。

实验室主任(或指定人员)的职责应涉及以下几方面(详见准则 4.1.1.4 a)。

(1) 机构的职能一般包括机构所承担的职权、作用等内容:对所涉及机构职能的内容富有有效领导作用,包括预算策划和财务管理。

(2) 相关方的沟通与联系:如需要,应与相应的认可和监管部门、相关行政管理人员、卫生保健团体、所服务的患者人群保持有效联系与沟通,以及与相关方的协议签订。

(3) 确保人员数量及其所需的教育、培训和能力:应在满足相关法律、法规、标准(如准则在相应专业的应用说明中对人员数量的要求等)要求的情况下,再结合自身情况,保证有相应教育、培训背景及能力的足够人员,以提供满足患者需求和要求的实验室服务。

(4) 确保质量方针的实施。

(5) 建立符合良好规范和适用要求的安全实验室环境。

(6) 在所服务的机构中发挥作用(适用且适当时);如参与病案讨论,为医护的样本采集提供指导和帮助,介绍检验技术或新检验项目等。

(7) 确保为试验选择、利用实验室服务及检验结果解释提供临床建议。

(8) 选择和监控实验室的供应方。

(9) 选择受委托实验室并监控其服务质量。

（10）有义务为每一位员工制定发展规划,这种规划应该符合本人的教育背景、本人的意愿、科室发展需求及医院的远景规划。并提供机会让员工参加技术活动,维持和提升其技术能力。除专业成长外,应该重视员工的法律意识、法律行为、服务准则、服务细节、交流方式及肢体语言使用等行为,需纳入人员培训课程。

（11）制定、实施并监控实验室服务绩效和质量改进标准。

（12）监控实验室开展的全部工作以确定输出给临床的相关信息。

（13）处理实验室员工和(或)实验室服务用户的投诉、要求或建议。

（14）设计和实施应急计划,以确保实验室在服务条件有限或不可获得等紧急或其他情况下能提供必要服务。应急计划其包括通常的水、电、生物安全外,还涉及安全撤离以及所有不能保证提供必要服务时的应急计划,如医院需开展的紧急检测项目,但实验室不具备能力的;网络崩溃时应急等。应当注意,一般宜定期验证应急计划。

（15）策划和指导研发工作(适当时)。

2. **质量主管** 实验室管理层应指定一名质量主管,此处强调一名质量主管是指单一地点。当医学实验室处在多地点情况下时除外,此时在不同的地点,可配置相应的质量主管,当然,一般需明确一名负总责的质量主管,便于协调不同地点的质量主管的工作。不论如何称谓,也不管其有何其他职务和责任(兼职),实验室必须赋予其明确的责任和权力,使其在权力和职责内能够维持质量手册的现行有效。其责任和权力如下。

（1）负责质量管理体系的建立与文件化,并确保实施和维持。

（2）质量主管负责主持质量管理体系文件的编写,并具体指导和监督所有人员使用和应用质量管理体系文件,确保质量管理体系在任何时候都能有效运行。

（3）向实验室管理层报告质量管理体系运行情况和改进需求。

（4）质量主管的地位不能太低,以便保证其能直接与对实验室政策和资源决策的实验室管理层(最高管理者或其授权人)报告和沟通,而实验室管理层正是实验室的方针、政策和资源的决策者。通常运行情况和改进需求通过评估与审核活动发现。

（5）推进理解用户需求和要求。

在实验室管理层明确用户需求和要求的基础上,质量主管负有在组织内文件化、解读这些用户需求和要求的责任,使组织内所有人员能理解,推动执行的有效性和全员参与。

3. **技术主管** 实验室管理层应指定一名技术主管,负责技术运作和确保实验室运作质量所需的资源。一般认为,对检测/校准技术方面可能存在问题的分析判断、校准/检测方法的最终确认,以及确保检测/校准工作质量所需技术资源的供应、调配等由技术主管负责。技术主管通过对专业技术问题的处理和把握,从有效性方面确保检测/校准质量。其责任和权力如下。

（1）负责质量管理体系中技术要素的持续改进工作。

（2）负责室内质控规则和质量控制程序的批准。

（3）负责检测方法的确认和设备量值溯源的管理。

（4）负责作业指导书批准。

（5）负责合同的技术性评审,新开展检验项目的评审和测量不确定度的评审。

在规模较小的实验室中,技术主管也可以是质量主管。

三、人员培训和人员档案

(一) 人员培训

1. 培训的对象　管理人员(最高管理者、技术管理层、授权签字人和质量负责人等)、执行人员、核查人员。

2. 培训内容　实验室管理层应确保所有人员的培训及继续教育,以及专业发展的相关知识的培训。培训首先应进行策划,在策划基础上制定培训方案,包括但不限于以下内容。

(1) 质量管理体系,包括准则要求、应用说明、体系文件、表格记录的培训等。

(2) 所分派的工作过程和程序,本岗位的职责、实验室的专业领域包括标本处理、仪器操作与维护、室内质控、室间质评、检测系统性能验证、结果审核与批准、危急值报告等。

(3) 员工进行信息系统操作的能力,包括系统新增功能、信息安全防护和执行信息系统应急预案的能力,培训内容应根据授权人员的权限进行,培训合格后授予其操作权限。

(4) 健康与安全,包括人员健康、消防安全、实验室安全、生物安全、职业暴露等内容,以及员工防止或控制不良事件的影响。

(5) 伦理,包括国家、地区的法律和法规,实验室伦理要求等。

(6) 患者信息的保密,包括哪些信息可以公开、怎么公开,哪些信息不可以公开、不可以查询,以及患者信息利用的程序和要求等。

3. 新员工培训　应有程序向新员工介绍组织及其将要工作的部门或区域、聘用的条件和期限、员工设施、健康和安全要求(包括火灾和应急事件)及职业卫生保健服务。

4. 轮岗人员培训　为轮岗人员定位,为其设定在本专业的培训计划,应至少包括质量管理体系、质量、技术、安全、信息系统等方面,新进员工应在最初 6 个月内应至少进行 2 次能力评估,除此之外应每年评估员工的工作能力。当职责变更时,或离岗 6 个月以上再上岗时,或政策、程序、技术有变更时,应对员工进行再培训和再评估,合格后才可继续上岗,并记录。

5. 培训实施

(1) 培训遵循戴明环原则,要求实验室建立员工培训管理程序,为所有员工提供培训与专业发展机会。培训应遵循 PDCA 循环管理程序。

(2) 在培训过程中如发现方案不全不足或不能实施时,应及时调整。

(3) 如不能按期执行时,应重新调整或说明。

6. 培训的方法　培训的方法有多种,可以外请专家,可以派骨干参加认证认可部门认定批准的培训机构组织的公开的培训,学成后,再进行实验室的内部全员培训。也可以结合体系的策划,在策划过程中进行研讨加深理解,将策划的结果通过宣讲使全体员工得到培训。

7. 培训评价　有效性评价应在建立培训目标的基础上进行,其根本原则是以人员的能力和绩效评估为依据。

培训目标应与质量目标一样,应可测量。培训目标为人员是否学会并能应用,是否产生效益。

(1) 效益方面,是否将培训中学到的规则引入新的质控规则。如 TAT 是否缩短;流程是否更合理,能避免其他错误;新的检验项目的开展,对临床有用等;临床样本不合格率;通过自己分析,提供给临床指导样本不合格率是否降低;在感染性疾病会诊中作用是否提升。

（2）人员能力评估方面，是否掌握培训知识，是否会应用？对在培人员应始终进行监督指导，并定期评估培训效果。当培训效果不理想时，应进行再培训。在本要素中，应特别注意对培训效果的评估记录的保存，如何评估、何时评估、由哪些人评估等，均应描述。

8. 人员培训存在问题

（1）策划不到位。例如，某检测中心雇用临时人员从事病原微生物实验室洗涤、消毒工作，因实验室未对其进行过培训和上岗考核，因此操作员生物安全意识淡漠，工作中出现把未消毒的与已消毒的物品同放一处，形成交叉污染的隐患。

这个例子说明在培训策划中存在漏洞，没有对相应的岗位予以覆盖。目前许多实验室均或多或少存在外聘人员（临时工、辅助工，甚至从事检测工作岗位的检测人员）。从体系运行的角度，外聘人员必须视为组织的一员，和正式员工不应有任何区别，因其在相关岗位上承担着职责，这些职责是和组织的目标融为一体的，其作用发挥的好坏，取决于他们对组织贯标工作的意识，因此在培训策划中一定要把对外聘人员的培训列入覆盖范围，不能遗漏。

（2）培训管理不到位。例如，某检测中心对检验人员实施岗位培训，采样技术是其中一项内容，培训后进行了开卷考试、颁发上岗证书。培训管理部门为了对培训效果进行评价，在试卷上设计了征询单，其中有：培训目的是否达到、培训方式是否适宜、对提高岗位工作能力是否明显、老师能力是否胜任等项内容。培训管理部门根据反馈意见和考核成绩对培训做出了有效的评价。在之后的内审中，发现某检验人员在进行工作场所空气检测中，不能实施正确的采样方法。经追溯原因，培训中缺少必要的实际练习，开卷考试时部分人员图省事抄袭别人的考卷。

这个例子说明了培训效果的重要性，如果想真正达到培训的目的，在培训管理上一定要做到位，对师资的确认，对教材、教学大纲的审查，对学时、内容的要求，对培训与考核方式的选择等，尤其是培训有效性评价时，不应机械、刻板、走形式，不宜追求即时性，一些针对性强的培训内容往往需通过一段时间工作实践来体现培训的效果，或认真听取需求部门的意见。如内审员的培训有效性评价，就是通过内审员内审活动能力、内审行为表现，对内审员做出综合评价来体现。

（3）不能及时识别需求。培训需求可来自多方面，如胜任岗位工作的能力、丰富工作经验所组织的学习与培训活动；按照有关规定对特殊岗位人员进行的资格培训；对各级管理者的培训；为提高工作效率、创新能力进行的新技术培训和学术交流；为培养和增强质量意识、安全意识、满足客户要求、增强客户满意的服务意识、法律法规意识而进行的培训与教育；新员工上岗、员工转岗以及不胜任岗位工作人员进行任职岗位技能培训；有助于体系建设、组织发展及为实现团队目标而对员工任职岗位技能的培训活动。培训是一种投入，虽然不能直接产生效益，但的确是一项增值性的活动，因此培训应具有很强的针对性和目的性，这就要及时识别培训的需求，只有这样才能真正保证培训效果，提高效率减少损失，起到事半功倍的作用。

（二）人员档案

1. 人员档案内容　实验室应保持全体人员相关教育和专业资质、培训、经历、授权和能力评估的记录，这些记录应随时可供相关人员利用。

记录内容应包括（但不限于）个人简历、教育背景、工作经历、专业资格；继续教育及业绩记录；岗前培训考核记录；业务培训及考核记录；上岗资格证书；发表论文（复印件）、出版专著、主持课题；

相关授权书;奖惩记录(员工表现记录);健康状况记录(职业暴露,免疫接种)等。这些记录并不一定要求存放在实验室,也可保存在其他特定地点,但应确保方便授权人员获取和查阅。

2. 档案保存期 按照档案法规定,人员人事档案应永久保存。除人事档案外,实验室自己建立的实验室人员技术档案,至少应保留至人员离职后 6 年(参考 CNAS - CL01 - G001《CNAS - CL01〈检测和校准实验室能力认可准则〉应用要求》)。

四、人员能力评估与授权

(一) 人员能力评估

人员能力是关系到检验结果准确性的基础,故对人员能力的评估十分重要,而这点正是一般实验室相对薄弱或不易操作之处。

1. 能力评估 能力是完成一项目标或者任务所体现出来的素质,相对于某事物而言,某人或某机构、团体能够给予该事物创造利益的大小,就是某人或某机构、团体对于该事物能力的大小;能力评估就是依据一定的标准,对某个人或某机构、团体能给某事物创造利益大小的评价和估量。

2. 能力评估内容 要求实验室应根据所建立的标准,对每个实验室人员在其执行指定工作的能力包括管理或技术工作的能力进行评估。如果能力评估不合格,或该岗位对能力有新的要求,或员工在服务用户过程中出现严重不良事件时,应对其再次培训并重新评估。实验室应定期进行人员能力再评估,必要时,应进行再培训。

可采用以下全部或任意方法组合,在与日常工作环境相同的条件下对实验室员工的能力进行评估。

(1) 直接观察常规工作过程,包括检验前标本的要求和判断、检验中质量控制的执行与失控处理、检验后报告的发放和标本的处理等,同时,还应包括所有适用的安全操作。

(2) 直接观察设备维护和功能检查,包括基本维护、校准、普通故障处理、试剂耗材的装载等。

(3) 监控检验结果的记录和报告过程。

(4) 核查工作记录。

(5) 评估解决问题的技能。

(6) 检验特定样品,如先前已检验的样品、实验室间比对的物质或分割样品。

(7) 适用时,还应评估咨询服务的能力。

可专门设计对专业判断能力的评估并与目的相适应,如临床诊断的符合性、咨询服务有效性等。

3. 能力评估的方式 能力评估就是依据一定的标准,对某个人或某机构、团体能给某事物创造利益大小的评价和估量。在医学实验室可理解为以下(但不限于)几方面。

(1) 检测要会做,要做得准确。

(2) 要会分析解决工作中遇到的实际问题。

(3) 工作效率要高。

(4) 针对组织效率有提升的合理化建议。

(5) 能做流程改造提高工作效率。

(6) 能独立开展新项目。

（二）人员授权

实验室应对经过能力评估合格的人员进行岗位授权。如,实验室对从事特定工作的人员进行授权,确保这些需要特定知识、专门技能、相当经验、具备资格等要求才能完成任务的岗位(如从事某专业的授权、HIV初筛实验室人员、关键仪器操作人员、医疗咨询服务小组成员、检验报告签发人员等),由已经取得上级主管部门签发的上岗证书或实验室负责人授权的人员从事这些特定工作。

特别注意:夜班人员的授权是否全面,如涉及微生物项目,一定要涉及夜班操作微生物检测的所有过程。这点要包括相关仪器设备、相关技术的规范化培训。

（三）人员再评估

第一次授权前是进行人员培训,授权后每年要对能力进行评估,这个评估不同于人员授权前的培训,可采用其他方式进行评估。如评估后不合格应该重新进行培训,再授权。评估能力不合格或缺少某方面培训,应在第二年的培训计划中予以体现(图4-0-3)。

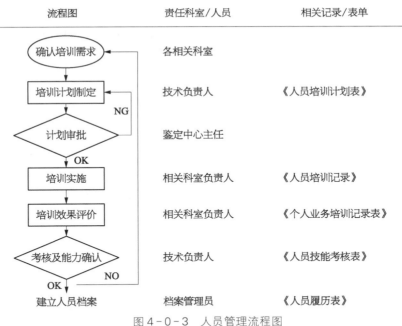

图4-0-3　人员管理流程图

五、授权签字人

（一）定义

授权签字人是经过实验室的授权,并通过评审组考核合格,具备代表实验室签批某专业技术领域检验报告能力的人员。从定义来看有两重意思,首先实验室必须先授权,授权某人签发某专业报告。第二层意思才是通过评审组考核推荐为CNAS授权签字人。所以必须区分实验室授权签字人和 CNAS 授权签字人的不同,也必须明确两者的先后顺序。

(二) 授权签字人七大要求

(1) 具有相应的职责和权利,对检测/校准/鉴定结果的完整性和准确性负责。

(2) 与检测/校准/鉴定技术接触紧密,掌握有关的检测/校准/鉴定项目限制范围。

(3) 熟悉有关检测/校准/鉴定标准、方法及规程。

(4) 有能力对相关检测/校准/鉴定结果进行评定,了解测试结果的不确定度。

(5) 了解有关设备维护保养及定期校准的规定,掌握其校准状态。

(6) 十分熟悉记录、报告、鉴定文书及其核查程序。

(7) 了解 CNAS 的认可条件、实验室义务及认可标识使用等有关规定。

对授权签字人要求重点其是否熟悉 CNAS 的相关要求,以及技术能力是否满足要求。没有相应技术工作背景或不满足 CNAS 相关要求的领域不能作为授权签字人。

参考文献

[1] 中国合格评定国家认可委员会.CNAS－CL02:医学实验室质量和能力认可准则.2012.

[2] 中国合格评定国家认可委员会.CNAS－CL01:检测和校准实验室能力认可准则.2018.

[3] 中国合格评定国家认可委员会.CNAS－WI14－01C1:医学实验室质量和能力认可评审工作指导书.

[4] 中国合格评定国家认可委员会.CNAS－CL01－G001:CNAS－CL01《检测和校准实验室能力认可准则》应用要求.2018.

(何 晖 孙 旭)

第五章
质量方针和质量目标

质量方针是由组织的最高管理者正式发布的总的质量宗旨和方向,是组织从发展战略、产品质量要求及用户需求角度出发做出的承诺与追求,也应该是组织的愿景和使命。质量目标是建立在质量方针基础上的质量目标,是组织为了实施质量方针和行使组织的使命,在质量方面所追求的目标。质量目标不能脱离质量方针,更不能违背质量方针,目标明确,达成共识,全员参与,持续改进以达到质量目标,最大限度地贯彻执行质量方针。质量体系也是组织为实施质量管理所需的组织结构、程序、过程和资源,最终以满足质量方针和质量目标的需要而努力。质量方针和质量目标也是为评估质量体系运行是否有效和适宜的基本条件。

一、用户需求的分析和满足

(一) 医学实验室的用户

医学实验室的主要用户,包括外部、内部服务用户,外部服务用户为患者、家属和临床医护等,内部服务用户为实验室内部员工,医学实验室为外部服务用户提供临床基础检验、临床生化检验、临床免疫检验、临床微生物检验和临床血液学检验等专业相关的检测报告,包括对问询者提供选择试验,患者准备、标本采集、传递和运送和适当的检验数据的解释和咨询服务等,最大程度地满足患者及所有负责患者医护的临床人员的需要。实验室管理层应确保在外部、内部建立适宜的沟通程序,并就质量管理体系的有效性和是否满足需求进行有效沟通。

(二) 需求分析步骤

1. 目的 促进实验室与临床医护人员、患者、外部实验室之间以及内部员工紧密结合、沟通和对话,获取对实验室服务质量的建议和意见,交流、促进检验项目的应用和分析前质量的提高,保证实验室的质量管理体系持续有效、整体医疗诊断和治疗水平满足需求,充分发挥医学检验在疾病诊治中的作用,更好地为患者服务。

2. 范围 医学实验室所有面对的患者、临床医护和科内员工,也包括供应链上相关利益方。

3. 职责

(1) 实验室管理层应确保建立适宜的沟通程序,并就质量管理体系的有效性进行沟通,了解用户需求。

(2) 评估用户需求是否满足并持续改进。

(3) 实验室管理层应有与员工进行沟通的有效方法,并鼓励员工对实验室质量和服务改进提出建议。应评估并合理实施这些建议,并向员工反馈。

(4) 实验室管理层应确保在实验室及其利益方(临床医护人员、患者、外部实验室及供应商)之间建立适宜的沟通程序,并确保检验前、检验中、检验后过程及质量管理体系的有效性进行沟通。

4. 工作程序 建立沟通程序并实施,以评估质量管理体系的有效性和是否满足需求。

(1) 外部沟通:与患者、医护、相关利益方建立和保持不同途径的沟通,以收集、凝练和调整质量方针和质量目标。

1) 医院设立不同途径的投诉、不良事件和改善建议的渠道,接收来自患者、医护之间和相关利益方的诉求、建议和需求;如报告时间、结果错误、流程不畅、服务态度等问题。

2) 实验室设立患者改善建议二维码、服务指南和标本采集要求,每月定期做门诊、住院患者满意度评估。

3）定期在院内网站发布新项目、新技术通知，需要时开展临床、医技学术交流，便于临床医生及时更新知识。

4）为临床护士提供项目采集手册并定期更新、宣贯；需要时现场讲课及指导。

5）每月下临床收集检验服务及质量相关建议和意见，同时通过不同途径，如不同微信群、二维码等不定期收集临床医护建议，及时反馈并改进。

6）每月做临床医护满意度评估，定期做专项服务协议评审，评估是否满足需求，并反馈改进。

7）定期向临床医护反馈分析前存在的问题，如项目选择、不合格标本采集改进建议、标本运送的及时和安全、标本全程监控环节的落实等。

8）定期与供应商沟通和评估。

（2）内部沟通：组织内部员工学习质量管理体系，明确本组织质量方针、质量目标，激发内部员工为实施质量方针和质量目标，更好满足外部和内部用户而建立共同程序。

1）实验室管理层建立员工合理化建议、改善建议和不良事件报告平台，即时接收员工的建议和意见。

2）实验室管理层每周召开科主任、班组长会议，各自回顾一周来关键质量指标的实施情况，分析不达标指标原因并改进。

3）实验室管理层每月召开实验室内部员工会议，阶段性回顾医患、员工改善建议，分析质量指标完成情况，分析不达标指标原因并改进。

4）实验室管理层组织半年度总结、全年度管理评审分析实验室服务是否满足内、外用户需求形成管理评审输出，并持续改进。

5. 如何满足需求　收集、分析内、外部用户反馈的建议和需求，根据本组织质量方针、质量目标，结合组织的资源、能力及标杆组织的水平，分析存在的不满足，搭建持续改进框架以达到用户预期需求。

二、建立质量方针、策划制定质量目标

质量方针可以理解成为组织的使命和愿景，实验室管理层应在质量方针中规定质量管理体系的目的。根据用户需求分析和组织的宗旨，制定质量方针。

实验室外部用户患者需要在尽可能短的时间内，用尽可能低的成本治愈或者缓解其疾病；内部用户临床医患希望有更快的报告时间、提供准确有用的结果；实验室内部员工希望有好的工作环境、更高效便捷的设备设施、更合理的工作流程；组织的宗旨希望有更好的口碑、更高效的运行、更安全的环境等，质量方针与组织的总方针相一致并为制定质量目标提供框架，实验室主任确保质量方针的实施。

质量方针是质量管理体系的纲领，它要体现出本组织的目标及用户的期望和需要，制定和实施质量方针是质量管理的主要职能，对组织来说，质量方针是组织质量行为的指导准则，反映组织最高管理者的质量意识和文化，从一定意义上来说，质量方针就是组织的质量管理理念。

（一）质量方针基本要求

（1）质量方针要与其质量管理体系相匹配，即要与本组织的质量水平、管理能力、服务和管理

水平一致。方针内容要与本组织所提供的服务的职能类型和特点相关。

（2）质量方针要对质量做出承诺，不能提些空洞的口号，要反映出客户的期望。

（3）质量方针可以集思广益，经过反复讨论修改，然后以文件的形式由最高管理者批准、发布，并注明发布日期。

（4）质量方针遣词造句应慎重，要言简意明，先进可行，既不冗长又不落俗套；质量方针要易懂、易记、便于宣传，要使全体员工都知道、理解并遵照执行。

（二）具体内容

一般包括以下几个方面。

（1）学科整体技术、管理和科研能力：确定标杆和要达到的水平，讨论凝练出的质量方针，如创新、首选、卓越运营的典范等。

（2）提高运营能力：从最高组织的发展战略来确定部门质量方针，如高效。

（3）服务理念：以客户需求为中心，减少不合理的环节和流程，倡导一次做好等精益理念。

（4）组织传统文化：如诚信、传承等文化。借鉴国际某知名企业生产质量方针——"用长远的观点制定管理决策，即使不能达到短期的财务目标；建立一个停下来解决问题的系统，在第一时间把质量做好"，反映的是该企业传统文化。

例如：质量方针在尽可能满足用户需求的前提下符合组织发展战略，如质量方针"准确、高效、公正、科学"其具体解读如下。

准确——数据准确：认真执行本科工作程序，对检验工作进行全过程的质量控制，确保检验数据的准确性和可靠性。

高效——办事高效：在规定的时间内接受客户委托，并给以客户承诺，出具检验报告。

公正——行为公正：任何情况下，不被各种利益所驱动，客观公正、独立诚实地开展检验工作。

科学——方法科学：遵守国家有关法律、法规，依据有关检验标准规范。

（三）策划制定质量目标

1. 质量目标定义　质量目标是在质量方面所追求的目的。

2. 质量目标策划和制定　CL02：2012 要求 4.1.2.4 质量目标和策划，实验室管理层应确保在策划并改变质量管理体系时，维持其完整性。

围绕着质量方针展开，第一，质量目标在相关的职能和各层次上必须展开，展开可按"目标管理"系统图法，由上而下的逐级展开，以达到由下而上的逐级保证，包括满足用户需求和要求的目标。第二，质量目标应可测量并与质量方针一致。尤其在作业层次上质量目标必须是定量的。不然，目标的实施就不能检查，不能评价，实施就容易流于形式。第三，质量目标的内容，应与质量方针提供的框架相一致，且包括持续改进的承诺和满足要求的所有内容。

实验室管理层应确保落实质量管理体系的策划以满足要求（见 4.2）和质量目标。实验室管理层应确保在策划并改变质量管理体系时，维持其完整性。

质量目标制定：按职能和层级设立长（战略性）、中、短期；管理层、质量组、技术组，按组织架构图，按不同组设，与质量方针一致、满足用户需求，分别针对方针设定，体现满足用户需求（满意度——医护、患者),可测量,有值,明确、具体(可实施检查、进行比较、通过数据分析实施改进),有明确、具体的评价方式。

3. 质量目标的作用 实施质量方针的评判依据,改善弱项或存在问题,促进质量管理体系运行与提升,促进战略性目标实现。

4. 质量目标和质量方针、质量指标的关系 质量目标是实施质量方针,建立质量体系所要求达到的目标,质量指标是指满足用户需求的检验过程要达到的质量要求。相对于质量指标,质量方针是组织的宗旨,是组织的战略和方向,质量目标是实施质量方针的大范围、大目标和大概念,而质量指标是围绕着质量目标的相对小的概念。三者都是围绕着组织的方向和目标去分解实施组织战略和满足需求,不同层级,相互连贯,并且持续改进,追求卓越。

例如:质量方针中的"准确",体现在分析前的质量目标是送检样本合格率>×××‰(因不可能都合格),是比较大的、笼统的概念,分解到具体的质量指标:标本类型错误率、标本容器错误率、标本采集量错误率、抗凝标本凝集率、标本溶血率、标本丢失率、血培养污染率等,在实验室日常工作中通过对质量指标监控、评估和持续改进来达到质量目标,实施质量方针。

5. 常见问题

(1)质量方针空洞,跟组织服务的用户需求、组织的发展战略和愿景无关;甚至用与本行业无关的口号。

(2)质量目标和质量指标没有围绕质量方针展开;"准确、快捷、热情"中的"热情"如何设立相应的质量目标和质量指标。

(3)没有对质量方针进行评估。

三、质量指标及其围绕质量指标的管理

(一)质量指标定义

一组内在特征满足要求的程度的度量,质量指标就是质量的度量,是为了达到质量目标的一类指标,是指满足用户需求的检验过程要达到的质量要求,相对于质量目标,质量指标是个小概念。度量:计量长短、容积轻重的统称。指标:是一个词语,指的是衡量目标的单位或方法。要求:明示的、通常隐含的或必须履行的需求或希望。衡量内在特征需满足什么明确需求的程度的度量表达方式,如标本溶血率(溶血的标本数/同期标本总数×100%)。

(二)质量指标跟质量目标关系(表5-0-1)

表5-0-1 目标、质量目标和质量指标关系

	目 标	质量目标	质量指标
定义	要实现的结果	要实现的事物的一组固有特性满足要求的程度的结果	一组内在特征满足要求的程度的度量
表述	结果 目的 可测量的一种结果	可测量的一种结果	称谓(常用率、等级表示)
设置依据	方针	质量方针	控制点

（续表）

目　标		质量目标	质量指标
范围	各层次、各过程 不同领域	各层次、各过程 不同领域	检验前、中、后过程

（三）质量指标制定

围绕质量方针、质量目标选择制定部门质量指标，如围绕着部门质量方针"高效"，设定"质量目标"为 90% 报告在承诺时间内完成，"质量指标"就是"报告周转时间（turnaround time，TAT）"，通过对质量指标监测、评估和改进，以达到实施质量目标和方针。

1. 质量指标选择范围

（1）必选：法律、法规、规范性文件、强制性标准。

（2）可选：推荐性标准、标杆单位质量指标。

（3）可选：根据自身情况选择重点监测的指标。

（4）测量实验室服务的安全性、有效性、及时性、以患者为中心方面。

（5）关注较重要或者实践情况较差的指标。① 检测量大的项目；② 非常规项目；③ 新开展的项目；④ 易对患者造成巨大影响的项目或过程。

2. 指标监控　从较为简单、容易监控的指标开始，逐步增加监控的指标，从而更全面地对检验全过程进行监控；在当前性能的基础上，设定预期可行的指标指数，然后根据行业标准来考察循证基准。然而，行业基准可能不符合实验室目标。因此，实验室应收集所有可得的数据并且设定行动阈值以达到其性能目标。当缺乏特定的行动阈值时，应寻求其他量度的参考值。

（四）医学实验室常见质量指标及定义

医学实验室常用的质量指标选择的相关文件有美国病理学家协会（CAP）的质量探索（Q-Probes）和质量跟踪（Q-Tracks）计划中所制定和监测的质量指标、美国临床和实验室标准化研究院（CLSI）文件、《医院管理评价指南》《综合医院评价标准》《患者安全目标》《医疗机构临床实验室管理办法》、关于印发麻醉等 6 个专业质控指标（2015 年版）的通知、临床检验专业医疗质量控制指标（2015 年版）15 个指标、《2017 年第一次全国临床检验医疗质量控制指标室间质量评价活动安排及注意事项》，18 个指标分别是标本类型错误率、标本容器错误率、标本采集量错误率、血培养污染率、抗凝标本凝集率、检验前周转时间中位数、实验室内周转时间中位数、检验报告不正确率、危急值通报率、危急值通报及时率、标本溶血率、标本丢失率、室内质控项目开展率、室内质控项目变异系数不合格率、室间质量评价项目参加率、室间质量评价不合格率、实验室间比对率和分析设备故障数等；2017 年 7 月 1 日实施的 WS/T496-2017《临床实验室质量指标》，检验前质量指标 12 个，检验中质量指标 8 个，检验后质量指标 5 个，支持过程质量指标 4 个。质量指标的描述如下。

例如：血培养污染率（%）

数据收集：以 1 个月为基础，收集被污染的血培养数和血培养总数。

计算公式：被污染的血培养数/进行血培养的总数×100%。

血培养污染率(%)质量指标的设置：参照 CLSI M47‐A 及第四版《全国临床检验操作规程》中的要求将血培养污染率(%)指标设置为<3.0%。

（五）质量指标管理：采集、监控、评估、改进

质量指标：实验室应建立质量指标以监控和评估检验前、检验中和检验后过程中的关键环节。

例如：不可接受样品的数量、受理时和(或)接收时错误的数量、修改报告的数量。应策划监控质量指标的过程，包括建立目的、方法、解释、限值、措施计划和监控周期。应定期评审质量指标以确保其持续适宜。

注1：监控非检验程序的质量指标，如实验室安全和环境、设备和人员记录的完整性及文件控制系统的有效性等，可以提供有价值的管理信息。

注2：实验室宜建立系统监控和评估实验室对患者医疗贡献的质量指标(见 4.12)。

实验室在咨询用户后，应为每项检验确定反映临床需求的周转时间。

实验室应定期评审是否满足其所确定的周转时间。

周转时间采集需要有实验室信息系统支持，定期生成报表，以方便获取，通过提前预警，达到实时监控，定期评估，分析不达标原因，持续改进。

（六）质量指标的作用

质量指标的计算和分析对挖掘各部门、各单位工作中的内部潜力具有重要作用。改善医学实验室的工作流程，减少检验风险，最大限度保障患者的安全。

监测和评价检验全过程中各个关键步骤的性能满足要求的程度，通过量化各个阶段的质量水平，继而有针对性地持续改进。建立和监测质量指标可以使临床实验室在不同的时间进行比较，评估提供服务的效果和改进患者安全。

（七）识别新的质量指标

用户/员工建议：建议不采纳率，改善建议、不良事件改进率；用户新需求：新需求不满足率；溶栓治疗凝血功能 TAT<30 min；内审：TAT——样本运送时间；管理评审：质量指标不满意率、增加临床病案讨论次数。

（八）常见问题

1. 质量目标与质量指标混为一谈

（1）质量目标涉及战略性发展达成的结果，如实验室 95% 报告一个工作日完成，指达成的结果；质量指标更多的是改进的达成，如门诊发光免疫报告时间 3 h 95% 完成率，更多的是目前还没有达到，需要持续改进的概念。

（2）质量目标范围更大些，更多地为实施质量方针制定，质量指标范围小些，部分为质量目标的分解。

（3）质量指标加上具体的限值就列入质量目标中，指标就成为目标。

2. 质量目标、质量指标达不到未处理　　如：2015 年、2016 年血培养污染率分别为 3.1%、

2.6％，均达不到质量指标≤0.5％的要求，实验室未采取措施。

四、管理层与员工、实验室与利益方的沟通

（一）沟通定义

沟通（communication）是以人与人全方位信息交流所达到的人际间建立共识、分享利益并发展关系的过程。医学实验室的沟通其目的是为了更好地实施组织的质量方针和质量目标，满足内、外部用户的需求，与实验室相关利益方建立沟通，达成共识，确保实施检验前、检验中、检验后过程以及质量管理体系的要求。

（二）实验室管理层与员工、实验室与利益方沟通

沟通的目的是达成共识，实施质量管理体系的要求，完成组织满足用户需求，持续改善和达成战略发展的愿景和使命。

（1）让员工参与组织的愿景、使命、质量方针和质量目标制定，让其理解其含义、职责和权益。

（2）建立外部用户（患者、医护等相关方）沟通，让其明确实验室的服务范围、质量和服务承诺。

（3）建立评估内部、外部用户对实验室的建议和需求体系，不断改进，满足其需求。

（4）建立用户至上，共识、培养和持续改善系统和文化，并付诸实施。

（5）让更多的人（内部、外部用户）参与质量体系建设、实施和持续改进活动中。

沟通是实施组织目标和发展的基础。

哈佛商学院院长 Nitin Nohria 曾说过：不管任何时代、任何环境、任何技术革命，你始终需要激励人、鼓舞人，用更好的方式（沟通、激励）让人们彼此协作。尤其当组织具备相当规模以后，更要靠这些确保组织持续的良性发展。

参考文献

[1] 中国合格评定国家认可委员会.CNAS－CL02：医学实验室质量和能力认可准则.2012.
[2] 中华人民共和国国家标准. GB/19000－2016/ISO 9000：质量管理体系基础和术语.2015.
[3] 中华人民共和国国家标准. GB/19000－2016/ISO 9000：质量管理体系要求.2015.

（沈　波　杨　泽）

第六章
文件控制

一、文件控制要点

实验室对已建立的质量管理体系的所有文件和信息要加以控制,包括纸质的和电子的文件如:① 来自内部制定的文件其编写、审核、批准、发布、培训、生效、发放、管理、应用、修订、废止、回收、保存、销毁等要求进行控制;② 来自外来文件的识别、管理、应用、废止等要求进行有效的控制,体现文件的唯一性和保证八字方针的原则:现行有效、最新版本。电子文件和电子信息的受控保证:三加一预防(加密、加权、加备、防病毒)。

(一) 内部文件

1. 内部文件的编写 文件编写人按文件模板及《文件编写及修订标准操作规程》要求编写文件。质量管理部门据编号原则给予文件编号。当文件编号原则变更时,在保证文件编号唯一性的前提下,允许旧编号文件在其后一次修订中对文件编号进行更新,无须立即对编号进行更改。文件版本号以"第几版"表示,修订号以"第几次修订"表示,如第 3 版,第 1 次修订,简写表示:3.1。《质量手册》版本要求见手册 1.3 条款。质量体系内部文件版本号与《质量手册》的版本号一致。

2. 内部文件的审核、批准 部门文件管理员新增、修订及废止的生效申请,由文件审核人、会签人及批准人评审文件,评审内容应确认以下几方面。

(1) 文件的规定是否符合法规、标准等的要求。

(2) 文件的规定能否满足保证质量的要求。

(3) 文件的规定是否能够完全执行。

(4) 职责和工作交接是否清楚、明确。

(5) 与其他文件相关性。

3. 内部文件的发布 文件批准后,质量管理部门审核文件的格式、基本信息(包括文件编号、文件名称、版本号、修订号等)、审批流程、生效原因等内容是否正确,如符合要求,办理生效的同时将文件生效信息登记并发布文件生效通知。发布内容应包括文件编号、文件名称、版本号、修订号、生效和发放信息等。如不符合要求,将意见反馈给部门文件管理员,由其通知文件编写人修改后再提交生效申请。

4. 内部文件的培训 新文件和修订文件(实质性内容修订)生效发布后,由编写人提供培训试题,所在部门文件管理员设置培训计划,涉及部门员工在文件生效日前参加培训,要确保文件有效传达。文件编写人、审核人,以及批准人已参与文件创建过程,不需要参加培训,一般情况,表格无须进行培训。

5. 内部文件的生效 文件生效日当天,质量管理部门按文件管理规定的要求,通知相关人员文件生效。

6. 内部文件的发放、查阅 文件发放的基本模式是电子发放,员工登录电子系统查阅所有现行文件,不允许员工打印和下载文件。质量、技术记录表单和行政规章制度记录表单,员工必须按照授权至电子系统中下载打印,以保证其使用最新有效版本。纸质发放只限于员工使用电脑不方便的部门,质量管理部门负责识别纸质文件发放的范围(部门)。

7. 内部文件的管理

（1）质量管理部门保存所有文件的纸质或电子文件。纸质文件必须要加盖红色受控章，以便于文件的识别和控制。

（2）各部门领用的纸质文件，质量管理组应建立和维护纸质文件的发放回收记录，记录中应包括：文件编号、文件发放号、文件名称、版本号和修订号、领用日期、接收人、废止文件处置方式等。

（3）纸质文件破损、影响使用、丢失时，部门文件管理员至质量管理组领用文件，质量管理部门补发文件。破损时发放的文件发放号与原文件相同，破损文件销毁处理；丢失时发放的文件给予新的发放号，并在发放记录中注明丢失文件的发放号废止。

8. 内部文件的应用

（1）内部文件用于以下用途时，不要求对其修订进行控制，作为非受控文件管理：认可认证提交资料、提供客户（或其他相关方）、内审整改资料、质量监督整改资料、其他特殊发放的文件等。

（2）文件摘页、摘要张贴管理，此条款仅必要时使用。摘页张贴只需要对摘页页面上加盖受控章；摘要张贴由部门文件管理员节选受控文件的内容，原文件的批准人签名确认后方可张贴于操作现场，张贴页必须注明其母体文件的文件编号、版本号和修订号。部门文件管理员确保摘页、摘要张贴内容与母体文件同步更新。质量管理组将摘页、摘要张贴信息登记。

（3）员工借阅纸质文件时，由申请人提交借阅申请，质量管理部门负责借阅和归还时的确认及登记工作。

9. 内部文件的修改、偏离、修订

（1）文件实质内容未变时的修改要求，包括纠正文字、语法、逻辑、排版错误或调整语句等，经部门负责人批准后，由部门文件管理员实施手写修改，修改之处要求有清晰的标注并签名、注明日期和修改原因，修改后原文可识别，在文件最近一次再版修订时加入手写修改的内容。质量手册的修改操作参见《质量手册》。

（2）文件的偏离指由于某些特殊原因，文件暂时不能执行。偏离需求部门填写申请表，提出偏离申请，并做相关偏离风险分析，实验室质量主管和技术负责人对偏离情况进行审核。

（3）可根据但不限于以下条件对文件进行修订：外来文件（规则/标准）修订、检验系统/方法更改、纠正和预防措施更改；来源包括：质量监督、部门主动改进、内审、外审、组织架构变动、文件年度评审等。

文件修订遵循内部文件管理要求编写、审核、批准文件。文件修订后新文件生效的同时前一版本文件自动失效废止。

10. 内部文件的废止、回收　文件修订生效后，质量管理部门按记录管理要求保存废止保留文件的电子文件，在废止保留文件上加盖废止章，并标注废止日期和废止人。如有发放纸质文件，领用部门文件管理员将废止文件交至质量管理部门，由质量管理部门负责撕毁文件，并登记纸质文件的发放、回收情况。

（二）外来文件

1. 外来文件的分类

（1）与实验室相关的法律、法规、标准、规范，如国家、地方的法律和法规，国家和行业标准。

（2）客户、供方及其他相关方提供的相关技术资料，如仪器操作说明书、试剂使用说明书、技术操作规程、流程图等。

（3）外来的参考资料，如国内外相关的文献资料、工具书等。

2. 外来文件的收集　实验室通过各类官方网站、标准化委员会等收集到与科室管理、实验室技术及质量管理体系相关的外部文件，也可以从客户、供方及其他相关方处获取相关技术资料，统一汇总至部门文件管理员。

3. 外来文件的识别　部门文件管理员负责提交外部文件或资料至部门负责人，由其评审外部文件或资料的有效性和适宜性后，识别是否作为外来文件受控管理。

4. 外来文件的管理

（1）部门文件管理员负责将已识别的外部文件或资料提交至质量管理部门，质量管理部门遵循本文件编号规则给予外来文件内部的文件编号，其中版本号使用外部版本号/修订号。将外来文件的信息登记。

（2）外来文件发放的基本模式是局域网电子发放。如需发放纸质文件或者图书，必须加盖红色外来文件受控章，以识别其受控状态，质量管理部门负责登记文件发放回收记录。

（3）外来文件引用部门根据管理的需要适时对外来文件进行培训，便于员工的有效学习、引用和参考。培训情况登记。

5. 外来文件的废止、回收　废止的外来文件，质量管理部门按记录管理要求保存一份电子文件或纸质文件，在废止保留文件上加盖废止章，并标注废止日期和废止人。如部门发放纸质文件，质量管理部门通知所有领用部门文件管理员销毁所在部门纸质文件，由质量管理部门登记纸质文件的发放、回收情况。

二、实验室文件的年度评审

实验室依据 CNAS-CL02：2012《医学实验室质量和能力认可准则》中文件控制的要求定期地对实验室建立的体系文件进行年度的评审，确保其现行有效。对计算机系统内的电子文件，应及时备份，严格控制，确保其安全完整。

（一）内部文件年度评审

内部文件生效满 12 个月后需对其进行年度评审，文件编写人需重新评审文件的职责、工作流程及其附属记录表是否符合实际操作和要求。文件年度评审的流程及生效办理要求同修订文件。其他内部文件的管理具体要求参照实验室规章制度的管理要求。

（二）外来文件

1. 外来文件的更新　为保证文件的有效性，各部门应建立对外来文件的查新工作，保持与文件来源处的联系，如文件有更新时，由引用部门文件管理员提交最新版本至质量管理部门，加盖外来文件受控章，质量管理部门及时更新《文件控制清单》及保存纸质或电子文件（图6-0-1）。

2. 外来文件确认有效性　外来文件（除仪器说明书、试剂说明书）每 12 个月，质量负责人组织

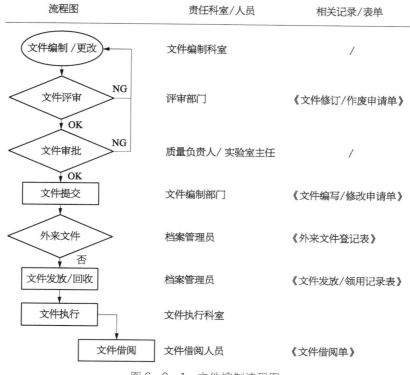

图 6-0-1 文件控制流程图

各部门开展外来文件有效性的验证工作,可以和内部文件年度评审同时执行,以保证引用的外来文件现行有效。

参考文献

[1] 中国合格评定国家认可委员会.CNAS-CL02:医学实验室质量和能力认可准则.2012.
[2] 孙克江.实验室认可体系的建设.2011.

（孙克江　管仲莹）

第七章
业务委托与外部支持

由于实验室的人员、技术或经济成本等原因不能满足临床医生或患者的要求，需要委托检验，实验室常见的委托检验的原因有：需要对某些检验项目进行补充；特种检验项目；仪器设备使用频次低试剂价格昂贵的检验项目；当检验设备有故障时或临时性工作量急增，无法按时完成检验的项目。

ISO 15189 2012 在 4.5 受委托实验室的检验中明确要求实验室应制定文件化程序用于选择与评估受委托实验室和对各个学科的复杂检验提供意见和解释的顾问。故实验室应建立相关程序，确保满足准则的要求。

一、实验室的委托方原则和对委托方的要求

（一）术语和定义

委托实验室：是指委托方提出委托申请并提供检验样本的实验室。

受委托实验室：样品被送检的外部实验室。

注：受委托实验室是实验室管理层选择转送样品或分样品供检验，或当无法实施常规检验时，送外检的实验室。受委托实验室不是组织或法规要求送检的实验室，如公共卫生、法医、肿瘤登记及中心（母体）机构的实验室。

受委托顾问：对于各学科复查检验提供意见和解释的顾问。

（二）实验室的委托方原则

实验室需要委托检验时，至少应遵循以下原则。

（1）选择具有合法资质或许可的、无利益冲突，且委托项目在其许可范围内的单位作为委托方（法定机关指定的委托方除外）。

（2）委托方一般优先选择以下实验室为受委托实验室：通过 ISO 15189 认可的实验室、通过计量认证的实验室、本市三级甲等医院的实验室。

（3）在初选委托方时应对其资质、技术和质量保证能力进行评价。

（4）在实施委托后应定期对其实施监控，确保其持续满足要求。如因国家政策或其他原因受委托方不能提供相应的服务应终止协议。

（5）认可项目原则上不宜实施委托。在特殊情况下如需要委托时应委托给已获认可的实验室，且检测设备、方法与本实验室相同的实验室，且在报告单上予以注明。

（三）对委托方的要求

（1）委托方应建立相关要求的程序文件，用于选择与评估受委托实验室和对各个学科的复杂检验提供意见和解释的顾问。

（2）委托方应与受委托方签订委托协议书，明确相关的责任，标本的采集、交接、运送、保存，报告发出方式，危急值报告流程，周转时间等。

（3）委托方应负责组织医生、护理人员进行相关培训，指导正确开具检验单、采集血液标本、收集检验标本，并对标本来源的合法性、准确性和完整性负责。

（4）应定期对受委托实验室实施监控，监控其工作质量，并确保受委托实验室或顾问有能力开展所申请的检验，保证委托检验项目的质量。

（5）应维护一份所有受委托实验室和征求意见的顾问清单及委托检验项目清单。

（6）应定期评审并评估与受委托实验室和顾问的协议，将评审结论输入管理评审。应保存定期评审的记录。

（7）应负责确保将受委托实验室的检验结果按照协议规定提供给申请者。应确保这一过程不受商业或财务的干扰。

二、受委托方的选择与评价

（一）受委托实验室的原则

实验室接受委托检验时，至少应遵循以下原则。

（1）受委托实验室首先要具有合法资质或许可证，受委托项目在其许可范围内且与委托方无利益冲突。

（2）受委托方实验室应具备相关的检测能力：如检测系统（设备、方法、试剂、校准品、质控品）、环境条件、人员资质等。

（3）受委托方应保障按国家检验规范进行操作，并对标本的检验报告承担相应的责任。

（4）受委托方应遵循保密的原则。为委托方有保密的义务，在未经委托方同意或授权前提下，不得向任何单位或个人泄露委托检验的项目、检验的内容、检验的结果等。

（5）受委托方应认真履行协议规定，最终发给患者的检验报告方式应遵循双方协议执行。

（二）对受委托实验室的要求

（1）受委托实验室应建立服务协议。按照准则要求受委托实验室应制定文件化程序用于建立提供实验室服务的协议并对其进行评审。实验室服务协议应考虑申请、检验和报告。协议应规定申请所需的信息以确保适宜的检验和结果解释（按照准则4.4服务协议要素执行）。

（2）受委托实验室应理解客户和用户、实验室服务提供者的要求，包括使用的检验过程（按照准则5.4.2要求和5.5要素执行）。

（3）受委托实验室应具备完成所受委托实验项目所需的仪器和设施，以及实施预期检验所需的技能和专业知识人员，能够按照委托方实验项目规定的技术要求进行检验，有措施保证结果的及时、准确、可靠、公正，满足保密规定。

（4）如果受委托方是对形态学等相关学科提供二次意见的会诊者，要求会诊。

（5）当协议的偏离影响到检验结果时，受委托实验室应通知客户和用户。

（6）若受委托实验室发生委托时，应说明实验室委托给其他实验室或顾问的工作，对委托实验样品负有检验质量责任；应确保这一过程不受商业或财务的干扰。

（三）实验室就受委托工作承担的责任

委托方与受委托方签订委托协议书，在协议书中应明确规定相关方承担的责任。受委托实验室所承担的责任至少应包括以下几方面。

（1）受委托方应严格履行服务协议的所有规定，应确保满足服务承诺的相关内容。

（2）应对检验报告结果的准确性负责，并承担由此引发的连带责任。

（3）应收集并组织资源对客户进行标本采集的培训指导。

（4）应建立完善的管理机制，确保具备满足从事检验要求必要物力、人力和资源信息，所选的检验程序满足服务协议要求和临床需要。

（5）应确保有足够的资源满足标本交接、运送、录入、检测、保存安全，确保满足检验前过程的相关要求（符合5.4检验前过程）。

（6）如出现危急值报告，应有责任在第一时间内通知委托方。

（7）当服务协议发生偏离，如出现报告迟发、项目的方法学、收费标准、项目组合、检测与报告、服务标准、周转时间更改等情况时，受委托方应及时进行纠偏。若不能及时纠偏的应及时通知到所有受影响的客户，有责任对其造成的影响进行补救。

（四）受委托方的评价

委托方应定期评审并评估与受委托实验室和顾问的协议，以确保满足本准则的相关要求。评价内容至少包括但不限于以下几方面：受委托单位提供的服务，资质，室内质控及室间质评情况，实验室的仪器设备状况，环境条件及操作人员素质，检测过程各种原始记录，执行合同情况，标本接收运送规范、准时，报告审核制度等。并随机抽查检验报告单，确保检验报告单的准确性及可溯源性。对于提供二次意见的会诊者，可通过其会诊意见对患者诊断、治疗及预后的贡献进行监控。

1. 实验室资质　医疗机构执业许可、医学或微生物实验室备案、HIV实验室备案、PCR实验室验收、认可或认证情况。

2. 实验室工作人员　对受委托临床实验室的负责人（主任）、高级专业人员、顾问等资质进行评价（主要包括教育背景、执业许可、相关证书、参加继续医学教育活动及专业能力等），受委托方实验室人员结构比、实验室在工作时间内是否有高级技术人员指导工作等。

3. 能力验证或室间质评评价　参加相关范围（如国际、国内、地区）内的能力验证或室间质评活动记录或证书，能力验证或室间质评"不满意"或"不及格"时，是否有适当的分析和纠正措施并限期改进。

4. 室内质量控制活动　实验室是否建立了室内质量控制管理程序文件（质控品浓度的选择、靶值设定、质控规则的设定、质控频次的设定等是否合理）、实验室检验操作的作业指导书是否规范（项目、设备）、分析系统（试剂、校准品、质控品、仪器、操作程序）是否符合标本的检测需要、校准品和质控品使用频率是否合理，并有文件规定、检验项目是否建立失控限和失控规则且是否合规、实验室是否有失控的处理程序、是否对质控结果或数据进行周期性分析评价、检验设备是否有定期维护并有相应记录。

5. 诚信度　实验室是否提供其客户名单供联络或咨询，实验室已提供服务的年限、客户类型、客户满意度，实验室是否有措施保证客户满意度，有无在社会上发生不良事件等。

6. 受委托服务效率　实验室是否能提供客户满意的检验项目范围；实验室的检测的样本量是否能满足客户要求；实验室是否有书面材料说明采集前的准备；标本采集和不合格标本的拒收标准；实验室是否有书面材料说明标本的转运或运输要求，包括准备、包装、标识、贮存、取标本时间等。实验室在客户有急需时，是否有特殊程序应对；实验室是否提供每项检验服务的出报告时间的书面承诺；实验室是否使用标准化的检验申请或结果报告的通信协议或系统，是否有危急值报告制度;实验室检验报告是否有审核制度;实验室对有关检验结果的询问或咨询是否反应适当,必要时是否能提供专家咨询服务;实验室是否有书面文件规定对不适当标本的处理要求;实验室是否有改正和改进检验报告的策略;实验室是否有将检验结果直接通知病人的规定等。

7. 咨询情况　实验室是否向客户提供咨询服务,客户服务、医学咨询、咨询服务是否在 24 h 内可获得。

8. 定期检查监控　委托方应定期派人到受委托实验室进行检查与监控,确保受委托实验室持续符合要求。

注:国家有法律规定的检验项目,对可疑结果需送上一级实验室做确认试验,不需签署委托协议,不需选择和监控。例如 HIV 可疑阳性标本送市疾控中心做确认试验属于此类委托。

三、服务协议的建立、评审、修改

(一) 服务协议的建立

ISO 15189 医学实验室认可准则要求实验室必须要建立《服务协议管理程序》来管理服务协议的建立与评审。《服务协议管理程序》应详细规定如何建立服务协议、什么情况下需要建立服务协议、建立的服务协议包括哪些内容、建立时需要考虑哪些问题及建立服务协议后的内容是否持续满足要求的定期评审等。特别要注意,对于委托检验项目应说明实验室委托给其他实验室或顾问的工作。

服务协议应包括但不限于以下内容。

1. 申请　实验室收到的每份检验申请均应视为协议。包括检验申请单的格式、形式与内容。① 申请单格式,如病历书写规范或按相关法律和法规规定的格式;② 申请形式,可通过书面、电子版(HIS)、口头申请或患者直接申请检验;③ 申请内容,包括但不限于患者身份识别信息(唯一识别,如住院号、个人保健号、身份证号)、样品信息、项目信息、与患者和申请项目相关的临床资料、原始样品采集日期和时间、医护人员信息等(详见 5.4.3)。

2. 检验　包括实验室检验项目方法学的选择、检验前质量控制(如患者的准备和标本正确采集及运送处理)、拟采用的检验程序,如何监控检验程序的质量、对检测系统性能的要求,以及检验人员资质、检测仪器、试剂厂家相关的合法合规证明(当法律和法规要求时)等(详见 5.5.1)。

3. 报告　包括检验报告单格式及内容、检验报告周期、检验报告单的发放方式、危急值的设置与报告危急值的流程、检验报告的备注和解释说明(如检验后标本的保存/处理方式和时限及附加检验)、检验报告的延迟报告程序(当协议的偏离影响到检验结果时,应通知客户和用户)等。对于委托检验,还包括检验结果的转录、检验报告的责任界定等。特别要注意,当患者有能力直接申请检验时,宜在实验室报告和解释性信息中说明服务的变更。

4. 样本采集手册　包括患者的准备与采血须知、采集样本前应注意的事宜、各专业组标本追加检验的时限要求及检毕后标本保存期限等。当接收的样本为患者自己抽血提供时更应在备注中注明并做好登记。

(1) 与实验室服务对象签订协议时:应先了解和理解服务对象的要求,如检验目的,检验申请,检验程序,标本采集、运送、保存,检验周期,结果报告模式和报告发送方式等,并将其在协议中说明;与厂商、试剂供应商签订协议时,应了解和规定其质量保证能力(合格供应商评价),如厂家、供应商合法性(三证齐全),检测系统完整性(试剂、校准品、仪器、校准程序、维护程序是否原装配套,上机参数,技术支持人员资质等),计量学溯源要求,仪器维护、保养及校准程序,室内质控与室间质评情况,检测系统性能要求,送货及时性及货物运输要求(如是否需要冷链)等服务情况。所有内容要求文件化。

注:由于医学实验室的特殊性,实验室在与患者等客户或用户签订协议时,可能因服务对象专业知识的局限性,实验室不一定直接与其签订服务协议,而是与使用检验报告的用户如临床医护人员或其代表(如医务处)签订后,以相应的形式公示给患者,或以其他方式让患者知晓。

(2)实验室应有能力和资源满足客户、用户和实验室服务提供者的要求。这里的能力是指实验室能够实现服务对象和实验室服务提供者相关要求的本领,包括软件和硬件。对于医学实验室来说,应有软件和硬件同时满足用户和客户对申请、检验、报告的要求,以及受委托实验室对委托检验、消耗品和仪器厂商对实验室的正确有效使用其服务的条件符合要求时,实验室才可签订服务协议。

如何证明实验室有能力满足要求,可以利用其是否通过实验室认可(ISO 15189、CAP)、参加能力验证/室间质评/实验室间比对的合格证书/报告、室内质控开展情况(质控图及满意的结果评价)、设备检定/校准报告、性能验证报告等来作为证明能力的依据。这里的能力是指实验室的综合能力,不仅包括最基本的技术服务能力,也包括质量管理的能力,甚至包括承担相应法律责任的能力。而资源则包括必要的物质资源、人力资源(如实验室人员应具有对开展检验所必需的技能与经验)、信息资源等,也就是我们常常说的人、机、料、法、环、测等。

(3)实验室人员应具备实施预期检验所需的技能和专业知识,否则不应向客户、用户等提供该项检验服务,也不应与其签订服务协议。实验室应通过人员培训、继续教育、考核、能力评估等方式,使人员的技能和专业知识满足要求,且应保持相关记录,如保存在人员技术档案里(详见5.1)。

(4)选择的检验程序应适宜,且能达到检验的预期用途,要考虑其合法性、合规性,并能兼顾时效性,以满足客户需求(详见5.5.1)。

(5)当协议的偏离或者变化影响到检验结果时,应通知客户和用户。如实验室检测设备故障延迟报告发放时间、实验室改变检验方法、设备、流程、报告单的格式等,实验室应通知客户和用户。本要求应与5.5.3"当实验室拟改变现有的检验程序,而导致检验结果或其解释可能明显不同时,在对程序进行确认后,应向实验室服务的用户解释改变所产生的影响。"以及5.8.1"应制定在检验延迟时通知申请者的政策"等程序相联系。

注:在医学检验服务中,并不是所有协议的偏离或者变化均要通知客户和用户,只有当影响到检验结果时,才必须通知。

(6)当检验服务是委托给受委托实验室时,应向客户和用户说明实验室委托给其他实验室或顾问的工作。但需注意:实验室不应卷入与受委托方的财务安排或相关利益问题之中,若发现有此类问题,实验室不应与这些个人或机构建立服务协议。

(二)服务协议的评审

实验室应定期对服务协议实施评审。评审应与4.14.2"申请、程序和样品要求事宜性的定期评审"等程序要求相联系。应明确评审的目的、方式、内容及参加人员等。评审的形式可多种多样,如会议、座谈会、OA网、问卷调查、电话等。评审人员应包括服务协议涵盖的各相关方代表。评审内容应包括协议的所有内容如申请、检验和报告等各方面,做好评审记录且归档保存。评审记录应包括对协议的任何修改和相关讨论。评审结束后要撰写评审报告(最终由服务对象代表如医务处盖章确认)输入管理评审。

(三) 服务协议的修改

实验室服务开始后如需修改协议,如:变更样品类型、增加新项目、变更检测系统、检验周期调整、变更受委托实验室、法律法规的新要求等,应针对与变更涉及的全部内容进行同样的协议评审过程,并将所有修改内容通知所有受影响方(图7-0-1)。

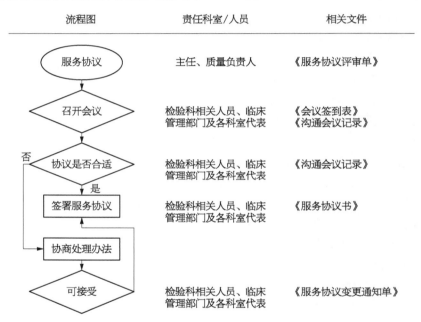

图7-0-1　服务协议评审流程图

四、外部服务和供应品评价

(一) 外部服务和供应品采购的内容

对于医院的临床实验室而言,外部服务和供应可分为两种情况:① 医院以外单位提供的服务和供应;② 医院内部其他科室为实验室提供服务和供应。其对检验质量有着重要影响,因此临床实验室应该制订政策、程序、标准,严把质量关。外部服务与供应品采购的具体内容至少包含以下几项。

(1) 仪器设备的计量检定、校准、测试、搬运、安装、维修、保养的外部服务。

(2) 检验过程中所需的仪器设备、试剂、零配件及其他低耗品材料(手套、消毒剂、文具用品)等。

(3) 信息系统的相关服务。

(4) 其他与检验过程有关的外部服务和供应品。

（二）管理要求

（1）实验室应建立文件化程序用于选择和购买可能影响其服务质量的外部服务、设备、试剂和耗材（见 5.3）。

（2）应规范外部服务及供应，确保实验室能持续选择并使用合格供应商的产品和得到及时可靠的服务保证；规范供应品的检查、接受、拒收、保存，避免因使用不合格试剂、过期试剂或因试剂短缺造成损失，从而保证检验工作正常、检测数据准确可靠及管理清晰。

（3）外部服务和供应的供应商或机构应当是注册合法、证件齐全，其提供的产品应具有生产批准文号或注册证、产品授权书，并保证其在有效期内；实验室应保留这些证件的复印件并定期核查其有效性。

（4）常用试剂、质控材料、标准品、日用品等低耗品的采购，应满足质量体系的要求，价格最优、服务良好，同时对医院内部科室提供给实验室的服务和供应，也要对其服务和供应进行质量把关。

（5）新试剂（新开展的检验项目、更换试剂等）的采购，应严格按照外部服务和供应品采购管理程序执行，履行相关申请、审批流程。在采购前应予以评价其性能、确保满足预期要求。

（三）采购品的验收与控制

实验室管理人员在采购品的验收与控制中至少应包括以下内容。

（1）采购品的运送条件（温度、生物安全等）是否满足相关规定的要求，如需冷链运送是否对温度实施监控，应索取相关的监控记录。

（2）应核对产品的批号、有效期、数量、规格、价格等与送货单及请购单是否一致；检查试剂包装是否存在破损，均合格后方可签收。

（3）产品相关信息是否发生变更，如发生变更是否予以说明并提供变更使用的有效书面文件。

（4）移到第一点相关专业组使用试剂前应检查试剂包装是否存在破损、成分有无异物并进行质检验证；必要时按照相关领域应用说明的要求与现行使用的试剂实施平行比对（不同批号、不同批次）。

（5）对于验收不合格的采购品应予以退回，并做好相应的记录。

（四）外部服务和供应的评价

外部服务和供应的评价主要是对服务提供者和供应商的评价，实验室每年应对其进行评价，填写《外部服务和供应评价表》，由检验科主任审批，一份交文档管理员保存，另一份留相关主管保存以便请购时查阅。各领域组长负责跟踪对供应商评价的持续有效。各相关主管负责将评价表汇总，作为管理评审的输入。评价对象至少包括：设备供应商、试剂与耗材供应商、LIS 供应商、强检设备的计量院等。

评价应包括三个方面：① 供应单位的情况，包括资质、信誉、质量状况等；② 对供应品的质和量，包括检验过程中所需要的检验仪器、辅助设备、标准物质、化学试剂、玻璃仪器、零配件及其他消耗材料等；③ 服务情况，包括计量器的检定、校准，人员的培训及环境设施的改造；仪器设备的搬运、安装、维修、保养；送货的快慢；售后服务等。具体要求如下。

1. 对试剂及耗材的供应商评价　要至少从以下方面进行：供应品的质量（室内质控）、服务情况

（运输条件、送货快慢、售后服务等综合评定）。评定等级可采用"满意""基本满意"和"不满意"，能够全部满足科室质量目标要求为"满意"；基本满足科室质量目标要求为"基本满意"，不能满足科室质量目标要求则为"不满意"。室内质评的评价为本年度的CV%是否可接受（可接受标准为≤1/3 TEa）。

2. 对仪器供应商的评价　记录设备名称、供应商名称、供应商电话，就人员培训情况、新仪器到货后安装调试校准、仪器故障维修的及时性、对仪器进行维护保养情况、对仪器进行检定/校准情况、服务质量等方面予以评价并制定出标准（评估标准：符合质量体系要求为"满意"，反之为"不满意"），最后给出总体结论。

3. 对 LIS、供应商的评价　各专业组组长要从以下几方面予以评价：标本的签收与核收功能、LIS对仪器结果的接收情况、LIS对标本的监督管理及查询统计、LIS对质控管理功能、LIS对库房试剂的管理、LIS的日常维护及定期升级更新、LIS的故障处理、人员培训等方面予以评价并制定出标准（评估标准：符合质量体系要求为"满意"，反之为"不满意"），最后给出总体结论。

4. 对计量院的评价　对其出具检定/校准报告规范性、资质有效期、检定点及量程适宜性等予以评价并制定出标准（评估标准：符合质量体系要求为"满意"，反之为"不满意"），最后给出总体结论。

服务与供应品申购流程图见图 7 - 0 - 2。

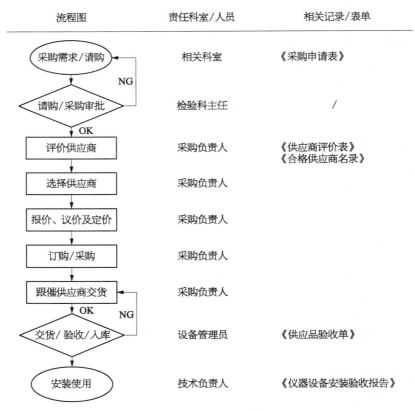

图 7 - 0 - 2　服务与供应品申购流程图

（宋志荣　杨　艳）

第八章
咨询与投诉

一、咨询服务

咨询服务是临床实验室与服务对象之间的涉及请教、询问、商议等意思的双方问答事件,对于问方来讲,都可作为咨询服务。临床实验室的咨询服务主要是通过倾听、交谈、交流、宣贯等多种方式,为实验室服务对象提供正确的信息,纠正错误信息,给予有效的建议,提出解决办法,帮助实验室服务对象做出决定。

(一)咨询服务人员资格要求

咨询被赋予的内涵和特点决定了进行咨询服务的人员的素质要求。

(1)具有一定的管理能力,能根据科室发展制定出合理的咨询计划,同时具备较强的分析和解决问题的能力。

(2)具有较全面的专业素养。咨询人员除了具备对检验医学的相关理论知识和应用技术或者在检验医学某一专业或领域有较系统和全面的了解外,还需对临床医学知识有一定的了解和熟悉。

(3)具有较强的沟通技巧。善于沟通和协调,能清楚、流利地表达自己思想,并有主动服务、尊重别人、思维敏捷、勤学善学、冷静坚强的精神。

具备以上素质的人员经医学检验科主任授权后可成为医疗咨询小组成员。

(二)咨询服务的方式

实验室应对患者和临床医护人员公布其咨询电话和通信地址。医疗咨询小组接受实验室服务对象口头、书面、电话、信函等形式的咨询,并以咨询者可以接受的方式进行解答。

医疗咨询小组应有计划地就如何利用实验室服务主动提供咨询活动。定期采用系统化如调查表的方式从所有实验室服务对象中获得服务质量反馈意见;定期与全院各临床科室的医护代表座谈,就如何改进实验室的服务举行协调会,并将其内容形成记录归档保存。

医疗咨询小组应有计划地就检验医学学术问题进行定期交流的主动式咨询服务。定期或不定期地以简讯或小册子、内部网(或有条件时建立检验科网页)、电子显示屏等多种形式发送检验信息,以便能及时地将本学科最新的研究进展、本实验室新近开展的项目介绍给实验室服务对象,满足实验室服务对象的不同需求。

(三)咨询服务内容

咨询的需求,可以在医师或患者得到检验之后被提出,也可以在检验开始之前或不做检验仅为了解检验医学动态或常识而提出。实验室咨询服务的内容可分为检测前咨询和检测后咨询,提供这种咨询和解释的服务也有主动和被动两种形式。应提倡实验室更多地进行主动形式的咨询服务。

(1)检测前咨询服务:检测前咨询对象可以来自临床医护人员,也可来自患者和健康人群等。其咨询的内容主要是针对健康时、出现某些临床症状和某些特殊疾病时,应如何选择检验项目或其组合、定期复查的次数和时间、这些检验的临床应用价值、标本类型的选择及如何合理采集等。检测前的咨询服务不应该是被动接受咨询,而应该是更主动地向临床医师、患者积极宣传检验医学的信息,尤其是新技术、新进展。

(2)检测后咨询服务:咨询服务的另一主题是检验结果的解释及给出临床处理意见或建议。这种服务对象主要来自患者,是目前碰到最多的咨询,关系到检验数据能否被有效利用,实验室人员应综合考虑检验参考范围、方法的敏感度及特异性、医学决定水平、影响因素等方面的问题后,对检验结果做出合理的解释。但对于检测后咨询,因为检验人员和临床医师对同一检测结果的理解可因角度不同而不同,导致检验人员对结果的解释与临床医师的解释不相符的情况时有发生,容易出现医疗纠纷,所以实验室在进行检测后咨询时,需注意咨询工作的原则性、科学性、正确性、一致性、及时性、适应性、保密性,这在性病检测等咨询时尤为重要。

(3)医疗咨询小组成员应参与临床查房或病案讨论,以便让检验医学能对临床的总体病例或个别病例的诊断及疗效发表意见。

二、投诉管理

所谓医学实验室的投诉,通常指服务对象或其他方面对实验室服务不满意时所做的各种形式的表达,包括申诉或声明等。如何获取或识别客户或其他方对实验室服务不满意是本要素的重点。首先,信息来源可分为客户(临床医师、患者、被委托方、保险公司、制药公司等),实验室本身,监督机构(如 CNAS、医院管理部门或卫生行政主管部门)等。其次,实验室应制定程序以主动和被动方式接受投诉,投诉是发现不符合项、识别质量体系改进的重要方式。

(一)投诉分类

(1)按涉及内容分类,可分为有关质量和服务态度两方面的投诉,检验科管理层应重点关注有关质量和结果准确性方面的投诉,但也不能忽视服务态度等方面的投诉,建议和表扬也应该作为服务态度方面的内容与投诉统一进行管理。

(2)按投诉性质分类,可分为有效投诉和无效投诉。

1)有效投诉:指经调查后确认被投诉的事实确实存在,检验结果质量或服务方面存在差错或没有达到客户在承诺服务范围内的期望。

2)无效投诉:指经调查后与投诉人陈述的内容严重不符,或所投诉的内容是因为投诉人误解所致,或投诉的内容超出了实验室所承诺的服务范围。

(二)投诉的受理

作为投诉第一受理人,无论投诉者以何种形式表达的不满,均应热情接待、及时受理。认真记录投诉内容及投诉时间等,积极与投诉人沟通、达成一致性的解决办法,妥善安排投诉人静候处理意见,并跟踪处理全过程。

(三)投诉的处理

针对有效投诉的内容进行纠正(如可能时),分析事情发生的根本原因,制定相应的纠正措施,实施措施并加以验证,并有相应的记录;针对无效投诉本着"有则改之、无则加勉"的原则,耐心向投诉者解释,并表示欢迎提出批评意见或建议。

(四) 投诉的记录与反馈

从投诉的受理到调查取证、被投诉人陈述或检查、科室处理意见、职能部门意见、医院领导意见等以及检验科定期收集的意见和建议、采取的纠正措施或预防措施等均应形成记录并保存。投诉解决后,需要将对投诉的解决办法、处理结果及预防措施等及时反馈投诉方。如果投诉方对投诉处理的意见存在不满意或提出其他相关意见时,要将此作为新的投诉进行受理和处理,直到投诉方满意并接受处理结果为止。管理层应定期对投诉内容进行审核总结,确保投诉的解决持续有效。

此外,还需注意实验室内部的投诉,实验室员工针对质量管理体系存在的问题会有相应的意见,如质量管理体系的适用性,或是检验中出现影响质量管理体系的问题等。内部投诉更能确切体现体系运转中的问题,实验室管理层要客观对待内部投诉,并进行解决和记录。投诉流程管理可参考图 8-0-1。

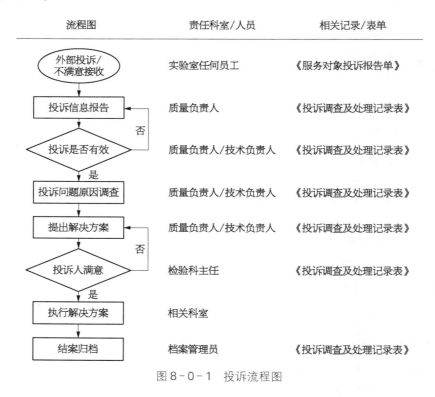

图 8-0-1 投诉流程图

参考文献

[1] 中国合格评定国家认可委员会.CNAS-CL02:医学实验室质量和能力认可准则.2012.
[2] 庄俊华,徐宁,陈茶,等.医学实验室质量体系文件范例.2 版.北京:人民卫生出版社,2015.

(王柏山　管仲莹)

第九章
不符合的识别和处理

第一节　不符合和观察项基本概念

（一）概念

1. 不符合　是未满足要求（GB/T 19000－2016/ISO 9000：2015，定义 3.6.9）。也可称为不合格、不合格工作、不符合项等。

具体可理解为不满足明示的、通常隐含的或必须履行的需求或期望。它是实验室在管理体系运行中存在与认可规则、认可准则、认可准则在特殊领域的应用说明、实验室质量管理体系文件（包括规章制度、质量手册、程序文件、作业指导书等）、检验（检查）标准/方法和（或）校准规范/方法等规定不一致，且不一致事实明确、客观证据充分、可追溯，即为不符合。对于不符合，要求实验室及时进行纠正，并执行纠正措施。

2. 观察项　是指被评审实验室的某些规定或采取的措施有导致相关的质量活动达不到预期效果，或有导致某些环节失控的风险，但在文件评审或现场评审中尚未观察到相关证据。是对实验室运作的某个环节提出需关注或改进的建议。

观察项与不符合的判定依据是一致的，对于观察项，不一定要求实验室提供书面整改报告，但应要求实验室对观察项进行分析说明，随整改材料上报。

3. 应急措施（纠正）　纠正是为消除已发生的不合格而采取的措施（GB/T 19000－2016/ISO 9000：2015，定义 3.12.3）。

在 CNAS－CL02：2012《医学实验室质量和能力认可准则》中，将应急措施理解为纠正。应急措施是指针对不符合事件的立即纠正。一般而言，纠正可与纠正措施一起实施，通常在纠正措施之前实施，当然在特殊情况下也可之后实施。这种特殊情况是指纠正要在经原因分析并采取一定纠正措施后方可执行。

例❶　如不符合是：实验室检测某患者样本时漏了 HBsAb 项目。其纠正可优先于原因分析与纠正措施的执行，首先采取补做该患者的 HBsAb 项目。

例❷　如不符合是：实验室检测某患者样本时将 HBsAb 项目结果做错。经原因调查，发现是加样系统加样量不够所引起，那么，要停止使用该设备进行检测的同时（纠正），还需首先对加样系统进行调整与校准合格后（纠正措施），再采取对该样本的检测项目进行重测的纠正活动。

4. 纠正措施　是为消除不合格的原因并防止再发生所采取的措施（GB/T 19000－2016/ISO 9000：2015，定义 3.12.2）。

纠正措施是指为消除已发现的不合格或其他不期望情况的原因所采取的措施。

为减轻影响而在发现不符合的当时所采取的措施为"应急"措施。只有消除导致不符合产生的根本原因的措施才视为"纠正措施"。

5. 预防措施　是为消除潜在不合格或其他潜在不期望情况的原因所采取的措施（GB/T 19000－2016/ISO 9000：2015，定义 3.12.1）。

6. 绩效　是可测量的结果（GB/T 19000－2016/ISO 9000：2015，定义 3.7.8）。

绩效可能涉及定量的或定性的结果,即使是定性的结果,也是可被测量或判断,如好和坏。测量是确定数值的过程(GB/T 19000－2016/ISO 9000：2015,定义 3.11.4)。确定的数值通常是量值,所以绩效通常以可以定量的结果来表示。

7. 改进　是提高绩效的活动(GB/T 19000－2016/ISO 9000：2015,定义 3.3.1)。改进可以是循环的或一次性的。

8. 持续改进　是提高绩效的循环活动(GB/T 19000－2016/ISO 9000：2015,定义 3.3.2)。持续改进是增强满足要求的能力的循环活动。它通常以提高绩效的程度表示,故常会用一定量值来衡量。

注：制定改进目标和寻求改进机会的过程是一个持续过程,该过程使用审核发现和审核结论、数据分析、管理评审或其他方法,其结果通常导致纠正措施或预防措施。

要求是明示的、通常隐含的或必须履行的需求或期望(GB/T 19000－2016/ISO 9000：2015,定义 3.6.4)。

9. 风险　是不确定性的影响(GB/T 19000－2016/ISO 9000：2015,定义 3.7.9)。

影响是指偏离预期,可以是正面的或负面的。一般风险常在有负面后果的可能性时使用。

(二)纠正、纠正措施、预防措施的区别(表 9-1-1)

表 9-1-1　纠正、纠正措施和预防措施的主要区别

内　　容	应急措施	纠正措施	预防措施
定义	消除已发现的不符合所采取的行动	消除已发现的不符合或其他不期望情况的原因所采取的措施	为消除潜在的不符合或其他潜在不期望情况的原因所采取的措施
目的	消除已发现的不符合	消除已发现的不符合的根本原因,防止不符合再度发生	消除潜在的可能导致发生不符合的原因,防止发生不符合
不符合情况	已发生	已发生	潜在但未发生
性质	针对具体的不符合工作采取的一种具有应急或补救性质的事后处置	在已发生不符合的被动情况下的积极反应(事后防范)	主动识别改进机会的过程(事前防范)
选择原则	应选择能消除所发生的具体不符合工作的处置方法	应选择最能消除和防止问题再度发生的措施;选择的措施应与问题的严重程度和风险大小相适应	选择措施应从改进技术运作和体系两方面入手;选择的措施应与潜在影响程度相适应

第二节　不符合和观察项的判定和描述

(一)不符合和观察项的判定

1. **不符合和观察项的判定依据**　实验室管理体系建立的依据和运行的依据都是不符合和观察项的判定依据。一般而言,实验室管理体系是依据相关标准、规范、法律法规以及其他通常隐含的或必须履行的需求而建立,而运行是以建立的管理体系为指导,所以通常的判定依据可涉及以下几方面。

(1)管理体系文件的判定依据是认可规则、认可准则、认可准则在特殊领域的应用说明、专门要求等。

（2）管理体系运行过程、运行记录、人员操作的判定依据是管理体系文件（包括质量手册、程序文件、作业指导书等）、检测标准/方法和（或）校准规范/方法等。

（3）相关法律法规。

2. 不符合和观察项的判定

（1）发生以下情况应开具不符合：① 发现与相关标准，如认可规则、认可准则、认可准则在特殊领域的应用说明、专门要求、检测标准等不符合；② 发现与管理体系文件（包括质量手册、程序文件、作业指导书等）不符合。

（2）发生以下情况应开具观察项：① 被评审实验室的某些规定或采取的措施可能导致相关的质量活动达不到预期的效果，尚无证据表明不符合情况已发生；② 评审组已产生疑问，但在现场评审期间由于客观原因无法进一步核实，对是否构成不符合不能做出准确的判断。

（3）关于法律和法规：这里特别值得注意的是相关"法律和法规"，对于标准，特别是国际标准而言，标准中隐含的前提要求就是要符合国家和地区的法律和法规，这是对实验室的基本要求。实验室在自身审核活动中如发现不满足相关法律和法规要求，这是不符合，需要整改。但对于外部审核机构（如 CNAS），实验室必须符合相关法律和法规要求的前提才能申请认可，符合法律和法规是实验室自身的事情，不是合格评定需解决的问题，所以，在 CNAS 的认可现场评审时，如发现有与相关法律和法规不符，是以观察项体现。

（二）不符合和观察项描述

1. 正确描述方式　不符合应事实确凿，其描述应严格引用客观证据，如具体的检测记录、检测报告、检测和（或）校准的标准/方法及具体活动等，在保证可追溯的前提下，应尽可能简洁，不加修饰，不做主观判断，明确指出不符合的内容。

观察项的描述与不符合一样，开具的观察项应将事实描述清楚，以便实验室进一步调查和落实。开具时应关注以下几点。

（1）针对不同条款的不符合/观察项应按条款分别列出。

（2）对于多个同类型的不符合，可汇总成一个典型的不符合。

（3）对多场所实验室开具不符合报告时应注意：对各个场所实验室都有的相同的不符合，统一开一份不符合，并注明发现的场所。如果属于总部的问题，不符合应开在总部的管理机构。

（4）不符合/观察项应尽量对应至最小的条款。

2. 错误描述方式　不符合/观察项描述是要避免出现以下常见情况：① 条款判断错误；② 不描述客观事实，直接判断。或直接引用准则要求，无不符合项事实；③ 主观判断；④ 结论判断错误；⑤ 不符合事实描述不清楚，过于笼统或无法溯源（应为观察观的，开具为不符合）；⑥ 结论判断不准确；⑦ 多条款要求，应拆分；⑧ 不是最小条款；⑨ 事实描述中增加要求；⑩ 描述中出现假设情况；⑪ 专业判断不正确；⑫ 替实验室找原因；⑬ 直接写出员工姓名；⑭ 描述为"未见×××""未看到×××"。

以下是常见不符合错误案例举例。

例❶ 检验科于 2015 年 12 月已对原有各室组长进行了改选与换岗,但在体系文件里未更改过来,2017 年 11 月 26 日的内审检查表中未审查出来;体系文件仍用了 2014.8.1 版本,现质量负责人由张爱国改为陈爱国,但在体系文件中尚未变更。与 CNAS-CL02:2012 4.2.1 不符。

评注:存在判断条款不准确;描述不简洁、过于烦琐;直接写姓名的问题。一是判断条款不准确,应对应。该不符合应该是文件未及时更新,属于文件控制的内容。对应到 4.2.1(实验室应按照本准则的要求,建立、文件化、实施并维持质量管理体系并持续改进其有效性。)条款不正确。二是描述不简洁。可修改为"查实验室现行有效质量体系文件(文件名×××,文件编号×××,版本号×××,生效日期×××)发现:文件未依据各室组长和质量负责人[由张××(员工号×××)改为陈××(员工号×××)]实际变化情况进行更新"。三是直接使用员工姓名。

例❷ 实验室管理层对各专业实验室沟通不够,使有的专业组质量管理体系程序不能有效执行。与 CNAS-CL02:2012 4.2.1a)不符。

评注:不描述客观事实,直接判断。实验室应建立适宜的沟通程序。未描述客观事实不符合项应开成不符合事实的描述,不能加入评审员的主观判断。

例❸ 2018 年 3 月 13 日分子生物室对 Lightcycler 480 荧光定量 PCR 仪(设备编号为 NFGD165)更换灯泡,实验室未对之前的样本进行评估。与 CNAS-CL02:2012 5.3.1.5 不符。

评注:专业判断不正确。首先荧光 PCR 仪更换灯泡可能是由两种原因引起的,① 定期更换,② 故障需更换。其次分子检测每批(或板)都需做质控,只有在质控合格情况下才会发出结果,与生化的连续批是不同的。所以,在更换灯泡前的检测结果,都会是在通过质控的情况下发出的,故不需要再评估。CNAS-CL02:2012 5.3.1.5 条款要求"实验室应检查设备故障对之前检验的影响,并采取应急措施或纠正措施"。

例❹ 查编号 100424 因客户投诉而采取纠正措施的记录,在调查过程中未能确定问题产生的根本原因,且纠正措施与问题的严重性不相适应。与 CNAS-CL02:2012 4.10.1 不符。

评注:只描述要求,无不符合事实。纠正措施程序应包括调查过程以确定问题产生的根本原因。适用时,应制定预防措施。

纠正措施应与问题的严重性及所遇风险的程度相适应。事实描述不清,该描述事实不清且判定过于主观,实验室采取了纠正措施,就会先确定根本原因,但评审员凭其主观判定认为未能确定原因,而且凭其个人经验判定纠正措施与问题严重性间的适应性,未列出客观事实加以描述。

例❺ 中心质量目标,如"规范"的目标无方法学先进性、适宜性等的评价;"优质"的目标未分别规定各项目的 TAT 和危急值。与 CNAS-CL02:2012 4.1.2.4 不符。

评注:存在评审员主观判断情况。4.1.2.4 条款要求"应在组织内的相关职能和层级上建立质量目标,包括满足用户需求和要求的目标。质量目标应可测量并与质量方针一致"。判断依据不客观,"规范""优质"应该是该实验室的质量方针,实验室应有细化的质量目标与之对应,但评审员不能主观要求实验室必须规定某项具体目标,这可能会导致实验室认为质量目标只有这几项。

例❻ 该公司质量手册(KKKKM-QM-01 版本号:2.1),对质量管理体系预期应达到的具体目标未写入质量手册中,仅在附录 1 中规定了各部门每年应实现的具体目标。与 CNAS-CL02:2012 4.2.2.1 a)不符。

评注：存在判断错误情况。判断结论不准确，"附录"也是质量手册的一部分，质量目标可以在附录中细化。

例⑦ 实验室的受控文件均没有受控章。与 CNAS-CL02：2012 4.3 不符。

评注：存在主观判断，导致结论判断错误。4.3 要求"实验室应控制质量管理体系要求的文件并确保防止意外使用废止文件"，是说对文件要进行有效控制。但控制的方式是多样的，其目的是防止误用和随意修改等，并没有要求一定要使用加盖"受控"两字的印章。当然，加盖"受控"印章，可能更直观，但应是实验室其自身文件中有规定。如是这样，就存在该不符合描述不准确。

例⑧ 门诊检验窗口空间欠足；门诊静脉采血处场地狭小，患儿、家长、工作人员有可能相互影响。与 CNAS-CL02：2012 5.2.1 不符。

评注：结论判断不准确，应为观察项，判断为不符合。涉及实验室空间，建议尽量开具成观察项，除非相关应用说明有明确要求。

例⑨ 微生物阳性结果报告单缺项，报告单无原始标本采集时间和日期、接收样品的时间及发布时间。与 CNAS-CL02：2012 5.4.3 不符。

评注：条款判断错误。5.8.3 条款对应检验报告要求，涉及标本采集时间、报告时间等；而 5.4.3 条款对应的是申请单的要求，条款应用不恰当。

例⑩ 组织机构图关键岗位不明确、人员分工不合理。与 CNAS-CL02：2012 5.1.1 不符。

评注：① 不符合事实不清楚，过于笼统或无法溯源。应描述哪些岗位不明确、哪些分工不合理。② 条款判断错误。条款 5.1.1 要求"实验室应制定文件化程序，对人员进行管理并保持所有人员记录，以证明满足要求"，所以对应该条款不准确；对应 4.1.2.5 要求"应确保对职责、权限和相互关系进行规定、文件化并在实验室内传达。此应包括指定一人或多人负责实验室每项职能"。③ 这方面的内容的开具应特别小心，可能会属于观察项。

例⑪ 《检验程序验证和确认管理程序》(SH-PF-017)中标本收集的方法，与 CLSI EP9-A2 要求不符。与 CNAS-CL02：2012 5.4.4.1 不符。

评注：结论判断错误。国外标准不作为实验室强制要求，不能用国外文件的条款开具不符合。

例⑫ 现场核查 BECKMAN CX5 生化仪所检测的项目其校准原始记录无安全存放，不便于检索。与 CNAS-CL02：2012 4.13 不符。

评注：事实描述不清，按条款描述。

例⑬ 肿瘤标志物分析仪 E170 未见维护和保养记录。与 CNAS-CL02：2007 4.13 i)不符。

评注：① 条款应用不恰当，对应 5.3.1.7 i)更适合；② 描述有误，描述为"未见……"是评审员自己没发现，而不是被审核部门有问题。

例⑭ 国家卫生健康委临检中心反馈室间质评 2017 年 6 月 19 日检测结果 5 个浓度的氯离子均高于靶值，偏倚＞5%，超出范围。查验 6 月 18 日的氯离子的室内质控，两水平均大于靶值-3SD，失控，由于未及时正确处理室内质控，引起该项目室间质评全部脱靶。与 CNAS-CL02：2012 5.6.1 不符。

评注：事实描述不清晰，存在评审员为实验室找原因的情况。应只描述清楚客观事实即可。国家卫生健康委临检中心室间质评结果反馈显示：2017 年 6 月 19 日检测结果 5 个浓度的氯离子均高于靶值,偏倚＞5％,超出范围。实验室未进行分析和评估。

例⑮ 生化室1号和2号冰箱有0℃和－20℃冷冻室但没有监控记录。与CNAS－CL02：2012 5.2.6不符。

评注:事实描述不清。条款5.2.6要求"有相关的规定要求,或可能影响样品、结果质量和(或)员工健康时,实验室应监测、控制和记录环境条件",所以冰箱是否需监控应视其用途而定,看是否会影响样品、结果质量。

例⑯ 查阅了相关的文件和观察现场操作,发现C反应蛋白(CRP)检测项目不同地点(免疫室和门诊检验室)、用不同仪器(IMMAGE和快速指血法)测定,没有比对文件规定和记录。与CNAS－CL02：2007 5.6.6不符。

评注:专业判断错误。这两台仪器的参考区间不同,临床应用不同,不宜比对,判断结论不准确。

例⑰ 输血相容性检测项目,自配质控品无操作规程及方法确认的相关文件;酶免室内质控失控规则均定为3S,RCV一般在19％～25％,而灰区下限为20％,经常有下限失控被忽略。与CNAS－CL02：2012 5.6.2.1不符。

评注:多条款要求,应拆分。这是两个不符合,自配质控品无操作规程,应对应CNAS－CL02－A006：2018《医学实验室质量和能力认可准则在输血医学领域的应用说明》5.3.2.3的要求"自制质控物应有制备程序,包括均一性和稳定性的评价方案,以及配制和评价记录"。酶免室内质控失控规则均定为3S,RCV一般在19％～25％,而灰区下限为20％,经常有下限失控被忽略。对应CNAS－CL02：2012 5.6.2.1条款。

例⑱ 2017年实验室内审发现"2017年血细胞形态比对及体液、寄生虫形态比对考核表中有部分员工缺考核记录"的不符合,实验室不能提供应急措施和纠正措施证据(评审员对应的不符合条款为CNAS－CL02：2012的4.10)。

评注:条款判断不准确。① CNAS－CL02：2012的4.9.b)"规定应采取的应急措施"。② CNAS－CL02：2012的4.10纠正措施。如想只开具为一个不符合可修改为:2017年实验室内审发现"2017年血细胞形态比对及体液、寄生虫形态比对考核表中有部分员工缺考核记录"的不符合,但实验室不能提供该不符合整改的相关证据。这样不符合条款可对应到CNAS－CL02：2012的4.9不符合的识别和控制。

例⑲ 实验室高压灭菌器内部校准规程涉及温度与压力2个技术要求,但提供的内部校准记录中只有1项,与质量手册9.2条不符。

评注:事实不明确。该不符合报告没有说明到底是记录表格编制不合理(表格仅列出1项要求的栏目);还是记录填写不完整(表格有2项栏目,而试验人员只记录了其中1项)。两种情况分别对应的是"文件控制"和"记录控制"两个不同的要素。

例⑳ 现场查看2017年7月10日仪器编号为ADC ELISA 400－CH4仪器质量评估报告,温度记录为27℃,超出CDTCM－CZ－MY－017《免疫室设施、环境监测和控制程序》规定的18～26℃。与CNAS－CL39：2012 5.2.6不符。

评注:事实描述不清楚。①要明确检测工作是否是27℃的环境温度下进行的;②要明确如出现这种情况有没有采取有效措施;③按不符合描述看,宜开具为观察项。

第三节 不符合和观察项的处理和关闭

一、不符合处理和关闭

对于不符合,CNAS-CL02:2012《医学实验室质量和能力认可准则》要求实验室制定文件化程序用于识别质量管理体系各方面(包括检验前、检验中和检验后过程)发生的不符合,识别后应对其进行控制(采取应急措施),适当时启动纠正措施。不符合处理主要涉及以下步骤。

(一) 不符合识别

1. **不符合来源** 不符合不只针对检验前、检验中和检验后过程中的程序或围绕其所制定的管理体系的要求,可存在于管理体系及其运作中的各个方面。当然,针对影响检验结果准确性的不符合是重点,如涉及检验前、检验中和检验后过程,以及影响人员能力的因素。不符合的来源主要涉及医护反馈、患者反馈、投诉、内部质量控制指标、质量监督员的日常监督工作、内部质量体系审核与评估、外部审核、设备校准、耗材检查、检验结果的质量保证、员工反馈、报告和证书的核查等。

2. **不符合识别职责** 管理体系体现的是全员积极参与,故实验室内的所有人员都负有识别不符合的责任。实验室所有人员(包括管理人员、技术人员和或辅助人员等)应能识别并及时纠正发现于管理体系任何之处的不符合,只是不同岗位的人,在不符合识别与处理中所体现的职责与分工不同。实验室应明确规定处理不符合的人员职责和权限,谁负责发现、谁报告、向谁报告、谁确认、谁分析、谁审核、谁负责批准、谁负责整改(包括纠正与纠正措施)、谁负责验收不符合整改、谁归档等。

(二) 不符合的纠正

1. **立即纠正** 在不符合被工作人员识别,由责任人确认后,应立即制定或采取相应的应急措施(纠正)。目的是防止不符合危害的延伸或扩大或被保持,而形成更大的(严重的)或系统性的不符合。纠正是针对具体的不符合工作采取的一种具有应急或补救性质的事后处置。如某设备没有按计划时间外送校准,其纠正为"由某人按该设备校准的关键校准参数要求,送某有资质的单位立即进行校准,校准后进行确认"。这只是针对不符合事实进行的纠正,防止该不符合继续存在。是否需要其他补救措施,还需评价。

2. **评价并确定不符合严重程度** 不符合严重程度决定了纠正与纠正措施的力度。依据不符合对实验室能力和管理体系运作的影响,可将不符合分为严重不符合和一般不符合,具体可参考CNAS-GL008:2018《实验室认可评审不符合项分级指南》。严重不符合指影响实验室诚信或显著影响技术能力、检测或校准结果准确性和可靠性,以及管理体系有效运作的不符合。一般不符合是指偶发的、独立的对检测或校准结果、质量管理体系有效运作没有严重影响的不符合。如果一般不符合反复发生,则可能上升为严重不符合。

(1) 严重不符合:严重不符合往往与实验室的诚信和技术能力有关,举例如下。

1) 原始记录与报告不符。

2) 不做试验直接出报告。

3）人员能力不足以承担检测或校准活动。

4）检测或校准活动未实施有效的质量控制。

5）管理体系某些环节失效（有时体现为某一不符合在同一部门/组或不同一部门/组重复或多次出现）。

6）超范围使用认可标识，涉及的报告数量较大。

（2）一般不符合：经常发现的一般不符合，举例如下。

1）设备未按期校准。

2）试剂或标准物质已过有效期。

3）内审中发现的不符合采取的纠正措施未经验证。

4）检测或校准活动中某些环节操作不当。

5）原始记录信息不完整，无法再现原有试验过程等。

例 不符合分级实例

免疫室不能提供所用××试剂盒 ELISA 法定性检测 HBsAg 项目的分析性能验证报告（记录）（属严重不符合）。

免疫室提供的在用××试剂盒 ELISA 法定性检测 HBsAg 项目的分析性能验证报告（记录），缺少符合率（属一般不符合）。

（三）补救措施

针对不符合严重性的分析与评价，在采取针对不符合事实纠正的同时，还可执行以下补救措施。

（1）终止检验或停发报告：如必要，可终止存在不符合对应的检验，并不再发报告。这种情况出现在不符合工作已影响到继续开展检验工作时，不能有效保障之后检验结果准确性。如检验系统出现异常（无论何时）时，应立即停止使用，并终止相关检验。实验室应清楚标识后妥善存放至其被修复，经校准或验证或检测表明其达到规定的可接受标准后方可使用。此时，实验室应特别关注，在启动不符合的识别与控制程序，且终止检验的同时，应检查上述故障对之前检验的影响，这是 CNAS - CL02：2012《医学实验室质量和能力认可准则》中的要求。

当终止检验，实验室经采取纠正和纠正措施后，管理层应明确规定授权恢复检验的责任，确定是否能恢复所停止的检验。

（2）通知临床医师或结果使用人员：在考虑不符合检验的临床意义情况下，如不符合可能会（只要适用）误导患者的诊断和或治疗，且导致一定的临床后果，应立即通知申请检验的临床医师。

（3）收回检验结果：需要时，收回或适当标识已发出的存在不符合或潜在不符合的检验结果。

（4）定期评估不符合工作：实验室管理层应按规定的周期，定期对所有不符合记录进行系统评审，并针对其发现的趋势启动纠正措施，保证持续改进。

（四）注意事项

（1）当不符合工作发生时，不一定必须立即采取纠正措施，一般而言应先行采取应急措施

（纠正）。

（2）在采取应急措施（纠正）的同时或之后，对不符合严重性（包括风险性和危害性）进行评价，以便对不符合纠正的可接受性做出评估。若评价认为不符合工作仅是偶然，不会再次发生或对实验室的运作与其政策和程序的符合性没有多大影响，则可能无须采取纠正措施，仅需采取应急措施（纠正）即可。若经评价属于之下两种情况之一，必须采取纠正措施，① 凡涉及检验前、检验中和检验后过程的不符合可能会再次发生的；② 凡涉及对实验室的运作与其政策和程序的符合性产生怀疑时。但通常情况下，对于不符合不采取纠正措施的情况十分少见。

（3）并非针对所有不符合均可采取应急措施（纠正），有的只可能采取纠正措施。绝大多数不符合均可采取应急措施（纠正），但并非所有均可，如：某项原始记录所涉及的记录信息不全面（没有检测方法或所涉及的检测设备）。这种不符合是不可能进行纠正的，只能采取纠正措施。因记录是在检验工作完成的同时形成的，若采取补填记录，这就是一种造假行为，这本身又是一个不符合，也是不符合纠正中常见的一种错误。再如：生化某一项目参加某次能力验证或室间比对活动中，某一样本出现偏离（即是某一项目 5 个样本中，有 1 个样本的检测结果超出预期范围，PT 为 80 分）。对于这种情况采取应急措施（纠正）可能不太适合，但采取纠正措施是必须的。

（五）不符合的纠正措施

在确认不符合与进行纠正的同时或之后，通常要执行纠正措施。纠正措施的程序或步骤涉及事件调查、原因分析、确定根本原因、拟定并确认纠正措施、跟踪验收。

1. 事件调查　任何纠正措施起源于对不符合事件事实的调查，在 CNAS－CL02：2012《医学实验室质量和能力认可准则》中称为"评审不符合"。纠正措施程序或步骤的关键是调查分析并确定发生问题的根本原因，原因分析的质量直接影响纠正措施的有效性，所以，第一任务是对管理体系或技术运作中发现的问题进行调查，调查越充分，越便于根本原因的确定。原因分析是纠正措施程序中最关键有时也是最困难的部分。根本原因通常并不明显，因此需要仔细调查分析产生问题的所有表面的和（或）潜在原因。首先要清理问题，掌握现状，即了解具体情况，再进行原因分析。为了做好调查，相关人员都应参与，只由 1～2 个人参与可能不易查找到根本原因。在进行调查时，要避免主观与假设，描述的应为客观事实；要关注相关系统或流程，而非个别员工的表现；人为的因素或流程的差异应可再进一步追溯原因。事实调理与原因分析有多种方法，常用的有"5WHY法"，也称"5 问法"，即连续针对清理出的某一问题问 5 个为什么，按提问来调查还原事实真相，分析问题，找出原因。

"5WHY法"出现于丰田汽车公司，前副社长大野耐一发现在生产线上的机器总是停转，虽然修过多次但仍不见好转。为找出停机的真正原因，大野耐一与工人进行了以下的问答。

问："为什么机器停了？"答："因为超过了负荷，保险丝就断了。"

问："为什么超负荷呢？"答："因为轴承的润滑不够。"

问："为什么润滑不够？"答："因为润滑泵吸不上油来。"

问："为什么吸不上油来？"答："因为油泵轴磨损、松动了。"

问："为什么磨损了呢？"再答："因为没有安装过滤器，混进了铁屑等杂质。"

经过连续 5 次不停地问"为什么"，才找到问题的真正原因和解决的方法，在油泵轴上安装过滤器。

2. 根本原因确定　在确定不符合产生的根本原因时,首先我们应明确什么是根本原因。通过对不符合事实的调查,记录中可能会引出多个引起不符合的原因,在不符合的原因链中,根本原因通常不是其直接原因,而是其间接原因。虽然根本原因在原因链中并不总是最重要的,但一般聚焦在原因链中最后一个间接原因。根本原因可能不止一个,而是多个。

确定根本原因时还需注意以下几方面:① 应从系统性、制度性上来确定;② 确定的根本原因应在组织所能控制的范围内;③ 能由确定的根本原因直接提出可执行的纠正措施。

例①　如实验室某不符合的根本原因之一是国家制定的某项政策或法规存在缺陷。这明显是超出了组织自身所能控制的范围,无法进行有效整改。

例②　如实验室某不符合的根本原因之一是工作人员认识不足。纠正措施就需直接针对"认识不足",但如何针对"认识不足"采取纠正措施? 一般实验室通常会采取通过培训的方式解决,实则其根本原因是培训的问题,而不是"认可不足"。这从另一方面也说明,不符合事实调查不充分,存在不足,也是实验室在调查与根本原因确定中常出现的问题之一。

3. 拟定并确认纠正措施　实验室针对确定的根本原因提出相关纠正措施,其目的是能消除不符合再次产生,理论上执行纠正措施后,同类不符合不会再次出现。所以,采取的纠正措施是与不符合对检验质量或管理体系的影响程度和风险水平相适应的,针对每一个根本原因都要拟定纠正措施,有时可能还不只一条措施。

在纠正措施制定过程中注意以下几点。

(1) 注意举一反三。在某些情况下,对不符合实施纠正措施的过程时,由于只是通过针对一个问题现象适宜的原因分析,所以可能存在同样问题不仅是单一的领域(或部门),还涉及其他相关领域(或部门),即是要针对不符合出现的部门或其他部门,检查是否还存在相同不符合的情况。

(2) 要针对制度、流程或系统改进实施纠正措施。通常根本原因涉及文件规定缺失、不全面或描述不清楚,或流程、LIS 等系统有缺陷,针对文件的制定或修改、流程等方面改造的纠正措施是关键。

(3) 选择最有可能消除问题并防止问题再次发生的措施。如针对加强审核的措施,方案一是通过人员方式,方案二是通过改造实验室 LIS 系统的方式。当然选择的方案一定是通过改造实验室 LIS 系统。

(4) 措施应在组织自身所能控制的范围内。

(5) 当涉及影响检验结果准确性时,要对已发检验结果进行必要评估,适当时采取必要措施。

(6) 确定的纠正措施应明确。措施应体现"三定"内容,即规定由谁执行,执行什么内容,在什么时间内完成。

例　如实验室某不符合的根本原因之一是检测人员不足,提出的措施是增加 5 名检测人员。但其上级机构对实验室核定的最高人员编制是 70 名,目前实验室现有工作人员数为 67 名。对于这一增加 5 名检测人员的措施可能就是超越了组织所能控制的范围内,是不适宜的一种措施。

4. 跟踪验收　实验室应对纠正措施的实施进行监控,保证在执行中按要求实施,并解决实施过程中出现的其他问题,还需对实施完成后是否达到预期要求或目标进行评价,以判断该不符合的整改是否有效,不符合整改是否可关闭。跟踪方式有两种:① 实施完成后立即进行的跟踪验收;② 通过执行内部审核有判断有效性,这也是内部审核必须涉及的内容。

实验室应明确验收或监控人员,对纠正措施的跟踪验证应从根本入手,主要验证纠正措施是否落实,是否能防止不符合再次发生或能有效减少再次出现。当发现无效时,重新进行分析,进入下一个 PDCA 循环(质量环)。若无再度发生,就可关闭该不符合。否则,就应重新分析原因或重新采取纠正措施,直到无类似问题再发生,才能最终关闭不符合。

跟踪验收的作用如下。

(1) 检查纠正措施(主要指短期纠正措施)实施情况,验证其实施效果。

(2) 促使受审核部门建立防止不符合再发生的有效机制。

(3) 促使受审核部门不断自我改进。

(4) 判断不符合整改是否可关闭。

(5) 通过跟踪验收,向管理层及时反馈各受审核部门对不符合的纠正情况及处理态度,从而使管理层更进一步了解体系运行情况。

5. 定期对纠正措施进行评估　实验室应定期对某段时间内所有纠正措施实施过程情况进行系统分析与比较,并提交实验室管理层评审,这也是 CNAS－CL02:2012《医学实验室质量和能力认可准则》中 4.12 和 4.15 条款的要求,以维持和推动持续改进,这一过程通过管理评审来实现。针对所有不符合的纠正措施系统地进行分析,从不符合事实调查、根本原因查找、纠正措施的充分性、全面性、实施后的实际表现(效果)等方面,与管理层预期目标进行比较,发现系统性问题,提出改进措施方案,以确保纠正措施的有效性,推动持续改进。

🔘 例　不符合的纠正、调查、根本原因确定、纠正措施分析

● 不符合描述:去年 20××年 7 月 5 日内审发现全自动生化分析仪(201448F0015、201448F0073)没有校准加样系统,今年 20××年 6 月 20 日内审又发现今年 5 月校准的化学发光仪(201648H005、201748H007)也没有校准加样系统。

● 原因调查分析一:今年校准化学发光仪(201648H005、201748H007)时又出现去年生化仪校准的相同问题,没有校准加样系统。

评注:只是对不符合的另一种描述,不是调查,也不是原因。

● 原因调查分析二:对 CNAS－CL02－A003:2018《医学实验室质量和能力认可准则在临床化学检验领域的应用说明》中校准要求理解不到位(认识不清楚),执行实验室《校准管理程序》不到位,所以,今年校准化学发光仪(201648H005、201748H007)时又出现没有校准加样系统。根本原因是:理解与执行不到位。

评注:调查不具体,没有反映事实真相,根本原因确认错误(将直接原因确认为根本原因)。一是"理解不到位或认识不清楚"只能看是一种直接原因。二是如将其当作是一种原因,就可直接针对原因提出纠正措施,而"提升理解或加强认识"不是一种措施,因为它不能有效执行,换一种说法是不同人可能有不同的理解,而引起不同的做法,所以,它不是根本原因。也即不能直接针对"理解

不到位或认识不清楚"提出纠正措施,可以想象的措施"培训与学习",只是一种妥协之举,并不是有效措施。三是并没有调查出"理解不到位或认识不清楚"具体在什么方面,所以确认不出根本原因。四是应通过调查"理解不到位或认识不清楚或执行不到位"在日常工作是如何体现的,再通过分析这些表现存在什么问题,从而查找出根本原因。

● 原因调查分析三

(1)"对理解或认识不足,执行不到位的调查" 每年各专业组提出需校准的设备,再由科室设备管理员汇总,送有资质的单位校准,科室人员只对送回的校准报告进行确认,认为校准是设备厂家与校准服务商的事,校准什么也是他们定。同时,并不是所有检测人员都掌握所操作的设备需校准什么参数才能达到校准要求。原因:理解和认识不足或执行不到位。

评注:① 调查第一个为什么"理解和认识不足或执行不到位"在工作中的具体表现,这是直接原因,不能作为不符合根本原因,需继续分析;② 提问第二个为什么,"为什么会理解不足或执行不到位?",如回答是"不清楚设备校准的具体关键量/值"。

(2)"调查为什么不清楚" 检测人员只掌握设备操作、维护与校准周期,没有掌握设备校准的参数(关键量)。原因是:检测人员没有掌握设备校准的关键量/值,或只是了解设备校准的关键量/值。

评注:① 调查不清楚设备校准关键量/值在工作中的具体表现;② 通过调查具体事实,发现原因是没有掌握所使用设备校准的关键量/值,实则也是对第二个为什么答案的调整,虽然"不清楚"与"没有掌握"可能差异不是特别大;③ 继续提问第三个为什么,"为什么没有掌握?",如回答是"没有培训,或培训不到位导致没有真正掌握"。

(3)"调查为什么没有培训或培训不到位导致没有真正掌握",在对检测人员培训与考核中都涉及专业设备的独立操作、维护与保养,要求高,而对设备校准周期、校准参数(关键量/值)和校准后的确认要求相对低,特别是在考核上。原因是:对设备校准相关知识的考核要求不如操作等要求高。

评注:① 调查没有培训或培训不到位在工作中的具体表现;② 一般而言,只要有管理体系培训,设备校准都会是一个重点,并会涉及校准参数问题,所以没有培训是不可能的;③ 对于"没有真正掌握",为什么个人没有掌握,是不学?还是个人能力不足学不会?这都是个人问题,是原因分析中不提倡的问题,原因分析中最提倡查找系统或管理上的问题,而不是针对个人的问题;④ 通过调查具体事实,发现原因是考核中对所使用设备校准的关键量/值等要求不高,导致掌握出现问题;也可能是因为考核要求不高,导致培训内容不全或讲解不深入等,进而引起掌握出现问题,但考核的要求是更关键的原因,实则又是对第三个为什么答案(培训问题)的调整;⑤ 继续提问第四个为什么,"为什么考核要求不高?",如回答是"没有明确要求",也可能不知道是什么。⑥ 要针对提出的问题进行调查,还原事实真相,从事实中分析发现存在什么缺陷或问题,才能确定根本原因,这也是调查的关键所在。

(4)检测人员上岗培训和授权要求涉及设备的操作、维护与保养,要求能达到独立熟练操作,才能授权上岗。检测人员职责与岗位授权要求中也要求能独立熟练完成设备的操作、维护与保养,而对校准相关知识没有明确要求。原因是:检测人员职责与岗位授权中没有对校准相关知识提出明确要求。

评注:一是调查校准相关知识没有明确要求在工作中的具体表现;

（5）去年分析的原因是理解与执行不到位，只采取了培训校准管理程序这种纠正措施。存在根本原因查找不全导致纠正措施不全的问题，而主要原因是不符合事实在工作中的表现调查不充分，导致未查找到问题的根本原因。

评注：这是针对为什么再次出现相同不符合的调查。

（6）以前调查时基本上是直接分配给1个人完成，如出现问题的直接责任人或专业组长。同时，工作人员对如何开展不符合工作事实调查不熟悉，对开展不符合工作事实调查能力不足。由于参加专业培训，工作人员对检测过程出现的问题一般能查找出根本原因，如失控原因、参加能力验证偏离的原因，但对涉及的非检测过程的其他不符合原因查找缺少培训，较难入手。原因：① 参与不符合事实调查的人员偏少；② 工作人员开展不符合工作事实调查能力不足；③ 针对工作人员不符合原因分析的培训少。

评注：这是针对"不符合事实在工作中的表现调查不充分"事实的进一步调查。

● 根本原因确定：通过上述调查共发现8个原因，确定的根本原因：① 检测人员职责与岗位授权中没有对校准相关知识提出明确要求；② 对设备校准相关知识的考核要求不如操作等要求高；③ 参与不符合事实调查的人员偏少；④ 针对工作人员不符合原因分析的培训少。

评注：通过事实调查查找出的原因，并不都要将其列入不符合的根本原因，而针对系统、管理（或制度）、流程的问题一般都会是根本原因。第1和第2条原因是针对管理的，是管理在规定上的缺失。第3条原因是针对流程的，是不符合事件调查流程中的问题。第4条原因是针对系统性的问题，是科室在某方面存在的一种常态情况。

● 纠正：立即由某人联系合格经销商对化学发光仪（201648H005、201748H007）的校准加样系统进行校准。

纠正措施：① 由某人修改检测人员职责要求，将对设备的要求由原"需掌握设备操作、维护与校准周期"，修改为"除需掌握设备操作、维护与保养外，还需掌握该设备校准周期、校准参数（关键量/值）和校准后的确认"。修改岗位授权要求，明确必须掌握"所使用设备校准周期、校准参数（关键量/值）和校准后的确认"。② 修改规范化培训中对设备校准的要求，明确岗位授权考核中必须能熟练掌握设备校准周期、校准参数（关键量/值）和校准后的确认。③ 修订《设备校准管理程序》，明确各专业组每年提交的设备校准计划中，必须包括每台设备的具体校准的关键量/值，并新增《设备校准计划表》。各专业组按新要求重新提供今年的《设备校准计划表》。④ 修订《不符合识别与处置程序》，明确不符合事实调查至少由所涉及部门的3名以上人员参与，其中必须包括所在部门负责人。增加不符合事实调查的常用方法，并对最常用方法举例说明。⑤ 由质量负责人对全体人员培训修订的文件。⑥ 各专业组长负责检查本组设备是否还存在校准参数不全情况，如有一起整改。⑦ 科室通过院办请人培训不符合的原因调查、分析与纠正措施制定。并请培训老师直接以2～3个科室的不符合，辅导科室人员进行原因调查与分析。以上纠正措施于××月××日前完成。

● 注解：纠正措施一定要针对确定的所有根本原因，首先针对分析的制度或程序规定上存在漏洞的问题进行整改，修订相关文件，并对修改的文件进行培训。其次是举一反三，检查各专业组是否存在相同问题。再次针对每条根本原因可能会存在2种以上的纠正措施，如第3条措施是对第1和第2条原因的措施补充。它主要是通过制度的完善，规范人员的操作，从而减少或防止不符合再次出现。

二、观察项处置与关闭

观察项的提出,是为了提请实验室注意,是对实验室运作的某个环节提出需关注或改进的建议。实验室应纳入其改进系统,必要时制定纠正措施或预防措施。其分析与处理程序与不符合一致。对于观察项不一定要求实验室提供书面整改报告,但需对观察项进行说明,提供必要材料。

三、预防措施

(一) 预防措施

预防措施是事先主动识别改进机会的过程,不是对已发现问题或投诉的反应,相对于已出现的问题所采取的纠正措施而言,预防措施是为消除潜在不符合或其他潜在的不期望的情况的原因所采取的措施,通过实施预防措施能够改进并提高质量管理体系的整体业绩。

如不符合识别与处理一样,实验室应指定合适的人员,针对识别出的潜在不符合实施预防措施。应建立并维持预防措施控制的政策或程序,如《预防措施的管理与控制程序》,以便主动识别潜在不符合,针对其原因实施预防措施,防止不符合产生,有效推动质量管理体系改进。政策或程序必须包含以下内容:潜在不符合识别、调查、原因确定、确定并实施预防措施、审核预防措施实施情况。其整体上与不符合纠正措施实施程序一致,除了在识别潜在不符合方式上存在差异。

潜在不符合主要通过对实验室数据和信息的评审而确定是否存在,识别方法体现在以下几方面。

(1) 对原先的运作程序进行评审(即失控环节的早期预报)。

(2) 对趋势分析和风险分析(如患者或临床医师、卫生保健机构、健康保险公司等的需求与期望分析,检验市场前景分析等)。

(3) 对室间质评或室内质控结果的数据分析,即不良趋势分析等。

当识别出改进机会或需采取预防措施时,应制定、执行和监控这些措施计划,目的是防止类似不符合情况发生的可能性并借机改进。

如同纠正措施一样,实验室应对某段时间内所有预防措施实施情况进行系统分析与比较,这也是 CNAS-CL02:2012《医学实验室质量和能力认可准则》中 4.12 和 4.15 条款的要求,这一过程通过管理评审来实现。由于预防措施是针对潜在不符合原因所提出的措施,所以其根本原因查找可能会更难,出现拟定的措施可能存在更多的不全面性或针对性不足等情况。所以需要针对所有潜在不符合的预防措施系统地进行分析,从根本原因查找、措施的全面性、实施后的实际表现(包括现状)等方面,与管理层预期目标进行比较,评估执行的有效性,发现系统性与趋势性问题,提出进一步改进措施方案,维持和推动持续改进。

例 实验室通过对定量项目近 2 年的内部质量控制分析,认为以目前只使用两种质控规则(1_{3s} 和 2_{2s}),还不能有效发现失控,有时可能会影响结果。针对此潜在不符合(风险)所采取的措施就是预防措施,实则也就是针对风险的措施。

(二) 预防措施与风险

从风险定义可知,风险针对的是不确定性。而潜在不符合也是一种不确定性因素,可能产生负面的影响,所以,针对风险的控制实则就是一种预防措施。故 CNAS‐CL01:2018《检测和校准实验室能力认可准则》(ISO/IEC 17025:2017)中也用"应对风险和机遇的措施"代替了以前的"预防措施"。无论是纠正措施、预防措施、内审、管理评审、风险评估等结果均可识别改进机遇,制定改进目标和寻求改进机会的过程是一个持续过程,所以改进是一个持续的过程。但凡出现可能会影响检验结果的情况都要立即进行改进,主要涉及影响人员能力以及检验前、检验中和检验后过程。

四、记录

记录要全面,不符合应包括但不限于:① 不符合的描述、性质、纠正、调查与分析、根本原因和后续所采取的措施;② 纠正措施的结果。

预防措施记录应包括但不限于:① 潜在不符合的描述、调查与分析、根本原因和所采取的措施;② 预防措施的结果。

纠正措施管理流程参见图 9‐3‐1。

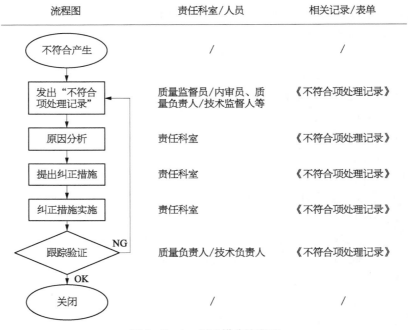

图 9‐3‐1　纠正措施流程图

参考文献

[1] 中国合格评定国家认可委员会.CNAS‐CL02:医学实验室质量和能力认可准则.2012.
[2] 中华人民共和国国家标准. GB/19000‐2016/ISO 9000:《质量管理体系》基础和术语.2015.

(杨　泽　公衍文)

第十章
检验项目技术要求的评审

一、所提供检验项目及其临床意义的评审

(一) 检验方法的分类

实验室使用的检验方法有标准方法和非标准方法。标准方法是指由标准化组织发布的方法，包括：国际标准(ISO、IEC、ITU方法等)、区域标准(亚太地区、欧盟方法等)、国家标准(国内的，如GB、GB/T、WS、SN等，以及地方标准方法；国外的，如 ANSI、DIN、BSI 等方法)。标准化组织发布之外的方法称之为非标准方法，包括：知名技术组织公布的方法，如国家 CDC、WHO、FAO、AOAC、FCC方法等；有关科技文献或期刊公布的方法；设备制造商指定的方法；实验室自行制定的方法等。非标准方法广义上也包括由实验室进行扩充和改良的及超出标准规定范围使用的标准方法。

(二) 检验方法的选择

实验室选择方法的原则应同时满足以下三个条件：① 满足委托方(客户)指令的需求；② 适用于所进行的检验(包括抽样)；③ 满足法律、法规、规章的要求。

通常，实验室应优先选择使用国家标准方法，其次是行业标准或技术规范规定的方法及委托方(客户)指定的方法。当没有国家标准方法时，可以选择国际或区域标准方法。当委托方(客户)未指定检验方法时，可以选用非标准方法。

实验室要确保所选择的标准现行有效，保证在方法使用之前，从"人"、"机"、"料"、"法"、"环"、"溯"、"样"等方面具有满足检验方法要求的能力。对委托方(客户)指定的检验方法应进行必要的审查，如认为不适用时，应向其指明。

(三) 检验方法的确认

检验方法的确认是通过核查并提供客观证据，证实方法是否有效、适用于特定对象，满足预期用途的特殊要求，并证实实验室是否具备正确实施该方法的能力。确认应尽可能严谨、全面，一般包括以下四个方面。

(1) 确认客户的需求，说明实际的检验问题，制定相应要求，包括培训检验人员、编制原始记录和报告表格。

(2) 选择确认的方法，准备所需的技术资料、仪器、设备和试剂，按标准方法细则进行试验并记录和分析该方法的特性。

(3) 评估方法的特性是否满足检验要求(如检出限应满足被检验对象的标准限值)。

(4) 声明方法的有效性，包括标准名称、代号含年号。

检验方法有许多特性，如检出限、线性范围、精密度、准确度、影响因素及结果的测量不确定度等，方法确认就是评估验证这些特性，以确定该方法能否符合要求。当验证发现标准方法中对关键环节未能详述可能会影响检验结果时，应将详细操作步骤编写成作业指导书，作为标准方法的补充细则。当标准方法发生了变化，应予以重新确认。

二、采样和样本要求的评审

样本是检验工作的对象，样本的合格与否直接影响临床实验室检验的质量，正确的标本采集

又是确保合格样本的重要因素之一,实验室应制定正确采集和处理原始样品的文件化程序即《样品采集手册》,指导临床正确的采集标本以满足临床实验室对合格标本的要求。

根据 WS/T 496-201《临床实验室质量指标》中检验前质量指标要求,样本的采集和样本要求的评审应关注如下几个方面:样本标签不合格率、标本类型错误率、标本容器错误率、标本量不正确率、标本采集时机不正确率、血培养污染率、标本运输丢失率、标本运输时间不当率、标本运输温度不当率、抗凝标本凝集率、标本溶血率、检验前周转时间等方面进行有效评估和审核。

(一)《样品采集手册》的制订及发放

临床实验室制订各种标本的采集及运送标准操作规程,对各类标本采集的要求应有明确规定,可以"采集标本须知"或"标本采集手册"等形式将文件发放至标本采集部门,其内容至少应包括:检验项目名称、标本的采集程序、患者的准备、标本采集的最佳时间、标本采集量、抗凝剂的种类及用量、保存方法、运送时间及运送要求等。

《样品采集手册》既可以纸质版形式亦可以电子版的形式发放至各个护士站或标本采集点,但应确保《样品采集手册》受控并且现行有效。标本采集人员可随时获得手册的帮助和提示,确保检验标本符合临床实验室的要求。

(二)标本的正确采集方法及采集顺序

为确保标本采集人员熟知标本采集的相关要求和正确的采集顺序,临床实验室应对标本采集人员进行培训和考核。培训内容应包括以下内容。

(1)接受原始样品采集的患者身份的确认。

(2)确认患者符合检验前要求,如禁食、用药情况(最后服药时间、停药时间)、在预先规定的时间或时间间隔采集样品等。

(3)血液和非血液原始样品的采集说明、原始样品容器及必需添加物的说明。

(4)多个标本采集时,正确的标本的采集顺序。

(5)当原始样品采集作为临床操作的一部分时,应确认与原始样品容器、必需添加物、必需的处理、样品运输条件等相关的信息和说明,并告知适当的临床工作人员。

(6)可明确追溯到被采集患者的原始样品标记方式的说明。

(7)原始样品采集者身份及采集日期的记录,以及采集时间的记录(必要时)。

(8)采集的样品运送到实验室之前的正确储存条件的说明。

(9)采样物品使用后的安全处置。

(三)标本采集质量的评估

合适的标本采集量是检验质量的保证。如采血量过少:① 不能满足检验要求;② 无法对有疑问的结果进行必要的复查;③ 对于初筛阳性的标本(如 HIV 抗体阳性标本),无法进行确证试验;④ 无法进行标本溯源和回顾性分析(如多重耐药菌感染的原因分析);⑤ 采血量过少导致部分实验阳性率减低;⑥ 无法进行实验室间的平行比对。如采血量过多,会对患者来造成不必要的损伤。部分试验则要求标本量十分准确:① 精液常规分析时,精液量是重要检测指标之一;② 凝血检验标本采样量须在样本管刻度处。所以,应定期对标本采集量进行评审,以确保标本量不过多也不过少。

另外,实验室应定期对不合格标本进行统计和分析,及时发现不合格标本产生的原因并及时反馈给标本采集人员,以便纠正。

1. 评估方法　可以选择一定期限内(一个月、一个季度、半年等),也可选择整年度对不合格标本进行统计和评估。记录不合格标本率、各种类型不合格标本率、不同科室不合格标本发生率甚至某个重点的标本采集人员不合格标本的采集率等指标。以图表的形式形成反馈报告。举例见图 10-0-1、图 10-0-2。

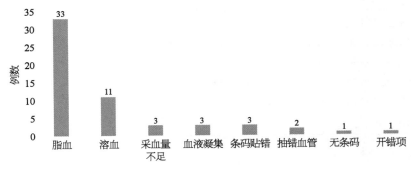

图 10-0-1　2019 年度不合格标本原因分布

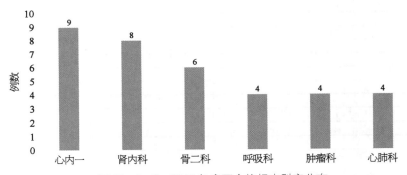

图 10-0-2　2019 年度不合格标本科室分布

2. 分析与纠正　反馈报告送达护理部或标本采集人员,并帮助其分析和发现不合格标本产生原因。对重点人员进行培训和再考核,确保标本采集人员正确采集标本。并将错误原因作为日后工作监督重点,防止再次发生。

三、风险评估和风险管理的评估

(一) 全面风险管理体系的建立和评审

在临床实验室的正常运行中存在来自每个管理环节每个工作环节的大大小小的风险,这些风险大到可以直接影响医疗质量、患者利益、人身安全等重大事项,也可以导致工作失效、重复劳动等浪费很多资源,如何预防风险发生、当风险发生时如何应对、如何降低风险带来的损失等问题已经成为临床实验室不得不考虑的问题。

目前大部分临床实验室偏重于人身安全方面的风险管理，没有将其他风险内容纳入实验室管理中，在实际工作中有些质量方面的突发事故，由于没有及时响应、有效地应对，同样导致巨大的经济损失及资源浪费。通过介绍全面风险管理在实验室管理中的意义、实验室的风险分类、全面风险管理体系的建立和实验室风险管理运行的要点来说明实验室如何增强风险意识、如何建立符合自身实验室的风险管理体系以及在风险管理过程中应该注意的要素。由于各个临床实验室涉及专业领域的侧重点不同，有的是专一实验室，有的是综合性实验室，各实验室全面风险管理可以结合自身特点，建立符合自身特点的风险管理体系。

（二）临床实验室全面风险管理的意义

实验室全面风险管理是指实验室围绕总体工作和质量目标，通过在实验室管理各个环节和运行过程中执行风险管理的基本流程，培育良好的风险管理工作的有序性和有效性。临床实验室实行全面风险管理、运行风险管理体系的意义最主要有如下方面。

（1）全面风险管理体系帮助实验室建立动态的自我运行、自我完善、自我提升的风险管理平台，形成风险管理长效机制。

（2）全面风险管理体系将风险责任落实在实验室各个层面，保证了风险管理的有效性，降低实验室利益及利益相关方的损失。

（3）全面风险管理体系帮助临床实验室量化评估和实时监控最大风险，从根本上避免实验室出现重大质量差错及遭受重大损失。

（三）临床实验室的风险分类

临床实验室在运行过程中有很多种不同的风险，不同实验室的风险类型及风险管理侧重点都不相同，实验室应该根据自己的实际情况识别风险。实验室风险可分为不可抗力风险（如自然灾害、政策指令变更等）和常规风险，其中常规风险主要可以分为3种。

1. 安全风险　临床实验室安全管理，是促进实验室建设与发展的重要组成部分，也是实验室各项工作顺利完成的必备条件。实验室的安全风险主要关注以下内容：危险化学品，以及火、电、水、气、爆炸、盗窃、有毒化学物质（剧毒化学物质、无机有毒化学物质、有机有毒化学物质）、有害生物、病毒细菌、辐射、高压气瓶及人身防护。

2. 质量风险　对实验室而言，结果报告是实验室的最终产品。结果报告的准确性和可靠性直接关系到客户的切身利益，也关系到实验室的形象和信誉。影响实验室结果报告的因素有人、机、料、法、环，主要的质量风险也来自这五方面。实验室的质量风险主要关注以下内容。

（1）人：资质、工作能力、工作态度、责任心。

（2）机：仪器的性能、有效性、稳定性、可靠性、灵敏度、老化、损坏的频率。

（3）料：样品管理、样品保存、样品稳定性、试剂供应的持续性、试剂的稳定性。

（4）法：检验方法的适用性、可操作性。

（5）环：实验室环境的稳定性。

另外，临床实验室应该关注 LIS 系统数据定期备份，无论计算机备份还是纸质文件备份，都需要考虑数据的安全,大型临床实验室还应考虑计算机信息灾难备份系统的建设。

3. 环境风险

(1) 自然环境:洪水、地震、台风。

(2) 污染:化学、生物性、放射性废液、废气、固体废物、噪声。

(四) 临床实验室全面风险管理体系的建立

建立临床实验室全面风险管理体系是一项专业性和系统性很强的工作,全面风险管理体系应该覆盖实验室管理的方方面面,不局限于某一部分,尽可能多地发现临床实验室的风险,建立完善的应对方案。建立临床实验室风险管理体系主要有11个步骤。

1. 制定风险管理方针   风险管理方针需要明确风险管理理念、最高管理者对风险管理的承诺、风险管理目标、风险偏好、风险管理方针与组织的目标及与其他方针之间的关系、风险管理的职责分配、管理风险的程序和方法、风险管理的资源配置、测量和报告风险管理绩效的方式、建立风险管理体系的计划和持续改进的承诺。风险管理方针应该同内部和外部利益相关方进行充分沟通。

2. 成立全面风险管理组织   成立全面风险管理组织的目的是通过确定一定的组织结构和组织关系,使实验室各部门各成员协调工作,从而保证风险管理目标的实现。实验室最高管理层负责组建风险管理组织,并赋予组织成员一定的权责开展风险管理工作,并应确保组织成员分工明确,责任落实,能够有效地开展风险管理工作。具体的职责与权限的分配如下。

(1) 科室主任:为风险管理提供适当的资源,对风险管理工作负领导责任。保证给风险管理、实施和评定工作分配的人员是经过培训合格的,保证风险管理工作执行者具有相适应的知识和经验。负责评估报告的最终确认和批准。

(2) 技术负责人:负责标本检测过程中的风险管理活动,形成风险分析、风险评价、风险控制、综合剩余风险分析评价的有关记录,并编制风险管理报告。

(3) 质量负责人:负责组织、策划并实施各种评估活动。根据评估的结果制定改进措施及各项管理的方案。

(4) 安全管理小组:形成评估报告、具体执行和落实安全管理的方案。

(5) 文档组:负责对所有风险管理文档的整理工作。

(6) 开展分析前,小组成员必须进行培训,培训内容包括方法和系统的介绍。分析前需要明确分析所用数据的来源:① 小组成员运用头脑风暴法总结的经验(形成书面记录);② 以往失效造成事故的案例;③ 对当下处理流程进行的全程记录。

3. 分析实验室现状   对实验室内、外部资源的分析,每种资源使用的时间段及资源缺乏所带来的影响,是分析实验室现状的基础。在识别资源的过程中,常见的问题是不同的管理人员会忽视不同的资源,正确的做法是识别出风险管理所需的所有资源,明确各种资源与其他资源的关系,以便设定资源的优先顺序。

4. 识别每个步骤潜在的风险   从质量、安全和环境三个方面识别潜在的风险,并且寻找出与这些风险相关的人、机、料、法、环,不仅有助于确定需要重点考虑的风险,而且也为风险应对提供必要的信息和资料,所以应当尽可能地广泛地识别问题。有些风险是容易识别的,而有些潜在的不容易发现的风险就需要想象力和创造力等研究手段来预期。识别风险可以采用专家评估法和头脑风暴法。

5. 风险分析工具 在风险识别的基础上,通过对所收集的大量的资料加以分析、估计和预测风险发生的概率和损失程度。利用失效模式与影响分析(FMEA)对检验管理过程进行系统的风险分析。其评定方法如下。

(1) 将失效模式的严重度排序:尽管每个潜在失效模式都可能影响过程或患者,但不是所有的失效都会对患者造成有意义的伤害。采用不同类型的数字等级系统评估失效后果的严重度,其等级与严重度呈正相关(表 10-0-1)。

表 10-0-1 严重度数(severity,S)评价准则

影响程度	具体标准(受影响的严重性)	分 级
无警报的危险	与政府管理规则相冲突或影响安全工具运行,无警报	10
有警报的危险	与政府管理规则相冲突或影响安全工具运行,但有警报	9
极高度影响	项目或工具不实用,主要功能缺失	8
高度影响	项目或工具具有可操作性,但是性能水平减少,使用者不舒服	7
中度影响	项目或工具具有可操作性,但是常用的项目不实用,使用者不舒服	6
低影响	项目或工具具有可操作性,但是常用的项目的性能水下低下,使用者不满意	5
极低影响	个别次要项目不符合,且缺陷大部分人都会发现	4
轻微影响	个别次要项目不符合,且缺陷有一半的人都会发现	3
极轻微影响	个别次要项目不符合,且缺陷由专业知识的人才会发现	2
无影响	没有影响	1

(2) 将失效模式的概率排序:确定每个失效实际可能出现的概率,并明确每个失效不被检出和纠正的概率(表 10-0-2)。

表 10-0-2 出现的概率(possibility,P)评价准则

失效发生率	失效的比例	分 级
极高:不可避免	≥1/2	10
	1/3	9
高:反复出现	1/8	8
	1/20	7
中:偶然出现	1/80	6
	1/400	5
	1/2 000	4
低:极少出现	1/15 000	3
	1/150 000	2
微量:几乎不可能出现	≤1/1 500 000	1

(3) 将失效模式的难检度排序:难检度(detection,D)是指失效原因未被发现的可能性,或某一失效模式正在侵袭设备而未被发现的可能性,其评价准则见表 10-0-3。

表 10 - 0 - 3　难检度评价准则

检出标准	具体标准 （设计的控制标准发现原因的可能性）	分　级
不能检出	设计的控制标准完全不能发现原因	10
极微水平检出	设计的控制标准极微水平发现原因	9
微量水平检出	设计的控制标准微量水平发现原因	8
极低水平检出	设计的控制标准极低水平发现原因	7
低水平检出	设计的控制标准低水平发现原因	6
中等水平检出	设计的控制标准中等水平发现原因	5
高水平检出	设计的控制标准高水平发现原因	4
很高水平检出	设计的控制标准很高水平发现原因	3
极高水平检出	设计的控制标准极高水平发现原因	2
完全检出	设计的控制标准完全能发现原因	1

（4）识别最关注的领域（危急失效模式）：如果过程有太多的潜在失效模式，应首先处理最需提高的领域，即危急失效模式。要达到 100% 的安全目标是不可能的，也就是说，FMEA 是用于识别可接受范围之外的风险。因此，应将风险进行排序，通过将严重度、出现概率、难检度等级相乘，得到每个失效的风险优先数（RPN）。最先处理的应是最高优先级的失效模式。

RPN 是事件发生的可能性、严重程度和可探测性三者乘积，用来衡量可能的工作缺陷，以便采取可能的预防措施（表 10 - 0 - 4）。

RPN = S（严重程度）×P（发生的可能性）×D（可探测性）。

表 10 - 0 - 4　风险优先数量等级判定

测量范围（1～125）	RPN	风险优先数量等级判定
严重度×发生的可能性×可探测性	<9	低
	9～35	中
	>35	高

6. 分析的风险及评价的结果　见表 10 - 0 - 5。

表 10 - 0 - 5　风险分析及评价表

序号	识别出的风险	风险的组成	评价	RPN	风险水平
1					
2					
3					
4					

7. 制定风险应对措施　通过对上述风险项的分析与评估，对于低等级风险暂时予以忽略，对于中等等级风险由操作人员和质量负责人多次复核检查予以控制，对于高等级风险予以特别关注，计划制订专门的管理制度、操作规程予以控制（表 10 - 0 - 6）。

表 10 - 0 - 6 中等等级风险和高等级风险计划控制措施表

序号	可能的失败模式(风险)	可能的原因	风险程度	拟采取的措施
1				
2				
3				
4				

8. **风险接受** 通过采取一系列的控制措施后风险等级情况(表 10 - 0 - 7)。

表 10 - 0 - 7 风险控制后等级情况

序号	可能的失败模式(风险)	可能的原因	当前控制措施	风险再评价				
				严重程度	发生的可能性	可探测性	RPN	风险程度
1								
2								
3								
4								

9. **建立风险管理体系文件** 完整的风险管理文件体系包括相关方针、组织结构、工作程序、资源配置、信息沟通机制及相关的技术手段等。由于每个实验室的情况不同,可以根据实际情况来制定本实验室的文件。风险管理文件的编写必须基于以上一系列分析和设计的结果,并结合考虑有关的法律法规要求,特别注意所有的制度应该切实可行并且尽可能简练。风险管理文件如下。

(1)风险管理报告:风险管理报告是告知内部或外部风险现状和风险管理方面信息的沟通方式,风险报告内容可包括:① 风险管理目的;② 风险管理范围;③ 风险评估依据;④ 潜在风险:从收集样品到检验报告全过程中,样本、试剂、操作者、检测系统和实验室环境各要素不确定性对检验结果准确性影响的潜在风险因素;⑤ 对每个风险进行危险程度和频次分析;⑥ 将风险控制与内外部质量控制相整合制定预防措施。

(2)风险登记:风险登记是对已识别风险的信息记录,包括记录差错及临床医患的投诉。专业组填写《风险登记》时应注意记录描述风险的完整性,通常包含对风险源、风险事件、风险原因和风险后果。统计一段时间内风险发生的频次或程度,计算风险系数积分。尤其应重视临床投诉,因为临床医患投诉可能反映出某一环节中风险控制或预防措施是否需要在风险管理审核后修正。风险监督检查后可形成风险登记汇总,输入管理评审。

10. **风险管理体系文件的评审、发布与实施** 为保证风险管理文件的科学性和合理性,风险管理必须经过评审,包括组织内部评审和专家评审。评审的内容有:编制的计划是否合理,能否达到预期效果,应对措施实施过程中是否会产生新的危害等。经评审通过和批准后,按有关程序进行正式发布和备案。风险管理计划是应急管理工作的重要环节,包括:开展宣传贯彻工作,进行相关培训,落实和检查各有关部门的职责、程序和资源准备,组织演练,并定期评审和更新计划。

11. **实时更新风险管理体系文件** 风险应对措施在实施过程中可能会失灵或无效,而且风险应对措施可能引起次生风险,在原有的风险应对计划中需要加入这些次生风险的内容,因此风险管理体系文件不是一成不变的，需要实时更新，保持风险管理体系文件的有效性和适用性。

(五) 实验室全面风险管理体系运行的要点

实验室全面风险管理体系在实际运行中会存在很多问题，如：实验室整体风险意识不强，虽然建立了风险管理体系，但不按照文件规定操作，导致大量紧急事故的发生；没有明确的分工，紧急事故发生过程中没有专人负责处理，全部推卸责任；风险发生时没有资源来应对；发生风险后没有分析原因及改进，导致风险重复发生等。成功地运行风险管理体系，有效地进行风险管理，有如下实施要点。

1. 以预防风险发生为主　对所有的风险应该抱有重在预防的原则，将如何防止风险的发生作为管理重点，正常工作中严格按照风险管理体系中的工作流程操作、遵守各种规章制度，这些都可以有效地预防风险的发生。有些风险无法预测、不可抗拒，比如：自然灾害、无预见性的停水停电、计算机系统的损坏等，对于这类风险，在风险发生时快速响应，尽可能降低风险带来的损失。

2. 实验室最高管理层的支持　实验室中存在各种风险，尤其是涉及实验室安全的风险，一旦发生将给实验室带来不可弥补的损失，要成功避免和有效驾驭各种风险和危机，实验室管理层首先要有风险意识，充分意识到风险管理的重要性，将风险管理作为实验室的主要工作之一。在建立全面风险管理体系、实施风险管理的过程中要给予充分的支持，并给予相应的资源配置。

3. 充足的风险管理资源配置　实验室应该配备充足的资源来应对所有风险的发生，包括人员、技术、经验和能力、风险管理过程需要的资金及各种资源、信息和知识管理系统、数据记录的过程和程序步骤等。这些资源的配备需要在文件中有所规定，并在风险发生时易于得到。

4. 明确的风险管理组织，分工明确　实验室应该成立风险管理组织，有明确的组织负责人，并有相应的组织机构图，风险管理组织中的人员职责分工明确。将风险管理组织构成传达到实验室所有员工，一旦任何风险发生保证由下至上及时沟通汇报，及时妥善处理风险事故。另外，实验室需要形成对外的报告机制，如有必要向上级部门汇报，则明确双方接口信息，确保及时有效地沟通汇报。

5. 全员培训，提高全员风险意识　实验室应该通过全员培训提高全员风险管理意识，提倡全员参与风险管理。在培训过程中引进风险管理观念以及让实验室人员参与到风险管理各个阶段的具体方法，以演练作为关键点，日常检查作为主要工作手段，使风险管理和人员培训相互促进，实验室的每个员工都能掌握风险应对的基本技能，可以有效地降低风险带来的损失。

6. 沟通渠道保持通畅　实验室应该明确内部外部沟通渠道，并保持沟通渠道畅通。将内外部沟通渠道以文件形式传达到实验室所有员工，或者张贴在实验室显要位置，以便风险发生时所有相关人员可以尽快沟通和汇报，及时有效地降低风险带来的经济损失。

7. 记录风险发生的重要信息　在风险管理过程中，记录是实施和改进整个风险管理过程的基础，记录可以提供进一步分析风险和调整风险应对措施、提供风险管理活动的可追溯的要求，可以依据记录分析改进的需求等作用，因此记录风险发生过程的重要信息是必要的，并且要保存所记录的重要信息。

8. 风险管理的监督和考核　实验室应该对风险管理的效果和效率进行持续监督与考核评价，包括对风险管理工作执行情况进行定期检查，对风险管理工作任务的完成情况进行考核，并根据监督或考核的结果,对全面风险管理工作进行改进与提升。

9. 持续改进　对于已实施的风险管理方法应该应用分析和比较的方法来判断其结果与预期目标的契合程度,根据分析和比较的结果找出现有管理方法的不合理性以及如何能够改进管理方法,增加与预期目标的契合程度。持续改进不但可以逐步地降低风险发生的频率,而且可以提高实验室风险管理水平,减少重大风险事故发生,间接给企业带来经济效益。

全面风险管理是一项以塑造风险管理文化为主要目的、全员参与的系统工程,其要求实验室构筑风险管理机制、构建风险管理文化、增强全员风险管理意识,并通过风险转移、风险规避、风险转换等策略制定有效的风险应对措施,预防风险事故发生,降低风险事故的发生带来的经济损失。实验室运行风险管理体系可以帮助实验室强化风险管理,正确地应对风险,提高风险应对的效率和效果,有效地配置资源,在提高全员风险意识的同时,提升实验室的风险管理水平,为实验室的稳步成长创造良好的环境。

四、用户反馈、员工建议的评审和反馈

(一)用户反馈的评审和反馈

1. 与客户合作　实验室应与客户或客户的代表合作,通过合作可以比较全面而且深入地正确理解客户的需求,更好地满足客户的要求。这种合作包括在确保不损害其他客户机密的前提下,允许客户或代表进入实验室的相关区域直接观察或监视与该客户所委托的检验工作有关的操作;或者为客户制备、包装和分发验证所需要的样品等。

2. 与客户沟通　实践表明,客户非常重视与实验室保持技术方面的良好沟通,并希望从实验室方面获得建议或指导及根据检验结果得出的意见和解释。"意见和解释"与"检验结果"是两个不同的概念,"检验结果"应该是客观的结果,而"意见和解释"是对检验结果做出的解释、说明和建议,是给出意见和解释的人根据他的专业知识做出的一种含有主观成分在内的解释和评价。在编写检验报告时,必须把这两者明显地区别开来。实验室在为客户提供检验服务的整个过程中应加强与客户的联系和沟通,应将工作过程中的任何延误和主要偏离通知客户。

3. 征求客户意见　实验室应主动地尽可能地收集客户的反馈信息,对客户的满意度进行调查,调查内容应包括正面的和反面的反馈意见,并对调查结果进行统计分析,可以将这些意见记录作为管理评审的输入信息。这些反馈信息对改进质量管理体系,提高检验工作质量及对客户的服务质量都大有帮助。实验室应定期或不定期地征求各方面客户对实验室检验工作质量和服务质量方面的意见,如实验室接样人员的服务态度、检验任务完成的时效性、检验结果的准确性及对新的检验项目需求等。评审准则明确了要为客户服务,并要求实验室允许客户进入实验室监视其工作,这对实验室的"过程控制"是一种很好的质量监督,对提高实验室的水平会有促进作用。但需要强调的是,如果允许客户进入试验现场,应特别注意人身安全,确保其他客户的机密,并且不会对检验产生不利影响。

(二)员工建议的评审与反馈

实验室管理层应鼓励员工对实验室服务任何方面的改进提出建议。应评估并合理实施这些建议,并向员工反馈。应保存员工的建议及实验室管理层采取措施的记录。通过员工满意度测评

可以较好地获取员工意见和建议。

1. 收集信息，识别需要改进的领域　通过收集员工建议、意见，识别出实验室能够持续改进的可能的领域，收集的员工意见和建议可包括但不限于以下内容：检测项目的应用范围是否合适；是否出现新的局限性；检验申请单格式是否需要变动；样品采集方式是否合适；样品运送中存在的问题；结果报告方式；检验报告周期是否合适；检验结果参考范围是否合适；检测方法的干扰因素；检验过程的安全性等；是否可以从供应商那里获取新产品、新技术的信息，以及仪器、试剂使用的经验和技术支持等。

2. 确定改进目标，寻找解决方法　针对已识别的领域和项目，确定改进目标并努力寻找实现改进目标的解决方法。在采取改进措施前，由责任部门制定相应的计划和方案；由管理部门评价这些解决方法并做出选择；由各检验室及相关工作人员实施选定的解决方法；质量管理体系改进措施的实施、验证等过程由各部门做好记录，保存。

3. 评价措施成效，确定改进效果　通过重点评审或审核相关范围的方式评价所采取措施的成效，并落实对质量管理体系所有必要的改变，确定质量改进目标是否实现。如果质量管理体系存在缺陷或可改进的方面，还应对质量管理体系进行改进。

参考文献

[1] 中国合格评定国家认可委员会.CNAS-CL02：医学实验室质量和能力认可准则.2012.
[2] 周睿,王清涛.个性化质量控制计划的理解与临床实践.中华检验医学杂志,2017,40(12)：907-910.
[3] 郝晓柯,曾宪飞.风险管理及 6 sigma 体系与临床实验室质量管理的整合.中华检验医学杂志,2014,37(1)：17-20.
[4] 刘静,郑曦.风险管理和 PDCA 循环法整合改进临床实验室质量管理体系的探讨.国际检验医学杂志,2017,38(1)：136-137.
[5] 王利新,魏军.医学实验室质量管理体系的构建及意义.中华医学杂志,2015,95(12)：881-884.
[6] 王利新,李锋,王茹,等.顾客满意理论在医学实验室质量管理体系中的应用.中华医院管理杂志,2014,30(01)34-36.
[7] 王利新,潘琳,魏军,等.医学实验室质量管理体系研究.检验医学与临床,2013,06：754-756.

（牛广华　王利新）

第十一章
内部审核

一、内审的意义和作用

(一)内部审核的定义

内部审核有时也称为第一方审核,由组织自己或以组织的名义进行,审核自身管理体系,验证管理体系是否持续的满足规定的要求且正在运行。它为有效的管理评审和纠正、预防措施提供信息,证实管理体系运行是否有效。

(二)内部审核的目的和意义

内部审核的目的和意义如下。

(1)对实验室活动进行内部审核,以验证其运行持续符合管理体系的要求。

(2)符合性检查。即检查管理体系是否满足其依据标准(ISO/IEC 15189)或其他相关准则文件的要求(如各专业应用说明)。

(3)检查组织的质量手册及相关文件中的各项要求是否在工作中得到全面的贯彻。

(4)内部审核的结果作为管理评审重要输入部分,要包括内部审核中发现的不符合为改进提供有价值的信息。

(三)内部审核的作用

1. 及时推动自身改进 内审是一种自我改进的机制,它是致力于发现问题和改进,这是衡量内审有效性的标准之一;内审对纠正措施、预防措施的跟踪控制比较及时有效,是跟踪验证各改进措施是否有效的另一种方式。要求对纠正措施、预防措施等改进情况进行审核,以评价其实施的有效性,这也是CNAS‐CL02:2012《医学实验室质量和能力认可准则》4.10和4.11中的要求"评审采取的纠正措施的有效性"与"评审采取的预防措施的有效性",这种评审一是措施实施完成后立即进行的跟踪验证,另一种就是通过内部审核来判断其有效性。也就是内部审核中必须审核这一内容。

2. 有利提高质量管理体系运作效果 内审是一种重要的管理手段,及时发现质量管理中的问题,组织力量加以纠正或预防。内审不仅仅对质量管理体系,它还可涉及组织其他系统的改进。如医院对科室的其他要求,科室自身的其他要求(如科研与教学)等,只要内审依据有规定,就可进行审核;内审在时间上比外审更充裕,在内容上比外审更广泛。

3. 内审是管理者介入质量管理的重要工具 内审可作为管理者介入质量管理的一项重要工具来使用,其目的是保持质量管理体系正常、有效地运行。管理者将根据内审情况做出改进和完善质量管理体系目标的决策;管理者可以通过内审了解质量管理体系的活动情况与结果,为改进质量管理体系创造机会和条件。

(四)内部审核的要求

1. 建立审核程序 应建立并保持组织内部审核程序。内部审核程序的内容包括:目的,范围,引用标准,定义,审核类别,审核的组织,审核的基本要求,审核人员的确定与责任,审核计划,审核的基本步骤、方法及要求,审核的分析与记录,审核报告的处理,跟踪审核等。内部审核程序是组织内部审核各项活动总的指导和规定。

2. 内部审核重点　内部审核的实施重点是验证活动和有关结果的符合性,确定质量管理体系的有效性、过程的可靠性、产品的适用性,评价达到预期目的的程度,确认质量改进(包括纠正和预防)的机会和措施。要明确审核的依据、范围、方式、方法。

(1) 审核依据:内部审核依据也是不符合的断定依据,主要涉及以下内容。

1) 质量体系建立的标准、相关专业应用说明。

2) 相关规则文件,如 CNAS 的规则类文件《实验室认可规则》《能力验证规则》等。

3) 实验室的管理体系文件。

4) 相关法检验标准或规范,如《全国临床检验操作规范》、厂家试剂盒说明书等。

5) 相关法律和法规,如涉及输血的"一法两规"等。

(2) 审核范围:审核范围包括质量管理体系的所有过程和活动,要覆盖管理体系所涉及的所有部门、场所、地点、主要人员和设备、检验。主要涉及以下内容:① 组织机构图中的所有部门;② 组织机构图中的所有人员;③ 所有活动的过程,特别是检验活动。

在体系运行初期应全要素审核,运行一定时期后,每年重点审核的范围或内容可以不同,根据策划(风险分析)而定,策划依据如下:① 事先分析以前主要问题(涉及要素、部门、检验项目);② 实验室当前的重点工作;③ 实验室关注的要素。

以下是每次内部审核都要重点涉及的内容:① 不符合工作;② 纠正措施及实施的有效性审核;③ 预防措施(风险)及实施的有效性审核;④ 投诉;⑤ 前次内部审核;⑥ 前次管理评审;⑦ 检验前、检验中和检验后过程;⑧ 质量保证;⑨ 人员能力。

(3) 审核方式:内部审核方式一般是第一方审核,是以自己的组织名义由内部审核员进行的,当然也可请实验室外的评审员一起参加内部审核。

一般指定质量主管为内部审核的策划者和组织者。

(4) 审核频率:内部审核每年至少实施 1 次。内部审核的周期和覆盖范围应当基于风险分析。可根据实验室的大小、是否是多地点等,选择集中一次审核、分阶段分步审核,即在不同月份审核不同部门或要素。对于规模较大的实验室或检验机构,比较有利的方式是建立滚动式审核计划,以确保管理体系的不同要素或组织的不同部门在 12 个月内都能被审核。

(5) 审核方式:依据审核计划(频次和范围)制定方案,涉及组建内审组、确定依据、策划并确定方案。审核计划根据标准、程序规定和所审核活动的实际情况及重要性,制定并实施内部审核年度计划和专项活动计划。质量管理体系内部审核应对所有过程和部门进行,在规定时间内(通常为一年)完成全覆盖;过程审核应对所有关键过程(检验)和因素进行审核,确保关键过程(检验)和因素进入受控状态;服务质量审核应以顾客要求、投诉、医护服务、质量指标等方法入手。

在策划并确定审核范围时要注意:① 明确管理和技术范围(即不同部门和人员涉及不同要素);② 不能遗漏组织机构中的所有部门和地点,只是侧重不同;③ 不能遗漏对管理层的审核;④ 不能遗漏对现场检验工作的审核。

二、内审员: 素质、要求、职责、工作方法

就内部审核而言,一般指定质量主管为内部审核的策划者和组织者。质量主管或指定人员负

责正式策划、组织并实施审核并文件化。应由经过培训的人员审核实验室质量管理体系中管理和技术过程的表现。只要资源允许,审核员(也称内审员)独立于被审核的活动。如果发现不足或改进机会,实验室相关部门负责人应采取适当的纠正措施且文件化,并在约定的时间内完成。

(一) 内审员要求

一般而言,内审员需具备以下要求。

(1) 参加过内审员培训,并被科室授权为内审员。

(2) 有很强的判断和分析能力。

(3) 具有良好的交流与沟通能力。

(4) 熟悉并掌握所审核部门的工作。

(5) 熟悉相关审核依据(如标准和相关专业应用说明)和实验室管理体系。

(6) 具备大专以上学历和中级或相当于中级以上职称。

例 内部审核开具的不符合:20××年内审员张××人员档案不能提供具备内审员培训资格的机构培训证明。

评注:该不符合不成立。因为能否担任内审员依据的是能力,并不是看他在什么机构培训的,目前认监委与认可委也没有公布过什么机构是有资质的内审员培训机构。所以,参加自己单位组织的内审员培训算不算,当然算。

内审员培训一般应涉及但不限于以下内容:① 标准条款的解读;② 实验室内部审核的类型;③ 内部审核的基本要求和特点;④ 内审的一般步骤;⑤ 内审方案的策划;⑥ 不符合报告;⑦ 内部审核的报告;⑧ 附加审核;⑨ 案例与讨论。

(二) 内审员职责

内审员职责可能涉及以下方面。

(1) 负责编制审核范围内的《内部审核检查表》。

(2) 按照质量负责人或审核组长安排参加内部审核,按审核依据开展内审工作。

(3) 提前依据要求做好内审前的策划。

(4) 客观、公正地收集信息与证据,真实记录,并开具不符合。

(5) 汇总整理与审核相关的文件和记录。

(6) 验证不符合的有效性。

(7) 向内审组长报告审核结果。

(三) 内审组长职责

内审组长职责可能涉及以下方面。

(1) 审核组长全面负责各阶段的审核工作。

(2) 协助选择审核组的成员。

（3）制定审核计划，起草工作文件，给审核组成员布置工作。

（4）代表审核组与受审核方领导接触。

（5）及时向受审核方报告关键性的不合格（不符合）情况。

（6）报告审核过程中遇到的重大障碍。

（7）审核组长有权对审核工作的开展和审核观察结果做出最后的决定。

（8）清晰、明确地报告审核结果，不无故拖延。

（四）内审员工作方法

1. **宏观评审法** 宏观评审法也称"现场扫描评审法"，是以全面观察现场现象为主的评审法，是发现评审重点的途径之一。大家知道，一个实验室的质量体系是一个有机整体。其整体特征在很大程度上反映出其机体的健全、有效，同时也很容易反映出内在的缺陷、失调。

实验室现场评审时，内审员从参观实验室开始就进入了"现场考评"阶段。评审时一般没有预定的检查目标，但每个内审员都要注意自己分工评审的情况，涉及实验室质量管理体系的各个方面都是评审的对象，如实验室的设施环境、设施配备与布局、各种记录、证书、操作人员的现场表现等。

2. **逐项评审法** 这种方法是按照认可准则的要求，对照评审核查表的相应内容，围绕一个项目（一个质量管理体系要素或实验室的一个部门）逐项对实验室的实际工作进行评审、查实取证。这是一种常用的方法，尤其是经验不多的评审员经常使用。"逐项评审"分为"横向逐项评审"和"纵向逐项评审"。

3. **追踪评审法** 该方法是依据实验室质量管理体系要素间的相关性，由某一过程的起点/终点或过程中某一点（内审员发现的可疑事实）开始，追查所关心的相应要素之间的联系是否合理、运作是否符合程序规定。

4. **重点发散评审法** 该方法是以某个重点评审项目为中心，辐射扩大评审范围，对与其有关的诸环节进行追查的评审方法。内审员在完成实验室质量管理体系文件的评审后，应该对体系的某些薄弱之处或疑点有初步概念，将一些有可能在关键时刻导致质量管理体系无效的因素和检测程序的关键方面纳入核查表，作为现场评审的重点。另外，在"现场扫描评审"中，可能发现一些有重要价值的线索，在征得内审组长同意后，内审员可以超出核查表范围，把发现的事实也作为评审重点，围绕这些重点，逐项追踪，检查与之相关的质量管理体系要素动作是否符合程序规定，检查相关要素是否得以有效控制。

5. **综合评审法** 在现场评审中应用最多、效果最好的是"综合评审法"。这种方法是将以上几种评审技巧有机地组合应用，以评审检查表为主线，以"逐项评审"项目和现场扫描发现的事实为中心，用"重点发散方法"向多方位展开"追踪评审"。

（五）内审员在审核中的注意事项

1. **以收集必要信息，不咨询** 内审过程中要少讲、多看、多问、多听，不作咨询员、裁判员。内审员在现场的时间很有限，而需采集的信息量却很大。信息只能通过看、问、听获得。因此，只有少讲才能多收集信息。一般情况下不主动讲话。内审时，还应注意不作咨询员。内审员的任务是在调查是否符合，如果查出了不符合，应由受评审方研究，提出纠正措施。内审员对此一般不能作出有关咨询。

2. 要查实施情况　不要只查文件,应查证各项规定是否得到真正的实施。实验室在建立质量体系时编写了一系列的质量文件,各个层次的质量文件汇总起来内容比较多。内审员在审查质量文件是否符合"准则"的要求,是否合理,是否科学和具有系统性的同时,应注意查证这些规定是否得到真正的实施,执行的情况如何及其证据,以便对体系运行做出正确判断。

3. 正确掌握标准尺度　由于内审只是一种抽查,在有限的时间里不可能查得面面俱到,存在一定漏查的风险。因此,不能认为查得越严越好,对非重要的细节问题,应不挑剔、不扩张。反之,亦不可浮躁从事、"蜻蜓点水"。

4. 以事实为依据　内审过程中不猜疑,不主观臆断,一切以事实为依据。对重要的、原则的问题要刨根问底加以核实,切忌半途而废或凭主观下结论。

5. 注意内审计划与目标　内审员对评审计划的实施应胸有成竹,不受其他因素的干扰。内审时可能遇到诸如实验室负责人主动出示一大沓文件,表示其质量体系及运作得如何完美,同时也出示某些无足轻重的缺陷的改进记录,表示整个质量体系控制得很完善,但实际可能有较大问题被掩盖。有时,还可能遇到某些受评审实验室负责人主动介绍了有关质量体系与保证,但评审所需信息、证据一点未涉及。遇到这种情况,应有礼貌地、机智地及时处置,通常可用所关心的新问题提问,将内审引入评审计划轨道。

6. 选择正确的问题和提问对象　选择正确的提问对象,并正确地提出问题,集中精力处理主要问题。选择正确的提问对象:应当来自审核范围内实施活动或任务的适当层次和职能正确提问,提问的目的是获取信息,通过正确的提问收集适当的答案。为此,审核员必须懂得不同问题的本质、目的和用途,懂得问题的发展方向,掌握不同条件下运用不同提问方法的技巧集中精力处理主要问题。

三、内审策划、实施与结果处理

(一) 内审策划

策划是在现有条件约束下,为达到评审(审核)目标所进行的构思、计划过程。内审策划就是针对内部审核的策划,是事先决定内部审核评什么,何时评,谁来评,怎么评,并制定出具体可行的评审方案,以达到预定的评审效果。

要保证策划有针对性。策划前应详细了解策划相关信息和资料,明确策划时应注意的重点和特殊关注点。

要保证策划人可行性。由于审核是一个抽样活动,故要在符合现有人力、财力、物力及技术条件下安排审核活动。

内审策划是根据审核的依据、范围和频次,针对组织结构图、质量要素分解图,有重点的进行策划。除要关注本章第二节中内容外,还要关注以下方面。

1. 检验范围　根据实验室或专业组的检验范围策划,注意以下方面:① 方法标准是否现行有效;② 人员应具备的能力;③ 可能的特殊环境要求;④ 检测/检查的试剂、材料是否满足;⑤ 检测/检查方法对报告的特殊要求(HIV 结果待复查);⑥ 特殊要求的设备;⑦ 方法验证;⑧ 有无存在变更,变更后的方法技术验证。

2. 授权签字人　针对授权签字人策划,注意以下方面:① 签字人工作经历是否满足要求;② 签字范围是否满足要求;③ 签字人能力。

3. 能力验证、室间比对与代替方案　针对能力验证、室间比对与代替方案策划,注意以下方面:① 能力验证活动是否满足 PT 要求与频次要求;② 当无能力验证与室间比对时,是否有代替方案;③ 偏离时的整改、有效性;④ 参加检测的人员的可行性(包括覆盖面);⑤ 计划是否完整;⑥ 能力验证、室间比对与代替方案的利用(统计分析、发现趋势、提出改进);⑦ 是否建立程序(符合能力验证规则要求)。

4. 人员　针对人员策划,注意以下方面:① 有新进人员,关注培训、能力确认、安排现场试验观察;② 有无转岗人员(培训、能力确认、安排现场试验观察);③ 人员档案:内容的完整性;④ 人员授权:新人员授权时间与工作开展时间的符合性;⑤ 夜班人员授权的全面性;⑥ 人员监督:特别是新进人员的监督;⑦ 人员能力确认:包括定期评价。

5. 组织机构框架图和质量要素分解图　针对组织机构框架图和质量要素分解图策划,注意以下方面。

(1) 使策划不会漏范围:① 特别是没有涉及认可项目的部门;② 分地点的部门;③ 移动场所(如体验车等)。

(2) 使策划不会漏对象:① 特别是管理层;② 非技术岗位的人员。

(3) 使策划不会漏要素:① 不符合的识别与控制没有针对各专业组;② 纠正措施、预防措施的跟踪审核;③ 评估与审核中的"评估"。

6. 已出现的不符合　针对已出现的不符合策划,注意以下方面:① 不符合有无涉及被审核的部门,如有,则是重点;② 不符合有无涉及检验项目,如有,则关注检测能力是满足要求;③ 不符合涉及被审核的部门比例,如比例高,可增多重点审核范围;④ 不符合有无涉及人员能力,如有,则关注人员能力确认与是否满足要求;⑤ 关注不符合整改的审核。

(二)策划输出

策划输出时,需要关注以下方面:① 审核时拟重点关注的内容;② 审核时拟重点查阅的记录;③ 涉及的重点人员;④ 涉及的重点技术能力;⑤ 现场试验观察的考虑;⑥ 拟提出的现场提问;⑦ 通过已出现不符合,拟定重点审核的要素与内容;⑧ 审核表准备。

除此,还要重点关注以下方面:① 内审、管理评审的有效性;② 体系持续改进的能力(投诉、纠正与预防措施、监督结果利用、能力验证与室间比对结果的利用);③ 不符合识别、根本原因分析;④ 纠正措施、预防措施的有效性跟踪审核。

(三)内部审核实施

内部审核实施主要包括:审核前准备、现场审核、编写审核报告、纠正措施的跟踪、内部审核报告等步骤(表 11-0-1 和图 11-0-1)。审核前的准备工作做得越细,现场审核就可越深入,因此,做好内部审核前的准备作就显得至关重要。要求实验室应建立并维持内部审核程序,其中包括审核类型、频次、方法及所需的文件。制定年度内部审核方案(每次内部审核还要制定具体的实施计划),要按照程序和计划对实验室的质量活动(包括所有管理及技术要素)定期进行审核,目的是验证实验室运作(体系运作和技术运作)持续符合质量管理体系的要求(符合性和有效性),能否持续符合本准则的要求。

表 11-0-1　内部审核过程及其要求

序号	工作流程	负责人/部门	工作内容及要求
1	内审计划	质量主管/质量管理部门	(1)制定年度内审计划 (2)最高管理者审批计划 (3)指定内审组长
2	成立内审组	内审组长/质量管理部门	(1)确定内审组成员、分工、编制核查表 (2)质量主管确认 (3)通知有关人员准备
3	制定内审实施方案	内审组长	(1)质量主管批准 (2)召开内审会,明确分工 (3)准备审核工作文件 (4)分发
4	首次会议	内审组长	(1)明确要求 (2)与会人员签到
5	现场审核	内审组	收集、记录客观证据
6	沟通会	内审组	(1)汇总分析审核结果 (2)开具不符合项报告 (3)受审核方确认、拟定纠正措施
7	末次会议	内审组长	(1)通报审核情况 (2)宣读不合格报告、结论 (3)提出建议纠正措施要求 (4)分发不符合报告 (5)与会人员签到
8	编写内审报告	内审组长	(1)内审员签字 (2)质量主管审批 (3)分发
9	纠正措施实施	责任部门	(1)制定纠正措施计划,包括完成时间 (2)内审员确认
10	跟踪验证	内审员	(1)验证纠正措施实施情况 (2)向内审组组长汇报 (3)提出建议
11	内审报告	内审组长	(1)内审过程 (2)内审结论 (3)不符合及整改情况
12	内审总结	责任部门	(1)年度计划完成情况 (2)主要工作成绩 (3)不足及改进方向
13	内审报告提交管理评审	质量主管	在管理评审会议上汇报内审报告

对于规模较大的医学实验室(包括多地点医学实验室),比较有利的方式是建立滚动式的、渐进式的审核计划,以确保管理体系的不同要素或实验室的不同部门或对患者医护有关键意义的领域在年度内都能被审核到。内部审核报告举例见本书第22章。

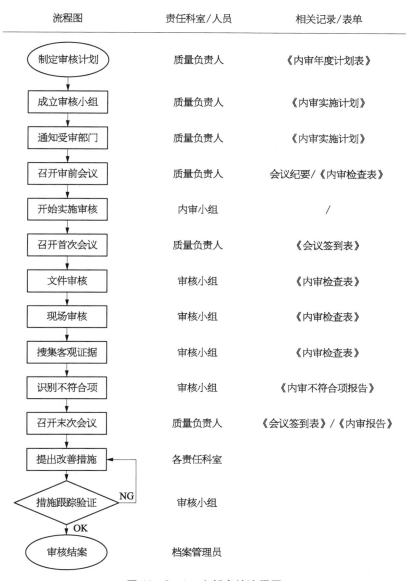

流程图	责任科室/人员	相关记录/表单
制定审核计划	质量负责人	《内审年度计划表》
成立审核小组	质量负责人	《内审实施计划》
通知受审部门	质量负责人	《内审实施计划》
召开审前会议	质量负责人	会议纪要/《内审检查表》
开始实施审核	内审小组	/
召开首次会议	质量负责人	《会议签到表》
文件审核	审核小组	《内审检查表》
现场审核	审核小组	《内审检查表》
搜集客观证据	审核小组	《内审检查表》
识别不符合项	审核小组	《内审不符合项报告》
召开末次会议	质量负责人	《会议签到表》/《内审报告》
提出改善措施	各责任科室	
措施跟踪验证 NG	审核小组	
审核结案 OK	档案管理员	

图 11-0-1　内部审核流程图

参考文献

［1］中国合格评定国家认可委员会.CNAS‐CL02：医学实验室质量和能力认可准则.2012.

［2］中华人民共和国国家标准. GB/19000‐2016/ISO 9000：《质量管理体系》基础和术语.2015.

［3］中华人民共和国国家标准. GB/19000‐2016/ISO 9000：《质量管理体系》要求.2015.

［4］中国合格评定国家认可委员会.CNAS‐GL011：实验室和检验机构内部审核指南.2018.

［5］中国合格评定国家认可委员会.CNAS‐CL01：检测和校准实验室能力认可准则.2018.

（杨　泽　张军力）

第十二章
管理评审

一、相关概念的理解

管理评审是质量管理体系运行中实验室必须开展的一项工作,是最高管理者就质量方针和目标,对质量管理体系的现状与适应性进行的定期评价,是实验室管理体系中的一个重要概念,在确保质量方针、目标和管理体系的持续适用、有效方面有着重要作用。管理评审的主要内容是实验室的最高管理者就管理体系的现状、适宜性、充分性和有效性,以及质量方针和质量目标的贯彻落实及实现情况组织进行的综合评价活动,其目的就是通过这种评价活动来总结管理体系的业绩,并从当前业绩上找出与预期目标的差距,同时还应考虑任何可能改进的机会,并在研究分析质量指标等数据的基础上,对实验室当前管理体系予以评价,从而识别出改进的方向。一个实验室的管理体系运行质量取决于管理体系的适宜性、充分性、有效性,在综合实验室内部、外部各种信息的基础上,定期对质量管理体系做出评价,能动地调控这三个因素是管理评审的任务。

管理评审的目的是"三个评价、一个确保",评价质量管理体系的适宜性、有效性、充分性,确保质量管理体系的持续的符合性。

实验室管理体系的管理评审,事实上它是对包括实验室内部和外部、覆盖检验全过程的各种准确的输入项进行的信息分析,来对现运行的管理体系做出客观评价,属战略性控制手段。通过管理评审,发现现行体系不足和需改进之处,从而确保体系"三性"的持续,进一步满足相关方的需求。因此,最高管理者应当对组织的质量管理体系和检测/校准/检查活动定期进行评审,以确保其持续适宜性和有效性,并进行必要的变更或改进。管理评审应当确保组织的质量安排持续满足需要,评审还应当确保组织的质量管理体系持续符合认可文件的要求。质量方针和质量目标应当进行评审,必要时进行修订,且应当建立下一年度的质量目标和措施计划。

二、管理评审的目的

正确认识管理评审的性质是有效开展管理评审的前提,管理评审的目的是通过对质量方针、质量目标及质量体系的适宜性、有效性和充分性评价,找出质量管理体系中需要提高和改进的方面和环节,不断提高实验室的检测质量和能力,但在管理评审实施过程中,如因能力和认识等原因导致管理评审准备不细致,输入不充分,输出不明确,改进措施未得到有效验证,这样的管理评审不能充分发挥其识别、改进作用。

作为实验室的管理层务必要明确质量体系评审的意义所在,评审中也发现部分实验室对管理评审在认识上存在偏差,具体如下。

● 问题一:敷衍了事,走过场

某实验室片面地认为管理评审是走走形式,是应付认可机构和相关职能部门的检查,做给外面人看的,没有真正理解评审是质量管理体系 PDCA 循环中"C"过程的重要环节,即受审核方对质量管理体系的各过程是否达到预期效果的自我检查,比如质量内审的目的是对体系运行情况和结果进行监视,为实验室管理评审提供输入信息,从而为实验室持续改进、快速发展和保证结果的准确性并全面满足客户需要而保驾护航。

● 问题二：害怕将问题暴露给"外审"

某实验室可能会错误地认为管理评审做深了，难免会暴露实验室质量体系中的不足，为了避免给认可机构或第二方产生负面影响，会选择一些一般的、表面的、尺度不太大的、易于整改的问题放在评审审核记录和管理评审报告中，这样审核的有效性会有较大的差距，较为严重的问题就会越积越多，不利于实验室持续和健康地发展。

● 问题三：不能做到真正的持续改进

某实验室因对质量体系管理评审的意义认识不到位，目的不明确，说存在或潜在的问题少，就事论事的多，不能把存在的问题和持续改进有机地结合起来进行思考，不能对实验室的质量目标和实际完成情况等进行客观的评价，实验室在自我认识、自我纠错、自我改进、自我完善的自觉性方面还存在差距。

因此，实验室要经常组织管理层及参加管理评审的人员参加学习，树立正确的审核和管理评审观念，提高对体系管理评审目的、性质和意义的认识。

三、管理评审的组织

实验室的管理层负责实施管理体系的评审，管理层中负责设计和实施组织的质量管理体系、负责组织技术运作、负责根据内部审核和外部评审的结果做出决定的管理者应参与管理评审，值得注意的是"管理者职责和作用要履行到位"。

（一）最高管理者主持

管理评审是一把手工程，只有其管理职责的力度才能给管理评审提供支持和保障，因此，管理评审必须由最高管理者设计和实施，这也是他应尽的职责。实验室应制定管理评审程序，确保管理评审的各个环节有序、有效。有些实验室的管理层非常重视和支持管理评审工作，安排评审内审，也参与审核工作的相关会议，但却把管理评审的体系保证、体系流程、体系职责和重担全部"下放"到质量体系审核处或其他相关部门，由他们单独负责建立质量体系并组织开展所有的管理评审活动，实验室主任只是负责审批各项审核计划而已，而对实验室的体系文件、质量方针、质量目标、质量分析、质量评价及各方面改进措施的闭环落实等方面，实验室主任在关注、重视及亲自组织、亲自指导、亲自监督和最终落实的参与程度方面还有欠缺，作为管理者和推动实验室质量体系有效运转的源泉动力作用没有充分发挥，没有充分表现和实现管理者是管理评审组织中的领导和组织审核实施的第一责任人。实验室最高管理者在亲自领导、亲自策划、亲自组织、亲自仲裁、亲自评判及组织落实各不符合项的整改等方面，职责和作用仍需进一步落实。在规定的职责下，实验室各级管理者要成为推动评审的动力源泉，从管理层面上逐级保证质量管理体系有效运行，使质量评审与日常管理融为一体，成为实验室一种自觉的、持续的和永恒的内部管理行为。

（二）关键岗位人员的作用不可忽视

管评活动的输入内容按照实验室和检查机构管理评审指南要求有 15 个方面的信息。实验室可从中发现不符合并进一步寻找改进机会。信息来源可以多方位、多渠道，涉及管理体系部门和人员(管理层、管理、业务科室及关键人员等),由于职能的不同,他们掌握着满足管评活动所需的输入内容信息,因此,其善辩能力、严谨务实工作作风等是保证输入材料质量的基础,而管评输入材料质量高低是控制实验室管评活动分析、解决问题、寻找改进机会的关键点,是实现实验室管理体系持续改进的源头。质量负责人应当负责确保所有评审工作依据规定的程序系统地实施,并记录管理评审的结果。质量负责人(或体系秘书)应当负责确保所确定的措施在规定的时间内完成。

四、管理评审的策划

周密策划和精心准备是组织管理评审的基础,管理评审会前准备中最重要的工作就是策划好要求哪个部门提供哪些输入,如果输入不充分、不到位,评审的依据就先天不足,必然导致输出不足,甚至失效,从而失去了评审的意义。

(一)管理评审的频次

实验室应对管理体系及其他相关工作进行评审,管理评审应至少每年开展 1 次。一般情况下实验室应定期进行管理评审,典型的周期为 12 个月,也可进行适时评审(法规、标准发生变化,实验室组织机构发生重大调整及出现重大事故和连续投诉现象等)。实验室的执行管理层对管理体系进行定期的或不定期(必要时)的管理评审,有利于质量管理体系保持持续的有效和不断改进,坚持管理评审制度是执行管理质量意识的表现之一,也是实验室建立动态的质量管理体系的重要手段之一。

(二)管理评审的范围

对实验室的管理体系和其他相关工作进行评审,从而确保得到管理体系持续适用和有效运行所需要的资源保证等外部条件,并及时进行必要的变动或改进。

管理评审是在实验室内部、外部各种信息的基础上,对管理体系本身所做的一种评价活动,也就是说,这些信息都可能对体系提出改进的需求。通过管理评审,可以得出现行的管理体系是否持续适应内外变化的要求、实验室的质量方针和目标是否仍对实验室各项质量活动具有指导性作用的结论。

(三)管理评审的输入内容

认可准则中要求的 15 项的输入只是最基本的要求,实施中要考虑这些输入是否能充分体现体系运行效果并中以发现问题。为保证管理评审的全面性和对实验室持续发展的有效贡献,在突出检验全过程的质量管理的同时,也应把组织决策、医院文化、管理信息系统、部门协调和合作、医患满意度等深刻影响实验室管理和未来发展潜力的重要因素的相关资料作为管理评审的输入,如院卒中中心提出的新要求,溶栓前检验项目的 TAT 提速,院层面提出的"首诉负责"落实情况等。即使策划和确定管理评审输入时只考虑这 15 项输入,输入信息及相关资料的翔实程度、深入程度也会有所不同。表 12-0-1 中举例说明部分输入项的通常做法和较好做法。

表 12 - 0 - 1 输入项的通常做法和较好做法比较

输 入 项	通常的管理评审输入	较好的管理评审输入
审核结果	内、外审结果及整改情况 体系运行情况	不合格项分布分析
客户反馈	医患满意度分析	医患非正式的投诉和抱怨 医患当前和未来的需求、期望
预防措施和纠正措施	措施的实施情况	问题原因分析 措施的验证情况
以往管理评审的跟踪措施	上次管理评审改进措施的实施及验证信息	日常监督中对历次管理评审改进措施的跟踪
可能影响质量管理体系的变更	组织机构变更、检测系统、新员工等的影响	客户要求变化、行业内竞争形势分析
改进的建议	体系文件的更改建议 资源的需求	检验过程和检验报告应用的改进建议

表 12 - 0 - 1 中按照第 2 列"通常的管理评审输入"就可以构成一个符合标准要求的输入，但较好的管理评审应不仅仅提出这些要求，应更加注重数据的分析和深层次的原因查找。如针对"审核结果"输入，较好的管理评审输入除了提供内外审的审核结果和整改情况外，还应分析不合格项主要集中在哪几个过程及其原因，未来的质量工作重点应集中在哪些方面。再比如"客户反馈"输入，通常要求提供医患满意度数据及分析，但这些统计数字是否能够全面说明问题？是否存在碍于情面的"虚假繁荣"现象？较好的输入还应考虑顾客非正式的投诉和抱怨，如口头抱怨、间接抱怨等，甚至是医患未来的需求与期望。

（四）管理评审的策划应考虑的几个方面

1. 合理的程序安排 实验室一般于每年初发布年度评审计划，初步列出管理评审的目的、时间及各部门需要提供的输入材料。尤其是需要各部门提供分析数据时，越早提出越有利于数据的收集，如需要实验室的"室内质控波动情况分析"，没有长期的数据积累是无法提供的。

质量负责人/体系秘书提前发布评审通知，提出会议的具体安排和材料要求，最好会前一周收集齐各部门的输入材料，呈报最高管理者/管理层。提前收集材料的目的有两个：一是管理者/管理层能预知会议情况，做到有的放矢，提高管理评审的效率和针对性；二是针对不适宜的输入材料予以退回修改。此外，还应注意要求各部门在提出问题的同时提出相应的建议。

2. 管理体系的相关信息、知识的收集 实验室管理体系的信息动态（标准、法规等）、知识（体系文件、技术、方法等）的了解掌握是通过内部和外部计划培训工作来实现。通过培训，可使体系部门和人员认识到持续改进对实验室发展的意义及参与管评作用发挥的重要性，同时也为管评活动的输入内容的全面、准确提供保障，避免无效管评活动的发生。

3. 管理评审的细度与深度 有些实验室在科研生产任务繁重或者遇到计划变更时，将体系审核和管理评审的时间表一推再推，不能相对确定体系审核和管理评审的时间，在工作期间插空或等到各方面人员凑齐时匆忙"上阵"，组织人员、审核人员及被审核部门缺乏足够的思想准备和心理准备，审核准备工作和正式审核工作不细致、不严谨，加上审核工作方式有偏差以及被审核单位在某些环节疲于应付等方面的原因，在审核和评审的细度、深度方面会打些折扣。如有些实验室在内审和管理评审的审核报告中经常提到"对标准的学习和理解不到位""针对不符合采取了改进措施""质量体系运行正常"类似的表述,在质量方针和质量目标实施状况分析报告中只有数据的简单统计、罗列,报告分析不细、不深,没有对质量体系中涉及的组织管理、基础保证、过程状态、应对措施、后续改进等方面开展相应的分析和总结,并进一步明确要求。还有一些实验室在评审时认认真真走过场,所形成的报告流于形式,没有全面、系统、真实地反映管理评审的内容,如评审后下的结论是"质量方针目标基本实现""纠正与预防措施有成效""客户投诉与评价比较满意"等套话,没有对审核和评审工作中存在的问题展开细致的分析研究,管理评审后有些工作没有及时分解和落实,不能为确保质量体系的有效运行提出针对性的、可操作的、有分量的整改指令和整改计划。

五、管理评审的实施

管理评审应按规定的程序进行,每一次评审应制定方案,依据正式的日程安排系统地实施,做到有计划、按步骤地实施。通常可分为以下五个步骤。

(一)制订管理评审计划

管评活动前最高管理者的策划是管评活动正式计划出台的基础条件。管理体系运行的管理部门依据前期策划,制定管评活动年度计划和实施方案(包括目的、参与部门和人员、依据、准备工作要求、时间、内容等),经管理层的质量负责人审核,报最高管理者批准。

1. 明确评审目的　管理评审通常是为了对管理体系达到现行质量目标的适应性做出评价,对管理体系与实验室内外在变化的适应性做出评价,修改管理体系文件,使管理体系更有效地运行。明确了管理评审的目的,管理评审工作就会更有实效。

2. 明确参与评审人员　参加管理评审会议人数的多少可以根据实验室规模大小和组织结构特点灵活确定,由于管理评审是为了确定实验室的大政方针,只有最高管理层参与讨论并确定,才能保证将来一段时间实验室的发展方向和目标一致,因此最高管理者、质量负责人及负责质量手册发布的人员必须参加会议。组织的领导、技术管理者、质量负责人和各部门的负责人也须到会。通常在规模较小的组织中,一个人可能承担多个职能。即使在只有一个人的组织中,也可以实施完善的管理评审。参会人员应各司其职,对评审内容展开充分的讨论和评价。

(1) 最高管理者:负责设计和实施组织的质量管理体系、负责组织的技术运作;负责根据内部审核和外部评审的结果做出决定;在管理评审后还应当负责确保评审所产生的措施按照要求在适当和约定的日程内得以实施,并在定期的管理会议中应当监控这些措施及其有效性。

(2) 质量负责人:应当负责确保所有评审工作依据规定的程序系统地实施,并记录管理评审的结果,还应当负责确保管理评审所确定的措施在规定的时间内完成。

(3) 技术负责人、专业组长等管理层:负责提供其所负责的部门的技术和管理要素实施情况,并实施管理评审输出的与本部门有关的整改措施。

3. 评审时间　管理评审应依据正式的日程安排系统地实施,确定具体评审时间,发出通知,以便各有关部门做评的准备工作。每次管理评审一般在内部审核以后进行。

4. 评审内容

（1）评审输入项至少应当包括以下内容。

1）前次管理评审中发现的问题。

2）质量方针、中期和长期目标。

3）质量和运作程序的适宜性，包括对体系（包括质量手册）修订的需求。

4）管理和监督人员的报告。

5）前次管理评审后所实施的内部审核的结果及其后续措施。

6）纠正措施和预防措施的分析。

7）认可机构监督访问和评审的报告，以及组织所采取的后续措施。

8）来自客户或其他审批机构的审核报告及其后续措施。

9）组织参加能力验证或实验室间比对的结果的趋势分析，以及在其他检测/校准领域参加此类活动的需求。

10）内部质量控制检查的结果的趋势分析。

11）当前人力和设备资源的充分性。

12）对新工作、新员工、新设备、新方法将来的计划和评估。

13）对新员工的培训要求和对现有员工的知识更新要求。

14）对来自客户的投诉以及其他反馈的趋势分析。

15）改进和建议。

（2）评审内容：根据输入项客观地分析和评审现行质量管理体系的适宜性、充分性、有效性。

1）分析管理体系的适宜性：适宜性是指管理体系适应内外环境变化的能力。管理体系是在某种特定的内外环境条件下建立的。实验室内外环境总是在不断变化，例如组织机构或人员变动、新技术和新设备的引进、运行机制改变；客户、法律法规、认可政策规则变化、检验方法变化。因此，在管评中需关注实验室组织、设施、设备、程序和活动中已经发生的变化和需求发生的变化，内部或外部的质量审核结果、实验室间比对或能力验证的结果、认可机构的监督访问或评审结果、或客户的投诉都可能对体系提出改进的需求。

2）分析管理体系的充分性：充分性是指管理体系满足认可准则、客户的需求和期望满足够的能力。也可以是指管理体系规定的充分展开和延伸。实验室一方面应不断地借鉴以往的经验和教训，并考虑今后的发展，实现既定的质量方针和质量目标；另一方面，就不断地预测客户未来的需求和期望，及时调整实验室的质量方针和质量目标。

3）分析管理体系的有效性：有效性是指管理体系运行结果达到设定的质量目标的程度；同时也要考虑运行结果与投入资源之间的关系，确保管理体系的效率。包括结果质量情况，过程质量情况，客户投诉是否减少或得到满意的解决，是否针对客户申诉采取了有效的纠正和预防措施等，质量方针是否得到有效贯彻，质量目标实现情况的分析。必要时进行修订，应当建立下一年度的质量目标和措施计划。

4）其他需要评审的事项：重要的纠正和预防措施是否适当，是否有其他重要的纠正和预防措施需要批准，对体系的补充是否适当，是否有重要的修改或补充内容需要批准，其他相关因素，如日常管理议题、所需的资源及员工培训等。

5. 管评计划的批准 由最高管理者批准后的管评计划内容在明确责任方后,送达管理体系管理层、部门和关键岗位人员,以便他们根据评审内容,事前收集、充分准备与之工作范围有关的管评输入材料(尤其是需改进的事项)。管评材料的真实性和价值性是防止空洞管评,确保其产生实效的关键。

(二) 管评活动的实施

1. 材料准备阶段 管理评审的依据是受益者的期望,包括临床和客户需求、有关法规和标准的要求、实验室上级组织和全体员工的期望。由于面对面交流是最直接也是最高效的方式,并且当面讨论更容易形成共识,因此,为了提高评审的效果,管理评审通常应采用会议评审的形式,其中最高管理者参与是管评活动成败的关键要素,并可引起管理体系部门和人员高度重视和认真对待,报告相关输入材料。通过各职能部门或管理者代表将收集的输入材料提交参会者讨论,来发现实验室在管理中的亮点和薄弱环节,为下一步的改进确定方向。

可以通过集体讨论或专题研讨的评审方法,达到评审的目的和要求。也可以将评审的项目和要求列成表格,逐一评价。同时可以调阅评审有关质量管理体系文件和记录,深入现场核查必要的专题或专项,核查必要的过程、结果和活动的质量来评审。

为了提高管理评审会议的效率,会前最好把准备在管理评审会上讨论的材料发放到参会人员,在评审会议上就不用再宣读材料内容,并且各参会者也可以提前准备自己的见解和改进意见,从而压缩评审会议时间。

对于一些大型综合性实验室,把全部材料放在一个评审会上讨论,可能反而会降低评审的效率和效果,这时可以采用分级评审的方法,各部门分别召开部门管理评审,每个部门只将主要评审结果或需要实验室处置和协调的部分提交到实验室的最高管理评审。这样的评审效果可能更能关注到实验室运作的各个环节。

2. 管评会议的召开标志着评审活动的正式启动 评审会议是管理评审工作最重要的环节,会议不仅要讨论会前收集、准备的汇报材料,还应当评审实验室质量方针和质量目标的适宜性,必要时进行修订。并且最好同时确定和建立下一年度的质量目标和措施计划。评审时应当特别关注法律法规、认可机构、客户等外部组织需求发生的变化,同时还应评审实验室的组织、设施、设备、程序和活动等内部已经发生的变化对管理体系的影响,以及这些变化对实验室资源的变化需求。

输入材料的分析即是管评活动的核心部分,也是获取客观证据和相关信息、评价管理体系运行状况的唯一途径。它是通过采取对输入材料的选择、区别和关键点展开酝酿、沟通、全面分析的形式(必要时调阅相关体系文件和记录以及现场检查等),达到客观评价整个管理体系"三性"和15个方面输入材料的目的,从而发现并提出存在或潜在的不符合及可能的改进建议。

管理层应在管理评审中特别注意可能引起问题的倾向,经常出现问题的区域尤其应重点考虑。所以管理评审必然是在大量数据统计分析的基础上才能进行,这与预防措施的采用可相互衔接。以管理评审重要的输入项-质量指标为例,实验室可通过对监测检验全过程的质量指标的评审,并制定纠正或预防措施的计划,以改进实验室的服务质量。

例1 某实验室的评审工作量的变化,本年度比前一年业务增加15%,发现业务增长点主要为医院多个科室开展日间手术,床位周转率提高,手术患者人数大幅度增加,对应的检验科业务增长点为急诊化验的术前项目,管理评审时发现急诊检验室现有的人员数量、设备、工作时间尚可保证检验报告的TAT和质量,但TAT和仪器故障率比前一年度有所增加,且依据以往的经验,医院的业务量每年有6%~10%的自然增长,评审后管理层增加了急诊组的员工2名,对一台8年的凝血分析仪进行了调换。

例2 某实验室质量指标——标本标签不合格率

标本标签不合格率=标签不合格标本数/标本总数×100%。

标本标签不合格:标签粘贴不平、标签粘贴方向不对、标签条码暴露不全、标本标签条码破损、标本标签无法核收等。

实验室标本标签不合格率的质量目标为≤0.5%。

2016年度管理评审时,经统计实验室总的标签不合格率为0.39%,满足要求。但将该标签不合格率分解时发现:生化组0.19%,免疫组0.31%,临检组0.41%,微生物组0.58%(未达标);实验室针对微生物的标签不合格率高进行了原因分析,发现其他专业组是相对固定的采血管,护理人员对采血管的标签粘贴方法熟练掌握,而微生物的标本采集器皿种类多,部分样本的采集由医生进行,而以往的标本采集培训以护理人员为主,针对这一现象实验室采取了系列措施:附加标本采集培训(重点为微生物专业),扩大培训范围为医生和护士;将正确的标签粘贴图片通过医院的联络平台向临床医护宣教等。并在措施实施的1个月后对实施效果进行了评价,次月微生物组的标签不合格率降低为0.39%;2017年度管理评审时,实验室总的标本标签不合格率为0.36%。

把握主题和适当引导是开好管理评审会的关键,最高管理层主持管理评审会议时,应讲明会议的目的、意义和要求,把握会议的主题和重点,组织好与会者的发言和讨论。有些汇报人员往往避重就轻或抓不住主要问题。比如:体系运行中存在的问题大多数是现场标识实施不好、文件发放记录不齐全、质量记录不规范等,而对质量管理体系是否适宜、充分和有效,以及质量方针、目标的实现情况却很少讨论或没有讨论。管理层应对此进行引导,避免漫无边际的泛谈,将管理评审讨论的重点放在影响检验过程的关键问题、长期存在的质量问题、质量体系运行中的系统问题上,分析深层次原因,提出和讨论解决问题的思路和主要措施。这些问题往往是受内、外部因素的影响而难以解决的,或是需要较大投入才能解决的问题,这就需要最高管理者根据组织自身的能力和需要,协调外部因素,采取纠正措施,解决内部存在的问题。管理者代表向会议作的书面报告也应突出质量管理体系运行中存在的主要问题的分析,引导与会人员紧紧围绕着会议主题展开深入的讨论,最终达成共识,明确改进方向。寄希望于一次评审会议可以解决质量管理体系的所有问题是不现实的,对于复杂的问题可以会后专题讨论或分期解决,循序渐进,但会后专题讨论的内容也要留有记录,作为管理评审的输出。

3. 管评活动的输出 管理评审的输出内容是最高管理者通过评审活动,找出问题原因,做出评审正确结论,并形成有关改进的决定。其内容有管理体系及其过程是否改进,与外界要求有关的检验质量和服务质量的改进,管理体系所需求的资源改善等,以及对管理体系(质量方针和目标)做出评价结论和对检测工作符合要求的评价信息。输出内容的形成可促使相关部门和人员清楚并认识问题的原因,从而针对部门内体系运行环节举一反三,清除并预防不符合的发生,寻求改进,以期实现整改目标,体系有效运行。但我们在开展认可评审工作中发现,有些实验室在输入材料中未对质量方针和目标进行评价,如目标是偏低还是偏高,能否满足顾客期望,体系有效运行能否达到;也未对上次管理评审的改进措施落实情况进行反馈;缺少社会需求、管理体制及检验能力变化情况的信息;各部门对重大预防措施、质量改进,以及由于工作量和工作类型的变化,其资源(包括人员、设施、设备等)能否满足等没有实质性建议。造成上述情况的原因一般为领导层重形式轻实效,责任部门尽量回避薄弱点的暴露,其次为单位内部对体系文件的掌握存在理解偏差和经验不足,以至于输出材料中缺少对管理体系的适宜性、充分性和有效性做出总体评价结论;对体系的变更需求、改进机会、质量方针和目标的改进需求、未来资源需求未作说明。致使我们的管理评审流于形式,达不到预期效果。

(三)编制管评报告

管理评审后,应提交有关评审情况、结论和建议的书面报告,以便实验室执行管理层采取必要的措施。管理评审结果应包括对管理体系适宜性做出评价以及影响管理体系适宜性、充分性和有效性问题的解决方案,并跟踪解决方案实施情况。管理评审报告应由实验室最高管理者签署,并在实验室内部公布或分发至有关部门。

1. 管理评审报告的内容

(1)评审概况:包括进行本次管理评审的目的、内容和实际做法、参加评审的人员、评审日期等。

(2)对质量体系运行情况及效果的综合评价。

(3)针对实验室面临的新形势、新问题、新情况,质量体系存在的问题与原因。

(4)关于采取纠正措施或预防措施的决定及要求。

2. 管理评审一般应对以下三个问题做出综合性评价结论

(1)质量管理体系各要素的评审结果。

(2)质量管理体系达到质量目标的整体效果。

(3)对质量管理体系随着新技术、法律法规、客户(临床)要求或内外部环境条件的变化而进行修改的建议。

管评报告的形成是对管评活动的总结。撰写报告时,在输入有关管评计划内容、活动记录及管评结论等基础上,还应输入对存在的不符合提出的改进、纠正和预防措施,整改时限及跟踪验证等信息。再经管理层质量负责人审核,报最高管理者批准实施。管理体系的管理层、部门、人员在收到管评报告后,按照体系相关程序文件,督导、组织、安排部门内和部门间的改进、纠正、预防的实施。

(四)管评活动的跟踪验证

明确输出和跟踪验证是管理评审取得实效的保证,管评活动的目的就是对实验室管理体系实施有效评审,在管评活动中展开讨论、沟通,帮助部门和人员正确运用纠正和预防措施,消除和预防不符合发生,同时寻求不断改进机会。因此,作为管评活动的跟踪验证,它是保证管评结果成功实施的关键点,也是关闭管评活动不符合的控制点,同时又是实验室管理体系满足内外环境需求,确保运行质量和有效的抓手。对于管评活动中发出的不符合,管理体系运行管理部门要加强后续跟踪验证,在与责任部门和人员沟通的基础上,检查不符合是否按规定日期完成,不符合的纠正和纠正措施是否都已落实、完成后的效果如何及实施情况是否有记录可查并按规定保存。使其对管评结果产生实效的监控作用,为实验室管理体系在部门间和个人间的贯彻落实提供必要保障。

　　管理评审是否有效主要看通过管理评审是否寻找到改进的需求,改进的领域和切入点是否适宜,改进的措施、方法、手段是否适宜和充分,最终要达到持续改进。输出一定要与评审会上发现的主要问题一致,不能发现问题后治标不治本地给出部分解决办法,如针对"近期办公楼频繁因电路故障断电"问题,输出为"更换办公楼电路"就不如"请有关单位查找电路故障原因后更换问题设备及电路"更为合适。管理评审的每项输出都是为质量管理体系明确改进的领域、思路和主要措施等,使质量管理体系在原有的基础上进一步提高和完善。因此,最高管理层一定不能放过这一系统性分析和改进体系的机会,将输出按照 PDCA 的思路抓好、抓实,否则将前功尽弃。

　　对管理评审输出的实施,应注意以下几点。

　　(1)管理评审组织部门应认真记录管理评审的各项改进措施,整理后以书面形式下达,改进措施应明确并有针对性。尤其应明确此项工作的责任部门和责任人、完成时限要求及主要方法、实施跟踪验证的部门等。

　　(2)管理评审输出结果的验证一定要注重其有效性,对效果不明显或没有效果的,要重新采取措施,直到有效。

　　(3)实验室管理者应亲自主抓改进措施的效果分析评价,充分利用日常监督及内审的机会,追溯性地对实施效果进行客观评价并寻找新的改进。

(五)管理评审后的工作

　　管理评审的结果经常涉及管理体系的修改和预防措施的制定,实验室管理层应监控并客观评价实验室在进行检测工作时所提供的服务质量和适宜性,确保在商定的时间内按规定进行管理体系的修改和预防措施的实施。在管理评审结束后,实验室应对管理评审中提出的改进措施进行跟踪检查,以便尽快地落实和取得效果,并验证其实施效果,质量负责人对改进措施的完成情况进行监督和控制,并将其作为下次管理评审的输入信息。

　　1. 管理评审的结果　　应当输入组织的策划系统,并应当包括以下方面。

　　(1)质量方针、中期和长期目标的修订。

　　(2)预防措施计划,包括制定下一年度的目标。

　　(3)正式的措施计划,包括完成拟定的对管理体系和/或组织目标的运作的改进的时间安排。

　　2. 管理评审的记录　　管理评审结果应向相关人员通报,并将文件和记录归档。管理评审报告、资料和记录要形成档案,妥善保存。管理评审的记录包括评审概况、评审输入、评审过程、评审结论、改进的要求及措施。记录应当易于获得并按规定的时间保存。

　　3. 开展管理评审过程评价　　实验室要组织对管理评审过程的情况进行监督和评价,主要包括在评审过程中,实验室各级人员的领导、组织、监督职责和作用的发挥和落实情况,管理评审发现问题的充分性和采取措施的落实情况,审核策划和审核计划的合理性、有效性,以及审核记录文件、报告的质量情况,采取的措施及落实闭环情况等。通过开展管理评审过程评价,进一步确保和推进企业质量体系审核的有效开展。

六、管理评审与内部审核的比较

与内部审核相同,管理评审也要求按照预定的时间表和程序来进行,但两者的目的、组织者均不同(表 12-0-2)。管理评审是为了确保质量管理体系的持续适用性和有效性并进行必要的改进,由实验室的执行管理层组织进行;而内部审核是为了证实实验室的运行持续符合管理体系和认可准则和评审准则的要求,由质量负责人组织进行。

表 12-0-2 内部审核与管理评审的区别

项 目	内 部 审 核	管 理 评 审
定 义	确定质量活动和有关结果是否符合计划的安排,以及这些安排是否有效地实施,并适合于达到预定目标的有系统的独立检查	由实验室最高管理者就质量方针和目标,对质量管理体系的现状与使用性进行的正式评价
主持者	质量负责人	实验室最高管理者
目 的	通过审查,为"① 管理体系对评审准则的符合性;② 管理体系运行的有效性;③ 管理体系不断改进"举证,为完善质量管理体系提出建议	确保质量管理体系的适宜性、充分性、有效性和效率,以达到规定的质量目标
顺 序	内部审核先于管理评审进行	内部审核报告是管理评审的输入之一
频 次	通常一年不少于一次全面内部审核,当发生组织机构、法人代表等重大变更,质量偏离和抱怨时,重大或新的监测项目结束后,对有关部门进行局部内部审核或全面内部审核	通常管理评审的周期为每 12 个月一次,当发生组织机构、法人代表等重大变更或重大事故时,可增加管理评审
形 式	全面或局部内部审核	全面
时 间	全面内部审核在质量管理评审前进行	全面
执行者	(独立于被审核活动以外的)内部审核员	中层领导及相关管理人员

管理评审应用的前提是组织已经实施了符合 ISO/IEC 17025 或 ISO 15189 要求的质量管理体系。实验室在提交认可材料时,应保证内审覆盖了全部要素。鉴于实验室试运行管理体系后首次内审无法覆盖管理评审(因管评在内审后),或可采用"首次内审→首次管评→附加内审"模式,附加内审可仅核查首次内审未覆盖的要素(见 4.12 持续改进、4.15 管理评审)。

总结

质量管理体系是各实验室根据 ISO 15189 准则和各专业应用说明,结合各自实际而建立的组织架构,是实验室质量方针、质量目标、程序文件、检测过程和保证资源等构成的一个有机整体,其有效运行的有效表现是实现委托协议及相关法律、法规、行业标准对检验过程的要求,并获得医患的信任和认可。而实验室的持续改进主要依赖"两审一监督"的网络发挥,即管理评审、内审、日常监督,三者的作用在体系运行中是一个有机共存体,其作用的发挥往往会对体系的有效运行产生叠加效应,从而进一步推动实验室管理水平的提升、检验活动质量的提高。

对于每个已经建立质量管理体系的实验室来说,应该长期关注的主要问题是确保和提高质量管理体系的持续的有效性和适宜性,而管理评审是保证质量管理体系有效运行的重要基础,通过管理评审这个自我改进机制，不断完善，不断提升，并通过检验服务的质量达到客户的需要和要求，实现质量方针和质量目标的承诺（图 12-0-1、图 12-0-2）。

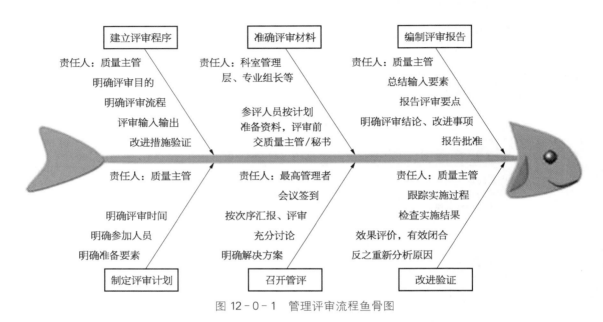

图 12-0-1 管理评审流程鱼骨图

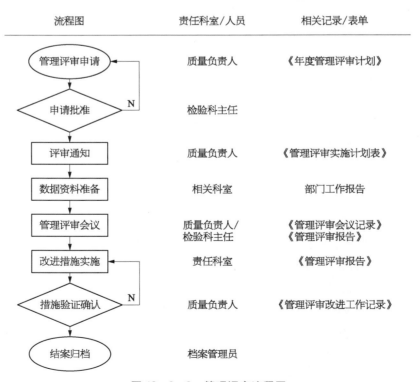

图 12-0-2 管理评审流程图

参考文献

［1］中国合格评定国家认可委员会.CNAS‐CL02：医学实验室质量和能力认可准则.2012.

［2］中国合格评定国家认可委员会.CNAS‐GL12：实验室和检验机构管理评审指南.2018.

［3］中国合格评定国家认可委员会.CNAS‐GL13：实验室和检验机构内部审核指南.2018.

［4］刘丽东.RB/T 214‐2017《检验检测机构资质认定能力评价检验检测机构通用要求》与 GB/T 27020《合格评定各类检验机构的运作要求》的条款分析.中国检验检测,2018,26(06)：38‐41.

［5］蒋定科.解读质量管理体系评审.上海标准化,2001(06)：36‐39.

［6］施昌彦.管理评审简介.中国计量,2017(02)：51‐52.

［7］CNAS.现场评审不符合项案例集.中国计量,2016(03)：36.

（张晓曦　曹艳菲）

第十三章
记录控制与管理

记录是用表格的形式提供客观及溯源性证据,来证明实验室体系运行真实有效,记录信息量要充分也是必要的。所有质量记录和技术记录从生成到作废要全过程管理,记录形式主要以纸张和电子形式体现。相关科室人员遵循要求建立相关程序并按要求执行。

一、记录的作用与分类

(一)记录的作用

(1)记录的定义可以表述为阐明所取得的结果或提供所完成的活动的证据的一种文件。

(2)作为追溯性提供文件和提供验证预防措施、纠正措施的证据。

(3)规范实验室质量记录和技术记录的实施和管理。

(4)满足实验室服务对象、法定机构、认可机构的需求。

(二)记录的分类

记录分成两种,第一种称为质量记录,第二种称为技术记录。

1. 质量记录　主要源自质量管理活动的记录,包括组织管理、文件控制、服务协议评审、委托检验、外部服务和供应、咨询服务、投诉的解决、不符合的识别控制、纠正措施、预防措施、持续改进、记录管理、内部审核、管理评审、人员培训教育考核等活动中形成的记录。

2. 技术记录　主要源自技术管理活动的记录,包括原始记录等各类记录表格、导出数据、开展跟踪审核的足够信息、校准记录、人员签字记录、已签发出的每份检验报告、合同、工作单、工作手册、核查表、工作笔记、控制图、实验室服务对象信函、文件和反馈信息等。每项检测记录都应包括足够的信息,所谓足够信息的含义是指:根据这些信息可以在最接近原来条件的情况下复现检测活动并识别出不确定度的影响因素。

二、记录管理与控制

(一)记录的编制与审核

(1)记录的标识:所有记录均采用唯一识别码进行编码,便于识别和查取。

(2)记录的格式:质量和技术记录的格式由管理层统一规定。

(二)记录的批准和发布

记录表格一般可视为程序文件或作业指导文件的组成部分,在编制程序文件及作业指导文件时同时形成,与其同时批准发布实施,故职责和要求与文件控制程序相同。记录表格制定审核完成后,由实验室主任批准发布。

(三)记录的质量管理

管理层负责管理涉及全科或多个部门质量活动的质量和技术记录,各专业组负责各自质量活动的记录及质量和技术记录的管理。质量和技术记录应保持及时性、可溯源性、真实性;记录内容齐全,字迹清楚,编号、记录日期、签名均要完整。

（四）记录的归档和保存

（1）各检验室填好的记录由各检验室文档管理员负责分类保存,按照每年规定时间上交科室统一存档保存,并在归档记录控制清单上签收。所有记录应方便检索和阅读,上交科内的记录由专人管理。

（2）记录的借阅应明确可以查阅、使用的人员范围和取用手续。因为这涉及保护机密和所有权等问题。

（3）实验室明确规定与质量管理体系相关的各种记录的保存时间及保存地点。采取安全防护措施存放。储存保管设施应环境适宜,防止损坏、变质和丢失,应明确规定记录保存期限,不同种类的记录可以有不同的保存期限,但应符合法律和法规、客户、官方管理机构、认可机构及标准规定的要求。

（4）载体可以有硬盘拷贝或电子媒体等不同形式,电子方式储存的记录应有保护盒备份程序,防止未经授权的侵入或修改。

（5）记录的安全防护和保密：岗位工作人员应对记录上的信息保密,未经实验室主任批准,记录严禁对外借阅和复印。

（五）记录的修订

（1）对于需要修订的记录,根据修改的建议,填写更改申请审批表,由该记录的规定审核者审核后,记录的批准者批准发布。

（2）需要修订的记录表格以版本号区别修改前后的记录。

（六）记录的废止和销毁

（1）质量管理体系发生改变时,相应的旧版记录同时废止,所有作废记录由相关人员负责及时从所有使用场所收回,需保留的应在记录加盖"作废"印章,防止误用,废止记录按照制定的文件要求销毁处理。

（2）所有记录按照体系文件要求保存,过了保存期的记录需要销毁时,应经过审查和批准,以免造成无可挽回的损失。

三、记录内容的具体要求

（一）记录的使用

实验室可以根据质量管理体系的不同要求设计不同的质量管理记录表格和技术活动记录表格的格式。质量和技术记录应符合国家、地区和当地法规的要求。格式栏目中所要求填写的内容应满足信息足够的原则,并经审核和批准。应定期评审其必要性、充分性和可追溯性,并不断改进完善。实验室应有记录格式的控制清单,在批准启用新格式时,原有的老格式应予以废止。但应强调的是认可准则并未要求实验室必须用表格的方式控制所有记录。

（二）质量和技术记录的计算机信息化

（1）在所属单位信息系统能够满足的条件下，可制定文件编制与管理控制程序，来控制储存在电子媒介上的记录，实现记录管理与控制的信息化。

（2）质量和技术记录的计算机信息化具有如下优势。

1）表格无须打印、整理、分发和归档，不用维护索引列表，减少工作量。

2）表格和记录存储在数据库中，不消耗纸张等耗材，不占用文件柜和台面空间，节约成本。

3）记录在线填写支持默认值和选项，限制了"补填、早填、修改和冒签名"等行为，填写规范又快捷。

4）记录在线一站式查阅免翻找，支持查找快速定位记录，提高查阅效率。

5）没有物理介质传导，杜绝生物安全隐患。

（三）记录的种类

记录包括但不限于纸质记录及照片、计算机媒介、自动化仪器等电子记录。

记录至少应包括：供应商的选择和表现及获准供应商清单的更改、员工资质培训及能力记录、检验申请、实验室接收样品记录、检验用试剂和材料信息、实验室工作簿或工作单、仪器打印结果及保留的数据和信息、检验结果和报告、仪器维护记录（内部和外部的校准记录）、校准函数和换算因子、质量控制记录、事件记录及采取的措施、事故记录及采取的措施、风险管理记录、识别出的不符合及采取的应急或纠正措施、采取的预防措施、投诉及采取的措施、内部及外部审核记录、实验室间比对结果、质量改进活动记录、涉及实验室质量管理体系活动的各类决定的会议纪要、管理评审记录（图 13 - 0 - 1）。

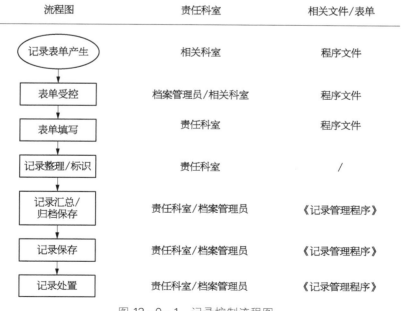

图 13 - 0 - 1　记录控制流程图

（管仲莹　赵鸿梅）

第十四章
设施和环境条件

一、设施和环境条件的意义和总体要求

为确保检验结果的可靠性、有效性和准确性,实验室的设施(包括空间)和环境条件须符合有关技术规范、规程的要求,通过执行《设施和环境管理程序》进行控制,以保证对所要求的标本采集、检验质量、设备运行和人员安全等没有不良影响。

实验室应分配开展工作的空间。其设计应确保用户服务的质量、安全和有效,以及实验室员工、患者和来访者的健康和安全。实验室应评估和确定工作空间的充分性和适宜性。在实验室主场所外的地点进行的原始样品采集和检验,如实验室管理下的床旁检验,也应提供类似的条件(适用时)。

实验室应进行安全风险评估,设置不同的控制区域,制定针对性的防护措施及相应的警示。

二、实验室设计、分区、流程

不同工作对环境要求不同,实验室可按功能划分为检测区、缓冲区、生活和接待区。按试验要求,检测涉及的特殊工作区域有:样品制备室、检测分析室、普通仪器室、精密仪器室、计算机室、恒温恒湿室等。对试验室应进行测试和验收,确认其符合相关标准要求。为防止影响工作质量和安全,对工作区域应合理布局并有正确、显著的标识,任何两相邻区域的工作(活动),在相互之间有不利影响时,应采取有效隔离措施,以防止影响检测工作质量和对环境的交叉污染。

三、实验室设施及维护

实验室及相关办公设施应提供与开展工作相适应的环境,以确保满足以下条件。

(1)对进入影响检验质量的区域进行控制。注:进入控制宜考虑安全性、保密性、质量和通行做法。

(2)应保护医疗信息、患者样品、实验室资源,防止未授权访问;必要时,实验室应提供安静和不受干扰的工作环境。注:安静和不受干扰的工作区包括:细胞病理学筛选、血细胞和微生物的显微镜分类、测序试验的数据分析及分子突变结果的复核。

(3)检验设施应保证检验的正确实施。这些设施可包括能源、照明、通风、噪声、供水、废物处理和环境条件;应关注与开展活动相适宜的光、无菌、灰尘、有毒有害气体、电磁干扰、辐射、湿度、电力供应、温度、声音、振动水平和工作流程等条件,以确保这些因素不会使结果无效或对所要求的检验质量产生不利影响。

(4)实验室内的通信系统与机构的规模、复杂性相适应,以确保信息的有效传输。

(5)提供安全设施和设备,如应急疏散装置、冷藏或冷冻库中的对讲机和警报系统,便利的应急淋浴和洗眼装置等,并定期验证其功能。

四、实验室环境因素及其控制

实验室的环境条件不应影响检测结果的有效性或所要求的准确度,环境条件要求和控制的依据是检测方法及所配置的仪器设备使用要求。为保证抽样、检测结果的准确可靠,实验室必须配置相应的设施和环境条件,以满足检测方法及所配置的仪器设备使用要求,针对如温度、湿度、尘

埃、噪声、照度、振动、室内气压、换气率、电压稳定度、电磁干扰、接地电阻等各项环境因素,建立实验室环境条件要求。根据检测方法的规定,确定样品室的环境环境条件要求。

不同的检测项目对环境条件的要求有很大差异,对环境条件比较敏感的检测项目,实验室必须满足相关要求并进行监测、控制和记录。对环境条件无特殊要求的检测项目,实验室无须进行监测、控制和记录。微生物实验室监测包括实验室表面和空气中微生物的分析。对实验室的表面进行检测,就可以确定在同一工作内,经过一段时间以后是否还保持干净,或不同工作区在一定时间内需要打扫的次数;消毒剂作用于工作台上的效果如何,间隔多长时间需要对工作台消毒一次,以及层流净化台的使用效果情况;对空气进行检测,可以确定高效过滤器的使用效果及需要更换的次数,并能确定可能的环境污染源。当需要在实验室外部现场进行取样或测试时,要特别注意工作环境条件,并做好现场记录。

安装了可自动监控和记录房间温湿度的智能型中央空调系统的实验室,对中央空调系统可实施定期校准,并记录。

五、实验室环境整顿

整顿实验室环境的目的是使实验室环境条件满足检测工作的要求,减少环境条件对检测人员身心健康的危害和对检测结果造成不良的影响,以保证检测结果的准确性。

有的实验室引进了"6S 管理"对材料、设备、设施、人员等要素开展相应的整理(seiri)、整顿(seiton)、清扫(seiso)、清洁(seiketsu)、安全(security)、素养(shitsuke)等活动,作用是使工作环境整洁有序,有效利用实验室空间,降低资源消耗,减少寻找时间,提升设备性能,提高工作效率,预防为主,保证安全,保证质量。

(1)整理(seiri):将工作场所的任何物品区分为需要和不需要的,去除不必要的,即在实验区内不得放置、储存非必需的物品,而仅放置目前或近期使用的物品。以便腾出宝贵的空间,防止误用及防止物品变质,缩短前置作业时间。

(2)整顿(seiton):将留下来的有用物品整理后,依规定有序摆放,并加以标示,目的是消除过多的积压物品,使工作场所一目了然,消除寻找物品的时间,检测物品取用方便,检测完毕,及时放回原处。

(3)清扫(seiso):清除工作场所内的脏污,清洁仪器设备和打扫地面,防止脏污的发生,保持工作场所干净亮丽。便于随时检查和发现任何异常之处,防止作业伤害。

(4)清洁(seiketsu):将上面的3s(整理、整顿、清扫)制度化、规范化,形成文件并贯彻执行及维持和提升。将干净的观念延伸到个人;关注是否正确穿着工作服,是否正确操作仪器设备,是否持续地进行整理、整顿和清扫工作;视为每天例行工作的一部分。

(5)安全(security):强调"安全生产第一"原则要求,重视全员安全教育,建立安全意识。所有的工作应建立在安全的前提下,预防为主,防患于未然,保证安全。

(6)素养(shitsuke):明确规定每一个人的岗位职责和权限,依规定行为。建立自律意识,养成良好习惯,培养积极进取精神。

整理、整顿、清扫、清洁的对象是"环境""设施""设备""物品"。素养、安全的对象则是"人"。强调对日常工作行为提出要求,倡导从小事做起,注重细节,力求做事养成事事"讲究"的习惯,从而达到提高整体工作质量的目的。

六、实验室的安全管理

检测活动不能影响和危害公共安全,确保安全是实验室的头等大事。实验室经常使用许多化学药品、电气设备、高压气等。所用的化学药品多数具有毒性或易燃易爆等性质,有的还具有致癌作用,另外,实验过程中有时也会产生有毒气体,具有一定的职业危害或危险性。因此,实验室各级人员必须接受安全教育,同时,必须了解各种化学药品的性质与危害性、实验过程中可能产生的毒气,熟悉仪器设备的性能及使用规程,制定完善的安全制度以防止重度、化学烧伤、火灾与爆炸等事故的发生。

(一) 防止中毒

(1) 严格遵守实验室管理制度,加强对毒物、化学品及易制毒品的保管。

(2) 实验室内不得放置食物、饮料、餐具。严禁在实验室内进食、烹煮。不得用烧杯或其他实验用具喝水。

(3) 严禁擅自将毒品、化学品携出实验室,或带往家中及其他生活场所,不得将非食用品放在食品架上。

(4) 实验完毕离开实验室时,应洗手,必要时应漱口。

(5) 勿在暗处发放化学品、药物。使用化学品之前,应核对标签。无标签的化学品或药物,应及时处理,不应久置。凡不需要的化学品,应退库房,不应积存在实验室内。

(6) 实验室内,只应留放工作必需的剧毒物品。毒物或其溶液的容器,应有标签,且标明有毒,标志应醒目,严禁使用无标签的容器。

(7) 实验室所用的毒物,应设使用登记本,认真实行使用登记制度。对于常用毒物,应设专用本子记载其毒性、中毒症状与急救方法,且室内工作人员均应知悉。必要时,应作考核。

(8) 装过化学品的容器,通常不应改装食物。

(9) 实验室内不应带入小孩逗耍。

(二) 防止火灾

(1) 实验室内必须配备适用于各种情况的消防材料,如消火砂、石棉布、湿抹布及各类灭火器,并定期检查、换药。

(2) 实验室内不要保存大量易燃物质,少量的也要加塞密封,远离火源、电源、热源,置阴凉处。

(3) 可燃性试剂,均不能用直接火加热,必须用水浴或油浴加热;蒸馏或回流易燃物质,如乙醚、二硫化碳等时,更要远离火源,最好用蒸气加热,瓶内液体不得超过一半容量,以免暴沸而引起着火。

(4) 易燃蒸气大都比空气重(如乙醚是空气的 2.6 倍),即使远离火源,也能着火,因此在处理较大量易燃气体时,必须在没有火源的通风良好的室内进行。

(5) 养成良好的安全操作习惯。

(三) 防止腐蚀、化学灼伤、烫伤

化学药品的危险性除了易燃易爆外,还在于它们具有腐蚀性、刺激性、对人体的毒性,特别是

致癌性。使用不慎会造成中毒或化学灼伤事故。

实验室应配备医药箱,医药箱内一般有下列急救药品和器具:医用酒精、碘酒、创可贴、医用纱布、药棉、棉签、绷带等。医药箱专供急救用,不允许随便挪动,平时不得动用其中器具。

(四) 气瓶(钢瓶)及高压气体的安全使用

有些试验需要使用高压气体(钢瓶),为确保实验室安全,预防人身和财产意外事故发生,必须规范高压气体(钢瓶)使用与管理。

(1) 实验室必须从有资质的供应商处购置高压气体和高压气体钢瓶,并检查其是否漏气,高压气体钢瓶外涂颜色和标识应符合国家规定。

(2) 搬运气瓶时,应先装上安全帽,不可使气流受到震动和撞击,以防爆炸。

(3) 高压气体钢瓶应垂直放置,并有防倾倒装置(支架或气瓶柜)及紧固链,存放在阴凉和通风良好的专用区,避免阳光直接照射,远离任何热源或火种,并张贴"气瓶存放区"标识。

(4) 易燃、易爆气瓶及有毒气体钢瓶应单独存放在室外,并具备防火、防盗措施;确实不具备存放室外条件的,其存放间距应符合国家规定要求,并张贴警示标志,必要时须加装报警器或监控设备。

(5) 高压气体钢瓶存放区及其附近应严禁烟火和使用明火,并张贴警示说明。

(6) 要防止高压气体钢瓶锈蚀,应远离腐蚀性物质放置。可将气瓶放置在适合的垫板上,防止气瓶底部受腐蚀。

(7) 高压气体钢瓶的放置应将满瓶与空瓶分开存放,并在脖颈处悬挂"满瓶"或"空瓶"标志牌;满瓶存放时应按照"先存放先使用"的原则安排。

(8) 高压气体钢瓶存放的数量应尽量减少,并符合国家规定标准。

(9) 开启压力表阀门时要缓慢,气流不可太快,以防冲杯仪器或引起着火、爆炸。

(10) 当各种气瓶使用到最后时,其剩余压力不得小于 0.05 MPa。乙炔瓶的剩余压力随着室温不同而异。

(11) 高压气体钢瓶存放和使用期间,实验室安全员应定时检查其安全状况,确保无泄漏或其他安全隐患。

(五) 电气设备的安全使用

(1) 所有用电仪器的金属部分和外壳必须安全连接地线。使用前应检查是否漏电,并按仪器使用说明进行操作。

(2) 电气设备在更换保险丝时,要按负荷量选用合格保险丝,不得加大或以铜丝代替。不得用铁柄毛刷清扫电门和用湿布擦电门,以防触电。

(3) 实验室内不要有裸露的电线头,所有开关均应采用空气开关,工作时开关要彻底扣严,要注意实验室内发出火花时的危险性。

(4) 电器、电线等着火时,必须关闭总电门。实验室应准备应急时使用的灭火材料,包括消火砂、石棉布、毯子及各种灭火器等。

(六) 化学试剂、药品的管理

实验室的化学试剂、药品品种很多,化学试剂、药品大多具有一定的毒性及危险性,对其加强管理不仅是保证分析数据质量的需要，也是确保安全的需要。

实验室只宜存放少量短期内需用的药品。建议化学药品按无机物、有机物、生物培养剂分类存放；无机物按酸、碱、盐分类存放；盐类中按金属活跃性顺序分类存放；生物培养剂按培养菌群不同分类存放。其中属于危险化学药品中的剧毒品应锁在专门的毒品柜中，由专人加锁保管，实行领用经申请、审批、双人登记签字的制度。

参考文献

［1］中国合格评定国家认可委员会.CNAS－CL02：医学实验室质量和能力认可准则.2012.

［2］中华人民共和国卫生行业标准.WS/T 574－2018 临床实验室试剂用纯化水.2018.

［3］中国合格评定国家认可委员会.CNAS－CL05－A002：实验室生物安全认可准则对关键防护设备评价的应用说明.2018.

［4］中国合格评定国家认可委员会.CNAS－RL05：实验室生物安全认可规则.2016.

［5］中国合格评定国家认可委员会.CNAS－CL05：实验室生物安全认可准则.2009.

（赵鸿梅　管仲莹）

第十五章
设备、试剂和耗材

"人、机、料、法、环、测"是医学实验室质量管理体系的6个主要因素,设备、试剂和耗材(机、料)是其中2个关键因素。以往医学实验室质量和能力认可现场评审技术要素部分开具的不符合和观察项主要集中在 CNAS-CL02:2012《医学实验室质量和能力认可准则》5.3 设备、试剂和耗材,5.5检验过程及 5.6 检验结果质量的保证等要素,分别约占 25%,由此可见设备、试剂和耗材的规范化管理依然是医学实验室全面质量管理的重点和难点。

一、设备分类及分类管理

广义的实验室设备内容繁杂,依据 CNAS-CL02:2012《医学实验室质量和能力认可准则》的用途,实验室设备主要包括仪器的硬件和软件、测量系统和实验室信息系统。实验室中根据实际用途又将实验室设备分为检测设备和辅助设备。

二、设备选择、购买、验收、规范标识

(一)设备的选择

设备的供应商应当是注册合法、证件齐全、资质完备;其提供的设备应具有生产批准文号、注册证和检定证书(符合国家或地方法律和法规)等。

设备的选择应首选节能和环保产品。

(二)设备的购买

设备的购买应符合国家或地方法规的标准,结合医院实际制定自己的购买流程。

(三)设备的验收

仪器设备的验收是仪器设备购置过程的结束,也是设备常规管理的起点。验收是了解仪器设备技术性能、建立原始档案的过程。对于未能通过验收的,应及时退货;通过验收的设备,在日常使用前还要进行核查或校准。仪器设备的验收包括以下4个步骤。

1. 准备工作　查找并熟悉相应技术标准,制定详细的验收方案(主要包括验收哪些指标、采取什么方式、使用哪些标准物质),选择有技术能力的专业机构或人员进行性能测试。

2. 核对凭证　为确保购进的仪器设备与拟采购的仪器设备相符,应就装箱单所述的生产单位、名称、型号、规格、批号、数量等与采购单据进行核对,同时检查其技术资料所描述的性能与所要求的技术指标是否一致。

3. 实物点验

(1)数量点验和外观检查:检查设备、附件、配件的数量是否正确,外观是否完好,是否附有出厂合格证和保修单。

(2)内在质量检查:重点在于计量性能是否满足要求,功能是否正常。通常由选定的专业机构或人员进行,并出具调试报告或校准证书。对于大型、精密、贵重设备,通常由供方派出技术人员进行安装调试,调试完成后再由实验室根据验收方案确认测试结果。

(3)其他问题:在仪器设备验收中可能会遇到一些问题,具体处理办法如下。

1)物、证不符。① 仪器设备与采购单不符,应予退货或换货;② 与采购单相符,但与随机的资

料不符,此时应迅速与供货单位联系待资料齐全后再行验收。

2)验收不合格,应予以退货。

3)属于生产厂家或供应商负责调试的,如达不到要求,应要求换货更换后重新调试,并根据实际情况酌情索赔。

4)由于其他因素延误验收的,应根据实际情况迅速向有关方面交涉,并酌情索赔。

5)除另有约定外,所有验收程序必须在规定的"索赔期"内完成(特别是进口物资),以免造成经济损失。

(四)设备的规范标识

1. 实验室设备应进行规范标识,标明仪器的校准或验证状态 标识应具有唯一性,标明设备的种类、名称、型号、唯一性编码、责任人、校准日期及再次校准日期等。

2. 可以采用不同颜色的标志标明仪器的状态 状态标识分"合格""准用""停用"3种,分别以"绿""黄""红"3种颜色表示。

(1)绿色标识(合格证):指仪器设备经计量检定/校准合格。确认其符合使用要求。

(2)黄色标识(准用证):指仪器设备存在部分缺陷,但在限定范围内可以使用(即受限使用的)。包括:多功能检测设备,某些功能丧失,但检测所用功能正常,且经检定/校准合格者;测试设备某一量程准确度不合格,但测试所用量程合格者;降等、降级后使用的仪器设备。

(3)红色标识(停用证):指仪器设备目前状态不能使用,但经检定/校准或修复后可以使用的,不是实验室不需要的废品杂物。停用包含:仪器设备损坏者、仪器设备经检定/校准不合格者、仪器设备性能无法确定者、仪器设备超过周期未检定/校准者、不符合使用要求者。

3. 其他设备 有些与测量数据无直接关系的设备,如空调机、变压器等,它们功能是正常的,贴黄色标识就不太合适,一般应贴绿色标识,并加标"非计量"以示区别,有些直接用"功能正常"标记。实验室也可以根据需要自行设计校准状态标识,并在相应文件中详细说明其使用范围和方法。

三、设备性能检定和校准

"CNAS-CL02:2012《医学实验室质量和能力认可准则》中5.3.1.4设备校准和计量学溯源"是现场评审中发现不符合最多的条款,因此下面将从基本概念和如何保持计量学溯源链完整开始,分析设备校准和系统校准方面出现不符合的性质和原因,规范相应的管理工作。

(一)基本概念

1. 计量溯源性(metrological traceability) 通过一条具有规定不确定度的不间断的比较链,使测量结果或测量标准的值能够与规定的参考标准(通常是国家标准或国际标准)联系起来的特性。是通过测量程序和测量标准交替的不间断比较链,逐级向上减少测量的不确定度,实现计量上的溯源性。计量学溯源是国际间相互承认测量结果的前提条件,CNAS将计量学溯源视为测量结果有效性的基础。

2. 参考测量程序(reference measurement procedure) 经过充分研究的测量程序,其所产生的值具有与其预期用途相称的测量不确定度,尤其用于评价测量同一量的其他测量程序的正确度和确定参考物质的特征。

3. 参考物质(RM) 又称标准物质、标准品,用作参照对象的具有规定特性、足够均匀和稳定的物质,其已被证实符合测量或标称特性检查的预期用途。"参考物质"既包括具有量的物质(定量),也包括具有标称特性的物质(定性)。赋值或未赋值的参考物质均可用于测量精密度的控制,但只有赋值的参考物质才可用于校准或测量正确度的控制。

4. 有证参考物质(CRM) 又称有证标准物质、有证标准品,附有由权威机构发布的文件(以"证书"的形式给出),提供使用有效程序获得的具有不确定度和溯源性的一个或多个特性量值的参考物质。证书中通常含有如下基本信息:标准物质名称及编号,研制和生产单位名称、地址,包装形式,制备方法,特性量值及测量方法,标准值的不确定度,均匀性及稳定性说明,储存方法,使用中注意事项及必要的参考文献等。在标准物质证书和标签上均有 CMC 标记。

5. 产品校准品(product calibrator) 预期用于制造商最终产品的校准品。校准品应具有定值和已知的测量不确定度,其目的是校准某一测量系统,从而建立此系统测量结果的计量溯源性。对给定的校准品,还应进一步依据下列信息明确其特性。

(1) 公认水平(如国际级、区域级或国家级)。

(2) 发布权威机构(如 WHO、NIST 等)。

(3) 证书情况(有证、无证)。

(4) 材料来源(如无机的、人或动物的、植物的,或微生物的等)。

(5) 制备(如合成的、天然的,或重组的)。

(6) 分析物的分子形式或替代物(如氨基酸的空间异构体,或用甘油替代甘油酯)。

(7) 基质(如缓冲的牛白蛋白溶液)。

(8) 聚集状态(气体、液体、固体)。

(9) 物相(溶液、混悬液、冻干品)。

(10) 预期用途。

6. 校准(calibration) 在规定条件下,为确定测量仪器或测量系统所指示的量值,或实物量值或参考物质所代表的量值,与对应的由标准所复现的量值之间关系的一组操作。某个被选定的计量学可溯源的校准的目的是将一个参考物质和(或)参考测量程序的正确度水平传递至一个具有较低计量学水平的程序,包括测量仪器校准(仪器检定/校准)和测量系统校准(包含了仪器、试剂、校准品等一系列可影响测量结果的因素,WS/T 490-2016)。

微生物实验室使用的标准物质一般指标准菌株,可用来:① 证明结果的准确性;② 校准设备;③ 监测实验室运转;④ 验证试验方法;⑤ 比较试验方法。标准培养物是标准菌株、标准储备菌株和工作菌株的统称,其中标准菌株一般是从标准菌株保藏中心获得的真空保存的菌株。将标准菌株传代培养一次,制得标准储备菌株,应同时进行确认试验(纯度和生化检查),一旦标准储备菌株被解冻,最好不要重新冷冻和再次使用。标准储备菌株经继代培养获得日常微生物检测所需工作菌株。所得的标准培养物从储备菌株传代培养次数一般不超过 5 次,除非标准方法中要求并规定,或实验室能够提供文件化证据证明其相关特性没有改变。实验室应制定并实施特定程序管理和使用标准培养物,保留传代记录并可溯源。

(二) 计量溯源性链和校准等级

根据计量学溯源的等级可以将目前的定量检验项目分为 A 类和 B 类。A 类检验项目的特点是化学定义明确,有完整溯源链可溯源至 SI 单位(图 15-0-1),包括电解质、代谢物/底物、非肽激素、药物/维生素、少数蛋白质等。

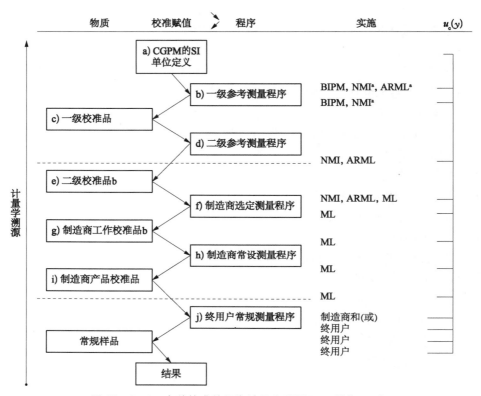

图 15-0-1　完整校准等级和计量上溯源至 SI 单位(A 类)

缩写:ARML,认可参考测量实验室(可以是独立实验室或制造商实验室);BIPM,国际计量局;CGPM,国际计量大会;ML,制造商实验室;NMI,国家计量机构。符号 $u_c(y)$ 为测量的合成标准不确定度,最右侧各水平短线不代表刻度

实际上体外诊断医疗器械制造商和用户常遇到的问题是可用的参考物质有限,此外,很多被测量没有参考测量程序,因此更多的属 B 类,其特点是化学定义不明确或很难明确,用约定单位表示量值,不可溯源至 SI 单位。根据使用的测量程序和校准品的等级又分为 B1~B4 几种情况。

B1 类:有国际约定参考测量程序和国际约定校准物质,如糖化血红蛋白。

B2 类:有国际约定参考测量程序,无国际约定校准物质,如某些凝血因子、血细胞、高密度脂蛋白胆固醇等。

B3 类:有国际约定校准物质及定值方案,无国际约定参考测量程序,如某些蛋白激素、抗体和肿瘤标记物等。

B4 类:既无参考测量程序,也无参考物质,是临床检验中最多见的一种情况,多达 300 多种,如某些肿瘤标志物和抗体等。制造商自行建立"自用"测量程序和校准品,为产品校准品定值,此时的正确度即校准级别的水平。

部分常规定量检验项目不能计量学溯源至 SI 的原因包括:① 人样品中分析物定义不充分;② 难以获取指定化学化合物的超纯物质;③ 校准品中分析物的非均一性(异构体、衍生物),难以阐明其物理-化学性质,如酶、抗体、糖蛋白等情况;④ 测量程序对给定校准品中的分析物有不同的特异性和选择性。比如:当用两个或更多的免疫学程序对某个参考物质中的某激素,如测量促甲状腺素(TSH)的浓度时,因为不同试剂识别被测物质中的不同抗原决定簇并与其产生不同程度的反应,于是会产生不同但相互关联的量值;⑤ 测量的各人体样品中分析物和校准品间有微小不均一性,如用白蛋白溶液校准双缩脲反应测量血清中的(总)蛋白浓度;免疫化学测量血清铁蛋白浓度时,因分析物的微小不均一性,不同的多克隆抗体对各个异构体的识别程度不同;⑥ 人样品基质与校准品基质不同;⑦ 因变性,使样品测量时包括经物理或化学修饰过的分析物。CNAS-CL02:2012 5.3.1.4 对此类情况的计量学溯源做了说明:追溯至高级别参考物质或参考程序的校准溯源文件可以由检验系统的制造商提供。只要使用未经过修改的制造商检验系统和校准程序,该份文件即可接受(5.3.1.4 注)。也就是说,要实现计量学溯源,必须保持使用配套的检测系统并严格遵守仪器、试剂和校准品说明书的要求。对此要注意以下几点。

1. 关于配套检测系统的计量学溯源

(1) 非开放检测平台,如目前的化学发光检测系统:仪器、试剂和校准品/标准品来自同一个厂家(即所谓的 AAA 组合),厂家能够提供量值溯源证据,只要使用未经修改的制造商检验系统和校准程序即能实现检测结果的计量学溯源。

(2) 开放的检测平台(如某些生化分析仪):试剂可以用于该类型/型号的设备,并具有可溯源的产品校准品(即所谓的 ABB 组合),从而实现检测结果的计量学溯源。

需要说明的是,原则上应是试剂注册证明确注明该试剂可以用于该类型/型号的检测设备,说明厂家已经做过这一自建检测系统的性能确认且符合要求。鉴于目前国内 IVD 试剂注册现状,很多仅是在产品说明书(是产品申请注册的主要内容之一)中注明可用于该类型/型号的检测设备,需要厂家提供性能确认材料,否则,实验室需按自建系统进行性能确认。另外,对于存在不同包装规格的,还需要对不同包装规格之间的差异进行分析或验证,如存在性能差异,还需要分别提交性能验证材料。

关于校准品,则必须是产品校准品,而不能是工作校准品,且产品校准品的注册需满足要求。校准品、质控品可以与配合使用的体外诊断试剂合并申请注册(不单独销售),也可以单独申请注册(单独销售),都应当提交完整的溯源性文件。

2. 关于非配套检测系统(ABC)的可信性验证   当计量学溯源不可能或无关时,应用其他方式提供结果的可信度,包括但不限于以下方法:使用有证标准物质(或参加正确度验证计划);经另一程序检验或校准(最好与经过 CNAS 认可的、使用配套试剂且其 PT/EQA 合格的同一检测系统进行室间比对,否则可比性较差);使用明确建立、规定、确定了特性的并由各方协商一致的协议标准或方法。

国家卫生健康委临检中心和上海市临检中心目前开展部分检测项目(前述 A 类、B1 类、B2 类)的正确度验证,这些小分子或化合物可以用参考方法(Ⅰ级参考测量方法或国际约定的参考测量方法)为其赋值,并作为正确度验证样品发放参评实验室,以此获得各实验室测量的正确度偏倚。不同于 PT/EQA 之处在于是通过参考方法赋值,而不是把相同检测系统的均值作为靶值,从而实现不同检测系统间的可比性。目前国家卫生健康委临检中心开展正确度验证项目的有代谢物/总蛋白、脂类、酶类、糖化血红蛋白、电解质、全血细胞计数(自取,8 h 检测完成)。但需要说明的是,即使非配套检测系统能够获得正确度评价和可信性验证,该检测系统作为自建检测系统,需要实验室进行性能确认而非验证(见 CNAS‐CL02:2012 5.5.1.3),这对于临床实验室而言还是有较大难度。

(三) 设备校准和计量学溯源

实验室对直接或间接影响检验结果的设备进行校准,内容如下(CNAS‐CL02:2012 5.3.1.4)。

(1) 仪器和试剂的使用条件和制造商的使用说明。

(2) 记录校准品的计量学溯源性和设备的可溯源性校准。

(3) 定期验证要求的测量准确度和测量系统功能。

(4) 记录校准状态和再校准日期。

(5) 当校准给出一组修正因子时,应确保之前的校准因子得到正确更新。

(6) 安全防护以防止因调整和篡改而使检验结果失效。

由此可见,检测系统计量学溯源的实现其实包括 3 个方面的内容:要保证计量学溯源链的完整(第一条,见前述)、要进行设备的检定/校准(设备的可溯源性校准)、要进行系统的校准/定标(校准品的计量学溯源性)。下面介绍设备的可溯源性校准,包括设备检定、设备校准及内部校准。

设备校准和设备检定有明显区别,详见表 15‐0‐1。

表 15‐0‐1　设备检定和校准的区别

	检　　定	校　　准
性质不同	具有法制性,属计量管理范畴的执法行为	不具有法制性,是企事业单位自愿的溯源行为
内容不同	是对其计量特性和技术要求符合性的全面评定	主要确定测量设备的示值误差或给修正值
依据不同	检定规程	校准规范/方法
结果不同	必须做出合格与否的结论	通常不判断测量设备合格与否
证书不同	若合格出具检定证书,给检定周期,故不确定度要包括有效期可能产生的变化对检定结果的影响	一般不给校准周期,故不考虑校准对象性能今后可能产生的变化,该变化由客户自己考虑

1. 设备检定及其注意事项

(1) 检定:是查明和确认测量仪器符合法定要求的程序,它包括检查、加标记和(或)出具检定证书,必须由权威机构进行。一般是把计量器具(未知的)和一个与其相当或比其更好的标准器按法定的规程进行比较并做出合格与否的判断。一般按自上而下、定期定点、就地就近的原则进行。属于国家强制检定的范围的有玻璃液体温度计、尺、砝码、天平、电子秤、密度计、压力表、酸度计、分光光度计、比色计、水质检测仪等,详见《中国强制检定工作计量器具明细目录》。列入国家强制检定目录的计量器具必须定期送法定计量检定机构或者授权的计量检定部门检定。

(2) 设备检定的注意事项:包括年度设备检定计划的制定(不同设备检定周期不同)、检定范围的标注、检定机构资质和授权范围(在出具的证书上应有授权证书号)、检定结果的审核("检定证书"通常包含溯源性信息,如果未包含测量结果的不确定度信息,应索取或评估测量结果的不确定度,CNAS-CL06)、修正因子的使用等。

(3) 设备校准及其注意事项:非强制检定的计量器具,实验室可以选择有资质的计量检定机构检定/校准,也可以实施内部校准。

CNAS承认以下机构提供校准或检定服务的计量溯源性(CNAS-CL06测量结果的溯源性要求):① 中国计量科学研究院,校准能力范围内的测量仪器清单可通过其网站获得;② 获得CNAS认可的校准实验室,在其认可范围内提供的校准服务;③ 我国的法定计量机构依据相关法律和法规对属于强制检定管理的计量器具实施的检定;④ 当①~③所规定的溯源机构无法获得时,也可溯源至我国法定计量机构或计量行政主管部门授权的其他机构在其授权范围内提供的校准服务,其提供的"校准证书"应至少包含溯源性信息、校准结果及校准结果的测量不确定度等。⑤ 当①~④所规定的溯源机构均无法获得时,可选择能够确保计量溯源性的其他机构的校准服务。此时,应至少保留以下溯源性证据:校准方法确认的记录、测量不确定度评估程序、测量溯源性的相关文件或记录、校准结果质量保证的相关文件或记录、人员能力的相关文件或记录、设施和环境条件的相关文件或记录、校准服务机构的审核记录。

目前对于设备校准尚无可用的国家标准(GB/T为推荐标准,不是强制标准),原国家食品药品监督管理局(SFDA)颁布了部分设备的医药行业标准,如YY/T 0654-2017全自动生化分析仪(代替YY/T 0654-2008),该标准中详细介绍了包括工作环境、杂散光、吸光度线性范围、吸光度准确性、吸光度稳定性、吸光度重复性、温度准确度与波动度、样本携带污染、加样准确度与重复性等多项试验的具体做法,以及使用材料与判定标准,无论是制造商还是实验室在生化仪校准或检测过程中均可参照此标准。对于临床实验室,与使用过程的磨损和老化等关系更为密切的吸光度稳定性、吸光度重复性、温度准确度、携带污染等宜定期检测;加样准确度与重复性虽然也应定期考察,但考虑到目前一般实验室所具有的称量设备、人员素质等有可能引入很大的不确定度,建议可用某些项目的精密度试验替代。

由于很多制造商手册中并未包含仪器校准的细节内容,设备校准到底应该如何做、做到什么程度、由谁做是值得探讨的问题。北京协和医院检验科邱玲主任曾撰文认为:对于设备的校准,制造商(服务商)和实验室承担着不同的责任:制造商应该负责选择制定设备校准程序;准备相应的材料,如标准物质、标准温度计、标准称量器具等;校准的过程应由经过培训(制造商培训或机构组织培训等)的工程师或技术支持人员完成;出具可信校准报告。实验室则应该尝试更多地参与这一过程,起到监控和审核的作用:首先审核其校准的程序;其次应监控现场完成情况并审核原始记录,保证试验的真实可信;同时应该监控校准方所使用的器具是否有年检证明、标准物质的合法性等,以保证校准的规范性;最后应该审核校准报告并签字批准。这与前述"CNAS-CL06测量结果的溯源性要求:当规定的溯源机构均无法获得时,可选择能够确保计量溯源性的其他机构的校准服务。此时,应至少保留以下溯源性证据:校准方法确认的记录、测量不确定度评估程序、测量溯源性的相关文件或记录、校准结果质量保证的相关文件或记录、人员能力的相关文件或记录、设施和环境条件的相关文件或记录、校准服务机构的审核记录"的要求是一致的。

目前医学实验室在设备检定和校准方面存在较多的实施不符合和效果不符合,这主要表现在没有按照全面质量管理的 PDCA 循环开展此项工作：一是没有建立完善的设备检定/校准计划和实施记录，导致部分设备没做校准或校准频次不够；二是将设备校准这一工作完全交给厂家，对厂家提供的校准程序和校准记录（包括原始记录）、对提供校准服务的厂家工程师的资质或能力、对所用校准品和器具是否合格等均不加审核，导致设备检定校准不完全，或不符合实际需要；三是对设备检定校准的意义不清楚，检定校准未通过的设备仍在用，导致现场评审时针对设备检定/校准开具了众多的不符合，举例如下。

（1）实验室提供不出设备编号：WSW－Y05 二氧化碳培养箱等设备的检定报告。

（2）2015 年 4 月至 2016 年 7 月期间，总部及一分部实验室只能提供出一次全自动血液分析仪 XE2100（设备编号：A－00－0007、A－01－0022）的校准记录。

（3）2017 年 11 月 3 日雅培全自动化学发光仪（型号 ARCHITECT I2000 SR，设备编号：××××－MY－SB－034）校准报告中无加样系统校准信息。

（4）2017 年 9 月 6 日做的贝克曼 5800 全自动生化分析仪（编号：××××－YQ－SH－001）校准报告显示：吸光度线性只做了 520 nm，吸光度稳定性只做了 340 nm 两个波长的校准。

（5）全自动生化分析仪 Beckman AU5800 和 Beckman AU680 的 2015 年度校准报告中未涉及加样准确度和重复性的校准结果。

（6）用于抑菌圈测量的游标卡尺（编号××××）的检定范围是 40、80、120 mm。

为此，建议实验室设计完善的设备检定、校准计划，可参见表 15－0－2、表 15－0－3，并要求设备管理员按照上述要求积极参与之一过程。

表 15－0－2 _____年度实验室设备检定计划和实施记录表

专业组：_____ 设备管理员：_____ 表格编号×××

设备名称	设备编号	检定要求*	检定单位	检定频次	计划检定时间	实际检定时间	结果评价#
				___次/年	___年___月	___年___月___日	□合格□不合格

* 设备检定目录的确定参照《中国强制检定工作计量器具明细目录》，并在《设备校准和计量学溯源程序》中予以明确。
# 检定结果为不合格的，由设备管理员另外提出改进意见报科室设备主管，由科室技术负责人审核并报科主任，设备主管负责跟踪落实。
审核人：_____（设备主管） 日 期：_____年___月___日

表 15－0－3 _____年度实验室设备校准计划和实施记录表

专业组：_____ 设备管理员：_____MCCL－JJ－SY－046

设备名称	设备编号	校准要求*	校准服务提供者	校准频次	计划校准时间	实际校准时间	结果评价#
				___次/年	___年___月	___年___月___日	□合格□不合格

* 一般检测设备需校准温控、加样和检测系统；生物安全柜需校准高效过滤器、气流、负压等参数；CO_2 培养箱需校准温度和 CO_2 浓度，其他设备的特殊校准要求需在《设备校准和计量学溯源程序》中予以明确。
# 校准结果不能满足要求的，由设备管理员另外提出改进意见报科室设备主管，由科室技术负责人审核并报科主任，设备主管负责跟踪落实。
审核人：_____（设备主管） 日 期：_____年___月___日

2. 内部校准及其注意事项 内部校准是指在实验室或其所在组织内部实施的,使用自有的设施和测量标准,校准结果仅用于内部需要,为实现获认可的检测活动相关的测量设备的量值溯源而实施的校准。

CNAS-CL01-G004:2018《内部校准要求》对内部校准的实施有明确要求,具体如下。

检测实验室对使用的与认可能力相关的测量设备实施的内部校准,应满足 CNAS-CL01《检测和校准实验室能力认可准则》和 CNAS-CL01-A025《检测和校准实验室能力认可准则在校准领域的应用说明》的相关要求。

实验室的管理体系应覆盖开展的内部校准活动,并对内部校准活动的范围建立文件清单。

实施内部校准的人员,应经过相关计量知识、校准技能等必要的培训、考核合格并持证或经授权。

实验室实施内部校准的校准环境、设施应满足校准方法的要求。

实施内部校准应按照校准方法要求配置和使用测量标准(含测量仪器、校准系统或装置、测量软件及标准物质等)和辅助设备,其中测量设备的计量溯源性应满足 CNAS-CL01《检测和校准实验室能力认可准则》第 6.5 条和 CNAS-CL01-G002《测量结果的计量溯源性要求》的规定。

实验室实施内部校准应优先采用标准方法,当没有标准方法时,可以使用测量设备制造商推荐的方法等非标方法。使用外部非标方法时应转化为实验室文件。非标方法使用前应经过确认。

实验室应对全部内部校准的测量结果评定测量不确定度,适用时,应在校准证书中报告测量不确定度。

内部校准的校准证书可以简化,或不出具校准证书,但校准记录的内容应符合校准方法和认可准则的要求。

实验室的质量控制程序、质量监督计划应覆盖内部校准活动。

也就是说,内部校准对实施人的资质、环境、器具、标物、方法等都有明确要求,实验室打算进行内部校准前须仔细核查是否满足以上要求,而不能把简单的内部比对当作内部校准。

(1)检测系统的校准:测量仪器校准和测量系统校准有很大差别,对于临床化学测量而言,测量仪器校准仅仅指生化分析仪的校准,而各生化项目的校准相当于测量系统的校准,包含了仪器、试剂、校准品等一系列可影响测量结果的因素(WS/T 490-2016 临床化学测量系统校准指南)。这方面的问题主要表现为对系统校准的时机把握不清。例如,下面所列的不符合,实际上还有一些相关不符合体现在"5.3.1.5 设备的维护和维修"中。

乙型肝炎病毒表面抗原(CMIA 法)检测标准操作程序,规定 HBsAg 每 30 天定标一次。但现场所见 HBsAg 2017 年 11 月 25 日定标后,至 2018 年 3 月 26 日再次定标,时间长达 121 天。

2018 年 3 月 30 日仪器在用试剂 FT3(批号:00257857)定标状态显示"timeout",未遵循制造商的建议按期校准。

未能提供 2016 年 6 月 3 日丙氨酸氨基转移酶试剂批号更换时(由新批号 L558 替换旧批号 F555)的校准记录。

因此,需要检验人员明确检测系统校准/定标的时机并严格执行:① 按照试剂/校准品说明书要求的定标频次。实验室在使用过程中,如发现校准曲线稳定性不佳,可缩短校准间隔周期;如果在检验过程中,发现校准稳定性较好,拟延长校准周期,则需进行评估。可尝试通过监控延长校准周期后的室内质控是否呈现长期稳定性,观察有无偏移趋势等进行评估;② 如果制造商未标注项目校准周期,一般最低要求是至少每 6 个月 1 次,如果发现试剂稳定性不佳,则需要进一步摸索适合的周期。

(2) 检测系统的定标:① 仪器的温控、加样、检测系统经过较大维修、配件更换或缓冲液等试剂升级时需要进行定标;② 不同批号试剂之间存在差异,在新批号试剂使用前必须进行定标;③ 室内质控失控提示发生因仪器或试剂问题导致的系统误差(如发生"漂移")时需要进行定标。

总之,计量学溯源是实现检测结果正确度的基础,是国际间相互承认测量结果的前提条件,CNAS 将计量溯源性视为测量结果有效性的基础,医学实验室要对其足够重视,了解相关理论,熟悉基本要求,按照 PDCA 开展相关工作。

四、设备维护和维修

(一) 仪器设备维护保养

仪器设备在正常使用中,由于外部、内部各种因素影响,如零配件的正常磨损、老化等,都会改变仪器设备的工作性能。为保证其正常运行,延长使用寿命,实验室的设备管理部门、使用部门要认真做好仪器设备的维护保养工作。仪器设备的维护保养根据其工作量的大小和难易程度可分为以下两种类别。

(1) 例行的维护保养:该项工作是日常性的。仪器设备的保管或使用人员要经常实施清洁、防尘、充电措施,按期加以维护保养。

(2) 特别维护保养:根据仪器设备的使用情况,在仪器设备运行中,对部分附件(如原子吸收光谱仪的石墨炉装置、雾化装置、空气压缩机等)进行拆卸、修复、清洗、检查、调整等。这项工作应由有经验的专职人员进行,必要时联系供方派员完成。

实验室应制定文件化的预防性维护保养程序,所有在用仪器设备均规定专人管理、使用和有计划地维护保养,如每天开关机,清洁清理,日保养、月保养、年保养等,该程序至少应遵循制造商说明书的要求。总之,实验室应该加强仪器设备的维护保养,采用"防尘、防潮、防震""定人保管、定期保养、定室存放、定期校准"等"三防""四定"的方法,保证仪器设备处于良好的工作状态。不符合举例如下。

实验室未能提供 ATB 微生物鉴定与药敏分析系统(编号××××-A-045)的预防性维护计划。

(二) 仪器设备的修理

仪器设备在长时间的运行过程中,出现磨损、故障、老化是一种自然规律,特别是仪器设备进入使用期限的后期阶段,故障出现的可能性明显增大。发现设备出现故障或异常现象时,应立即停止使用并清晰标识。实验室应确保故障设备已经修复并验证,表明其满足规定的可接受标准后方可使用。现场评审开具的不符合主要集中在设备故障修复后的性能验证和对之前检测结果影响的评估和追溯方面。不符合举例如下。

(1) 实验室无法提供 2015 年 9 月 16 日全自动血液分析仪 XE2100(设备编号:××××-0007)发生红细胞检测部脏堵故障修复后的验证记录。

(2) 2018 年 4 月 21 日 ADVIA 2400 全自动生化分析仪(仪器编号:××××)因吸光度值异常报警更换了比色杯和光源灯后,实验室不能提供杯空白值、项目校准和质控检测结果的记录。

（3）2016 年 6 月 18 日全自动生化仪 AU5800(SH－03)更换了钠电极，实验室不能提供电极更换后进行项目校准的记录。

（4）核查仪器设备维修记录，发现 Beckman DX－C800(编号为××××－2J－25－02)加样鸭嘴阀漏液后进行了更换，但未能提供对故障前样本检测结果的评估报告。

（5）调阅仪器设备维修记录，2016 年 5 月 20 日免疫室中央加样器 2，加样针渗漏，更换注射器后，实验室不能提供可能影响检验结果的验证记录。

（6）2013－8－15 设备号为 AH24436 的 LH750 血细胞分析仪因白细胞不分类工程师更换分类剪切阀及混匀池管道后，未见到性能验证报告。维修报告单未写故障发生的具体时间，也未找到故障发生前患者标本检测结果的可靠性追踪及验证记录。

为此，应建立相对完善的设备故障处理程序。

（1）首先要明确设备故障原因，判断属于哪类故障以及可能影响何种性能。

1）加样系统故障：包括加样针、冲洗头、管路、注射器、泵等，可能引起突然的漂移、携带污染等。

2）光路系统故障：包括光源、光栅或滤光片、光路等，可引起系统偏移或漂移，也可能由于光源不稳定而引起随机误差。

3）温控系统故障：不常见，也可引起系统误差。

4）其他常见故障，还包括机械故障、数据传输故障、电磁干扰等。

在故障排除过程中，应该首先明确是以上哪类因素影响结果，以便针对性地选择不同方法进行验证。

（2）各专业领域的应用说明（如 CL－02－A001、CL－02－A002、CL－02－A003、CL－02－A004、CL－02－A009）均规定"如果设备故障影响了分析性能，应通过以下合适的方式进行相关的检测、验证"。

1）可校准的项目实施校准验证，必要时实施校准：所谓的项目校准是指用校准品进行系统定标；如果进行了影响检测性能的部件维修或更换，则应在修复后进行设备校准，从而保证检测结果的正确度，不致发生突然地漂移。

2）质控物检测结果在允许范围内：进行室内质控，观察检测结果的稳定性（精密度）。

3）与其他仪器的检测结果比较，临床化学定量检验项目偏差符合附录 A.3 的要求［实验室内分析系统间不定期比对（如设备故障修复后）要求：样品数 $n \geq 5$，浓度应覆盖测量范围，包括医学决定水平，至少 4 份样品测量结果的偏差$<1/2$ TEa，或小于规定的偏倚］。

4）使用留样再测结果进行判断，偏差符合附录 A.5 的要求（留样再测判断标准：依据检测项目样品稳定性要求选取长期限样品，$n \geq 5$，覆盖测量范围，考虑医学决定水平，至少 4 份样品测量结果的偏差$<1/3$ TEa）。

（3）上述性能验证通过后，还需评价故障发现之前的检测结果（查找故障发生的时间点同样重要），一般可采用以下方法。

1）反推法：即从故障发生的标本往前推，每 10 个或 20 个重新检测，如发现有问题则继续回溯，如该组无问题则停止回溯（一般适用于趋势性变化-偏移）。

2）抽样法：随机或有规律（如抽检 1、11、21……号样本）地抽检该段的样本，如发现问题，进一步核查。另外，抽样还应考虑不同浓度水平样本的因素（对突然发生的一般的偏移）。

3）全部重做：对检测结果有重大影响时，应设法找出故障发生的时间点，将该时间点以后至故障被发现之间的所有标本重新检测。

4）结果分析法：这通常针对样本量比较大的综合性医院，且故障主要引起的是系统性偏移，可将可疑时间段的结果分布，与之前的结果分布进行比较，如无显著性差异，则结果可接受。

简单来说，设备故障时的规定动作应包括：停用、标识、修复、验证、使用、检查、措施（必要时）。另外，无论何种原因，若设备脱离了实验诊断科的直接控制（租借出去或送出维修），在设备返回后，实验室应保证在其使用之前验证其性能。设备管理流程见图15－0－2。

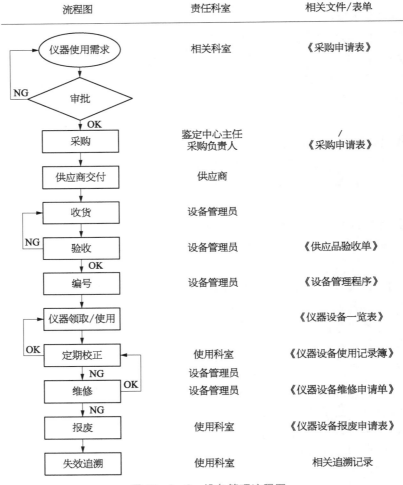

图 15－0－2 设备管理流程图

五、试剂的选择、验收、保存、使用

（一）试剂的选择

试剂的供应商应当是注册合法、证件齐全、资质完备；其提供的试剂应具有生产批准文号、注册证和检定证书(符合国家或地方法律和法规)等。试剂的品质应满足质量体系的要求,应首选质优价廉和环保产品。

(二)试剂的验收

试剂的验收不仅仅是普通的数量清点和标签核对,每当试剂盒的试剂组分或试验过程改变,或使用新批号或新货运号的试剂盒之前,应按照各专业领域应用说明的相关要求进行验证。现场评审过程中针对 CNAS - CL02:2012《医学实验室质量和能力认可准则》5.3.2.3 条款开具的不符合相对较多,提示部分实验室对试剂耗材的质量控制意识不强。不符合举例如下。

(1)文件编号××××/WSW/SOP604《微生物实验室试剂和耗材质量控制标准作业指导书》没有做出对一次性定量接种环每批次抽样验证的规定。

(2)现场查项目 IgA 检测于 2015 年 8 月 22 日更换新批号(M505541)试剂,但未进行新旧批号试剂的平行检测。

(3)微生物实验室提供不出批号为:2114147 舒巴坦和批号为:2248266 左氧氟沙星药敏纸片的验收记录。

(4)现场发现批号为 7177744 的血培养瓶,未用质控菌株进行验证。

(5)2016 年 10 月 21 日雅培 ARCHITECT 化学发光仪用新批号(201605102)HBeAg 试剂更换旧批号(201604062)试剂,实验室在进行新旧批号试剂比对时,采用的 3 份样本均为阴性样品。

试剂的性能验证结果需及时反馈至试剂管理员,并按照《试剂和耗材管理程序》的规定保留验证记录。发现不合格试剂时,应及时与供货商联系,协调处理并记录,作为供应商评价和建立"合格供应商名录"的依据。

(三)试剂的保存

目前多数实验室已经建立了试剂出入库和库存管理的控制系统。库存控制系统应能将未经检查的和已检查合格的试剂区分开,也能将不合格的试剂与合格的分开;能够监控有效期,防止使用过期试剂;能够监控使用情况,实现库存不足预警等。

虽然目前实验室自配试剂相对较少,但基于检测、染色、防腐消毒等的需要仍存放有化学试剂,化学试剂大多具有一定的毒性及危险性,对其加强管理不仅是保证分析数据质量的需要,也是确保安全的需要。属于危险品的化学药品有易爆和不稳定物质,如过氧化氢;可燃性物质,如乙醇;有毒物质;腐蚀性物质,如酸、碱等。化学药品必须根据化学性质分类存放,易燃、易爆、剧毒、强腐蚀品不得混放。化学药品的盛装容器应封闭,防止漏气、潮解,见光容易起变化的化学药品应装在深色的玻璃容器或避光的容器里;要存放在专用柜内,有存放专用柜的储藏室;有阴凉、通风、防潮、避光等条件;必须有明显的标志,对字迹不清的标签要及时更换,对过期失效和没有标签的药品不准使用,并要进行妥善处理;要经常检查危险物品,防止因变质、分解造成自燃、自爆事故;使用有机溶剂和挥发性强的试剂的操作应在通风良好的地方或在通风橱内进行;凡使用强酸、强碱等化学试剂时,应按规定要求操作和贮存。

(四)试剂的使用

试剂说明书是试剂注册的重要内容,一般包含批号、生产日期和有效期、用途、使用方法、注意事项、性能参数、干扰因素等内容,是检测系统性能验证的重要依据,检验人员应对其足够重视,仔细阅读研究。试剂和耗材的使用说明包括制造商提供的说明书,应易于获取。领用的试剂、质控品和校准品由使用人员妥善保管并标识,必须在有效期内使用。过期的试剂、质控品和校准品经科主任或其授权人员批准后报废。

六、实验室自配试剂和质控物的管理

根据实际医疗工作的需求,可自配试剂。配制方法依据作业指导书中规定进行操作,在盛装的容器上需要注明试剂名称、浓度、配制人、配制日期、有效期、贮存条件并在《自配试剂记录》中登记。

对于自制质控物,应有详细制备程序和稳定性、均一性的评价方案,配制及评价均应形成记录。

七、耗材的选择、验收、保存、使用

(一)耗材的选择

耗材的供应商应当是注册合法、证件齐全,资质完备;其提供的耗材应具有生产批准文号、注册证和检定证书(适用时)等。耗材的品质应满足质量体系的要求,应首选质优价廉和环保产品。

(二)耗材的验收

耗材的验收不仅仅是普通的数量清点和标签核对,影响检验质量的耗材也应在使用前进行性能验证,具体要求详见各领域应用说明。

(三)耗材的保存

目前多数实验室已经建立了耗材出入库和库存管理的控制系统。库存控制系统能将不合格耗材与合格的分开;能够监控有效期,防止使用过期耗材;能够监控使用情况,实现库存不足预警等。

(四)耗材的使用

检验人员在使用耗材前应仔细阅读耗材的使用说明。领用的耗材必须在有效期内使用,过期的耗材需经科主任或其授权人员批准后报废。

参考文献

[1] 中国合格评定国家认可委员会.CNAS-CL02:医学实验室质量和能力认可准则.2012.
[2] 中国合格评定国家认可委员会.CNAS-CL01-G002:测量结果的计量溯源性要求.2018.
[3] 中国合格评定国家认可委员会.CNAS-GL004:标准物质/标准样品的使用指南.2018.
[4] 中国合格评定国家认可委员会.CNAS-GL005:实验室内部研制质量控制样品的指南.2018.
[5] 中国合格评定国家认可委员会.CNAS-CL01-G004:内部校准要求.2018.
[6] 中国合格评定国家认可委员会.CNAS-GL013:量值溯源要求在医学测量领域的实施指南.2018.
[7] 中华人民共和国卫生行业标准.WS/T 347-2011 血细胞分析的校准指南.2011.

(公衍文　张晓曦)

第十六章
检验前过程

一、保证检验前质量的意义

检验前阶段按时间顺序始于临床医师的申请，包括项目选择、患者准备、原始样品采集、运送到实验室并在实验室内部传递，至检验分析过程开始时结束。检验前过程是临床实验室质量管理体系中最重要、最关键的环节之一。检验前阶段的质量控制是整个检验质量控制中一个非常重要却又容易被忽视的部分，它对检验结果的准确性起了决定性作用。临床实验室必须高度重视，要求检验人员以强烈的责任心和严谨的科学态度全面系统地了解对检验质量有各种影响的因素，并注重与临床的沟通。确保临床标本采集人员规范操作，完善制度，使用质量可靠的标本采集物品，提供质量可靠的标本。做好检验前质量控制，尽量减少非疾病因素、人为因素的干扰，是获得准确、可靠检验结果的关键。

检验前过程指检验的申请、样品的采集、样品的标识、样品的保管、样品运输等是检验工作的重要环节。采样环节必须保证样品具有客观性、代表性。实验室应制定《样品采集、运送、处理、储存管理程序》以保证检验结果的有效性。

为了更好地保证检验前的质量，医、护、检、患应共同参与检验前的质量管理。检验科应为患者和用户提供实验室服务的信息，这些信息具体如下。

（1）实验室地址。

（2）实验室提供的临床服务种类，包括委托给其他实验室的检验。

（3）实验室开放时间。

（4）实验室提供的检验，包括样品所需的信息、原始样品的量、特殊注意事项、周转时间（可在总目录或检验组合中提供）、生物参考区间和临床决定值。

（5）检验申请单填写说明。

（6）患者准备说明。

（7）患者自采样品的说明。

（8）样品运送说明，包括特殊处理要求。

（9）患者知情同意要求（如需要委托检验时，同意向相关医疗专家公开临床信息和家族史）。

（10）实验室接受和拒收样品的标准。

（11）已知对检验性能或结果解释有重要影响的因素的清单。

（12）检验申请和检验结果解释方面的临床建议。

（13）实验室保护个人信息的政策。

（14）实验室处理投诉的程序。

（15）实验室应向患者和用户提供包括需进行的临床操作的解释等信息，以使其知情并同意。需要时，应向患者和用户解释提供患者和家庭信息的重要性特殊项目（如基因检验）。

二、检验申请和申请单

实验室可应用信息系统程序性规范申请单信息。当信息系统故障，应急申请单应比照电子申请单规范填写。

申请单或电子申请单应留有空间以填入下述但不限于下述内容。

（1）患者身份识别，包括性别、出生日期、患者地点/详细联系信息、唯一标识。

（2）医师、医疗服务提供者或其他依法授权的可申请检验或可使用医学资料者的姓名或其他唯一识别号，以及报告的目的地和详细联系信息。

（3）原始样品的类型，以及原始解剖部位（适用时）。

（4）申请的检验项目。

（5）与患者和申请项目相关的临床资料，用于检验操作和解释检验结果。

（6）原始样品采集日期及采集时间。

（7）样品接收日期和时间。

注：申请单的格式（如电子或纸质）及申请单送达实验室的方式宜与实验室服务用户讨论后决定。实验室应制定针对口头申请检验的文件化程序，包括在规定时限内提供申请单（或电子申请单）进行确认。实验室在澄清用户的申请内容时，应有意愿与用户或其代表进行合作。

三、原始样品的采集和处理要求

实验室应制定正确采集和处理原始样品的程序并文件化。文件化程序应可供任何负责原始样品采集者使用。当采集程序的内容发生偏离、省略和增加时，应及时更新文件化程序并通知相关的样本采集人员。

特殊程序，包括大多数侵入性程序或有增加并发症风险的程序，需有更详细的解释，在某些情况下，需要书面同意。

紧急情况时，在不可能得到患者同意的前提下，只要对患者最有利，可以执行必需的程序。

（一）采集前活动的指导

实验室对采集前活动的指导应包括以下内容。

（1）申请单或电子申请单的填写。

（2）患者准备（如为护理人员、采血者、样品采集者或患者提供的指导）。

（3）原始样品采集的类型和数量，原始样品采集所用容器及必需添加物。

（4）特殊采集时机（需要时）。

（5）影响样品采集、样品检验或结果解释或与其相关的临床资料（如用药史）。

（二）采集活动的指导

样品采集人员必须是经过培训的医、护、技人员，并且与患者/客户无利益关系，实验室对采集活动的指导应包括以下内容。

（1）确认接受原始样品采集的患者身份，明确标本的种类，采集前必须核对标本种类与检验项目相匹配。

（2）确认患者符合检验前要求。

（3）血液和非血液原始样品的采集说明、原始样品容器及必需添加物的说明。

（4）当原始样品采集作为临床操作的一部分时，应确认与原始样品容器、必需添加物、必需的处理、样品运输条件等相关的信息和说明，并告知适当的临床工作人员。

（5）可明确追溯到被采集患者的原始样品标记方式的说明。

（6）采集的样品运送到实验室之前的正确储存条件的说明。

（7）采样物品使用后的安全处置。

（8）采集的样品在送达实验室前不能与申请单分开或至少要有对申请单可追溯的标识，使用电子申请单则样品标识应追溯到患者。

（三）检验前处理、准备和储存

实验室应制定《样品采集、运送、处理、储存管理程序》对样品检验前处理、准备和储存进行规定，避免样品在检验前活动中以及处理、准备、储存期间发生变质、遗失或损坏。

实验室的程序应规定对同一原始样品申请附加检验或进一步检验的时限。

1. 样品的识别　患者样品在实验室任何一个环节，标识必须清楚而且唯一。

（1）样品标识应可追溯到个体，对需做实验室内自我标识的样品应通过一标识链实现对个体的追溯。实验室不应接受或处理缺乏正确标识的原始样品。

（2）如样品识别方式不明确（如医院紧急接收的抢救人员）或原始样品中被分析物不稳定，或原始样品不可代替或很关键，则样品受理人员可以选择先处理样品，待申请医师或采集原始样品的人员承担识别和接受样品的责任和（或）提供适当信息后，再发布结果。在这种情况下负责识别的人应在申请单上签字。

（3）对无法识别的样品进行检验，应在报告中明确责任人。

（4）留待进一步检验的样品或取自原始样品的一部分也应标识清楚。

2. 制定《结果报告管理程序》　对急诊检验报告流程予以规定，由专业实验室优先处理，限时检验，直到出具报告并通过有效的快捷方式（如计算机网络）交付客户。

3. 口头检验、附加检验　紧急情况下对口头申请的检验要求在核实经治医师身份后可以先行检验，而后待申请医师或采集原始样品的人员承担识别和接受样品的责任和（或）提供适当信息后，再发布结果。实验室规定将允许的样品有效期作为对同一原始样品申请附加检验或进一步检验的时限。

4. 分割样品　对于取自原始记录的部分样品，应在样品标识签上注明最初的原始记录。

5. 样品留样　可以留样的原始样品，按保留条件留样，以便出具报告后复查或用于额外检验。

四、样本运送和接收、拒收

（一）制定作业指导书

实验室制定相应的作业指导以规范样品运送行为并监控样品运送，确保符合以下要求。

（1）运送时间适合于申请检验的性质和实验室专业特点。

（2）保证收集、处理样品所需的特定温度范围，使用指定的保存剂，以保证样品的完整性。

（3）确保样品完整性，确保运送者、公众及接收实验室安全，并符合规定要求。

（二）制定样品接收、拒收程序

实验室的样品接收、拒收程序应确保满足以下条件。

（1）样品可通过申请单和标识明确追溯到确定的患者。

（2）应用实验室制定并文件化的样品接受或拒收的标准。

（3）如果运送延迟或容器不适当导致样品不稳定，样品量不足，而样品对临床很重要或样品不可替代，实验室仍选择处理这些样品，应在最终报告的备注中予以说明。

（4）所有原始样品的接收要有接收记录，这个接收记录可以是接收记录簿或电子记录，记录收到样品的日期和时间，同时记录样品接收者的标识。

（5）各专业组制定原始样品接收或拒收的文件准则。如果接收了不合格的原始样品，最终报告中应说明问题的性质。

（6）所有取自原始样品的部分样品应可明确追溯至最初的原始样品。

样品管理流程见图 16-0-1。

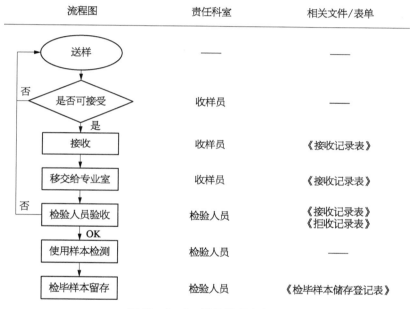

图 16-0-1 样品管理流程图

参考文献
中国合格评定国家认可委员会.CNAS-CL02：医学实验室质量和能力认可准则.2012.

（刘树业 王利新）

第十七章
检验过程

第一节　检验程序的相关概念及意义

（一）检验程序的相关概念及内容

1. 检验程序的相关概念

（1）检验程序：包括从原始生物样品送达实验室至实验室形成最终服务产品-检验报告的一系列活动，包括原始生物样品（痰标本、胸腹水、脑脊液等样本）的处理、待检测分析方法的选择和执行、仪器设备的校准和验证、质量控制等，它不等同于"测量方法""测量步骤"等。检验程序应包括选用何种原始生物样品、如何完成原始样品检测分析及确保检测质量的描述和规定。

（2）检验程序的验证与确认

1）验证是指证实检验程序性能是否符合厂商声明性能的评价。

2）确认是实验室评估检验程序性能是否满足检测结果预期用途的要求，代表了较高水平的实验文件化，是建立声明和确保性能可被检测预期用途接受所必需的。

2. 检验程序的内容　所有的检验程序应文件化，且应包括以下内容。

（1）文件控制标识：应包括检验程序名称、检验程序对应的专业组、编写人、批准人、生效日期、发布日期、文件受控标识、参考文献等信息。

（2）检验目的。

（3）检验程序的原理：可参照公认、权威教科书或批准生产商的描述。

（4）性能参数（如线性、精密度、测量不确定度、最低检出限、灵敏度和特异性）：应是实验室经确认或验证的性能参数，而不是简单的罗列厂家的声明（说明书参数）。

（5）原始样品系统（如血浆、血清和尿液）：告之服务对象该检验程序适用的检测样本类型。

（6）容器和添加物类型：虽有实验室已编制《样品采集手册》，但对于检验程序来说该内容不可省去，属于重要的告知事项。

（7）要求的设备和试剂。

（8）校准程序（计量学溯源性）：即对仪器、试剂等设备进行校准的程序。

（9）程序步骤：即详细的实施步骤（或检测步骤）、过程及要求等。

（10）质量控制程序：包括室内质量控制程序和外部质量控制评价程序，也应包括对分析前实验室外部标本采集的质量控制相关说明。

（11）干扰（如乳糜血、溶血、黄疸血）和交叉反应（如免疫试验中的非特异反应）：应对检验结果可能有影响的样品中的成分、样品性状等进行说明，并应有相应的控制措施。

（12）结果计算程序的原理，包括测量不确定度：计算程序可结合厂家检测项目说明书进行描述，若检测分析仪为自动计算程序，应说明；对于测量不确定度应说明其各分量的来源及评定方式（如自上而下或自下而上的评定方式）。

（13）生物参考区间：应是经实验室验证的生物参考区间结果。

（14）临床可报告范围：与检验程序所采用方法的测量范围相关，临床可报告区间应在测量范围内。

（15）警告/危急值（只要适用）：指达到该值时可能预示患者有生命危险或疾病有重大转变。

（16）实验室解释：实验室对检验结果从专业角度所做的适当解释或说明，包括对检验结果有影响之因素的说明，如干扰或交叉反应、样品的状态、检验程序的偏离等因素。

（17）安全防护措施：应确定检测过程中是否存在危险因素如生物风险、化学毒物等，如血铅的检测对实验室排风系统、检测人员操作时安全防护措施、环境安全措施的说明。

（18）变异的潜在来源：如在肿瘤标志物检测时个人的差异应说明潜在变异的来源。

（二）检验程序的选择与建立

1. 检验程序的选择

（1）医学检验（实验室）应明确检验程序的来源，并结合实验室实际情况依次选择适宜的检验程序：如国际、国家或行业标准方法（优选）；在公认或者权威教科书公开发表的检验程序；经权威机构公开发表在书刊或杂志上的检验程序；国家管理部门批准的生产商提供的检验程序；实验室自行制定的检验程序。

（2）所选择的每一检验程序的规定要求（性能特征）应与该检验的预期用途相关。

2. 检验程序的建立

（1）明确待建立检验程序的内容：实验室应明确待建立的检验程序内容及其相关要求。

1）检验样品选择和处理程序：对样品的处理程序应包括样品核收（制定接收、拒收、退回或让步接收标准；样本采集时间、送达时间的核实）、登记（包括电子记录、纸质记录，类别有接收样本电子记录、转检标本登记、附加检验申请登记等）、保存（检测前和检测后样本保存条件、保存时间等）。

2）检验方法选择程序：见检验程序的选择中描述。

3）检验方法验证程序：实验室未加修改使用已确认的检验方法或直接按照厂商建议采用配套的检测系统（如 A 家仪器 + A 家校准品 + A 家试剂），在常规应用于临床标本检测之前，应在实验室内部独立进行相关性能参数的验证。实验室可从制造商或方法开发者中获得相关信息，以确定检验程序的性能特征，并组织专业组进行独立验证，通过获取客观证据（性能参数）证实检验方法的性能与制造商/厂方声明相符，与检验结果的预期用途相关，即检验程序的技术确认。在验证过程中应记录验证结果，并将验证程序文件化。

4）检验方法确认程序：实验室若采用的检验方法属于：① 非标准方法；② 实验室自行设计如"混搭检测系统"（试剂或校准品厂商提供的、与检测仪器可匹配）或制定的方法；③ 超出预定范围使用的标准方法；④ 修改过的确认方法，应启动"确认"，且方法确认应尽可能全面（定性或定量检验程序的性能特征）并能证实该程序与预期用途相符。

5）检验结果不确定度评定程序：医学实验室应为用于报告患者检验结果的测量评定测量不确定度，为解释测量结果量值提供重要依据。医学实验室应规定测量程序的测量不确定度的性能要求，并定期评审。

6）生物参考区间或临床决定值评审程序：实验室应对拟采用的试剂生产商提供的、引用文件的生物参考区间或临床决定值进行验证，验证或更改的生物参考区间和临床决定值均应通知用户。

7）作业指导书管理程序：实验室应对所开展的检验项目及使用的仪器设备建立相应的作业指导书，其内容应包括：文件控制标识，检验项目和方法、检验原理，患者准备，标本类型、标本量的要求、抗凝剂种类及采集容器的选择、标本的处理方法、标本的稳定性说明，试剂和仪器，项目的性能特征,环境和安全控制,校准,检测程序步骤,质量控制,干扰和交叉反应,被测量值的测量不确定度,生物参考区间或临床决定值,结果的临床解释,变异的来源,参考文献等。

作业指导书应便于操作人员在工作地点可以随时查阅和理解;简易操作卡文件应与完整的作业指导书内容相对应,也是文件控制的一部分。

(2)新检验项目建立

1)新检验项目的申报:医学实验室应跟进专业领域新技术、新项目的进展,并定期根据服务协议评审中服务对象对新项目的开展需求,由专业组拟定出新检测项目向科室管理层提出申请,并填写《新项目开展申请表》。该表至少应包括:检验目的及意义、国内外开展此检测项目的情况、临床应用价值评估、经济效益评估、所需的人力、资源配置、是否有对应的收费标准等。专业组组长应将新检验项目的申报表提交技术主管审核,再交科主任批准。

2)新检验项目的论证:新检验项目申请获科主任批准后,由技术主管组织相关专业组技术骨干论证,论证内容至少包括:开展此项目的应用价值及必要性,是否有实验室所在地的物价收费标准,需配备的人力、物力、信息资源、环境与设施等是否与要求相符,国内外开展情况比较,性能验证或确认,技术流程,经济效益,项目检测所需的试剂盒、耗材、仪器等是否符合相关要求等。

(3)检验程序使用前验证:实验室应在使用检验程序前对其实用性进行分析,验证结果录入检验程序验证报告,实用性验证至少包括以下几个方面。

1)能否满足患者或临床的需求。

2)检验程序的应用范围是否合适。

3)检验程序所规定的标本采集、处理、保存的方式是否适宜,是否与相关规定相符。

4)检验程序所选用的仪器设备、试剂、校准品、质控品等是否合适,试剂是否便于采购且能满足质控要求,仪器设备厂商校准情况等。

5)检验程序检测系统量值溯源情况。

6)检验程序室间质量评价。

7)检验程序的室内质量控制情况。

8)检测结果的正常参考范围是否合适。

9)检验程序是否存在安全隐患。

10)所需人力资源、人员培训计划及目前尚缺的资源分析。

(三)检验程序的评审

检验程序不等同于检验方法,其是系统控制过程。应对所选用的方法和程序(过程)进行系统评审,在用于医学检验之前应证实其结果符合要求。

1.评审基本要求与频次　实验室负责人或指定的人员应在启动时即对程序进行评审,评审宜采用会议形式定期进行,通常每年1次。如某检测项目的检测程序发生重大变化或出现重要情况,各专业组组长可随时申请该检测项目检验程序的评审。

2.评审内容

(1)服务对象对某专业组或检测项目的意见、建议。

(2)与检测项目有关的新研究进展,是否有更好的检验程序可选择。

（3）检验程序项目是否给患者带来经济负担及科室的效益分析。

（4）检测项目应用范围与局限性分析。

（5）标本运送、保存、处理环节存在的问题。

（6）检测项目所需仪器设备、试剂、校准品、质控品是否适宜，是否需要变更。

（7）仪器设备、项目校准执行情况、量值溯源情况。

（8）检测项目的室内质量控制与室间质量评价情况。

（9）检验报告方式是否符合法规或行业标准或认可要求，是否恰当。

（10）选择的检验程序性能参数是否满足临床需求或质量目标要求。

（11）检测项目的风险分析如干扰因素的执行及安全性。

3. 评审记录与评审报告　　文档管理组负责检验程序评审会议记录，技术主管或技术管理小组负责编写《检验程序评审报告》并提交科主任审批，发放至各专业组学习及保存，并将评审结果作为最近一次管理评审的输入项。

第二节　检验程序性能的验证和确认

一、检验程序性能特征

检验程序的性能特征宜包括：测量正确度、测量准确度、测量精密度（含测量重复性和测量中间精密度）、测量不确定度、分析特异性（含干扰物）、分析灵敏度、检出限和定量检出限或定量检测限、分析测量范围、诊断特异性和诊断灵敏度等。

1. 精密度　　指在规定条件（重复性测量条件、期间精密度测量条件或复现性测量条件）下，对同一或类似被测对象重复测量所得示值或测得值间的一致程度。精密度通常用不精密度表示。

2. 正确度　　指无穷多次重复测定所得的量值的均值与真值的一致程度。

3. 准确度　　检验结果与被测量真值之间的一致程度，包括正确度和精密度。

4. 不确定度　　根据所用到的信息，表征赋予被测量量值分散性的非负参数。

5. 分析特异性　　测量系统的能力，用指定的测量程序，对一个或多个被测量给出的测量结果互不依赖于接受测量的系统中的任何其他量。

注意：① 缺乏特异性可被称为分析干扰；② 在免疫化学测量程序中缺少特异性可能由于交叉反应；③ 测量程序的特异性不应与诊断特异性混淆；④ ISO/IEC 指南 99：2007 对此概念使用术语选择性而不用特异性；⑤ 改写自 ISO/IEC 指南 99：2007，定义 4.13。

6. 分析灵敏度　　测量示值变化除以相应的被测量值变化所得的商。

注意：① 测量程序的灵敏度有可能依赖于被测量值；② 要考察的被测量值改变必须大于分辨率；③ 一个测量系统的分析灵敏度是校准曲线的斜率；④ 分析灵敏度不应用于表示检出限或定量限，并且不应与诊断灵敏度混淆（ISO/IEC 指南 99：2007，定义 4.12）。

7. 检出限和定量检出限

（1）检出限（LoD）：由给定测量程序得到的测得量值，对于此值，在给定声称物质中存在某成分的误判概率为 α 时，声称不存在该成分的误判概率为 β。

（2）空白检出限（LoB）：指在规定的可能性条件下，空白样品被观察到的最大检测结果。

（3）定量检出限（LoQ）：指在规定的可接受精密度和正确度条件下，能定量测出样本中分析物的最小量。即方法的偏差加 2 倍标准差在满足允许总误差质量目标的条件下，样品中分析物的含量。即分析物的最低实际浓度，在这个浓度下，分析物被可靠地检出。

注：LoB<LoD≤LoQ。

8. 分析测量范围　指患者样本未经任何处理（稀释浓缩或其他预处理），由检测系统直接测量得到的可靠结果范围，在此范围内一系列不同样本分析物的测量值与其实际浓度（真值）呈线性比例关系。

9. 诊断特异性　体外诊断检验程序可以识别特定疾病或状态相关的目标标志物不存在的能力。注意：① 在目标标志物已知不存在的样品中也定义为阴性百分数；② 诊断特异性以百分数表达（数值分数乘以 100）。以 100×真阴性值数（TN）÷［真阴性值数（TN）＋假阳性值数（FP）］来计算，或 100×TN/（TN＋FP）。此计算基于从每个对象中只取出一个样品的研究设计；③ 目标状况由独立于被考察检查程序的标准定义（ISO 18113－1，定义 A.3.16）。

10. 诊断灵敏度　体外诊断检验程序可以识别与特定疾病或状态相关的目标标志物存在的能力。注意：① 在目标标志物已知存在的样品中也定义为阳性百分数；② 诊断灵敏度以百分数表达（数值分数乘以 100）。以 100×真阳性值数（TP）÷［真阳性值数（TP）＋假阴性值数（FN）］来计算，或 100×TP/（TP＋FN）。此计算基于从每个对象中只取一个样品的研究设计；③ 目标状态由独立于被考察检查程序的标准定义（ISO 18113－1，定义 A.3.15）。

二、定量检验程序性能的验证与确认

根据 CNAS－CL02－A003：2018《医学实验室质量和能力认可准则在临床化学检验领域的应用说明》中"5.5.1.2 检验方法和程序的分析性能验证内容至少应包括正确度、精密度和可报告范围；5.5.1.3 如果使用内部程序，如自建检测系统，应有程序评估并确认正确度、精密度、可报告范围、生物参考区间等分析性能符合预期用途"，以及 CLSI 的 EP5－A2、EP15－A、EP9－A2、EP6－A、WS/T402－2012 等，总结并简要介绍精密度、正确度、线性和可报告范围、生物参考区间的验证和确认。

（一）精密度验证与确认

1. EP5－A2 方案　适用于实验室对仪器或自建检测系统的精密度性能验证或确认，也适用于开发商对新开发的检测方法或仪器的精密度评价。

（1）方法：整个评价过程采用同一批号试剂和校准品，评价前提每日执行质控程序且质控在控；采用 2 个不同浓度的样品（为高值混合血清、低值混合血清，推荐采用 2 个不同浓度的质控品，这样稳定），每天 2 批（每批至少间隔 2 小时），每批重复检测 2 次（每天可获得 4 个数据），连续测定 20 天有效数据（共获复 80 个数据）。分别计算批内、批间、天间、总不精密度（将公式录入 Excel 电子表格）。

（2）判断：验证应与厂家声明的性能要求进行比较；确认应与质量目标如 CLIA'88 允许误差、国家标准或行业标准（如 WS/T 407－2012 或全国室间质评）、实验室自定标准等比较。

例如：与 CLIA'88 的允许总误差 TEa 比较。① 批内精密度：应 CV 或标准差≤1/4TEa；② 批间精密度：应 CV 或标准差≤1/3TEa。

2. EP15-A《用户对精密度和准确度性能的核实试验——批准指南》方案　仅用来验证实验室的精密度是否与厂家声明的一致。

（1）方法：每天应进行常规质控程序且结果在控，根据厂家声明的精密度（$\sigma_{批内}$ 和 $\sigma_{总}$）的比例关系，如① $\sigma_{批内}$＜2/3$\sigma_{总}$：每天分析 1 个批次，2 个浓度，每个浓度重复测定 4 次，连续 5 天；② $\sigma_{批内}$＞2/3$\sigma_{总}$：每天分析 1 个批次，2 个浓度，每个浓度重复测定 3 次，连续 3 天；③ $\sigma_{批内}$ 和 $\sigma_{总}$ 相对关系未知：每天分析 1 个批次，2 个浓度，每个浓度重复测定 4 次，连续 5 天。

分别计算批内不精密度、总不精密度，将公式编制入 Excel 电子表格，录入相关数据即可得出结果。

（2）判断：与厂家声明的批内精密度、总精密度进行比较。

（二）正确度验证与确认

1. EP9-A2《用患者标本进行方法比较试验及偏移评估》　适用于正确度的验证和确认，两种方法的比较或实验室内同一项目多套检测系统性能的比较。

（1）方法：尽可能使用当天收集的新鲜标本，按照操作规程收集，每天执行质控程序且结果在控，每天检测 8 个样本，每个样本重复测定 2 次，共测定 5 天。在重复测定中，第一次按指定顺序完成测定，第二次反向顺序检测，即第一次采用"1，2，3，4，5，6，7，8"，第二次采用"8，7，6，5，4，3，2，1"。对所选的 8 个样品浓度应覆盖"高、中、低"且在分析测量范围内，分别计算预期偏移，将公式录入 Excel 中，输入各样本实测值，并作离群值检验、绘制散点图、拟合的线性回归分析。

（2）判断：将预期偏移与厂商声明或实验室内性能标准比较；确认标准通常采用 CLIA'88 允许误差的 1/2 作为评价标准，即预期偏移＜1/2 TEa，认为可接受。若不能接受，不应立刻认为不能接受，应重新收样再次验证或确认。验证标准通常采用与厂家声明的偏倚性能进行比较。

2. EP15-A《用户对精密度和准确度性能的核实试验——批准指南》方案　适用于验证。

（1）两种方法间患者标本结果的比较

1）方法：每日执行质控程序且在控，收集 20 份患者样本，其浓度应分布整个线性范围，不要使用超出线性范围的样本。有些浓度不易得到，可将同一病种样本混合（不超过 2 份），应贮存收集的样本直至有足够的样本量。如果整个线性范围的样本不能获得，结论也仅仅适用已检测的范围。用实验方法和比对方法分别检测这 20 份样本，可在同一天测定完成，也可持续 3～4 天，每天测定 5～7 个样本（建议分在几天内检测完成）。计算每个标本两种方法间的偏倚，并绘制两种方法结果的偏倚图。

2）判断：将估计的偏倚与厂家声明的偏倚比较。若估计的偏倚小于厂家声明的偏倚，则已验证偏倚与厂家偏倚一致。

（2）定值参考物质检测

1）定值参考物质的来源：已用参考方法或决定性方法对新鲜冰冻人血清或其他的未掺入成分的人体物质定值、有证参考物质；能力验证（PT）试验中获得的参考物质；厂家提供的正确度确认物或质控物；实验室室间质评物。

2）方法：选择适合评价最易获得的材料，至少要求测定 2 个水平（更多水平适合充分评价整个测量范围，浓度应尽可能代表该方法测量范围的低值和高值或医学决定水平浓度），每一样品重复测定 2 次，分别计算绝对偏倚和相对偏倚。

3）判断：与厂家声明的正确度性能指标进行比较。

3. CNAS-CL02-A003：2018《医学实验室质量和能力认可准则在临床化学检验领域的应用说明》5.6.4　实验室用两套及以上检测系统检测同一项目时，应有比对数据表明其检测结果的一致性。

（1）方法：可参考 WS/T 407-2012《医疗机构内定量检验结果的可比性验证指南》，或比对频次每年至少 1 次，样本数量不少于 20，浓度水平应覆盖测量范围（通常选择与质控品浓度水平相近的比对物质进行可比性验证；要求每个检测系统至少检测两个浓度水平包含正常和异常水平的比对物质）。

（2）判断：比对结果的偏倚应符合附录 A.1 或 A.4 的要求。

4. 其他方法　可采用权威机构（如参加 CAP、国家卫生健康委室间质评计划等）提供的室间质控品进行检测，检验结果与已知的"靶值"或"可接受限"进行比较。

（三）线性与可报告范围的验证和确认

1. 线性　采用 EP6-A《定量测量方法的线性评价统计方法》介绍的评价方法。

（1）方法：

1）样本数量、操作及要求：5 个测量点是最低要求，更多的测量点能更准确地评价线性。实验室验证分析测量范围有效性时，通常需 5～7 个样本，每个样本重复测定 2 次；验证声明范围或改良方法时，需 7～9 个样本，每个样本重复测定 2～3 次；建立分析测量范围时需 9～11 个样本，每个样本重复测定 2～4 次。样本浓度要求 EP6-A 指南推荐用高值、低值浓度样本按比例精确配制成等间距浓度或特殊浓度的不同样本。所用样本应不含厂家所标定的干扰因素，理想样本的收集应是接近于分析测量范围上限和下限，但在工作中可能会找不到厂商声明的上限浓度样本，应在平日工作中收集临床所能遇到的高浓度样本并有效保存，选取最接近上限浓度的样本。

2）等间距浓度样本的配制：依次配比（按体积）为不同浓度水平系列评价样本，如：① 高浓度样本 H、低浓度样本 L；② 4L+1H；③ 3L+2H；④ 2L+3H；⑤ 1L+4H。配制完成后计算各样本浓度。

3）数据收集与统计：采用统计学软件进行多项式回归分析。

（2）判断（验证）：平均斜率法评价分析（$y = ax + b$），$r > 0.975$，$0.97 < a < 1.03$，$t < t$ 检验查表值。

2. 临床可报告范围的验证　临床可报告范围（clinical reportable range，CRR）为患者标本经稀释、浓缩或其他处理后，向临床所能报告的结果范围。首先选择高值标本进行稀释回收实验（多份高值样本采用稀释液分别进行不同倍比稀释，将检测结果与稀释后的预期值比较，例如原样浓度 1 000 ng/ml，稀释 10 倍后该样浓度理论即预期值应是 100 ng/ml，但实测值为 97.2 ng/ml），稀释回收率＝（实测值/预期值）×100％。回收率在 90％～110％结果为可接受。实验得到最大稀释度，结合线性范围上限来确定临床可报告范围。

（四）生物参考区间的验证和确认

ISO 15189 准则中明确规定,临床实验室"应定期评审生物参考区间;当特定的生物参考区间或决定值不再适用服务的人群时,应进行适宜的改变并通知用户。如果改变检验程序或检验前程序,实验室应评审相关的参考区间和临床决定值(适用时)"。

因此,实验室确认或验证生物参考区间也是实验室质量管理和认可的基本要求。参照 CLSI C28 - A2、WS/T 402 - 2012《临床实验室检验项目参考区间的制定》简要介绍生物参考区间的验证和确认。

1. 生物参考区间的确认

（1）实际操作：通常期望检查的候选参考个体组是健康的。具体步骤为查阅文献,建立选择、排除和分组标准,分析前和分析中需考虑的要素,设计问卷调查表,知情同意书,正确收集和处理标本,在良好的质控程序下用事先指定的方法对处理好的样本进行检测,获得参考值结果,检查参考值数据,绘制直方图,了解数据分布特征,计算 95％的参考区间或置信水平为 90％分布宽度(可采用 Robust 统计方法建立置信度参考区间)。所有步骤和程序应形成记录并归档保存。

（2）根据 CNAS - CL02 - A003：2018《医学实验室质量和能力认可准则在临床化学检验领域的应用说明》5.5.2：建立参考区间,样品数量应不少于 120 例,若分组,每组的样品数量应不少于 120 例。判断同上描述。

2. 生物参考区间的验证

（1）主观评定：即通过认真审查原始参考值研究的有关因素来主观评价生物参考区间转移的可接受性。包括参考总体中个体的地区分布和人口统计学、分析前和分析过程中的细节、分析方法的性能、评估方法等。

（2）小样本参考个体的验证：实验室对试剂厂商或其他实验室报道的参考区间的验证。

1）方法：接收实验室在检验服务的总体中抽出 20 个参考个体,比较小样本参考值和原始参考值之间的可比性。

2）判断：如果 20 例参考个体中不超过 2 例(或 10％的结果)的观测值在原始报告的参考限之外,厂商或提供参考区间的实验室报告的 95％参考区间可以接收。若 3 例以上超出界限,再选择 20 个参考个体进行验证,若少于或等于 2 个观测值超过原始参考限,厂商或提供参考区间的实验室报告的参考区间可以接收。若又有 3 个超出参考限,用户就应该重新检查一下所用的分析程序,考虑两个样本总体生物学特征上可能存在差异,并且考虑是否按照大规模研究指南建立自己的参考区间。

（3）大样本参考个体的验证：对转移的参考区间的可接受性可选择 60 个参考个体进行评估和验证。具体方法与判断同小样本参考个体的验证相同。

三、定性检验程序性能的验证与确认

目前对定性检验程序性能的评价规则多样,未形成统一的方法。根据 CNAS - CL02 - A004：2018《医学实验室质量和能力认可准则在临床免疫学定性检验领域的应用说明》中"检验方法和程序的分析性能验证内容应参考试剂盒说明书上明确标示的性能参数进行验证,至少应包括：检出

限、符合率(采用国家标准血清盘或临床诊断明确的阴阳性样品各 20 份或与其他分析方法比对)，如为定量方法应验证精密度(包括重复性和中间精密度)；并应明确检验项目的预期用途，如筛查、诊断、确认"，以及 CLSI 的 EP12 - A2、EP17 - A《确定检测低限和定量检测限的方案》文件等，总结并简要介绍定性检验方法的检出限、符合率的确认和验证、重复性试验和中间精密度。

(一) 检出限(LoD)的确认和验证

LoD 是评价分析方法和测试仪器性能的重要指标，也是重要的质量控制手段之一。

1. 检出限分类　分为测量方法检出限和仪器检出限，两者相关联但不等同。

(1) 方法检出限是某检验方法可检测的待测物质的最小浓度或含量，方法检出限反映了检验方法的检出灵敏度，也是衡量不同的实验室、实验方法和实验人员效能的一个相对标准，方法的检出限是建立检验方法中较重要的一个参数，特别是评估一个检验方法对于低浓度的样本检测质量具有重要意义。

(2) 仪器检出限指分析仪器能够检测的被分析物的最低量或最低浓度，这个浓度或量与特定的仪器能够从背景噪声中辨别的最小响应信号相对应。仪器检出限一般用于不同仪器的性能比较。

2. 检出限既往确认方法

(1) 简要操作步骤：空白样本作重复测定，计算这些结果的平均值和标准差。

(2) 判定依据：2~3 S 为检出限(LoD)；10 S 为定量检出限(LoQ)。

(3) 此确认方法的缺点

1) 假定低水平样品和空白样品结果的分布均呈正态分布，实际上检测结果也可能是非正态分布。

2) 采用参数模式假设：低水平样品和空白样品的重复检测具有相同的标准差不能区别表观和实际的分析物浓度。

3. EP17 - A《确定检测低限和定量检测限的方案》

(1) 确认空白检出限(LoB)

1) 方法：用目标检测物阴性的健康人血清做空白样品，每天检测 1 批，每批检测 12 个样本，进行 5 天，共获得 60 个结果。

2) 判断：设定 $a = 5\%$，即 LoB 有 5% 的可能性含有待测物。根据实验数据的分布，选择参数或非参数程序估计第 95 百分位数的值，即为 LoB。

(2) 验证空白检出限(LoB)

1) 方法：对空白材料进行至少 20 次重复检测。

2) 判断：若没有 3 个重复测量值超出厂商声明的 LoB，则验证通过，可直接使用厂商声明的 LoB。

(3) 确认检出限(LoD)

1) 方法：对某一检验项目，用空白样本对已明确待测物阳性的样本进行稀释为低浓度样本。低浓度样本的浓度范围为 LoB 的 1~4 倍。收集 5 个低浓度样本(最好收集 4~6 个低浓度样品)，连续测定 12 天，共获得 60 个重复测定结果。

2）判断：（Ⅱ类错误）设定β＝5％，即 LoD 有 5％的可能性不含有待测物，95％的测量结果超过 LoB。根据实验数据的分布，选择参数或非参数程序估 LoD＝LoB＋Dsβ（Dsβ是低浓度样品测定值中位数的值和低浓度样品的第 5 个百分位数的间距）。

（4）验证检出限（LoD）

1）方法：对于厂商给定的 LoD 浓度的样品进行重复检测，估计结果数超过 LoB 的比例；对样品进行至少 20 次重复检测（数据尽可能来自各样品，并在数天内进行检测）。

2）判断：若计算的比例与预期值（默认 95％）在计算比例的 95％的可信区间内，则说明验证通过，支持厂商声明 LoD。若计算比例不符合预期 95％的要求，则需建立/确认自己的 LoD。

（5）确认定量检出限（LoQ）

1）方法：推荐最少 40 个重复测量，不同样品 3～5 个，至少各做 5 批检测。

2）判定：计算平均值、标准差和变异系数（CV％）。实验室根据临床要求设定该检验项目的总误差目标，选择符合质量目标要求的浓度作为 LoQ。

（6）验证定量检出限（LoQ）

1）方法：对于厂商给定的 LoQ，直接使用至少 25 个重复测量即可。

2）判断：每个样品的重复检测结果与该样品的参考值和误差目标进行比较，超过误差目标的结果数是该水平方法是否合适的度量。若误差目标是 95％的可能性时，如果只有 0～3 个结果超出误差目标，则假定的 LoQ 通过验证。若超出，可增加重复检测次数，仍不能通过则怀疑厂商给定的 LoQ，需做确认方案。

（二）符合率的确认和验证

1. 国家标准血清盘的比对　　国家标准血清盘是由国家最高法定检定部门生产的标准品，一般由国家生物制品检定所提供。实验室可采用国家标准血清盘对购进的每一批试剂盒进行验证，以有效地控制试剂盒在采购、储存和运输中的质量，保证试剂盒使用前的质量控制。

（1）方法：选择所需验证项目的标准血清盘，血清盘的标准品一般有：阴性参考品、阳性参考品、灵敏度参考品、精密度参考品。不同检测项目的标准血清盘包含的各种参考品数量不同。选择待评价的试剂盒对相应的血清盘的标准品进行检测，记录结果。

（2）判断：阴性、阳性符合率均应达到相关标准的要求；灵敏度与精密度均小于相关要求。

2. 临床明确诊断的样本比对

（1）方法：选择临床明确诊断的样本（通常 20 份阳性样本、20 份阴性样本），分别采用待评价项目的试剂盒进行检测。

（2）判断：两者的阴性、阳性符合率应达到相关标准的要求。

3. 方法学比对　　实验室考虑启用新的实验方法或替代原常规方法时，需评价两种方法的一致性。

（1）方法：用两种方法（金标/已验证的方法，待评价的方法）检测相同样本，通常验证要求至少 20 份阳性、20 份阴性样本。采用四格表法，分别计数两种方法阳性、阴性数，并计算总符合率、95％可信区间、Kappa 值。

（2）判断：Kappa≥0.75，两者一致性较好；0.4≤Kappa＜0.75，两者一致性中等；Kappa＜0.4,

两者一致性较差。

（三）重复性评估

1. 方法　质控在控，分析至少两个不同浓度（参考试剂盒说明书）的样本，在一个测试批内重复进行至少 20 个检测，计算所得 S/CO 值的均值和标准差、变异系数。

2. 判断　变异系数应小于相关标准的要求，同时应不大于试剂盒说明书给出的批内变异系数。

（四）中间精密度的验证

1. 方法　质控在控，分析至少两个不同浓度（参考试剂盒说明书）的样本，在 10 天以上时间内单次重复进行至少 20 批检测，计算所得 S/CO 值的均值和标准差、变异系数。

2. 判断　变异系数应小于相关标准的要求，同时应不大于试剂盒说明书给出的批内变异系数。

参考文献

［1］中国合格评定国家认可委员会.CNAS－CL02：医学实验室质量和能力认可准则.2012.
［2］中华人民共和国卫生行业标准. WS/T 505：定性测定性能评价指南.2017.
［3］中国合格评定国家认可委员会.CNAS－CL02－A003：医学实验室质量和能力认可准则在临床化学检验领域的应用说明.2018.
［4］中国合格评定国家认可委员会.CNAS－CL02－A004：医学实验室质量和能力认可准则在临床免疫学检验领域的应用说明.2018.

（杨　艳　宋志荣）

第十八章
检验结果的质量保证

一、检验过程质量控制相关概念及意义

1. 质量（quality） 是指一组固有特性满足要求的程度（ISO/T 19000 - 2016，3.1.1）。对于商品而言，其质量反映在满足用户需求的程度，即产品的适用性。对于检验质量而言：产品——报告单；用户——患者或医生；特性（主要用途）——诊断、治疗、监测；适用性——是否有助于临床医生的医疗决策。

2. 质量控制（quality control，QC） 质量管理的一部分，致力于满足质量要求（GB/T 19000 - 2016，3.2.10）。

3. 质量保证（quality assurance，QA） 质量管理的一部分，致力于提供质量要求会得到满足的信任（GB/T 19000 - 2016，3.2.11）。

4. 室内质量控制（internal quality control） 检验人员按照一定的频度连续测定稳定样品中的特定组分，并采用一系列方法进行分析，按照统计学规律推断和评价本批次测量结果的可靠程度，以此判断检验报告是否可发出，及时发现并排除质量环节中的不满意因素。室内质控数据反映了检测仪器或方法的检测性能不稳定误差，并且能够对同批检测结果的可靠性进行评价。实验室根据室内质控结果确定是否有必要对现有的检测系统进行校正以及检测报告能否正常发放。

5. 质量控制策略（quality control strategy） 质控品种类、每种检测频次、放置的位置，以及用于质控数据解释和确定分析批是在控还是失控的规则。进行室内质控关键在于能否获得"稳定"的样品（即质控品）及选择合适的策略（即质控策略）对样本进行检测，并对检验结果进行分析和判断。这里的策略包括选用何种质控品、选择几个浓度水平的质控品、质控品检测频次、选择哪些质控规则对结果进行判断、如何确定质控允许范围等诸多内容，并且需要在开始室内质控活动前进行精心的设计，并在之后长期的室内质控活动中持续改进。

6. 第三方质控物 是指不专为某特定方法或仪器设定或使其最优化，其性能与试剂盒或者批号无关，并可以为检测系统提供客观评估的质控物。"独立性"是其最大特点，因此，又被称为独立质控物。

我们可以从以下几方面来理解第三方质控物：① 是独立于校准品的质控物；② 非检测系统厂家生产的质控物；③ 实验室必须建立自己的均值和标准差，而非用厂家提供的定值。

第三方质控物的优势如下。

（1）不专为特定的方法或仪器设计或特别优化，具有广泛的通用性，可为检测系统提供相对客观的评估。

（2）复合程度高，第三方质控品厂家所提供的产品，其产品内所包含的检测项目往往复合程度很高，一个质控品通常可以涵盖大部分的检测项目。

（3）原材料、生产工艺、生产周期、赋值程序、流通途径完全独立于校准品和试剂的生产和流通，可更好地发现校准品和试剂本身的质量问题，或因相关环节改变导致的批间变化。

（4）可利用广泛的客户群，提供实验室间比对数据，使室内质控室间化，为实验室提供更多质量信息。

（5）客户可以享有更专注、专业、独立的质控产品、质控软件及质控服务。

7. 定性测定室内质量控制 与定量项目完全不同，定性类免疫检验项目的室内质控此类检测

的室内质控关键点是检测下限(弱反应性或弱阳性),因此应选择接近试剂盒或方法的检测下限的质控品,并与临床标本的测定同时检测。试剂盒中自带的阳性和阴性对照不能很好地反映出实验灰区水平样本的结果是否准确,也不能监测试剂盒批间差,因此不能作为室内质控品使用,应另外选择合适的质控品。一般应选择弱阳性和阳性两种质控品。

在分子生物学领域中,室内质控品一般包括阴性质控品、弱阳性质控品和强阳性质控品。阴性质控目的是监测试验过程中样本是否被污染,包括:阴性血清样本、试验过程中带入的空管和仅含扩增反应液的管。弱阳性和阳性质控品则监测不同浓度样本检验结果的可靠性。

8. 微生物检验室内质量控制

(1) 细菌学检验的质控品就是特定的细菌菌株,即定义到属或种水平的标准菌株(reference strain)。按菌株特性进行分类和描述,最好有明确的来源,一般来自美国典型菌种保藏中心(American Type Culture Collection,ATCC)或英国国家典型菌种保藏中心(National Center for Typical Culture Collection,NCTC),实验室按照菌种保存要求保存标准菌株。标准菌株可用来:① 证明结果的准确性;② 监测实验室运转;③ 验证试验方法;④ 校准设备;⑤ 比较试验方法。

(2) 标准培养物是标准菌株、标准储备菌株和工作菌株的统称。实验室应制定并实施特定程序管理和使用标准培养物。标准培养物主要用于评估试验操作、验证方法和验收培养基。实验室可使标准菌株或与标准菌株所有相关特性等效的商业派生菌株确定试剂盒的性能和验证方法,并使其可溯源。

1) 将标准菌株传代培养一次,制得标准储备菌株,标准储备菌株经继代培养获得日常微生物检测所需工作菌株。一旦标准储备菌株被解冻,最好不要重新冷冻和再次使用。

2) 所得的标准培养物从储备菌株传代培养次数不得超过 5 次,除非标准方法中要求并规定,或实验室能够提供文件化证据证明其相关特性没有改变。

3) 工作菌株不可代替标准菌株。标准菌株的商业派生菌株仅可作工作菌株。

4) 标准菌株如已老化、退化或变异、污染等,经确认试验不符合的或菌种已无使用需要的,应及时销毁。

9. 室间质量评价/能力验证[external quality assessment (EQA)/proficiency testing (PT)] 利用实验室间比对,按照预先制定的准则评价参加者的能力。注意:① 在本标准中,术语"能力验证"具有极为广泛的含义,室间质量评价等同于能力验证;② 在医学领域的某些能力验证提供者,利用术语"外部质量评价(EQA)"表示其能力验证计划和(或)更广义的计划,但本标准中的要求只适用于符合能力验证定义的 EQA 活动。室间质评作为一种质量控制工具可以用于评价实验室结果准确度,实验室通过分析实验中存在的问题,采取相应的措施,避免可能出现的医疗纠纷和法律诉讼(WS/T644 - 2018)。其主要用途是:识别实验室间的差异,评价实验室的检测能力;对识别问题采取相应的改进措施;改进分析能力和实验方法;确定重点投入和培训需求。

10. 实验方法性能的确认和验证 是临床检验质量控制的重要基础工作。国际临床化学协会(IFCC)根据分析方法的正确度和精密度不同,将实验方法分为决定性方法(definitive method)、参考方法(reference measurement procedure)和常规方法(routine method)。① 决定性方法正确度最高,系统误差最小,主要方法包括重量分析法、中子活化法、同位素稀释-质谱分析法(ID - MS)等,大都技术要求高,费用昂贵,一般不直接用于临床实验室。② 参考方法:是在校准或表征标准物质时为提供测定结果所采用的测定方法,它适用于评定有同类量的其他测定方法获得的被测定量值的测定正确度。其正确度与精密度已经充分被证实,干扰因素少,系统误差与重复测定随机误差相比可忽略不计,有适当灵敏度、特异性及较宽分析范围。主要用于鉴定常规方法,评价其误差大小、干扰因素,并决定其是否可接受,也用于二级参考物和质控血清定值或用于商品试剂盒的质量评价等。③ 常规方法:性能指标符合临床要求,有足够准确度、特异性和适当分析范围,适合临床实验室常规使用。常规方法经相关组织认可后可作为推荐方法(recommended method)。常规方法验证包括:精密度、正确度与准确度、检测限、可报告范围、生物参考区间等。

11. 参考物质(又称标准物质、标准样品)(reference material) 用作参照对象的具有规定特性、足够均匀和稳定的物质,其已被证实符合测量或标称特性检查的预期用途。参考物质分为:一级参考物质、二级参考物质、校准品(calibrator)和质控品(control material)。对于附有证书的、经过溯源的标准物质,称为"有证标准物质"。有证标准物质(certified reference material,CRM)是采用计量学上有效地程序对其一种或多种特定特性进行表征的标准物质,该标准物质附有的"证书"是介绍标准物质的技术文件,是向用户提出的质量保证,通常随同标准物质提供给用户。校准品指用于校准测量系统,评价测量程序或为材料赋值的物质。一般来说,校准品是由指定某公司型号仪器、试剂、方法和检测程序组成检测系统定值,只能对此检测系统指定项目起校准作用,不可用于其他检测系统的校准。质控品不同于校准品,质控品绝不能作为校准品用。正确度质控品(trueness control material)是主要用于评价测量偏倚的参考物质。

12. 计量溯源性(metrological traceability) 通过一条具有规定不确定度的不间断的比较链,使测量结果或测量标准的值能够与规定的参考标准,通常是与国家标准或国际标准联系起来的特性。

二、内部质量控制

进行内部质量控制的关键在于选择合适的质控品、质控策略并对检测结果进行分析和判断。实验室至少应规定:使用的质控物浓度水平;每个质控品测定次数;质控品的位置;决定分析性结果可否接受的判断规则。同时需要在开始室内质控活动前进行精细的设计,并在之后长期的室内质控活动中根据具体情况进行持续改进。

(一)质控品的选择

在室内质控过程中,重复检测的稳定样本称为质控物或质控品(control material)。质控品的成分应与检测患者样本的基质相似或一样。质控品应该均一和稳定,条件允许,可储存一年的用量。瓶间变异性应小于分析系统的变异。如果没有商品的质控品,实验室可以自制质控品。这就要求实验室使用的质控品应具备两个最关键的特性:同源性和稳定性。

同源性的主要影响因素是"基质效应"。基质(matrix)一个物质系统中除被测物之外的所有成分。理想情况下,质控品应当具有与检测标本相同的基质,如此才能与真实样品的表现一致。但绝大多数的商品化质控品中都会添加防腐剂等其他材料或者对样本进行冻干等处理来增加样本的稳定性,以满足运输、储存的需要。这些添加的物质经过处理后发生物理或化学变化的与正常患者样本不同的物质对于质控品中分析物检测产生的影响称为"基质效应"。基质效应越高,质控品的同源性越差,质控的代表性就越低。

室内质控的过程建立在对质控品的重复检测上,因此,"稳定性"是质控品最重要的性能指标之一。影响质控品稳定性的因素很多,主要包括"效期"和"瓶间差"。"效期"即是在某种条件下标本能够保持稳定发挥质控品效用的期限。如保存效期,指在一定的环境条件下,如低温或冷冻条件下,未使用的质控品的保存期限;如开瓶效期,指在开始使用后在一定条件下保存的质控品的使用期限;复溶效期,指冻干质控品复溶使用后在一定条件下保存的期限。如超出了任何一个效期,那么随着样本的变异性增大,该样本就失去了成为质控品的特性。室内质控的变异是检测系统的变异以及批内不同质控品瓶间变异的总和,瓶间差越小,越能真实的反映检测系统的稳定性。在实际工作中,伴随着质控品的运输、储存、复溶、分装、检测等人为操作,质控品的稳定性可能发生变化。因此,只有严格按照厂家说明书的要求对质控品进行保存和处理,减少运输和环境对质控品稳定性的影响。

(二)质控品的浓度

《临床检验定量测定室内质量控制》WS/T 641 - 2018 中规定,所选质控品的浓度应反映临床有意义的浓度范围的变异。一般定量试验至少选择 2 个浓度的质控品,定性试验至少选择阴性、阳性 2 个质控对照。应当选择覆盖医学决定水平和(或)方法性能临界极值(如线性的高限和低限)的质控品。通过观察测定值是否高于或低于这些限值,临床用于确定、排除某种疾病;对某些疾病进行分级、分类;对预后做出估计及决定采取某种治疗措施等。一般一个项目常常可有不止一个医学决定水平。因此在选择质控品浓度时,应该关注重要的医学决定水平,确保在该水平附近的患者检测结果是可靠的。

(三)质控品检测的频次

分析批:是一个区间(如:一段时间或测量样本量),预期在此区间内检测系统的准确度和精密度是稳定的。在检验工作中,每个分析批应检测质控品以评价该批次的性能。也就是说,只要实验室在这个时间段中的某个时间点通过检测质控品证实了检测系统是可靠的,那么在整个分析批的时间段中系统就是可靠的。但是导致系统的精密度或准确度发生改变的事件可能发生在不同的分析批之间,因此,需要根据检测系统的稳定性(精密度),样本量确认分析批的长度,并在每个分析批中都要进行质控品检测。用户除了根据厂家推荐的批长度外,还应根据患者样本稳定性、患者样本数量、重复分析样本量、工作流程、操作人员素质来确定分析批长度。当检测系统的检测性能发生改变时,如仪器老化、试剂配方更换、检测软件升级、患者人群改变等情况,需要实验室重新对分析批长度进行评估。

(四)质控品检测的位置

用户应确定每批内质控品的位置,其原则是报告一批患者结果前,应对质控结果做出评价。质控品的位置应考虑分析方法的类型,可能产生的误差类型。例如,在用户规定批长度内,进行非连续样品检测,则质控品最好放在标本检验结束前,可检出偏倚;如将质控品平均分布于整个批内,可监测漂移;若随机插于患者样本中,可检出随机误差。在任何情况下,都应在报告患者检测结果前评价质控结果。如果分析批中的室内质控出现失控,那么不仅是此分析批中的报告不能发放,同时,前一分析批室内质控测定之后的所有发放的临床报告也需要重新进行评估,因此设置室内质控位置时也需要考虑追回临床报告的可能。

(五)质控图

以质控图形式表示质控结果,有助于对质控数据的解释。最常用的是 Levey-Jennings 质控图和 Z 分数图。在质控图中一般以均值加减数个标准差来表示,将每次的质控结果按照一定质控规则与质控允许界限进行比较,并观察在质控界限之内的质控点的排列情况就能够对检测过程的质量进行评价和控制,实现包括评价检测系统的稳定性,根据质控图形的异常对检测系统进行调整,并在其后的时间段对调整后的效果进行确定等功能。使用质控图的关键在于准确的质控界限划定以及合理的质控规则的选择。

(六)质控规则

应根据每个检测系统和临床目标去选择质控规则,应根据不同的检测系统和不同的临床需求选择不同的质控规则。

1. 定量检测项目

1_{2s}:1 个质控品测定值超过 X±2s 控制限,在临床检验工作中,常作为警告界限。

1_{3s}:1 个质控品测定值超过 X±3s 控制限,判定为失控。

2_{2s}:2 个连续的质控品测定值同时超过 X+2s 或 X-2s 控制限,提示系统误差。

R_{4s}:在同一批内质控品最高测定值和最低测定值之间的差值超过 4s,提示随机误差。

4_{1s}:4 个连续的质控品测定值同时超过 X+s 或 X-s,提示系统误差。

10_X:10 个连续的质控品测定值落在均值的一侧,提示系统误差。

其他:如 7_T 指 7 个连续的质控测定结果呈现出同一个方向(逐渐升高或降低)变化的趋势。此规则主要用于发现系统出现趋势性变化的情况。

在检测 3 个不同水平质控品时,一些其他的质控规则则与之更匹配和便于使用,如下。

$2/3_{2s}$:当 3 次质控品测定值中有 2 次超过同侧均值 +2s 或均值 -2s 控制限,提示系统误差。

3_{1s}:3 次连续的质控品测定值超出同向的均值 +1s 或均值 -1s 控制限,提示系统误差。

6_X:6 次连续的质控品测定值落在均值的同一侧,提示系统误差。

9_X:9 次连续的质控品测定值落在均值的同一侧,提示系统误差。

2. 半定量和定性的检测项目　半定量项目主要为尿干化学项目。实验室通过对质控品重复测定 10~20 次,以重复较多的级别为基准,其 ±1 个级别作为控制范围(pH 为 ±0.5;比重为 ±0.05;其他项目为"+"),阴性结果不能出现阳性,阳性结果不能出现阴性,如干化学测尿蛋白"++"为靶值,以"+~+++"为控制范围,超过该范围为失控。若质控品检测结果超出控制范围,阴性结果出现阳性,阳性结果出现阴性即判为失控。

3. 定性检测项目以阴阳性作为质控规则　而 ELISA 酶免分析以吸光度 OD 值/cut off 值的比值按定量检测项目进行质控数据处理。

质控规则是用来评价室内质控监测数据的手段,以发现检测过程中可能存在的误差。实验室选择质控规则的目的在于最大限度地提高误差检出概率同时将假失控率控制在一个可以接受的水平。一般认为误差检出概率在 90% 以上，假失控率小于 5% 是可以接受的。实验室常用的质控规则选用方案为 Levey‑Jennings 质控规则和 Westgard 多规则。

Levey‑Jennings 质控规则为单独的 1_{3s} 或 1_{2s}，简单易行。但仅使用 1_{3s} 规则会使假失控率过高，而仅使用 1_{2s} 规则会使误差检出率过低。这对于大部分临床检测项目而言都是难以接受的。因此 Levey‑Jennings 质控方法在如今的临床工作中使用的越来越少。

Westgard 多规则质控方法是在 Levey‑Jennings 质控方法的基础上建立起来的，同时使用多个规则来进行室内质控监测数据判断的方法。与 Levey‑Jennings 质控方法相比，Westgard 多规则具有更高的误差检出率和更低的假失控率，并可以根据诱发失控规则的类型分析判断误差的种类，帮助确定失控原因并寻找解决方案。Westgard 多规则并非一成不变，实验室可以根据自身情况选择不同的质控规则组合。Westgard 多规则失控判断流程见图 18‑0‑1。

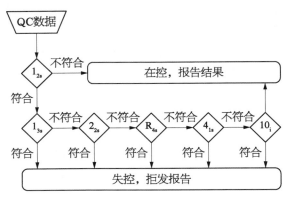

图 18‑0‑1　Westgard 多规则失控判断流程

（七）失控问题解决和原因分析

1. 检查控制图或失控的规则，确定误差的类型

（1）首先要确定造成失控的误差类型是随机的还是系统的。不同的失控规则对检出不同类型误差具有不同的能力（灵敏度）。1_{3s} 和 R_{4s} 规则是检验控制值分布的尾部或分布的宽度，如果是这两个规则失控，通常提示随机误差增大造成的失控。2_{2s}，4_{1s} 和 10_x 规则的失控，往往提示有连续的控制值超出同一个控制限的失控，提示系统误差问题。

（2）失控时，注意检查控制图上控制值点的分布对指示失控原因很有帮助。出现系统误差（或偏倚）的失控时，可以看到每天的控制值具有定向的漂移或倾向，并且随时间而增大，逐渐形成失控。出现随机误差失控的表现则较突然，失控的控制值点相对于均值的离散度比往常都大。符合 1_{3s} 失控的是最近的 1 次结果控制值点超出规定的限值；符合 R_{4s} 失控的是最近的 2 次控制值结果一高一低，相差悬殊，差异范围超出了规定的大小，是很不常见的失控随机误差。

2. 失控原因的分析思路

（1）失控问题仅是 1 个项目的，在确定失控误差性质后，按照不同误差可能存在的问题去寻找原因。

（2）多个项目同时出现质量失控问题，则排除故障的误差原因要从共有的某些物理因素或光学因素等出现问题的共性上考虑，从而发现和揭示出失控原因。

（3）与近期变化有关的原因：失控时出现的系统误差（漂移）总和试剂或校准的问题相关。突然出现的漂移常常和近期发生的事件有关联。例如：这次出现失控前刚更换了试剂（不论是否使用了新批号的试剂）或者刚完成重新校准（不论是否换用了新批号的校准品），使控制值出现很大的波动。若证实确实是漂移,操作人员应检查试剂、校准和保养记录,寻找解决问题的线索。

在寻找确切原因时,可以用逻辑系统分析程序逐步检查。即每 1 步只对 1 个可能原因的因素做变动,观察变动前后的检测结果,做好记录,检查效果。然后再对第 2 个因素作变动,再实验观察;直至找出原因,排除故障,解决问题。

(4) 因随机误差增大造成失控的问题较难确认和解决。主要是随机误差的性质不像系统误差那样可以预计或确定。在自动分析仪上发生失控的随机误差原因大多是:① 试剂瓶内或试剂管道中、取样器或试剂加样器中的气泡;② 试剂未充分溶解或混匀;③ 加样器上的取样头不密封;④ 因机械故障使加样动作重复性差;⑤ 电压不稳等。

不少随机误差的原因可在检测系统运行时,对各分析项目的目视观察予以检查出来。仔细观察试剂和取样中的吸样品、吸试剂、加样品、加试剂动作,也许可以找出问题的原因。

特别要注意的是,刚发现失控立即重复检测,希望证实失控表现,但是重做的控制值又"在控"了,没有做任何失控原因的处理,失控却已经"消除"了。此时要确定分析仪重复精密度是否有问题。可以用患者标本连做 10 次重复检测,了解真实患者标本检测的批内精密度,往往可以从这些结果的不稳定反映随机误差已经明显增大,证实失控的判断。因此在平时的检测中,对于出现不正常结果的患者标本再做 1 次检测,对比前后 2 次结果的差异,容易发现随机误差的失控表现。

3. 确认解决问题,做好记录 找出问题,经纠正后应重做所有控制品,从新检测的控制值恢复"在控"来确认失控问题是否解决予以确认。在对失控时的患者标本进行重做时,仍然要再做控制品的检测,此时的控制值用于绘制控制图。让实验室在出现失控后,除了寻找原因纠正问题外,还应该对出现失控起到前一次在控的期间内,患者标本给予重现检测,以期得到可靠结果。事后,应将出现的失控事件和纠正过程形成文件。完成排除故障报告,有助于今后使用。

(八) 室内质控的周期性评估

室内质控是长期的工作,每天都会产生大量的质控数据,而这些数据的作用不仅仅体现在每天确保能正确的发放临床报告,也体现在较长时间内对整个检测系统进行多方面的控制及评价,这就要求实验室周期性的对质控数据进行统计和总结,此周期不应超过一个月,以商业定值质控品的月评估为例,评估的内容应包括:

1. 本月室内质控的累积均值以及变异系数 累积室内质控均值以及变异系数(一般为在控质控数据的平均值和变异系数)的目的在于与前数月累积的质控均值以及变异系数进行纵向比较,如果本月累积的质控均值较前数月有明显的增高或降低,而并未更换新批号的质控品,即提示检测系统的准确性可能发生改变,需要进一步查找可能影响系统准确性的原因,如是否使用过期质控品或试剂、仪器光源老化等。而如果室内质控的变异系数较前数月有增大,则提示检测系统的精密度下降,此时需主要查找可能影响中精密度的原因,如是否有新入检测人员培训不足、环境条件控制不佳等情况。

2. 室内质控质控图的控制界限 新批次室内质控的控制界限来源于新旧批次质控品平行检测中累计的新批次质控均值以及过去 3 个月以上的室内质控的累计变异系数,因此要设定合理的控制界限,要求实验室对过去每个月的质控数据进行总结和统计。另外,在新质控品使用后,通过使用当月的实际质控均值与质控图中设定的靶值进行比较,能够对质控界限设定的准确性进行验证。当一个新批次的质控品在使用第一个月就出现质控品的实际累计均值明显高于或低于质控靶值,那么很可能的原因就在于质控品的靶值累计不当,此项评估在有效期较短、平行检测时间少的新质控品(可能存在质控品瓶间差的影响)使用中尤为必要。一旦确认质控靶值累计不当,就应该扩大纳入月的质控数据,重新计算均值作为本批次质控的靶值。

3. 室内质控数据分布 除了对质控数据的统计结果进行月评估外,质控数据的分布情况也是月评估的重要内容,质控图中不应该出现质控线漂移,多数质控点偏于一侧;质控线出现趋势性改变,渐进性升高或降低的情况。一旦出现即提示存在系统误差的可能,需要对检测系统进行检查,在室内质控失控前去除可能导致误差的诱因。也不应该出现所有质控点均值质控中心线两侧较小范围内波动的情况,如均在 ±1s 范围内波动,一旦出现,往往提示质控界限设置过宽,需要重新评价质控界限的设定范围。另外,质控品的更换记录、仪器维修记录、校准记录、定标记录等可以帮助实验室更加容易地查找到影响检测系统的原因。

4. 失控情况 没有还需对当月室内质控的失控情况进行统计,包括总失控率、失控的时间、检测人员等基本情况,以及失控的类型、失控的处理情况等。如果某月的失控率超出实验室的适量控制或者某一个操作人员反复出现质控失控,或者试剂质量反复成为失控的原因等,那么经过质控月评估,实验室可能需要采取加强仪器的维护保养、检测人员的培训考核、重新评估试剂的开瓶效期、保存条件等措施,以达到持续质量改进的目的。

5. 总结 月评估完成后应该形成完整的质控项目月评估报告,包括基于统计数据以及质控图数据分部资料的总体评价,相关试剂的情况如犹如更换试剂批号,针对可能存在问题的描述,处理措施,以及在下阶段的质控过程中需要关注的内容等,最终由科室任命的负责人签字确认。

根据以上提到的质控周期性评估的目的以及内容,实验室应该保存相应的质控数据作为实验室质量控制工作的溯源性证据。保存的资料应该包括:所有室内质控的原始数据;在周期性评估中所有项目的质控图,包括质控图中失控点的处理以及标注;所有周期性评估所涉及的统计数据,包括每周期的以及累计的均值、标准差、变异系数等、所有失控处理记录,包括触发的失控规则、原因分析、患者样本评估、处理措施、负责人确认等;所有失控的处理记录,包括对当月质控情况的评价以及根据评估所作出的改进措施以及提醒等内容。以上所有记录按照行业要求一般至少应该保留 2 年以上。

三、自制质控物

(一)自制质控物意义

合格的自制质控品可以解决以下问题。

(1)为无商品化质控品的检测项目提供了一种可行的室内质控方式。

(2)商品化质控品的浓度不能满足临床医学决定水平控制需要时,可以自制适宜浓度的质控品以保证控制结果的有效性。

(3)以新鲜血清标本制备的质控品极大地减少了基质效应的影响。

(4)降低实验室质控活动成本。

(二)自制质控物制备方法

1. 标本准备 选择无传染性(HBsAg 阴性、HCV - Ab 阴性、HIV 阴性)、目标物浓度高、无溶血、乳糜、黄疸的新鲜血清，-70℃环境中保存。

2. 高压灭菌　制备过程所需的试管、烧杯、吸管、EP 分装管均高压灭菌。

3. 目标质控品配制　① 计算目标浓度所需量；② 用正常血清稀释，配比阳性血清量，以达到各项质控品的目标浓度；③ 验证、分装、标记；④ 储存：-70℃环境中保存；⑤ 检测质控品初始浓度、变异系数；⑥ 评价质控品均一性、稳定性。

4. 要求

（1）基质效应尽可能小。

（2）自制质控品制备量（稳定性允许的前提下）尽可能长 6～12 个月。

（3）配制浓度满足医学决定水平或临床关注点浓度水平。

（4）制定均一性、稳定性评价方案。

（5）均一性（瓶间差）、稳定性（精密度）满足控制项目临床允许总误差要求。

（6）做好质控品配制和评价记录。

注：制定均一性、稳定性评价方案可以参考中国合格评定国家认可委员会 CNAS - GL03：2006《能力验证样品均匀性和稳定性评价指南》。

（7）评价指标也可采用室内质控月平均值及累计平均值无明显变化，未出现平均值漂移和趋势变化；月 CV％和累计 CV％均满足质量指标要求。

四、检验结果可比性的质量保证

（一）实验室内部比对

实验室内比对（intralaboratory comparison）：按照预先规定的条件，在同一实验室内部对相同或类似的物品进行测量或检测的组织、实施和评价。宜使用临床标本作为首选比对物质；不得不使用其他物质（如室间质评物或其他参考物质）时，应验证比对物质的互通性。

1. 人员比对　实验室人员比对是判断实验室检验能力的一个重要的评价方法，按照预先规定的条件，由两个或多个检验人员对相同的测试样品进行检测的组织、实施和评价，从而确定实验室检验人员能力，识别实验室检验人员存在的问题及实验室人员间的差异，是判断和监控实验室人员能力的有效手段之一。比对频次每年至少要进行 2 次，每次 5 个临床样本。

2. 仪器比对　实验室用两套及以上检测系统检测同一项目时，应有比对数据表明其检测结果的一致性，实验方案可参考 WS/T 407 - 2012《医疗机构内定量检验结果的可比性验证指南》，或比对频次每年至少 1 次，样本数量不少于 20 例，浓度水平应覆盖测量范围。比对结果的偏倚应符合性能指标应不低于国家标准、行业标准、或地方法规的要求。比对结果不一致时，应分析原因，并采取必要的纠正措施，及评估纠正措施的有效性。使用不同参考区间的检测系统间不宜进行结果比对。比对记录应由实验室负责人审核并签字，并应保留至少 2 年。

3. 留样再测　又称留样实验，主要用于监测检测结果的复现性，包含了对整个检测过程（人员、环境、设备）的监控。通过定期留样再测或重复测量，监控同一操作人员的精密度或不同操作人员间的精密度。

留样再测判断标准：依据检测项目样品稳定性要求选取长期限样品，$n \geqslant 5$，覆盖测量范围，考虑医学决定水平，至少 4 份样品测量结果的偏差＜1/3 TEa。

(二)实验室间比对

实验室间比对(interlaboratory comparison):按照预先规定的条件,由两个或多个实验室对相同或类似的物品进行测量或检测的组织、实施和评价(GB/T 27043-2012/ISO/IEC 17043:2010,定义3.4)。

1. 室间质量评价　室间质量评价/能力验证[external quality assessment(EQA)/proficiency testing(PT)]指多个标本周期性地发送到实验室进行分析和(或)鉴定,将每一实验室的结果与同组的结果或指定值进行比较,并将比较的结果报告给参与的实验室。它是为确定某个实验室进行某项特定检测能力以及监控其持续能力而进行的一种实验室间比对。

2. 正确度验证计划　正确度验证计划属于定量计划的一种,其特点如下:① 质评物为新鲜(如血细胞计数正确度验证计划)或新鲜冰冻样本(如小分子代谢物、脂类正确度验证计划等),与常规临床样本性质接近,无基质效应;② 采用参考方法确定靶值,而非公议值。对参加者不分组,实验室不能通过串通结果获得合格成绩;③ 验证参加者测量结果的正确度和量值溯源性。正确度验证计划与常规室间质评计划的区别见表18-0-1。

表18-0-1　正确度验证计划与常规室间质评计划的区别

项　　目	正 确 度 验 证	常规EQA
样本类型	新鲜冰冻血清或全血	冻干粉
基质	人血清	人或动物基质
基质效应	无	有
运输	CO_2干冰	常温
靶值确定	参考方法、不分组	分组、中位数
作用	正确度验证/溯源性验证	实验室间结果可比性
成本及费用	成本高、收费高	收费相对较低
测定	重复测定	单次测定

(三)无室间质评时评价方法

对没有开展能力验证/室间质评的检验项目,应通过与其他实验室(如已获认可的实验室、使用相同检测方法的实验室、使用配套系统的实验室)比对的方式,判断检验结果的可接受性,并应满足如下要求:① 规定比对实验室的选择原则;② 样品数量:至少5份,包括正常和异常水平;③ 频率:至少每年2次;④ 判定标准:应有≥80%的结果符合要求。

替代评价程序可分为分割样品程序和厂家校准品或正确度控制物的分析。常用的方法是分割样品程序,即将等份后的样品送到其他实验室进行检测。分割样品程序通常只能够评价实验室间的一致性和检测误差,除非外部实验室使用参考测量程序时,才能评价其自身的正确度。

参考文献

[1] 中国合格评定国家认可委员会.CNAS-CL02:医学实验室质量和能力认可准则.2012.

［2］丛玉隆,王前.临床实验室管理.北京：中国医药科技出版社,2010.

［3］王治国.临床检验质量控制技术.3 版.北京：人民卫生出版社,2014.

［4］王治国,康凤凤.临床检验风险管理.北京：人民卫生出版社,2015.

［5］冯仁丰.临床检验质量管理基础.2 版.上海：上海科学技术文献出版社,2007.

［6］杨惠,王成彬.临床实验室管理.北京：人民卫生出版社,2015.

［7］戴盛明,董家书.医学实验室质量与安全管理实践.北京：中国医药科技出版社,2017 年.

［8］中华人民共和国国家标准. GB/T 20470 - 2006 临床实验室室间质量评价要求.2006.

［9］中国合格评定国家认可委员会.CNAS - CL01 - G002：测量结果的计量溯源性要求.2018.

［10］中国合格评定国家认可委员会.CNAS - GL013：量值溯源要求在医学测量领域的实施指南.2018.

［11］中华人民共和国国家标准. GB/T 20468 - 2006 临床实验室定量测定室内质量控制指南.2006.

［12］中华人民共和国卫生行业标准.WS/T246 - 2005.白细胞分类计数参考方法.

［13］中国合格评定国家认可委员会. CNAS - CL01 - G002：测量结果的计量溯源性要求.2018.

［14］中华人民共和国卫生行业标准.WS/T 492 - 2016 定量项目精密度与正确度性能验证.2016.

（张军力　刘　政）

第十九章
检验后过程

一、结果复核

建立检验结果复核管理程序确保检验结果的有效性和可靠性。

（一）人员要求

1.审核者 检验结果发布前由审核者进行复核,所谓审核者是指经过专业培训、考核合格并且经过授权的人员。

（1）各检验室审核者负责复核检验者已保存的结果。

（2）疑难检验结果经与专业组长讨论未能解决时,上报技术负责人协助解决,审核者方可发出报告。

（3）在特殊情况下,值班人员经过认真复核可单独发放报告单。

2.实习和进修人员 不得单独录入或审核检验结果。

（二）检验结果复核的标准

1.复核标准 复核标准清晰易行,应包括：对照室内质控、可利用的临床信息及历史检验结果等进行评估。

（1）在室内质控在控情况下,核对有无漏项,是否需要复检,相关项目间结果是否一致,与临床诊断是否符合,与历史结果比较是否符合,在 LIS 中对检验结果进行保存。

（2）审核者重点分析在 LIS 中已保存的异常结果,结合历史结果和患者相关临床信息进行系统性审核,及时与检验者沟通,最终审核发出报告。

2.其他 如采用自动选择和报告结果的程序发布结果,应参照人工复核结果的标准制定自动选择和报告的标准并文件化。

二、结果报告

建立检验结果报告管理程序,明确检验报告的格式、内容以确保检验报告的特性被有效表达。

（一）检验结果报告要求及特点

（1）每一项检验结果均应准确、清晰、明确并依据检验程序的特定说明报告。

（2）报告的格式和介质(即电子或纸质)及其从实验室发出的方式需经审核评审。

（3）检验结果正确转录。

（4）以下的报告特性有效的表达。

1）对可能影响检验结果的样品质量的评估。

2）按样品接受/拒收标准得出的样品适宜性的评估。

3）危急值(适用时)。

4）结果解释,适用时可包括最终报告中对自动选择和报告结果解释的验证。

（二）检验结果报告单内容

检验科应规定报告的格式和介质(即电子或纸质),结果报告中应包括但不限于以下内容。

1. 标题　包括：① ×××医院门诊/病房/急诊检验报告单；② 发布报告检验室的名称和地址。

2. 患者及相关信息　唯一标识（ID号、住院号）、姓名、性别、年龄、就诊科别、送检医师、样品流水号、样品类型、申请时间和日期、原始样品的采集时间、页数和总页数等。

3. 报告单主体　报告描述语言应使用专业术语。

（1）检验项目名称，若存在不同检测方法的检验项目，以检验室的名称作为区别。

（2）结果、参考区间、单位、增高降低等必要的提示。以 SI 单位或可溯源至 SI 单位，或其他适用单位报告的检验结果。

（3）对可能影响检验结果的样品质量进行评估。

（4）备注：所收到的原始样品质量不适于检验或可能影响检验结果，或其他对检验结果可造成影响的需声明的事项在报告中说明。

（5）落款：检验者、审核者、接收时间及审核时间。

（6）注明"本检验结果仅对此标本负责"字样。

（7）每年对检验报告单格式进行审核，同时保留检验报告单。

（三）危急值的管理

建立危急值报告程序以明确危急值项目、报告区间及危急值报告的流程。

1. 危急值确认

（1）不同检测项目的危急值标准：技术负责人及各专业负责人制定危急值范围草案，医疗咨询与投诉组与各相关医疗科室沟通，建立不同检验项目的危急值标准，由技术负责人填写《检验科检验项目危急值一览表》报检验科主任批准，交医务处备案确认后，并向各临床科室发布。

（2）对于危急值检测结果，检验者尽快排除偶然因素影响，交审核者及时审核发出报告。

2. 危急值报告

（1）当检验结果处于规定的"危急"区间内时，由审核者或岗位人员电话通知护士站或医生工作站，同时医生工作站的计算机屏幕也会以弹出"危急值提醒"对话框的方式提醒医生进行处置。

（2）审核者记录内容包括日期、患者姓名、科室及床号、申请医生、检验项目与结果、报告人、接收人、报告时间、临床处理意见等。

（3）危急值报告中遇到困难和问题时，由专业负责人负责及时与临床沟通，查找原因，商量解决办法；不能解决时由专业负责人分析原因，上报技术负责人解决。

三、结果发布

建立检验结果发布管理程序以确认检验结果的发布真实、有效，检验结果的修改流程全程受控。检验延误有通知临床检验申请者方法。

（一）检测结果的报告与发布

1. 检验结果正常发布

（1）正常情况下检测结果经复核确认清晰、转录无误后，就可以报告给授权接收和使用信息的人。

（2）在 LIS 系统中保存所报告的结果，并可快速检索。检索期限满足医学相关事务的需要，符合国家法规的要求。

（3）门、急诊检验报告单在门诊导诊台报告单自助打印处凭挂号凭证或病历本自助打印。住院患者的检验报告单由临床医生在病房 LIS 系统直接打印。

（4）医生在医生工作站均可通过 LIS 系统在线及时查阅患者的检验结果。

（5）检验结果的报告与发布应遵守各检验项目检验周期的要求。定期总结检验周期是否达标并处理。

（6）各项目的检验周期由技术负责人与各检验室专业负责人共同制定，经服务协议管理评审后向临床科室进行发布。

2. 检验结果延迟发布　因仪器、设备、HIS 系统及 LIS 系统等出现故障导致批量样品检验延迟（即检验时间超过检验周期时间），检验科管理层通过医院信息交流微信平台进行发布，说明延迟原因及可能发报告时间。因个别检验结果需要复查导致的检验延迟，由检验者电话通知检验申请者，同时在 LIS 系统标注延迟原因。

3. 紧急情况下的结果发布

（1）如因停水、停电、仪器设备故障且短时间内无法修复时，由检验科管理层通过医院信息交流微信平台进行原因发布，同时采取将样本临时委托检验。

（2）如仅因 LIS 故障或 HIS 故障导致检验结果无法通过网络发布时，允许各检验室以临时报告形式传递检验结果（如医师急需知道患者的检验结果时），随后向申请医师送交最终报告，并注意临时报告的结果与正式报告的一致，并有相应的记录。

（3）临时报告的形式由各检验室依据 LIS 系统中报告的格式通过 Word 或 Excel 进行编制，并保存于本检验室固定的文档内。

（4）紧急情况下的结果发布的过程有记录。

（二）结果的自动选择和报告

如果实验室应用结果的自动选择和报告系统，应制定相应的文件以确保以下内容。

（1）规定自动选择和报告的标准。该标准应经批准、易于获取并可被员工理解。注：当实施自动选择和报告时，需考虑的事项包括：与患者历史数据比较有变化时需复核的结果，以及需要实验室人员进行干预的结果，如不合理结果、不可能的结果或危急值。

1）各检验室自行规定自动审核的标准。

2）范围确认规则：① 检测性能参数，尤其是分析范围和检出限；② 医学决定水平或对临床诊疗有关键指导意义的检测值；③ 危急值；④ 与临床诊断不相符；⑤ 科室的质量管理要求。

3）历史审核类规则：根据检测指标本身生理特性结合临床诊疗周期建立。该规则的原则为 10 天之内的同一个患者相同检测项目的 2 次结果定量参数相差 20% 以上，定性参数相差 1 个级差以上，则不通过历史结果比对确认，不能形成最终报告。

4）交叉联合判断规则：主要是根据检测项目之间的交叉校验及相关性来建立的（例如：一般而言，某类肾脏疾病的实验室检测指标之间通常都具有一定的规律性）。

（2）在使用前应确认该标准可以正确应用，并对可能影响功能的系统变化进行验证；随机选择100份样品的仪器检测数据，被上述审核规则拦截需要进一步验证。

（3）有过程提示存在可能改变检验结果的样品干扰（如溶血、黄疸、脂血）。

（4）有过程将分析警示信息从仪器导入自动选择和报告的标准中（适当时）。

（5）在发报告前复核时，应识别选择出的可自动报告的结果，并包括选择的日期和时间。

（6）有过程可快速暂停自动选择和报告功能。

（三）报告的修改

（1）未经审核的检验报告在复核过程中发现存在差错由审核人通知检验者进行修改。

（2）已经审核发布的检验报告需做修改时，应将原检验报告收回存档，重新发出经确认无误的报告。已审报告修改应由检验者与审核者报技术负责人审核后，开放实验室 LIS 系统权限进行修改。

（3）修改记录可显示修改时间和日期，以及修改人的姓名。

（4）修改后，记录中仍保留原始报告的条目。

（5）已用于临床决策且被修改过的结果应保留在后续的累积报告中，并清晰标记为已修改；报告系统不能显示修改、变更或更正的，应保存原始修改记录。

四、检验后样品的储存、保留和处置

建立检验后样品管理程序规范检验后样品的管理以保证实验室生物安全。

（一）检验后样品储存和保留

1. 确定保留时限　根据样品的性状、检验和任何适用的要求确定其保留的时限。

（1）检验后样品保存处理规定由技术负责人依据《医疗废物管理条例》《医疗卫生机构医疗废物管理办法》及科室情况组织制定，经科主任批准后上报医院感染预防科审批、备案。

（2）检验后样品的保存依据分析物稳定性确定保存条件和保存时间，特殊检验如组织标本检测、基因检测及产前检测等应考虑法律责任适当延长保存时间。相关人员对样品保存条件进行有效监控（温度范围 $2\sim8℃$、$-40℃$、$-70℃$）并记录。

2. 入库保存时注意事项　所有样品入库保存时需标记入库时间及样品数量，按专业、时间分别放在指定保存架的固定区域等，保存人员签字。

（二）检验后样品处置

1. 安全处置检验后样品　根据地方法规或有关废物管理的建议安全处置检验后的样品。

（1）检验后样品分为血样品、微生物样品和体液样品，血样品和微生物样品 $2\sim8℃$ 冷库保存，体液样品根据样品类型不同采取相应的消毒措施。

（2）已到保存期的检验后需处理样品由卫生员收集，采用黄色包装袋包装，包装袋外表面有日期、类型等自然信息和医疗废物警示标识。医疗废物包装袋应防渗漏、防破裂，内容物不能超过袋体积的 2/3。

（3）收集后样品由卫生员高压灭菌后（要求：温度 $121℃$，时间 30 min），每日定时与医院医疗废物处理人员交接,并记录交接数量、类别、包装是否合格,保障其得到妥善处理。交接记录至少保存 2 年。

(4)医疗废物运送采用固定路线,并采取有效措施防止在运送过程中医疗废物流失、泄漏和散落。

(5)医疗废物运送车和存放点应经常消毒并保持干净整洁。

2. 其他 规定相关人员监督、检查样品保存处理工作。

五、检验结果解释和咨询

检验工作者除了要为临床医生及时、准确、经济地提供检验信息外,还应全方位地面向临床医生、护士和患者提供检验医学咨询服务,提高检验医学的服务质量。

(一)检验结果的解释

检验结果的解释是咨询服务中的核心内容,也是最常见的问题。进行检验结果解释时在排除检验前因素对检验结果的影响,实验室检验质量控制水平良好的前提下,合理的解释还应该注意:参考区间的适用性、病毒感染的"窗口期"、标本采集时间及患者状态、检验方法的特异性及敏感性等问题,同时注意保护患者的隐私。

(二)检验咨询

1. 咨询的重要性 咨询主要来自患者、患者家属及临床医生、护士。咨询的目的是帮助临床医生更有效地利用检验信息;帮助护士正确采集标本;帮助患者了解检验结果的临床意义。

2. 咨询的内容和方法

(1)设立检验医学咨询门诊或热线电话:解答来自临床医护或患者提出的检验医学相关问题。

(2)参加临床查房:实验诊断新技术、新项目不断在临床上应用,临床医师可能在检查项目的选择、方法学评估、临床意义、结果解释、标本种类、采集方法等方面存在疑问,检验医师通过参加临床查房等医疗活动,向临床医生介绍最新的检验项目或诊断技术,检验项目组合,综合分析检验结果及其意义,为临床提供鉴别诊断、诊断的依据。

(3)参加临床会诊和病例讨论:检验医师应积极参加临床会诊和病例讨论,这是学习参与临床工作并发挥实验诊断和病理机制研究作用的好机会,也是提高临床实验室地位和影响力的好场所。

(4)参与科研和教学:检验医师要发挥熟悉医学理论与实验的知识和技术优势,积极参加检验与临床结合的科学研究,包括诊断性试验新方法与新技术的临床评价、发病机制研究及药物临床疗效研究等。

参考文献

[1] 中国合格评定国家认可委员会.CNAS-CL02:医学实验室质量和能力认可准则.2012.

[2] 尚红,王毓三,申子瑜,等.全国临床检验操作规范.4 版.北京:人民卫生出版社,2014.

(管仲莹 王柏山)

第二十章
实验室信息管理系统

一、LIS 的概念、组成和作用

临床实验室信息系统(laboratory information system,LIS)是指对患者检验申请、标本识别、结果报告、质量控制和样本分析等各个方面相关数据进行管理的信息系统。是以临床实验室科学管理理论和方法为基础,借助现代通信技术、网络技术、计算机技术、数字化和智能化技术等现代化手段,对实验室各种信息进行综合管理,进而从整体上提高实验室综合效能的复杂的人机系统。

LIS 是由计算机、通信设备和网络硬件、软件以及通信协议标准组成的。通过计算机网络将实验室的各种设备连接起来,对检验医学信息的收集、储存、分析、发布、利用等系统化管理。实现了对实验室标本处理,实验室数据(采集、传输、处理、输出、发布)、人力资源、仪器试剂购置与使用等所有事务进行综合管理。

二、LIS 功能要求

ISO 15189 文件的核心内容是建立全面质量管理体系,强调的是过程控制,即用程序文件设定的规则对可影响实验结果的每一个环节加以控制,LIS 对检验过程的信息化管理主要包括检验前过程的信息化管理、检验过程的信息化管理和检验后过程的信息化管理三部分。当然,每一部分对 LIS 的功能也有相应的要求。

(一)检验前过程对 LIS 功能的要求

检验前过程是指从医师开具检验申请到患者样本进行检验前的一系列过程。其涉及检验医嘱开具、样本采集、样本运输、样本签收、样本处理、仪器与试剂准备等多个环节,参与其中的有临床医生、护理人员、物流人员、检验人员等多种人员。此过程出现的差错占总体检验差错的比例很大,是每个检验科都难以控制的差错发生阶段。LIS 在功能模块设计应用时,面对每个环节、每个人员细致周全的智能化和模块化处理可以很大程度地减少检验前差错的发生。

(1)在 LIS 医生工作站设置检验适应证和检验禁忌证的智能提示;设计规范的检验申请单,让临床医生熟悉检验项目的临床意义,选择最有效、最经济的项目和组合;当信息不完整时,系统拒绝生成医嘱。

(2)在 LIS 护士工作站,将临床样本采集手册程序化、电子化、智能化,培训标本采集人员相关知识,使其能正确使用采集容器、抗凝剂,告知患者标本采集前应注意事项,注意标本采集的部位、体位、止血带、输液、药物对检验结果的影响等。

(3)在 LIS 物流工作站,实时提示患者样本运送需求,按检验目的和样本种类提示运送所需的载体工具、最迟送达时间、制定拒收不合格标本的标准等。

(4)检验科样本接收区设置无人值守的样本接收站,送检人员可自助扫描样本条码,按系统提示,分检验专业放置样本,完成检验科对样本的签收。

(5)LIS 检验工作站制定采集标本标准化操作程序(SOP)文件,将其智能化、自动化,提示检验人员对检验样本进行前处理,以及判断样本合格与否、是否拒收。检验前质量管理是医院质量管理体系的重要组成部分,要多部门的支持配合。

(二) 检验过程的信息化管理

检验过程是指从样本开始检测到出具检验报告前的过程。这一过程涉及样本检测的标准化操作、检验项目质量控制等步骤。LIS 对检验程序的质量保证中要求实验室应设计内部质量控制体系以验证检验结果达到预期的质量标准,如开展检测系统的性能验证,仪器设备的校准、维护保养,试剂、材料、消耗品的质量监控、室内质控、室间质评等。

1. 室间质评和室内质控　检验过程中检验质量控制是最重要的,LIS 中可以进行同类检验仪器的质控比较功能,将同类仪器的质控情况展现在同一个平台上,使它们的质控情况一目了然、及时分析比对;可以充分运用 Westgard 质控规则,帮助操作人员快速识别失控点;可迅速了解偏差趋势、系统误差和随机误差;通过室内质控的室间比对了解本实验室在同仪器同方法学实验室中的质控优劣和检验项目的质控规则选择是否恰当等,而 LIS 中质控数据的自动传输避免了手工输入的差错,减轻了工作量,提高了工作效率。

2. 标本条码化　LIS 中无须人工干预和操作,仪器自动读取标本条码所带信息进行自动检测,并将检测数据直接回输到该标本信息之下形成检验报告,实现检测数据信息传递瞬间完成以及准确无误地与患者信息相对应。

3. 工作流程再造与控制　LIS 按照流程最简、差错最低、效率最大、利于统计和总结的原则制订了生化、免疫、微生物、临检标本流程、急诊标本流程,制订了试剂、材料、消耗品的领用流程。这些流程应从实验室现有的硬件和软件资源分析入手,从实验场地设施、仪器设备、试剂消耗品供应、技术人员、质量控制等各个环节入手,充分了解和利用实验室现有的各种资源,完善 LIS 系统,建立室内登记系统、批量登记系统、条码阅读系统,开发所有仪器的双向通讯功能、配置与工作量相当的各专业分析仪器,并配备有完善的仪器、试剂备份系统,建立健全全面质量管理体系。

(三) 检验后过程的信息化管理

检验后过程包括:检验结果审核、结果报告、报告发布、检测后样本保存、仪器使用记录、仪器维护保养、临床咨询等。利用中间软件,统一检验项目的审核规则,审核通过的数据直接传入 LIS,建立检验结果定期向医院信息网络上传制度,建立各工作站检验结果自助打印系统,建立危急值自动报告系统和检验结果咨询,对标本进行全程监控管理、检验结果解释系统等,以便为临床提供最快捷的服务。为了提高结果复核效率,可使用电子签名,实现检验全流程的无纸化。通过 LIS 的开发应用,优化了患者标本的检验流程,提高了检验报告的时效性。

1. 检验结果的智能审核　LIS 通过综合同一患者不同检验结果,智能判断矛盾结果并加以提示。出现急诊和危急值自动向检验人员提示紧急报告检验结果,自动记录结果审核和更改情况,自动保存结果便于查询等。智能审核可以根据当时实时质控情况判断结果可靠性;可以根据同一实验室内相同项目不同仪器间的比对结论调整结果系数,报告统一质量的检验结果,还可以作为疾病的智能判断和进一步检查的基础。

2. 检验信息向临床发布有多种形式　常规检验结果通过 LIS 与 HIS 系统对接,写入电子病历中;通过与医生工作站的实时对话框,与临床医师交流检验信息和要求。在检验出现危急值时,LIS 系统报警提示,审核人员利用 LIS 系统实施检验科"三级播报"系统平台进行报告,利用网络上报、短信上报、微信上报、电话语音提示及时向医生、护士和患者发送检验危急值,在 LIS 医师工作站会用醒目的对话框提示危急值结果,直至医师用自己的登录码登录确认查收方可消除。危急值报告完毕,LIS 会自动生成危急值汇总表,通过 LIS 的查询功能,可以总结分析危急值的科室分布、危急值的数据。

3. 样本的保存　LIS 可以将已完成检验的样本按日期加流水号的形式将其编制存放,包括存放架号、位置号、冰箱号等。并自动判断每个标本需存放时间,其后标本处理功能根据识别到的存放时间提示需要处理的标本信息。通过条码号查询找出的条码试管的位置信息,可通过反向定位迅速找出标本,进行处置。如需要再次保存,则可通过在存放登记的功能对标本再次登记并存放。

4. 仪器的使用和保养　仪器的使用记录是每个检验人员在完成检验工作后必须填写的记录之一。在仪器正常使用情况下,LIS 可以自动生成仪器使用记录,检验人员只需登录"仪器使用和维护专用模块"确认即可。在出现仪器故障、更换部件等情况时,检验人员将故障情况手工录入,然后 LIS 会自动生成仪器的使用记录表。LIS 可以根据仪器保养的要求,在检验完成后仪器保养和维护时间段自动出现提示框,提醒检验人员按仪器保养维护条款完成,同时自动记录完成情况。若未完成保养,LIS 不产生记录,这也为内部评审提供依据。

5. 检验数据统计　检验完成后存在大量的检验数据,LIS 可以充分发挥其统计功能,将检验数据进行多种统计,方便检验科负责人管理及检验人员对检验数据的查询和统计分析。在检验管理方面,可以统计每个样本的 TAT 时间、每个检验专业组合每个工作人员 TAT 完成合格率、检验收费和检验支出情况、检验质控完成情况、仪器使用及维护保养情况等。

三、LIS 内的电子化文件和记录

为了确保检验质量管理体系的规范有序实施,检验科拥有大量的内部文件、外部文件及记录表格,常常出现海量文档存储困难、无法集中管理,查找缓慢、效率低下,文档版本管理混乱、安全缺乏保障、分析管理举步维艰等问题。因此,很多医院基于 LIS 信息平台创建了文件电子化管理系统,尝试 LIS 电子化文件和记录管理,并取得初步成效。

文件系统的硬件是基于检验科现有的 LIS 服务器,通过编写质量体系文件管理软件,将科室的体系文件都上传到 LIS 服务器上,之后科室员工可以通过 LIS 终端电脑上的客户端,对上传的信息进行在线浏览等操作。相关管理工作应注意以下几个方面。

1. 文档操作权限设置　所有文档在上传时就定义其类别,具体包括 ISO 15189 体系内部文件、外部文件或其他文件。前两类文件的管理根据预设的管理流程进行,其他文件根据具体情况定义其管理流程。

2. ISO 15189 体系文件(内部文件)管理流程　上传文档—文档归类—文档审核—文档审批—文档发布—文档浏览。上传文档后,将上传的文档归类为 ISO 15189 体系文件(内部文件)。这类文件只有通过上述流程才能被系统用户浏览。发布后,具有相应修改权限的人员可对其进行在线修改;重新发布后,其会自动替换原先的文档。修改期间,可以暂时禁用原先的文档。

3. ISO 15189 体系文件(外部文件)管理流程　外部文件包括国标、行业标准、法律法规等。这类文件上传后,在通过各专业组技术负责人的适用性审查后,即可被系统用户在线浏览或者下载。

4. 其他文件的流程管理　在 ISO 15189 质量管理体系文件之外,检验科还需要管理一些其他文件,如员工技术档案和健康档案等,由员工更新自己的信息,修改后自动提交各自的组长审核,组长逐条确认修改内容的真实性;质控数据归档后,自动传输到文件系统中,系统自动提交给相应的技术负责人审核,并自动存档;相关业务学习的课件也可以上传到系统中,系统根据预设名单自动推送给指定人员学习。

5. 表单记录管理　将各种表单记录,包括质量记录和技术记录,作为模板固定在此系统中。所有记录都能实现在线填写、自动归档、查询、统计和分析。为了保证所有的表单在需要填写的时候都能被正确地执行,不造成遗漏,专业组的岗位日志与相应的表单自动关联。

6. 痕迹管理　系统带有修改痕迹记录功能,其不仅能记录修改人姓名和修改时间,还能记录修改内容。此外,系统的日志中还记录着所有人在此系统中进行过的操作。

7. 电子签章管理　系统具有电子签章功能,系统用户可以调用自己的电子签名,还可以调用受控章等电子印章在文件上盖章。

四、LIS 的使用和维护

(一) LIS 使用的环境要求

计算机设施及设备宜保持清洁和妥善维护,放置地点和环境符合厂商规定;计算机部件及存放区宜能使适当的灭火设备随时通行;宜对通行区内的电线和计算机缆线设保护;应具备不间断电源供应(UPS);应有防止未授权者访问信息设施。

(二) LIS 的日常维护要求

系统管理员设置相关人员权限,在计算机管理标准作业程序文件中做出规定,根据其自身特点对每个终端计算机进行个人设置,提高效率,对检验项目做参数设置,提升传输效率,了解室内质控规则,及时发现系统误差。各系统接口维护能保证及时看到检验结果,系统管理员必须及时发现并解决接口问题,了解各检验项目和原始项目信息,及时发现接口相应参数代码错误并解决。系统安全影响整个系统的使用,必须时常联系工作人员对内网进行杀毒工作,为防止病毒攻击导致的系统瘫痪和数据丢失。

(三) 人员和权限管理要求

应明确规定实验室内 LIS 管理的职责和权限,以及规定所有使用 LIS 人员的职责和权限。

1. 职责　实验室主任是实验室信息系统管理的责任人,负责制订各级 LIS 管理和使用人员的岗位职责和权限;实验室检测人员负责数据的采集、处理、记录、审核和签发;LIS 管理中心(医院信息部门或者设备部门等)负责计算机硬件和信息系统的安装、维护、升级及网络的管理工作;LIS 管理小组和各专业实验室 LIS 负责人负责本系统的日常保养和维护,收集使用中的意见和建议,反馈给 LIS 管理中心和 LIS 工程师进行处理。

2. 权限管理　实验室信息管理系统中,权限管理是最重要的组成部分之一,担负着用户分类管理、系统和数据的访问控制等重要职责。通过权限设置,既可以在网络上实现信息资源共享,又可防止未授权的用户登录进行修改和破坏。

实验室主任或负责人授权各级人员使用 LIS 系统的权限;只有经授权的本实验室工作人员可

凭个人密码进入 LIS 系统,按照相应权限访问患者数据,进行数据处理;对于患者数据的任何人为修改均应由相关授权人员执行,并由系统记录,且在必要时需录入更改数据的原因;只有 LIS 管理人员可以在实验室主任或负责人授权后更改系统;所有检验结果应只报给授权接收和使用信息者。

(四)备份和修复数据的要求

实验室应建立有效的备份措施,防止硬件或软件故障导致患者数据丢失,定期检查备份的有效性;实验室应规定备份周期及保存期限;应记录系统备份期间检测到的错误以及所采用的纠正措施,并报告实验室主任。

五、保证 LIS 数据准确安全

实验室信息系统的管理是实验室质量控制管理体系的重要组成部分,通过对信息系统的有效管理,能够规范实验室行为,保证检测数据的准确安全。具体措施如下。

(1)实验室及网络管理中心应确保建立和实施程序,始终保护所有计算机和信息系统中的数据的完整性;计算程序和其他方法足以保护检验数据和信息的收集、处理、记录、报告、储存或恢复,防止意外或被非法人员获取、修改或破坏。

(2)不应在实验室计算机中非法安装软件,USB 接口和光驱使用宜有授权等控制措施。

(3)如果其他计算机系统(如药房或病例记录)的信息可通过实验室的计算机系统获得,应设有适当的计算机安全措施防止非授权获得这些信息。

(4)应设有适当的计算机安全措施,防止通过其他计算机系统(如药房或病例记录)非授权获得任何患者实验室信息及非授权更改。

(5)应保护机构内部和外部通过网络传输的数据,以免被非法接收或拦截。

(6)LIS 应能识别及记录接触或修改过患者数据、控制文件或计算机程序的人员信息。

六、LIS 应急预案和紧急情况下的替代措施

随着信息化的不断进展,LIS 在实验室的应用范围也随之不断扩大,计算机网络技术的普遍应用,在给实验室管理带来许多便利的同时也存在一定的安全隐患,作为一个联机事务系统,LIS 要求一天 24 h、每周 7 天不间断运行,而且决不能丢失数据。一旦 LIS 失效或停机造成的损失是用户不能接受的,因此,信息系统失效或停机时的处理程序和能力培训对 LIS 管理来说至关重要。

(一)信息系统停机应急预案

1. 建立健全信息安全监督机制 为了防止因 LIS 停机而影响正常的检验相关工作,实验室应制订应急预案以确保数据、信息的安全。信息系统停机应急预案的内容具体如下。

(1)建立信息安全领导小组和安全责任管理制度:明确谁决定启动应急预案;对故障进行分类分级,启动哪一级预案;明确应急预案触发条件。

(2)建立完备的应急预案手册制度:制订核心服务器和核心网络设备的应急预案,关键业务的手工应急预案,在每个预案中,规定了在系统瘫痪后的职责、工作方式、注意事项与善后工作等,指导各部门如何协调配合,共同保障实验室工作正常有序进行;宜对计算机的所有非程序性

停机、系统周期(响应时间)降级、计算机的其他问题及故障的原因和所采取的纠正措施文件化。

（3）建立信息安全定期培训制度：对信息系统的不同层面的管理与应用对象，开展信息安全概念分层培训，并组织不同形式的演练与模拟演练。

（4）强化安全产品升级与报废制度：对系统中使用的一些设备及软件，定期进行检查与整理，督促做好设备与产品的升级、更换等工作。

（5）建立应急事件的通报制度：业务部门发现系统故障应在第一时间向检验科主任或信息科汇报，由检验科主任或信息科组织技术人员迅速排查原因。若在预定时间内不能排除时，检验科主任或信息科领导应立即向应急领导小组报告，同时提出建议，应急领导小组根据情况下达应急预案的启动命令。在故障排除后，检验科主任或信息科应在事后将详细的故障原因及处理结果以书面形式报告应急领导小组。

2. 建立主关键业务应急信息系统　在医院目前的物理环境下，开发一套最基本的应急信息系统，用以保障 LIS 信息系统的基本运行。

3. 停机结束后的恢复工作　验科各部门应保障信息质量，停机恢复后，每个部门都应该指定相应的工作人员，补录收费和在手工操作时产生的各种信息，完成上述措施的同时，利用库备份文件和日志备份文件恢复数据库。信息指挥协调组召开会议，分析故障发生原因，写出书面报告归档，总结经验教训，制订整改措施，防止同类故障的再次发生。

（二）LIS 停机时的报告和结果发布

1. 信息系统停机报告程序　当发生停机应及时向医院信息管理部门汇报，信息管理人员按故障分级进行初步分类，并可按照以下原则处理。

（1）一类故障：由信息管理部门负责人上报医院信息系统领导小组，由医院组织协调恢复工作。

（2）二类故障：由网络管理人员上报信息管理部门负责人，由信息管理部门统一解决。

（3）三类故障：由网络管理人员独立解决。对各种故障问题的处理都必须做好记录，召集相关人员讨论故障原因，并有防止问题再次发生的预防措施。

2. LIS 停机时的检验结果发放　LIS 紧急停机情况下，应按照制订的书面应急预案应对停机事件，确保在发生计算机或其他信息系统故障时，能快速有效地发出患者检验结果报告。具体措施如下。

（1）断开 LIS 与 HIS 等外接网络连接，启动备用服务器和基本应急 LIS 系统。

（2）安排相关人员做好患者的解释工作。

（3）如上述基本应急 LIS 系统启动也不能解决，可启动手工报告模式。30 min 内不能解决的故障，血、尿和粪便常规检验转入手工报告模式；2 h 不能解决的故障，急诊检验项目转入手工报告模式；2 h 以上不能解决的故障，各种检验项目转入手工报告模式，所有手工操作的统一启动时间由信息管理部门通知，临床实验室各相关组严格执行。

（牛广华　王柏山）

第三篇

质量管理体系文件举例

第二十一章
质量手册范例

质量手册是医学实验室纲领性的文件,规定了实验室要做什么事情。首先应阐明实验室的质量方针和质量目标,并描述质量管理体系范围、各过程之间互相接口关系及各过程所要求形成的文件及文件控制,对实验室的组织机构(含职责)、各项活动过程和资源做出规定。其不仅是质量管理体系的表征形式,更是质量管理体系建立和运行的纲领。

ISO 15189 CL02:2012 准则中规定实验室应建立和保持质量手册,内容包括:① 质量方针或其引用之处;② 质量管理体系范围;③ 实验室组织和管理结构及其在母体组织中位置;④ 确保符合 ISO 15189 标准的实验室管理层(包括实验室主任、质量负责人、技术负责人)的作用和职责;⑤ 质量管理体系文件中使用的文件的结构和相互关系;⑥ 为实施质量管理体系而制定的文件化政策并指明支持这些政策的管理和技术活动。

不同临床实验室由于情况不同,质量手册的格式及详细程度可以不同,但应反映出该临床实验室为满足其质量管理体系标准中的规定的要求所采用独特的方法及措施。必须强调的是质量手册应结合临床实验室的特点,并与其工作范围相适应。

质量手册的基本格式一般包括:封面、批准页、发布令、公正性声明(医院)、公正性和保密性声明(检验科)、授权书、目录及具体内容页,样式如下。

医学实验室质量体系文件
质量手册

编 写 人	×××	编写日期	××××.××.××
审 核 人	质量负责人	审核日期	
批 准 人	主任	批准日期	
发布日期		生效日期	
发布部门	检验科		
发放范围	检验科各专业室		
修订历史	文件修订历史记录请参见本文附页		

目　　录

第一章　前言

第二章　质量方针和质量目标

2.1　质量方针

2.2　质量目标

2.3　质量指标

第三章　术语和定义

第四章　管理要素

4.1　组织和管理责任

4.2　质量管理体系

4.3　文件控制

4.4　服务协议

4.5　受委托实验室的检验

4.6　外部服务和供应

4.7　咨询服务

4.8　投诉的处理

4.9　不符合项的识别和控制

4.10　纠正措施

4.11　预防措施

4.12　持续改进

4.13　记录控制

4.14　评估与审核

4.15　管理评审

第五章　技术要素

5.1　人员

5.2　设施和环境条件

5.3　实验室设备、试剂和消耗品

5.4　检验前程序

5.5　检验程序

5.6　检验程序的质量保证

5.7　检验后程序

5.8　结果报告

5.9　结果发布

5.10　实验室信息管理

第六章　伦理学

第七章　安全

附　件

附件1　组织结构图

附件2　要素质量职能分配表

附件3　程序文件一览表

第一章 前 言

1.1 质量手册说明

1.1.1 编写目的

1.1.1.1 阐明本实验室的质量方针、目标,规定质量管理体系的组织结构及职责。

1.1.1.2 规定质量管理体系要素的基本控制程序和质量活动的相互关系。

1.1.1.3 建立本实验室质量管理体系,并保持其持续、有效运行。

1.1.1.4 作为质量管理体系审核的依据。

1.1.1.5 验证本实验室质量管理体系符合国际标准 ISO 15189:2012,CNAS 认可规则、准则及应用说明,国家卫生健康委行业标准,法律、法规等要求。

1.1.2 适用范围

质量手册是本实验室贯彻质量方针、目标,实施质量管理体系要求和履行质量义务的纲领性文件,适用于本实验室内检验工作所有质量管理活动,包括在固定设施、相关设施或移动设施开展的工作。

1.1.3 引用标准

1.1.3.1 CNAS 实验室认可准则

1) CNAS - CL02:2012《医学实验室质量和能力认可准则》(idt ISO 15189:2012)。

2) CNAS - CL05:2009《实验室生物安全认可准则》(GB19489:2008)。

1.1.3.2 CNAS 实验室认可规则

1) CNAS - RL01:2018《实验室认可规则》。

2) CNAS - RL02:2018《能力验证规则》。

1.1.3.3 CNAS 实验室认可应用说明

1) CNAS - CL06:2018《测量结果的溯源性要求》。

2) CNAS - CL07:2018《测量不确定度的要求》。

3) CNAS - CL01 - G004:2018《内部校准要求》。

4) CNAS - CL02 - A001:2018《医学实验室质量和能力认可准则在临床血液学检验领域的应用说明》。

5) CNAS - CL02 - A002:2018《医学实验室质量和能力认可准则在体液学检验领域的应用说明》。

6) CNAS - CL02 - A003:2018《医学实验室质量和能力认可准则在临床化学检验领域的应用说明》。

7) CNAS - CL02 - A004:2018《医学实验室质量和能力认可准则在临床免疫学定性检验领域的应用说明》。

8) CNAS - CL02 - A005:2018《医学实验室质量和能力认可准则在临床微生物学检验领域的应用说明》。

9) CNAS - CL02 - A007:2018《医学实验室质量和能力认可准则在组织病理学检查领域的应用说明》。

10) CNAS - CL02 - A008:2018《医学实验室质量和能力认可准则在细胞病理学检查领域的应用说明》。

11) CNAS - CL02 - A009:2018《医学实验室质量和能力认可准则在分子诊断领域的应用说明》。

12) CNAS - CL02 - A010:2018《医学实验室质量和能力认可准则在实验室信息系统的应用说明》。

1.1.3.4 CNAS 实验室认可指南

1) CNAS - GL001:2018《实验室认可指南》。

2) CNAS-GL002：2018《能力验证结果的统计处理和能力评价指南》。

3) CNAS-GL003：2018《能力验证样品均匀性和稳定性评价指南》。

4) CNAS-GL006：2018《化学分析中不确定度的评估指南》。

5) CNAS-GL011：2018《实验室和检验机构内部审核指南》。

6) CNAS-GL012：2018《实验室和检验机构管理评审指南》。

7) CNAS-GL013：2018《量值溯源要求在医学测量领域的实施指南》。

8) CNAS-GL021：2018《医学领域定性检测能力验证实施指南》。

9) CNAS-GL028：2018《临床微生物检验程序验证指南》。

10) CNAS-GL029：2018《基因扩增领域检测实验室认可指南》。

1.1.3.5　行业相关法律和法规标准

1) 医疗机构管理条例。

2) 医疗机构临床实验室管理办法。

3) 医疗废物管理条例。

4) 全国临床检验操作规程。

1.2　实验室简介

实验室信息。

实验室地址。

24 小时客服热线。

电话。

传真。

1.3　组织授权

为确保实验室质量管理体系质量工作和技术工作有效运行,特授权如下。

1) 院长按规定对检验科质量体系管理者代表/实验室质量管理层及其实验室下属本实验室项目组长进行考核和任免。

2) 实验室最高管理者任命授权后组建本实验室管理层,具体负责质量、技术、行政、业务管理工作。本实验室管理层由实验室主任、技术负责人、质量负责人、专业组长等组成。

3) 实验室质量管理层有权对本实验室的资产进行配置和使用,有权对实验室人员进行调配。

4) 实验室配给本实验室所需的各种资源,使实验室公正、准确地履行职责,不受任何来自行政、财务及其他方面不正当压力的影响。

1.3.1　质量体系法人(院长)授权书

授　权　书

_____(以下简称授权人)授权____为_____,_____

_____须履行实验室对其任命书中规定的职责。

本授权书自授权人签署之日起生效。

授权人签字：

授权人职务：法定代表人

签字日期：　年　月　日

1.3.2　本实验室最高管理者授权书

授 权 书

_____（以下简称授权人）授权____为_____（专业组长）
须履行实验室对其任命书中规定的职责。

本授权书自授权人签署之日起生效。

授权人签字：

授权人职务：法定代表人

签字日期：　年　月　日

1.4　批准书

批 准 令

本《质量手册》依据 CNAS－CL02：2012《医学实验室质量和能力认可准则》及各专业领域相关应用说明编制而成，它阐述了本实验室的质量方针和质量目标，并对各项质量和技术活动的工作程序、操作方法、各种记录及该手册的使用和管理做了具体描述和规定，是本实验室各项质量和技术活动所依据的准则。本实验室全体人员必须严格遵守并认真执行。

本《质量手册》第×版已经实验室质量管理层及本实验室管理层审定，现予批准，并自批准之日起生效。

批准人签名：

批准人职务：

批准日期：　年　月　日

1.5　公正性声明

公 正 性 声 明

为保证本实验室检验工作的独立性、公正性和诚实性，特做如下公正性声明。

1）所有检验工作均依据国家有关法律、法规、标准和规范进行，建立完善的质量保证体系。

2）坚持公正性、诚实性、可信性的原则，保证检测数据科学准确。检测不受任何干扰，独立对临床送检样本按照各项技术标准，秉公做出正确的检验和判断，并如实发放报告。

3）管理人员和技术人员把公正服务作为基本行为准则，保持业务工作的独立性，不受来自行政、商务、财务等方面的干扰和影响，实事求是完成每一项工作。

4）严格遵守各类文件的管理和保密制度，对临床医生、患者或其他方面（客户）的有关信息和实验室的有关技术资料负有保密责任。维护客户的合法权益。

5）除实验室人员外，其他人员不得介入实验室的检验工作。

6）实验室郑重声明，对向委托方提供的检测报告承担责任，并诚恳接受社会各界的监督和投诉。

上述声明全体人员必须严格执行，并请实验室管理层和客户给予监督。

本实验室主任：

年　月　日

第二章　质量方针和质量目标

2.1　质量方针

2.2　质量目标

2.2.1　服务范围。

2.2.2　服务标准。

2.2.3　质量目标。

2.3　质量指标

具体达成目标如下。

阶　段	指标名称	计算公式	数据采集来源	控制目标
总目标				
检验前				
检验中				
检验后				
其他质量指标				
安全				

第三章　术　语　和　定　义

3.1　认可(accreditation)

权威机构对一个组织有能力执行特定工作给出正式承认的过程。

3.2　警示区间(alert interval)或危急区间(critical interval)

表明患者存在伤害或死亡直接风险的警示(危急)试验的检验结果区间。

注1：此区间可以是仅规定一个阈值的开区间。

注2：由实验室为其患者和用户制定适当的警示试验列表。

3.3　结果的自动选择和报告(automated selection and reporting of results)

结果的自动选择和报告过程,在此过程中,患者检验结果送至实验室信息系统并与实验室规定的接受标准比较,在规定标准内的结果自动输入到规定格式的患者报中,无须任何外加干预。

3.4　生物参考区间(biological reference interval)或参考区间(reference interval)

取自生物参考人群的值分布的规定区间。

示例:假定健康的男性和女性人群血清钠离子浓度值的中间95％生物参考区间为135～145 mmol/L。

注1:参考区间一般定义为中间95％区间,特定情况下,其他宽度或非对称定位的参考区间可能更为适宜。

注2:参考区间可能会取决于原始样品种类和所用的检验程序。

注3:某些情况下,只有一个生物参考限才是重要的,如上限×,此时相应的参考区间即是小于或等于×。

注4:"正常范围""正常值"及"临床范围"等术语意义不清,因此不建议使用。

3.5　能力(competence)

经证实的应用知识和技能的本领(GB/T 19000－2008/ISO 9000:2005,定义3.1.6)。

3.6　文件化程序(documented procedure)

被文件化、实施和维持的完成一项活动或一个过程的规定途径。

注1:一个文件化程序的要求可以在一个或一个以上的文件中描述。

注2:根据 GB/T 19000/ISO 9000:2005,定义3.4.5 改写。

3.7　检验(examination)

以确定一个特性的值或特征为目的的一组操作。

注1:在某些学科(如微生物学),一项检验是多项试验、观察或测量的总体活动。

注2:确定一个特性的值的实验室检验称为定量检验,确定一个特性的特征的实验室检验称为定性检验。

注3:实验室检验也常称为检测或试验。

3.8　实验室间比对(interlaboratory comparison)

按照预先规定的条件,由两个或多个实验室对相同或类似的物品进行测量或检测的组织、实施和评价(GB/T 27043－2012/ISO/IEC 17043:2010,定义3.4)。

3.9　实验室主任(laboratory director)

对实验室负有责任并拥有权力的一人或多人。

注1:本手册所指的一人或多人统称为实验室主任。

注2:国家、地区和地方法规对资质和培训的要求可适用。

3.10　实验室管理层(laboratory management)

指导和管理实验室活动的一人或多人。

注:术语"实验室管理层"与 GB/T 19000－2008/ISO 9000:2005 中的"最高管理者"同义。

3.11　医学实验室(medical laboratory)或临床实验室(clinical laboratory)

以提供人类疾病诊断、管理、预防和治疗或健康评估的相关信息为目的,对来自人体的材料进行生物学、微生物学、免疫学、化学、血液免疫学、血液学、生物物理学、细胞学、病理学、遗传学或其他检验的实验室,该类实验室也可提供涵盖其各方面活动的咨询服务,包括结果解释和进一步的适当检查的建议。

注:这些检验也包括确定、测量或其他描述各种物质或微生物存在与否的程序。

3.12　不符合(nonconformity)

未满足要求(GB/T 19000－2008/ISO 9000:2005,定义3.6.2)。

注：常用的其他术语包括：事故、不良事件、差错、事件等。

3.13　床旁检验（point-of-care-testing，POCT）或近患检验（near-patient testing）

在患者附近或其所在地进行的、其结果可能导致患者的处置发生改变的检验（ISO 22870：2006，定义 3.1）。

3.14　检验后过程（post-examination processes）或检验后阶段（postanalytical phase）

检验之后的过程，包括结果复核、临床材料保留和储存、样品（和废物）处置，以及检验结果的格式化、发布、报告和留存等。

3.15　检验前过程（pre-examination processes）或分析前阶段（preanalytical phase）

按时间顺序自医生申请至分析检验启动的过程，包括检验申请、患者准备和识别、原始样品采集、运送和实验室内传递等。

3.16　原始样品（primary sample）或样本（specimen）

为检验、研究或分析一种或多种量或特性而取出的认为可代表整体的一独立部分的体液、呼出气、毛发或组织等。

注 1：全球协调工作组（GHTF）在其协调指导文件中用"specimen"表示医学实验室检验用生物源样品。

注 2：在某些国际标准化组织（ISO）和欧洲标准化委员会（CEN）文件中，"样本"定义为"来自人体的生物样品"。

注 3：在某些国家，用"样本"代替原始样品（或其分样品），指准备送至实验室或实验室收到的供检验用的样品。

3.17　过程（process）

将输入转化为输出的相互关联或相互作用的一组活动。

注 1：一个过程的输入通常是其他过程的输出。

注 2：根据 GB/T 19000 - 2008/ISO 9000：2005，定义 3.4.1 改写。

3.18　质量（quality）

一组固有特性满足要求的程度。

注 1：术语"质量"可使用形容词例如差、好或优秀来修饰。

注 2："固有的"（其反义是"赋予的"）是指本来就有的，尤其是那种永久的特性（GB/T 19000 - 2008/ISO 9000：2005，定义 3.1.1）。

3.19　质量指标（quality indicator）

一组内在特征满足要求的程度的度量。

注 1：质量的测量指标可表示为，例如，产出百分数（在规定要求内的百分数）、缺陷百分数（在规定要求外的百分数）、百万机会缺陷数（DPMO）或六西格玛级别。

注 2：质量指标可测量一个机构满足用户需求的程度和所有运行过程的质量。

示例：如"要求"为实验室接收的所有尿液样品未被污染，则收到被污染的尿液样品占收到的所有尿液样品（此过程的固有特性）的百分数就是此过程质量的一个度量。

3.20　质量管理体系（quality management system）

在质量方面指挥和控制组织的管理体系。

注 1：本定义中的术语"质量管理体系"涉及以下活动：通用管理活动，资源供给与管理，检验前、检验和检验后过程，评估和持续改进。

注 2：根据 GB/T 19000 - 2008/ISO 9000：2005,定义 3.2.3 改写。

3.21　质量方针(quality policy)

由实验室管理层正式发布的关于质量方面的实验室宗旨和方向。

注 1：通常质量方针与组织的总方针相一致并为制定质量目标提供框架。

注 2：根据 GB/T 19000 - 2008/ISO 9000：2005,定义 3.2.4 改写。

3.22　质量目标(quality objective)

在质量方面所追求的目的。

注 1：质量目标通常依据实验室的质量方针制定。

注 2：通常对组织的相关职能和层次分别规定质量目标。

注 3：根据 GB/T 19000 - 2008/ISO 9000：2005,定义 3.2.5 改写。

3.23　受委托实验室(referral laboratory)

样品被送检的外部实验室。

注：受委托实验室是实验室管理层选择转送样品或分样品供检验,或当无法实施常规检验时,送外检的实验室。受委托实验室不是组织或法规要求送检的实验室,如公共卫生、法医、肿瘤登记及小组(母体)机构的实验室。

3.24　样品(sample)

取自原始样品的一部分或大部分。

示例：取自一较大体积血清的一定体积的血清。

3.25　周转时间(turnaround time)

经历检验前、检验和检验后过程中的两个指定点之间所用的时间。

3.26　确认(validation)

通过提供客观证据对特定的预期用途或应用要求已得到满足的认定。

注 1："已确认"一词用于表明相应的状态。

注 2：根据 GB/T 19000 - 2008/ISO 9000：2005,定义 3.8.5 改写。

3.27　验证(verification)

通过提供客观证据对规定要求已得到满足的认定。

注 1："已验证"一词用于表明相应的状态。

注 2：认定可包括下述活动,如：① 变换方法进行计算；② 将新设计规范与已证实的类似设计规范进行比较；③ 进行试验和演示；④ 文件发布前进行评审(GB/T 19000 - 2008/ISO 9000：2005,定义 3.8.4)。

第四章　管理要素

4.1　组织和管理责任

4.1.1　组织

4.1.1.1　总则：合理的组织机构,完善的管理体系,充足的人力资源是质量保证的基础；明确相应人员的职、责、权,健全组织与管理,确保实验室检测科学、公正、准确、有序、高效。

4.1.1.2　法律实体：法人证书(组织机构代码、税务号)。

经营范围应涵盖机构所申请的检测项目。

事业单位设立文件、最高管理者的任命文件。

非法人检验检测机构：

应有法人对检验检测机构最高管理者的授权文件、承诺不干涉检测工作，法律责任由母体承担的声明，提供独立核算的证明。

4.1.1.3　伦理行为：已有制度或政策以确保以下方面。

1）不卷入任何可能降低实验室在能力、公正性、判断力或诚信性等方面的可信度的活动。

2）管理层和员工不受任何可能对其工作质量不利的、不正当的来自内外部的、商业的、财务的或其他方面的压力和影响。

3）利益竞争中可能存在潜在冲突时，应公开且适宜地做出声明。

4）有适当的程序确保员工按照相关法规要求处理人类样品、组织或剩余物。

5）维护信息的保密性。

详见第六章伦理学。

4.1.1.4　实验室主任：为本实验室质量第一责任人。最高管理者职责（实验室主任）全面负责本实验室的业务与管理工作，严格贯彻执行国家有关质量工作方针、法律、法规，承担本实验室的法律责任，合理配置本实验室组织机构、人员、环境设施等资源，以确保管理体系的有效运行，其职责如下。

1）根据所在机构赋予的职能范围，对实验室服务实行有效领导，包括预算策划和财务管理。

2）与相应的认可和监管部门、相关行政管理人员、卫生保健团体、所服务的患者人群以及正式的协议方有效联系并发挥作用（需要时）。

3）确保有适当数量的具备所需的教育、培训和能力的员工，以提供满足患者需求和要求的实验室服务。

4）确保质量方针的实施。

5）建立符合良好规范和适用要求的安全实验室环境。

6）在所服务的机构中发挥作用（适用且适当时）。

7）确保为试验选择、利用实验室服务及检验结果解释提供临床建议。

8）选择和监控实验室的供应方。

9）选择受委托实验室并监控其服务质量（见4.5）。

10）为实验室员工提供专业发展计划，并为其提供机会参与实验室专业性组织的科学和其他活动。

11）制定、实施并监控实验室服务绩效和质量改进标准。

注：可通过参加母体组织的各种质量改进委员会活动实现上述要求（适用且适当时）。

12）监控实验室开展的全部工作以确定输出给临床的相关信息。

13）处理实验室员工和（或）实验室服务用户的投诉、要求或建议（见4.8、4.14.3和4.14.4）。

14）设计和实施应急计划，以确保实验室在服务条件有限或不可获得等紧急或其他情况下能提供必要服务。

注：宜定期验证应急计划。

15）策划和指导研发工作（适当时）。

除此之外，负责本实验室重要合同的评审、财务预算的审核与执行控制；负责本实验室重要客户临床医护的关系维护；主持召开本实验室年度管理评审；全面负责本实验室安全管理工作；负责建立本实验室内部沟通机制，并就管理体系相关事宜进行有效沟通；项目组长外出时，由实验室主任授权相关人员代理其职务。

4.1.2　管理责任

4.1.2.1　管理承诺：本实验室管理层开展下列活动，确保质量管理体系要求得到充分的、有效的、适宜的落实和持续改进。

1) 制定员工的年度培训计划。

2) 建立本实验室质量方针。

3) 制定本实验室质量目标和年度质量控制计划。

4) 制定本实验室各级岗位的人员工作职责要求,对每个岗位的职责、权限和相互关系进行界定。

5) 制定本实验室的沟通管理要求,建立定期沟通、会议机制。

6) 制定质量主管(质量负责人)的工作职责要求,并由实验室主任签发质量授权书。

7) 制定本实验室的管理评审要求,规定管理评审流程和输入、输出内容。

本实验室在实验室管理层领导下,负责体系运行、临床检验及其相关教学、临床科研工作。除此之外,需接受相关行政上级主管部门的监督和管理。本实验室的组织结构、隶属关系及与其他相关机构的关系见附件1《质量管理体系组织机构图》。本实验室管理层由实验室主任、质量负责人及技术负责人、项目组长组成。其主要职能是对本实验室的质量体系进行全面管理和控制,并提供相应的资源,确保实验室按照已经建立的质量体系有效运行。

4.1.2.1.1　实验室质量管理体系管理层

1) 领导团队实行质量管理体系既定工作流程,工作中执行质量保证标准程序。杜绝过程环节漏洞,不断完善,使质量管理体系运行有效。

2) 实现质量目标的要求,保证检验结果的最大准确性和可追溯性。

3) 审核本实验室质量管理体系运行中出现关键岗位重大环节漏洞或安全隐患的速报,批准发布终止该岗位运行的决定。

4) 批准本实验室质量管理体系程序文件的发布、发放;审批体系运行中的年度计划(内审、管理评审、服务协议评审等);审核本实验室质量体系执行情况的相应评价。为本实验室质量管理体系不断改进和完善提出建议和处理方案。

5) 选拔各专业学科带头人,培养经营型技术专家管理队伍,以适应发展战略需要。

6) 调配实验室内部劳动资源设置,建立可衔接式劳动优化组合。

7) 实验室质量管理层外出时,由实验室质量体系管理者代表授权相关管理人员代理其职务。

4.1.2.1.2　实验室质量管理小组

1) 负责审核:本实验室认可初审申报材料;复审、监督评审申报资料;认可扩充项目申报资料;计量认证申报资料。

2) 管理及审批本实验室通过 ISO 15189 认可项目的检测方法、检测系统、检测设备的维护和更改。

3) 负责对本实验室纠正措施验证的评价。

4) 负责对本实验室质量管理体系运行中各关键环节、程序(内审、管理评审、服务协议评审等)的计划和本实验室执行情况进行监督评价,对实验室质量管理体系不断改进和完善提出建议和方案,负责对流程再造及流程优化管理提出可行性方案。

5) 负责本实验室质量管理体系运行中关键岗位出现的重大环节漏洞或安全隐患的审批工作,经实验室质量管理层批准,发布终止该岗位或程序运行的决定。

6) 负责对各本实验室品保专员的年度计划审核、考评及平时履行职责的测评。

7) 不定期将收集各本实验室客户服务部反馈的质量、技术类信息,归纳检验后,经过会商,选取共性的、典型的案例,进行纠正指导、对纠正措施及评价进行监督管理。

8) 定期对各本实验室委托方重要客户进行选择性沟通,对质量技术服务满意度进行访谈,并对较大投诉处理效果进行评价和监督。

9）品质保证部负责人外出时报实验室质量管理层,由实验室质量管理层授权相关人员代理其职务。

4.1.2.1.3　实验室质量部

1）能力验证系统监控,对各小组实验室能力验证系统的应用进行技术指导及评价,以月报形式对评价进行反馈。

2）监督管理各实验室室间质评、比对的效果评价,组织实验室飞行检查,对飞行检查结果进行分析及评价。

3）组织实验技术应用培训（质量控制规则、检测系统方法学确认、性能验证技术）。

4）审核处理：负责组织实验室及本实验室成本策划、精细化管理、人员绩效考核的会商,对相应工作提出审核处理方案。

5）培训实施：实验室管理人员培训管理（含培训和考核上岗）；实验室技术培训体系管理（培训计划、包括继续教育、进修、委培等）的批准。

6）负责认可现场评审：现场评审组织、资料准备及工作安排。

7）定期与客户服务部充分沟通协调,满足客户需求,不断提高服务质量。

8）适时对客户服务部进行检验技术、临床意义、临床认知方面的沟通指导和培训。

9）实验室负责人外出时报实验室质量管理层,由实验室质量管理层授权相关人员代理其职务。

4.1.2.1.4　质量体系建设

1）建立并有效运行质量控制体系,做好质量控制工作,实现质量方针、质量目标的承诺,负责对实验室质量管理体系实施监督、核查和评审。

2）确保质量管理体系持续适用性和有效性；确保其符合质量方针、质量目标和质量管理体系的要求。

3）定期检查实验室内人员的检验、诊断质量开展质量控制工作的情况。确保质量工作所需的资源充分利用。负责实验室的管理评审、服务协议评审和工作人员能力考核。负责决策实验室的公正性和保密性措施。

4）处理实验室员工和实验室服务用户的投诉、要求或建议。定期参加客户沟通,征询客户对检验质量的意见和要求,处理工作人员自身工作问题或客户反映和投诉,督促各专业组做出改进措施,满足客户的需求。

4.1.2.1.5　行政管理（安全管理）

1）设计和实施应急计划,以确保实验室在服务条件有限或不可获得等紧急或其他情况下能提供必要服务。对实验室范围内发生的较大或重大问题,及时上报项目组长,必要时需上报实验室。

2）批准对关键人员的授权。

3）督促实验室人员正确使用与保管菌种、毒种、剧毒药品、组织切片、样本。经常检查安全措施,发现问题及时解决,严防差错事故的发生。

4）与相应的认可和法定管理部门、相关的行政部门,以及接受服务的人群有效联系并开展工作。

5）实验室主任外出时报技术负责人,由技术负责人授权质量负责人代理其职务。

4.1.2.1.6　技术负责人职责

1）确保检验技术符合行业标准：① 确保检验程序符合国家有关的技术法规及标准；② 确保现行使用的标准及规范最新有效。

2）负责审核技术文件、组织技术交流：① 负责审核技术操作作业指导书及其他自行编写的技术文件;② 负责组织实验室内外的技术交流及技术合作。

3) 负责实验室技术人员专业培训计划的审批、人员考核与能力评估的组织、培训有效性评价结果的审核。

4) 负责新项目、新方法的评价及确认:① 对拟开展的新项目进行评估,计划组织新项目的开展;② 负责组织对新方法、非标准方法的验证及比对。

5) 负责提供检验项目的选择和解释服务:① 为内外部客户提供检验项目的咨询及选择服务;② 为内外部客户提供检验结果的解释和建议。

6) 负责管理技术管理层:① 负责技术管理层人员的推荐、挑选,成员分工的安排;② 负责定期召开技术管理层会议。

7) 负责对技术不符合项的控制:① 负责评估技术类不符合项对检测影响程度的评估;② 当技术不符合检验工作影响临床诊断时负责通知申请检验的临床医生;③ 负责必要时批准终止检验和停发报告或回复检验工作;④ 负责定期对已识别的技术类不符合进行追踪评审;⑤ 负责必要时对收回或适当标识已发出的不符合检验结果所采取工作的审批;⑥ 负责不符合检验工作纠正措施的审核、批准。

8) 负责检验技术的持续改进:① 定期组织各专业组对各项检验操作程序进行评审,依据评审结果制定及实施改进措施;② 负责定期组织实验室员工及相关客户进行专业技术培训。

9) 负责对检验的质量保证:① 负责内部质量控制体系的设计;② 负责实验室室内质控及室间质评计划的审批,并对提交的结果进行分析评价进行审核;③ 负责组织实验室间比对及结果的评估。

10) 负责技术类预防措施的审核、批准:① 负责技术活动中预防措施的审核、批准;② 负责技术类潜在不符合项预防措施的审核、批负责对实验室质量管理体系实施监督、核查和评审,确保其持续适用性和有效性,确保其符合质量方针、质量目标、承诺和 CNAS－CL02:2012 准则。

4.1.2.1.7　质量负责人

1) 负责维护、指导全实验室质量体系有效运行,并向实验室管理层报告。

2) 负责质量体系内部审核。

3) 协助最高管理者完成管理评审。

4) 负责领导质量监督员进行质量监督管理工作。

5) 监督并跟踪责任部门对不符合工作、纠正及预防措施的实施及效果评价。

6) 组织质量体系文件的学习、培训,确保在实验室内部组织推进理解用户需求和要求的意识。

7) 质量负责人外出时报项目组长,由项目组长授权相关人员代理其职务。

4.1.2.1.8　专业组主管:根据工作需要,在本实验室管理层领导下,设临床基础检验、分子诊断、临床生化、临床免疫、临床微生物等专业组。各专业组主管具体负责本专业组的技术和质量工作。应具备专科以上学历且临床工作经验不少于 2 年,或具备技师以上职称者且专业理论扎实,工作经验丰富,熟悉本实验室质量体系的专业技术人员担任。

专业组主管职责:

1) 规划及落实本专业组的发展计划,组织编写各检验项目及仪器的标准操作规程(SOP),并经常检查执行情况。

2) 负责执行本专业组的室内质量控制方案,每日检查各检验项目的室内质控情况,分析质控数据,提出纠错办法,填写月质控报告。

3) 申报参加国家卫生健康委临检小组及区域内组织的室间质量评价及比对活动,审查、签发室间质评及比对上报表;分析质评及比对成绩,提出改进措施,填写室间质评及比对总结报告。

4）监督组内人员运行实验室的质量管理体系，定期对本组质量体系运行情况进行检查和总结，带领本组人员实现实验室制定的质量目标。

5）向相关辅助部门介绍新的检验项目及其临床意义，主动配合客户服务工作。

6）制定本专业范围内进修、实习人员进修实习计划，切实做好带教工作。

7）结合本组临床特点，制定本专业的科研计划，并不断引进新技术、新方法，开展新项目，提高本专业的技术水平。

8）制定本专业组工作计划，按期总结；检查督促检验人员贯彻执行各项规章制度的情况。

9）负责本专业仪器设备和各种设施的管理；负责本专业组试剂及消耗品的精细化管理。

10）负责检查专业组的试剂及仪器设备使用情况，保证实验结果的准确性。对于工作中出现的检测及诊断性问题，需主动与相关部门联系及时处理，做好登记并向实验室质量及技术负责人报告。

11）完成实验室主任及本实验室管理层下达的各项指令性任务。

12）亲自参加实验、诊断工作，解决本专业组的复杂、疑难问题；负责组内一些简单仪器故障进行处理；审签本专业组的疑难检验、诊断报告。

专业主管外出前，应向实验室主任提出申请，临时指定人员负责代理。

4.1.2.1.9　质量监督员：各专业组设不脱产质量监督员一名。负责对本专业组的质量进行监督，其工作不受本专业组主管和组内其他成员的干扰。质量监督员应由大专以上学历、具有丰富工作经验的技师以上职称的专业技术人员担任。质量监督员职责如下。

1）监督检验工作是否按质量手册、程序文件及标准操作规程的规定进行，每日室内质控是否达到要求，检验报告及原始记录是否按要求进行操作及管理。

2）监督检验人员的工作积极性和服务态度，受理实验室客户对服务态度或服务质量的投诉、意见或建议并进行相应处理及评价。

3）监督上岗人员资质是否符合各类文件规定的要求，是否经过上岗培训及其相关仪器的操作培训；人员业务培训是否按要求进行；对进修实习生是否按计划执行和管理。

4）监督是否按计划进行仪器的检查和校准，是否有未授权人员操作主要仪器，仪器维修、保养、使用及质控表格是否按要求进行记录。

5）监督环境有无记录，内务管理是否符合5S（即整理、整顿、清洁、清扫、素养）标准，安全管理是否符合规定。

6）监督是否有试剂的请购和验收记录，试剂、定标物、质控物的失控是否按规定处理。

7）监督样本交接、查对、检验、保存是否按要求进行。

8）监督标准物质是否有溯源证明，比对试验及室间质评结果回报后有无分析报告。

4.1.2.1.10　授权签字人：认可项目授权签字人是经中国实验室国家认可委员会授权任命。其主要职责如下。

1）拥有认可委确认的资格，对授予专业领域检验结果的完整性和准确性负责。

2）应该直接参与或监督授权领域的检验工作，掌握授权领域的检验项目检测限制范围。

3）应该掌握授权领域的检验项目依据的标准、方法和作业指导书。

4）批准授权领域的检验报告，并对相关检验结果进行判断、解释，必要时可参与临床会诊。

5）应具有良好的专业水平和操作能力，及时发现、解决室内质量控制失控问题，了解授权领域检验项目不确定来源。

6）应掌握授权领域的仪器作业指导书，执行或监督仪器的保养、定标和质控，发现问题自己不能处理的应及时和维修工程师联系;或向实验室主任报告。

7) 应掌握授权领域的质量记录和技术记录、检验报告,行使授权领域的质量记录和技术记录以及检验报告的检查权利。

8) 应了解实验室认可的认可条件、实验室义务,不能超范围签发报告。

4.1.2.1.11　设备管理员：负责实验室设备日常管理监督工作。

1) 建立检测及辅助设备的台账。

2) 制定检测设备和计量器具的年度检定/校准计划,并按计划实施。

3) 制定检测设备的核查计划并按计划实施。

4) 建立设备档案,按要求收集相关材料并存档。

5) 设备的日常监督和维护。

4.1.2.1.12　试剂管理员

1) 实验室所有试剂和耗材实行表格登记及精细化管理流程。

2) 每月初检查各组试剂和耗材库存量,制定采购计划,交由实验室主任批准。

3) 负责试剂的验收,负责各专业组试剂消耗的统计工作。

4) 负责试剂和低耗品的核对、领取、保存以及签写领购单。

5) 负责已请领低耗品的保管和发放工作。

6) 每月月底计算项目使用成本(逐步完善达到目标)。

4.1.2.1.13　安全(生物安全)管理员

1) 组织制定安全、生物安全手册、操作规程等文件。

2) 组织检查、巡查实验室的安全、生物安全各项工作执行情况,保证实验室运行过程的安全和生物安全防护。负责运行中发现的安全、生物安全隐患向实验室主任速报工作。

3) 组织进入生物安全二级实验室人员进行业务培训,保证工作人员熟知微生物操作规程和技术。

4) 掌握实验室设备的特殊要求,对安全培训的结果进行考核,决定进入实验室工作人员准入的资格。

5) 指定专人负责对生物安全进行管理和指导;与本实验室生物安全委员会共同对发生的职业暴露进行评估和确定,并做出处理建议。

4.1.2.1.14　样本处理员

1) 负责各类样本的接收、登记、分类和信息技术录入、审核工作以及样本保存、销毁。

2) 严格遵守样本室规定进行样本的分样、分发和存放工作。

3) 负责报告单传送工作,传送形式包括给邮件、电话、传真、快件等,并做好备案及保存工作。

4) 负责样本室设备、仪器、设施维护、保养和清洁工作,确保环境整洁。

5) 负责检验结果的追踪及查询。

6) 负责"拒收样本"的处理工作,并做好登记。

4.1.2.1.15　档案管理员

1) 负责实验室人员档案管理。

2) 负责实验室设备和试剂档案管理。

3) 负责实验室文件管理。

4) 负责实验室质量和技术记录归档和存放等管理。

4.1.2.1.16　关键仪器操作人职责：为保证本实验室关键仪器检测原始样本的检验质量,规定其使用人员均需要经过培训,经考核合格后取得仪器操作上岗证,并由实验室主任批准上岗。

1)负责授权仪器的使用、维护和保养工作,及时记录日常使用、维护和保养情况。

2)负责做好授权仪器的室内质控和室间质评,及时记录室内质控结果和上传工作、填报室间质评结果。

3)负责授权仪器的样品检测和该仪器检验报告单的审核和签发。

4.1.2.1.17 检验报告审核签发人职责

1)掌握所审核检验项目依据的标准、方法和作业指导书。

2)掌握审核检验项目的检测限制范围,能对检验结果进行判断及必要时进行解释。

3)具有良好的专业水平和操作能力,能及时发现/解决室内质量控制失控问题,了解所审核检验项目不确定来源。

4)熟悉掌握所审核检验项目的各种质量记录和技术记录及检验报告的格式,能快速行使原始质量记录和技术记录查阅的权利。

5)审核人在检验者自校完原始记录,并按要求编制、打印检验报告后,负责对检验报告所描述的内容进行符合性和有效性审查。

6)审核人对报告进行全面审核,发现错误应退回检验者重新改正,修改后重新履行复核程序,无误后签章,正式签发。

4.1.2.1.18 品质保证部

1)监督、评价本实验室的管理体系运行状况,并定期向实验室管理部提交报告。

2)负责文件的管理工作,确保文件受控。

3)统计分析质量指标达成情况,并定期向实验室管理部报告。

4)投诉调查分析及处理。

5)负责批准纠正/预防措施计划,并跟踪实施情况,组织进行效果评价与确认。

6)负责内审员、质量监督员的管理、培训工作。

7)负责质量培训工作。

8)负责认可及认证等外部机构评审的材料准备与现场评审工作。

9)质量记录档案管理工作。

4.1.2.1.19 内审员:内审员应参加过正规的内审员培训并考试合格,具备其所审核的活动充分的技术知识,取得内审员资格,内审组长应具备一定的工作经验并由实验室授权任命的有能力从事和主持内部审核工作的人员。

1)遵守有关的审核要求,交流并阐明审核要求。

2)定期参加质量体系内部审核工作,报告所观察到的情况。

3)审核中如发现有不符合质量手册或程序文件规定的项目时,应开具不符合项报告。

4)报告审核结果,跟踪验证审核后提出的纠正措施和预防措施的有效性。

5)在质量体系运行过程中执行上下沟通的桥梁任务,对质量体系的保持和改进起参谋作用。

4.1.2.1.20 文件管理员职责

1)负责本实验室的所有受控文件的发放、收回及保管。

2)负责本实验室的外部文件(图书、杂志)的使用控制管理、内部资料的归档保存。

4.1.2.1.21 综合管理部:包括需求及采购、信息技术、行政管理三部分。

(1)需求及采购

1）贯彻执行国家法律法规及政府有关政策规定，严格遵守实验室各项规章制度。

2）建立完善的采供管理体系、工作流程。

3）负责采供培训体系的建立与完善。

4）采购管理：① 根据市场与生产需求，负责制定采购计划，经批准后组织采购实施；② 负责建立供应商考核与评价体系，定期对重点供应商进行综合评价，不断优化供应商资源，提高采购质量，降低采购成本；③ 负责建立完整规范的供应商信息档案，并对物资设备使用情况进行跟踪调查；④ 采购合同的签订和实施；⑤ 采购预算的编制，经批准后实施；⑥ 采购成本控制；⑦ 认真做好市场供求信息调查，保质、优质采购，确保及时供应。

5）订单管理：及时跟踪订单交货进度，做好供应商的交货控制与督促，对采购物资的交货期负责。

6）仓储管理：① 对到货的物资及时做好验收、入库、退返的处理工作，对物资的品牌、规格、型号和数量正确性负责；② 负责仓库管理中的出入库单、验收单等单证管理工作，定期编制库存信息统计报表。

7）负责客户投诉的协调处理与情况反馈。

（2）信息技术

1）Lims 系统的开发与日常维护。

2）实验室信息系统的安全管理。

3）数据备份和维护。

4）本实验室软件、硬件、网络管理。

5）本实验室网站的建立和维护。

（3）行政管理

参与制订、完善行政管理规章制度与流程；参与制订和完善实验室后勤管理制度。

4.1.2.1.22　人力资源部门

1）贯彻执行国家法律、法规及政府有关政策规定，严格遵守实验室各项规章制度。

2）人力资源规划。

3）绩效与培训工作。

4）人事管理工作。

4.1.2.2　用户需求：本实验室管理层确保实验室服务包括适当的解释和咨询服务，满足患者及实验室服务使用方的需求。各部门将临床需求与本实验室服务能力进行评估，明确客户需求是否可以满足；及时反馈给患者和客户，并达成一致性意见。反馈均形成记录，归档保存。

1）服务对象（临床）：包括临床医护、患者、保健、临床或检验医师、第三方实验室、委托实验室、医疗卫生部门等单位或个人。

2）服务范围：本实验室将严格按照 ISO 15189 准则诸体系要求，向服务用户提供临床基础检验、临床生化检验、临床免疫检验、临床微生物检验、临床分子生物学检验、临床病理学诊断等相关的检测报告及解释和咨询服务，最大程度地满足申请者和临床需求。

3）本实验室编制样本采集手册，并发放给服务用户（客户），保障对检验申请项目，样本采集、运输、保存方法，以及采集、送检时间等做出指导、规定或解释，并保障对临床相关人员的培训。

4.1.2.3　质量方针：本实验室管理层应在质量方针中规定质量管理体系的目的，并确保质量方针。

1）与组织的宗旨相适应。

2）包含对良好职业行为、检验适合于预期目的、符合要求及实验室服务质量的持续改进的承诺。

3）提供建立和评审质量目标的框架。

4）在组织内传达并得到理解。

5）持续适用性得到评审。

质量方针是由实验室质量体系管理者代表发布的实验室总的质量宗旨和质量方向，它是指引本实验室开展质量管理的大纲，是建立质量管理体系的出发点，质量方针是公正、精准、及时、责任、创新，详见第二章。

4.1.2.4 质量目标和策划：实验室管理层应在组织内的相关职能和层级上建立质量目标，包括满足用户需求和要求的目标。质量目标应可测量并与质量方针一致。实验室管理层应确保落实质量管理体系的策划以满足要求（见4.2）和质量目标。实验室管理层应确保在策划并改变质量管理体系时，维持其完整性。

1）质量目标是质量方针的具体化，是在一定的时间范围内或限定的范围内，所规定的与质量有关的预期应达到的具体要求、标准或结果。

2）质量目标要符合实际情况，不可过高或过低，是预期能达到的，且能反映实验室服务能力。

3）质量目标是与质量有关的目标，它是围绕质量方针展开的，与质量无关的目标不应写入质量目标中。

4）质量目标应量化、可考核。

4.1.2.5 职责、权限和相互关系：本实验室在管理层领导下，负责体系运行、临床检验及其相关教学、临床科研工作。除此之外，需接受相关行政上级主管部门的监督和管理。本实验室的组织结构、隶属关系及与其他相关机构的关系见附件1。

本实验室管理层根据工作需要设置相应岗位，明确员工的职责、权限和相互关系，并授予员工相应的权力配备和管理资源；实验室将相关规定形成文件，具体见各岗位《岗位说明书》，并传达到相应人员。实验室管理层对关键的管理和技术员工指定代理人。

4.1.2.6 沟通：实验室管理层应有与员工进行沟通的有效方法（见4.14.4）；应保留在沟通和会议中讨论事项的记录。实验室管理层应确保在实验室及其利益方之间建立适宜的沟通程序，并确保就实验室检验前、检验、检验后过程以及质量管理体系的有效性进行沟通。

1）本实验室管理层有与员工进行沟通的有效方法；并保留在沟通和会议中讨论事项的记录。内部沟通方式：① 本实验室管理层定期组织部门交流会，按照管理规定，每个月组织一次科室交流会，以获得提高质量的机会；② 本实验室管理层每两个月组织科室骨干进行座谈，对日常工作以及管理体系运行存在的问题进行讨论，制定相应措施；③ 本实验室管理层根据科室管理体系运行情况，不定时组织各专业组主管及其他骨干人员对某个方面的事情进行讨论，制定下一步计划及措施；④ 如遇到重大事情，本实验室管理层可立即组织管理层人员进行讨论解决；⑤ 各专业组主管针对本专业组工作开展情况，不定期组织本组人员进行座谈讨论，促进本专业组工作更加规范地进行。

2）外部沟通：本实验室管理层应确保在实验室及其利益方之间建立沟通。

4.1.2.7 质量主管（质量负责人）：本实验室管理层任命专职质量负责人，质量负责人的主要职能：确保建立、实施和维持质量管理体系所需的过程；就质量管理体系运行情况和改进需求向负责实验室方针、目标和资源决策的实验室管理层报告；确保在整个实验室组织推进理解用户需求和要求的意识，其主要职责如下。

1）负责维护、指导全实验室质量体系有效运行，并向实验室管理层报告。

2）负责质量体系内部审核。

3）协助最高管理者完成管理评审。

4）组织质量体系文件的学习、培训,确保在实验室内部组织推进理解用户需求和要求的意识。

4.1.2.8 实验室质量控制计划

1）内部质量控制:实验室内部需制定年度的室内质控计划、人员监督计划、设备检定校准计划和质量监督计划,对检验过程中各环节进行有效控制,确保检验结果的可靠性。

2）外部质量控制:每年需制定参加卫健委临检小组以及当地省市临检小组组织的室间质评的计划,确保检验结果的可比性。

3）关键质量指标监控:每月需对检验前、检验中和检验后的关键质量指标监控检验结果的有效性,并形成质量月报将监测结果通报到各相关部门,提报项目组长批准。① 关键质量指标可包括:不合格样本率、物流准点率、室内质控项目覆盖率、室内质控失控处理率、设备检定校准完成率、客户走访完成率、纠正预防措施完成率以及质量目标中的相关指标。② 运用统计技术对关键质量指标的结果进行分析,与上一年度同期想比较。

4.1.3 支持性文件

4.1.3.1 《人员管理程序》。

4.1.3.2 《伦理行为管理程序》。

4.2 质量管理体系

4.2.1 总则:质量体系是为实施质量管理所需的组织结构、程序、过程和资源,它以满足质量方针和质量目标的需要为准。质量体系运行的有效性和适应性是确保检验工作准确性和可靠性的先决条件。本实验室的质量管理体系是文件化的管理体系,本实验室的政策、过程、计划、程序和作业指导书均形成文件。文件是全体人员行动的依据,应让执行文件者容易得到并能充分理解所有文件,本实验室管理层应确保这些文件易于理解方能真正贯彻执行。实验室应按照要求,建立、文件化、实施并维持质量管理体系并持续改进其有效性。

质量管理体系应整合所有必需过程,以符合质量方针和目标要求并满足用户的需求和要求。实验室应:

1）确定质量管理体系所需的过程并确保这些过程在实验室得到实施。

2）确定这些过程的顺序和相互关系。

3）确定所需的标准和方法以确保这些过程得到有效运行和控制。

4）确保具备所需的资源和信息以支持过程的运行和监控。

5）监控和评估这些过程。

6）实施必要措施以达到这些过程的预期结果并持续改进。

4.2.2 文件化要求

4.2.2.1 总则:质量管理体系文件应包括以下内容。

1）质量方针(见 4.1.2.3)和质量目标(见 4.1.2.4)的声明。

2）质量手册(见 4.2.2.2)。

3）认可准则要求的程序和记录。

4）实验室为确保有效策划、运行并控制其过程而规定的文件和记录(见 4.13)。

5）适用的法规、标准及其他规范文件。

注:只要方便获取并受到保护,不会导致非授权的修改及不当的损坏,文件的媒介可采用任何形式或类型。

本实验室质量体系实施文件化,以确保检测结果达到质量要求,并经授权人员批准,为实验室的受控文件,分发到各相关岗位,让相关人员有效使用。质量体系文件由四级文件组成,包括质量手册、程序文件、规章制度及作业指导书、质量技术记录等。

此外,从实验室外部机构获得的与管理体系有关的文件,称作为外来文件,包括:法律法规、标准、通知、公告,由客户提供并确认的资料、载体包括硬拷贝、传真件、邮件、光盘等。

4.2.2.2　质量手册:质量手册是体系的纲领性文件,描述本质量体系的组织机构,明确本体系的质量方针和质量目标,各种支持性程序以及在质量体系中各人员的责任和相互关系。描述开展质量活动的各个环节和各方面必须满足 ISO 15189:2012、计量认证等标准的要求,是本实验室各项质量工作应遵循的根本依据。所有实验室员工应能够获取质量手册及其引用的文件并能得到使用和应用这些文件的指导。

质量手册,包括以下内容。

1) 质量方针(4.1.2.3)或其引用之处。

2) 质量管理体系的范围。

3) 实验室组织和管理结构及其在母体组织中的位置。

4) 确保符合认可要求的实验室管理层(包括实验室主任和质量主管)的作用和职责。

5) 质量管理体系中使用的文件的结构和相互关系。

6) 为质量管理体系而制定的文件化政策并指明支持这些政策的管理和技术活动。

4.2.3　支持性文件(无)。

4.3　文件控制:实验室应控制质量管理体系要求的文件并确保防止意外使用废止文件。

注 1:宜考虑对由于版本或时间而发生变化的文件进行控制,例如,政策声明、使用说明、流程图、程序、规程、表格、校准表、生物参考区间及其来源、图表、海报、公告、备忘录、软件、画图、计划书、协议和外源性文件如法规、标准和提供检验程序的教科书等。

注 2:记录包含特定时间点获得的结果或提供所开展活动的证据信息,并按照 4.13"记录控制"的要求进行维护。

实验室应制定文件化程序以确保满足以下要求。

1) 组成质量管理体系的所有文件,包括计算机系统中维护的文件,在发布前经授权人员审核并批准。

2) 所有文件均进行识别,包括以下内容。

—标题。

—每页均有唯一识别号。

—当前版本的日期和(或)版本号。

—页码和总页数(如"第 1 页共 5 页"、"第 2 页共 5 页")。

—授权发布。

注:"版本"(也可使用其他同义词)用于表示不同时间段发布的、带有修改或补充内容的一系列文件中的一个。

3) 以清单方式识别现行有效版本及其发放情况(例如:文件清单、目录或索引)。

4) 在使用地点只有适用文件的现行授权版本。

5) 如果实验室的文件控制制度允许在文件再版前对其手写修改,则规定修改程序和权限。在修改之处清晰标记、签名并注明日期。修订的文件在规定期限内发布。

6) 文件的修改可识别。

7）文件易读。

8）定期评审并按期更新文件以确保其仍然适用。

9）对受控的废止文件标注日期并标记为废止。

10）在规定期限或按照适用的规定要求，至少保留一份受控的废止文件。

4.3.1　总则：规范内部制定和来自外部文件的管理要求，确保质量体系文件的有效使用，及时对质量体系的文件进行更新，保证持续满足使用的要求，防止误用、错用作废文件和无效文件。

4.3.2　定义：文件是指所有信息或指令，包括政策声明、教科书、程序、说明、校准表、生物参考区间及其来源、图表、海报、公告、备忘录、软件、图片、计划书和外源性文件如法规、标准或检验程序等。

质量体系文件分内部受控文件和外来受控文件两大类。内部受控文件是指内部质量体系文件包括质量手册、程序文件、作业指导书、各类质量记录和技术记录等。外来受控文件是指与检验工作有关的外来技术性文件（正式出版的技术标准、规范、法规等）。

4.3.3　文件管理控制程序的建立：本实验室建立了文件控制程序，对内部文件的编写、审核、批准发布、标识、保存、修订、废止等进行详细规定，对构成质量体系文件的所有文件和信息（来自内部或外部的）进行控制，从而保证文件的正确性和有效性。

4.3.4　文件管理控制的要求

4.3.4.1　质量体系文件编写的内容符合 ISO 15189：2012《医学实验室质量和能力的要求》《检验检测机构资质认定评审准则》等。质量管理体系文件在发布前须经授权人员的审核并批准。

4.3.4.2　建立了现行文件版本的有效性记录，包括文件的审批记录、发放记录及现行受控文件清单，以方便检索、管理。

4.3.4.3　在相关使用场所，只有经审核批准的现行文件版本方可使用。

4.3.4.4　无效或已废止的文件应立即撤离使用场所，或加以明确标识以确保不被误用。任何部门和个人不得使用无效或废止的文件。存留或归档的已废止文件，也必须有明显标志，盖"作废文件"章。

4.3.4.5　根据文件的内容和现时的具体情况，本实验室定期（12 个月）对文件进行评审、修订，并经授权人员审核批准，方可使用。

4.3.4.6　对保存在计算机系统中文件的更改和控制则按照建立的实验室信息系统管理程序执行。

4.3.5　文件的识别：所有与质量管理体系有关的文件均应唯一识别，包括：标题、编号、版本号、生效日期、页码、发放部门、来源等。

4.3.6　文件培训：体系文件批准后，根据培训需求实施培训。

4.3.7　支持性文件

4.3.7.1　《文件控制程序》。

4.3.7.2　《实验室信息系统管理程序》。

4.4　服务协议

4.4.1　服务协议的建立：实验室应制定文件化程序用于建立提供实验室服务的协议并对其进行评审。实验室收到的每份检验申请均应视为协议。实验室服务协议应考虑申请、检验和报告。协议应规定申请所需的信息以确保适宜的检验和结果解释。实验室执行服务协议时应满足以下要求。

1）应规定、文件化并理解客户和用户、实验室服务提供者的要求，包括使用的检验过程（见 5.4.2 和 5.5）。

2）实验室应有能力和资源满足要求。

3）实验室人员应具备实施预期检验所需的技能和专业知识。

4）选择的检验程序应适宜并能够满足客户需求（见 5.5.1）。

5）当协议的偏离影响到检验结果时，应通知客户和用户。

6）应说明实验室委托给其他实验室或顾问的工作。

注1：客户和用户可包括临床医师、卫生保健机构、第三方付费组织或机构、制药公司和患者。

注2：当患者是客户时（例如：患者有能力直接申请检验），宜在实验室报告和解释性信息中说明服务的变更。

注3：在受委托执业者或基金机构的财务安排可引发检验委托或患者委托或影响执业者对患者最佳利益的独立评估时，实验室不应卷入其中。

4.4.2　服务协议的评审

4.4.2.1　本实验室在正式提供医学检验服务之前，需对临床医生开具的检验内容进行评审，并保留记录。实验室服务协议的评审应包括协议的所有内容。评审记录应包括对协议的任何修改和相关讨论。实验室服务开始后如需修改协议，应重复同样的协议评审过程，并将所有修改内容通知所有受影响方。

4.4.2.2　支持性文件

4.4.2.2.1　《服务协议评审程序》。

4.5　受委托实验室的检验

4.5.1　受委托实验室和顾问的选择与评估：本实验室应制定文件化程序用于选择与评估受委托实验室和对各个学科的复杂检验提供意见和解释的顾问。该程序应确保满足以下要求。

1）在征求实验室服务用户的意见后（适用时），实验室应负责选择受委托实验室及顾问，监控其工作质量，并确保受委托实验室或顾问有能力开展所申请的检验。

2）应定期评审并评估与受委托实验室和顾问的协议，以确保满足认可准则的相关要求。

3）应保存定期评审的记录。

4）应维护一份所有受委托实验室和征求意见的顾问的清单。

5）应按预定时限保留所有委托样品的申请单和检验结果。本实验室需将工作委托给其他实验室以进行补充检验或确认检验程序和报告时，应委托给合格的实验室，受委托方应能承担法律责任和具有保密能力。

受委托实验室是指接受样品进行补充检验或确认检验程序和报告的外部实验室，包括对各个学科的复杂检验提供意见和解释的顾问。应建立相应的选择和评审程序，在征求客户意见的基础上，对受委托实验室和顾问的能力和资源、对提供二次会诊者的个人能力及资格进行评审，并对其检验过程实行监控，以保证所委托检验的质量。

1）在征求实验室服务用户的意见后（适用时），实验室应负责选择受委托实验室及顾问，监控其工作质量，并确保受委托实验室或顾问有能力开展所申请的检验。

2）应定期评审并评估与受委托实验室和顾问的协议，以确保满足认可准则的相关要求。

3）应保存定期评审的记录。

4）应维护一份所有受委托实验室和征求意见的顾问的清单。

5）应按预定时限保留所有委托样品的申请单和检验结果。

4.5.2　检验结果的提供：委托实验室（而非受委托实验室）应负责确保将受委托实验室的检验结果提供给申请者，除非协议中有其他规定。如果由委托实验室出具报告，则报告中应包括受委托实验室或顾问报告结果的所有必需要素，不应做任何可能影响临床解释的改动。报告应注明由受委托实验室或顾问实施的检验。应明确标识添加评语的人员。实验室应考虑周转时间、测量准确度、转录过程和解释技巧的要求，采用最适合的方式报告受委托实验室的结果。当需要受委托实验室和委托实验室双方的临床医生和专家合作才能对检验结果进行正确解释和应用时,应确保这一过程不受商业或财务的干扰。

4.5.2.1　由本实验室而不是受委托实验室,负责向服务的用户发布报告。

4.5.2.2　检验报告可由受委托实验室或实验室填写。如报告由实验室出具,则报告中应包括由受委托实验室报告结果的所有必需要素,不得做出任何可能影响临床解释的改动。

4.5.2.3　在依据受委托实验室的结果出具检验报告时,不要求原字样抄写,除非国家/地方法规有此规定。

4.5.2.4　本实验室相关负责人可根据患者的具体情况以及本地区的医疗环境,选择性地对检验结果做出附加的解释性评论,但应有评论人的签名。

4.5.3　支持性文件

4.5.3.1　《委托检验管理程序》。

4.6　外部服务和供应

4.6.1　总则:本实验室制定文件化程序用于选择和购买可能影响其服务质量的外部服务、设备、试剂和耗材(见5.3)。实验室应按照自身要求选择和批准有能力稳定供应外部服务、设备、试剂和耗材的供应商,但可能需要与组织中的其他部门合作以满足本要求。应建立选择标准。应维持选择和批准的设备、试剂和耗材的供应商清单。购买信息应说明所需购买的产品或服务的要求。实验室应监控供应商的表现以确保购买的服务或物品持续满足规定标准。规范本实验室外部服务及供应品的采购、验收、存贮等管理工作,以保证检验工作顺畅、检验结果可靠、低耗品的采购和管理清晰。

4.6.2　外部服务和供应的定义与分类:外部服务和供应是指本实验室外部提供给本实验室的服务行为和物资产品两个方面。对于本实验室而言,外部服务和供应可分为两种情况:迪安实验室以外的单位提供的服务和供应;迪安实验室内部其他本实验室为本实验室提供的服务和供应。对于后者,也应对其服务和供应进行质量把关。

4.6.3　制定外部服务和供应的管理程序:本实验室管理层制定外部服务和供应的政策和程序,明确如何选择和采购可能影响本实验室和检验质量的外部服务、设备以及消耗品等,确保所购买的各项物品应符合实验室的质量要求。明确对消耗品进行检查、接受/拒收和贮存的程序和准则,并按照相应质量管理体系文件的要求保存采购物品的记录。

4.6.4　设备、试剂和消耗品的验证和验收:对可能影响本实验室服务质量的设备、试剂和消耗品,在使用前,要验证其性能标准是否满足规定的要求。验证的方式有:通过检测质控样品并验证结果的可接受性、供应商对其质量管理体系的符合性声明(质量认证情况)、方法学性能评价等。

验收时,应对产品批号、有效期、规格、数量、价格进行核对,确认与清单是否一致。

4.6.5　建立一套库存控制系统:需要对外部服务、供应物品建立一套适当记录的库存控制系统。记录包括:全部相关试剂、质控材料以及校正品的批号、实验室接收日期以及这些材料投入使用的日期。

4.6.6　外部服务和供应的评价:应对影响检验质量的关键试剂、供应品以及服务的供应商进行评价。本实验室管理层审核并批准经评合格供应商服务和产品名录,以作为采购申请选择的依据。

4.6.7　支持性文件

4.6.7.1　《服务与供应品采购程序》。

4.7　咨询服务

4.7.1　总则:本实验室应建立与用户沟通的以下安排。

1)为选择检验和使用服务提供建议,包括所需样品类型(见5.4)、临床指征和检验程序的局限性以及申请检验的频率。

2）为临床病例提供建议。

3）为检验结果解释提供专业判断（见5.1.2和5.1.6）。

4）推动实验室服务的有效利用。

5）咨询科学和后勤事务，如样品不满足可接受标准的情况。

建立咨询服务管理程序，通过向内外部客户提供全方位的检验咨询服务，对客户提出的问题进行解答。定期主动与外部客户进行交流和沟通，获取提高检验质量、服务水平的建议并持续改进，维护本实验室的良好信誉。

4.7.2　咨询的定义：咨询就是交谈，指通过主动或被动交谈的方式，为客户提供正确的信息，给予有效的建议。

4.7.3　咨询人员资格要求：从事咨询服务的人员必须是经授权的专业人员。要求他们真正对检验医学的相关理论知识和应用技术有效系统和全面的了解。

4.7.4　咨询服务内容

4.7.4.1　检测前咨询服务：指在客户在送检样本前，针对出现临床症状或特殊疾病时，应如何选择检验项目或定期复查要求、样本采集要求、检验时间等进行询问。

4.7.4.2　检测后咨询服务：指客户在未取到报告单前咨询检验结果或拿到检验报告单后对检验结果进行咨询，以及希望给出临床处理意见的咨询。

4.7.5　咨询服务的方式

4.7.5.1　应对客户公布其咨询电话和通信地址，可接受客户口头、书面、电话、信函等形式的咨询，并以咨询者可以接受的方式进行解答。

4.7.5.2　定期安排咨询人员或外聘专家对合作客户进行授课，将本实验室新开展项目、重点项目的临床意义、样本检验前质量控制、如何就某疾患合理选用检验项目及组合等知识介绍给客户，满足客户的不同需求。

4.7.5.3　实验室内部应建立危急值报告制度，按危急值报告表上规定的情况，及时地将结果报告给临床医护人员。

4.7.6　支持性文件

4.7.6.1　《咨询服务管理程序》。

4.7.6.2　《客户沟通管理程序》。

4.8　投诉的处理

4.8.1　总则：本实验室制定文件化程序用于处理来自临床医师、患者、实验室员工或其他方的投诉或反馈意见；应保存所有投诉、调查以及采取措施的记录。

及时、正确、合理地处理来自临床医护人员、患者或其他方面对本实验室各项工作质量不满意的投诉，维护客户对本实验室的满意度和信誉度。

4.8.2　投诉定义：指客户对服务的不满意。

4.8.3　投诉信息来源：客户通过拨打免费服务热线表达的抱怨；客户与相关责任人直接沟通时发生的不满和/或意见。

4.8.4　投诉分类

4.8.4.1　按涉及内容分类，可分为有检验质量类、非检验质量类。

4.8.4.2　按性质分类，投诉可分为有效投诉和无效投诉两种。

1）有效投诉：接收投诉信息后，经调查后确认被投诉人确实存在检验质量或服务态度等方面的差错时,属有效投诉。

2)无效投诉:接收投诉信息后,若调查后确认非内部原因造成的投诉,属无效投诉。

4.8.5 投诉的受理。

4.8.6 投诉的处理。

4.8.7 投诉的记录与保存:品质保证部负责所有客户反馈记录与调查资料的保管与存档工作。

4.8.8 支持性文件

4.8.8.1 《客户投诉管理程序》。

4.9 不符合项的识别和控制

4.9.1 总则:本实验室制定文件化程序以识别和管理质量管理体系各方面发生的不符合,包括检验前、检验和检验后过程。

该程序应确保以下内容。

1)指定处理不符合的职责和权限。

2)规定应采取的应急措施。

3)确定不符合的程度。

4)必要时终止检验、停发报告。

5)考虑不符合检验的临床意义,通知申请检验的临床医师或使用检验结果的授权人员(适用时)。

6)收回或适当标识已发出的存在不符合或潜在不符合的检验结果(需要时)。

7)规定授权恢复检验的职责。

8)记录每一不符合事项并文件化,按规定的周期对记录进行评审,以发现趋势并启动纠正措施。

注:不符合的检验或活动可发生在不同方面,可用不同方式识别,包括医师的投诉、内部质量控制指标、设备校准、耗材检查、实验室间比对、员工的意见、报告和证书的核查、实验室管理层评审、内部和外部审核。

如果确定检验前、检验和检验后过程的不符合可能会再次发生,或对实验室与其程序的符合性有疑问时,实验室应立即采取措施以识别、文件化和消除原因。应确定需采取的纠正措施并文件化。

及时识别和有效控制不符合检测要求的活动或现象,避免或减少检验工作的差错发生,确保既定质量管理体系的有效运行。

4.9.2 不符合定义:医学实验室的不符合通常指未能满足其质量体系的要求或客户协定的要求,通常包括不符合其制定的程序或检验过程的任何步骤、不符合其质量管理体系的要求、不符合申请检验的临床医师的要求等,可以出现在不同的方面并可用不同的方法识别,如医师的投诉、质量控制指标、设备校准、消耗品检查、工作人员的意见、报告和证书的检查、管理评审、内部审核、外部审核等。

4.9.3 不符合分类

4.9.3.1 体系性不符合:质量手册、程序文件和作业指导书上某要求没有按标准要求描述或者根本没有描述;存在着不能满足既定的质量管理体系的要求或与客户协定的要求的检验活动。

4.9.3.2 实施性不符合:质量手册、程序文件和作业指导书上所描述要求覆盖了标准的要求,但工作人员实际操作中没有按文件去做;出现了不符合其制定程序或作业指导书的操作活动;出现了不符合客户、临床医师或患者申请检验的要求的活动。

4.9.3.3 效果性不符合:文件上所描述的完全符合标准要求,实施效果不理想;出现了不可避免的影响检测的外界环境改变;出现了不符合时宜的既定程序或政策上存在着不能与时俱进的问题。

4.9.4 制定政策和程序以保证不符合能够得到识别与控制。

4.9.4.1　当发生不符合时,应有指定的专人负责解决问题。指定人员可以是不符合发生环节的管理人员。

4.9.4.2　在经过调查后,要制定对不符合进行纠正的措施。

4.9.4.3　如果不符合有可能误导患者的诊断和治疗并导致一定临床后果,应通知申请检验的临床医师。

4.9.4.4　如有必要,可终止存在不符合的检验程序,不发报告,特别是在检测系统出现问题而又无法立即解决时,应终止检验。

4.9.4.5　要立即采取纠正措施,对导致不符合的原因和操作进行纠正。

4.9.4.6　如果不符合的检验结果已经发布,则应在必要时收回,或以适当方式进行标记。

4.9.4.7　应制定并实施有关程序,对存在不符合的检验结果的审核、发布及解释说明等做出详细规定,并对这些处理过程予以记录。

4.9.5　支持性文件

4.9.5.1　《不符合识别与控制程序》。

4.9.5.2　《纠正措施管理程序》。

4.9.5.3　《预防措施管理程序》。

4.10　纠正措施

4.10.1　总则:本实验室采取纠正措施以消除产生不符合的原因。纠正措施应与不符合的影响相适应。实验室制定文件化程序用于以下方面。

1）评审不符合。

2）确定不符合的根本原因。

3）评估纠正措施的需求以确保不符合不再发生。

4）确定并实施所需的纠正措施。

5）记录纠正措施的结果(见 4.13)。

6）评审采取的纠正措施的有效性(见 4.14.5)。

注:为减轻影响而在发现不符合的当时所采取的措施为"应急"措施。只有消除导致不符合产生的根本原因的措施才视为"纠正措施"。

建立纠正措施的政策,对已发生的不符合工作进行控制,及时采取纠正措施,并举一反三,消除已存在的不符合因素,使质量得到改进,以维持实验室有准确和可靠的检验结果。

4.10.2　纠正措施的定义:为消除已发现的不符合或其他不期望情况的原因所采取的措施。

4.10.3　纠正措施的提出、制定和实施。

4.10.3.1　制定纠正措施程序应包括调查过程以确定问题产生的根本原因。采取纠正措施的同时,通常有机会识别并提出预防措施,只要适用,应导出预防措施。提出的纠正措施应与问题的严重性及其带来的风险的大小相适应,能达到解决问题的目的即可,防止不必要的行动而造成资源浪费。

4.10.3.2　如果纠正措施涉及对操作程序进行改动,本实验室管理层应将这些改动形成文件,并执行新的程序。

4.10.3.3　实验室管理层应对纠正措施的有效性进行跟踪验证。

4.10.4　纠正措施的结果应提交给本实验室管理层进行评审,作为管理评审中所必须包括的内容。

4.10.5　对不符合或偏离产生的原因、纠正措施的内容以及采取措施的完成情况等相关记录应归档。为减轻影响而在发现不符合的当时所采取的措施为"应急"措施。

4.10.6　支持性文件

4.10.6.1　《纠正措施管理程序》。

4.11　预防措施

4.11.1　总则：本实验室应确定措施消除潜在不符合的原因以预防其发生。预防措施应与潜在问题的影响相适应。本实验室制定文件化程序用于以下方面。

1）评审实验室数据和信息以确定潜在不符合存在于何处。

2）确定潜在不符合的根本原因。

3）评估预防措施的需求以防止不符合的发生；

4）确定并实施所需的预防措施。

5）记录预防措施的结果（见4.13）。

6）评审采取的预防措施的有效性。

注：预防措施是事先主动识别改进可能性的过程，而不是对已发现的问题或投诉（即不符合）的反应。除对操作程序进行评审之外，预防措施还可能涉及数据分析，包括趋势和风险分析以及外部质量评价（能力验证）。

为消除潜在不符合或其他潜在的不期望情况的原因，事先主动通过分析、评估并确定潜在的不符合因素，识别存在发生的趋势和风险，采取措施防止或减少、避免不符合的发生，改进质量管理体系。

4.11.2　预防措施定义：预防措施是为消除潜在不符合或其他潜在的不期望的情况的原因所采取的措施，是事先主动识别改进可能性而采取的措施，而不是对已发现的问题或投诉的反应。它与纠正措施区别的关键在于问题发生没有。

4.11.3　预防措施的提出：预防措施采取的前提是对潜在的不符合项的来源的分析，其原因可能是多方面的，可能是检验程序及其所关联的技术方面的，也可能来自质量管理体系，在采取预防措施前应对这些原因进行全面和准确的分析和识别。在确定潜在的不符合项的来源的基础上，决定采取相应的预防措施。如需采取预防措施，应制定行动计划并执行和监控，以减少类似不符合项发生的可能性并乘机改进。

4.11.4　预防措施程序的制定：制定预防措施程序，该程序包括两个方面，一方面是预防措施的启动或准备；另一方面是预防措施的实施和监控，以确保预防措施的有效性。提出预防措施时，除对操作程序进行评审之外，还可能涉及数据分析，包括趋势和风险分析以及外部质量保证。

4.11.5　对采取预防措施后预防措施的完成情况及其结果达到预期要求的程度进行验证和评价。

4.11.6　对不符合或偏离可能产生的潜在原因、预防措施的计划和内容以及其实施结果进行记录归档。

4.11.7　支持性文件

4.11.7.1　《预防措施管理程序》。

4.12　持续改进

4.12.1　总则：实验室应通过实施管理评审，将实验室在评估活动、纠正措施和预防措施中显示出的实际表现与其质量方针和质量目标中规定的预期进行比较，以持续改进质量管理体系（包括检验前、检验和检验后过程）的有效性。改进活动应优先针对风险评估中得出的高风险事项。适用时，应制定、文件化并实施改进措施方案；应通过针对性评审或审核相关范围的方式确定采取措施的有效性（见4.14.5）。

实验室管理层应确保实验室参加覆盖患者医疗的相关范围及医疗结果的持续改进活动。如果持续改进方案识别出了持续改进机会，则不管其出现在何处，实验室管理层均应着手解决。实验室管理层应就改进计划和相关目标与员工进行沟通。

本实验室做好内审、管理评审及合同评审年度计划,严格按输入输出的要求做好纠正/预防措施,做到持续改进。有效的制订和实施持续质量改进计划,适用于实验室任何可以影响病人治疗的质量管理的全过程,包括各个专业组,识别所有潜在的不符合项来源、对质量管理体系或技术操作进行改进,将评估活动、纠正措施和预防措施中显示出的实际表现与其质量方针和质量目标中规定的预期进行比较,以持续改进质量管理体系(包括检验前、检验和检验后过程)的有效性。保证实验室质量管理体系的持续改进。

4.12.2　持续改进要求

4.12.2.1　最高管理者(检验科主任)或其指定人员负责持续质量改进活动的审核。

4.12.2.2　质量管理小组讨论所有来自实验室内外提交的持续质量改进相关问题,制订解决方案。

4.12.2.3　质量管理小组定期对内部质量管理体系进行审核并监控持续质量改进具体实施。

4.12.2.4　各专业组负责人负责收集、调查和处理来自实验室工作人员和外部的持续质量改进相关问题,指导相关操作人员进行持续质量改进的具体实施。

4.12.2.5　实验室工作人员发现工作中的持续质量改进相关问题,应将问题反映到各专业组主管。

4.12.3　持续质量改进相关问题的来源

4.12.3.1　来自实验室内部的持续质量改进问题:对实验室内部质量管理体系审核(包括风险评估、内审、管理评审、文件审核、关键质量指标监控等)时发现的问题、实验室工作人员在工作中发现的问题。

4.12.3.2　来自实验室外部的持续质量改进问题:客户服务部定期向客户的临床医护部门或患者进行满意度调查、客户服务部组织与医护部门的交流会、病人及临床医护部门的投诉意见和建议。

4.12.4　持续质量改进相关问题的整理和处理

4.12.4.1　每月的质量管理小组会议对来自实验室内外部的有关持续质量改进的问题进行分析,讨论解决方案,并由各相关小组负责人提交整改报告。

4.12.4.2　对质量管理小组会议上未能解决的问题由各相关小组负责人进行追踪调查,并对调查结果形成报告提交下次的质量管理小组会议讨论。

4.12.4.3　所有与持续质量改进相关问题的记录和整改报告应保存6年。

4.12.4.4　实验室为所有员工和服务对象提供适当的教育和培训机会,提高员工的素质,增加用户的检验知识,提高检验前、检验中、检验后的质量,改进实验室工作保证改进的成果。

4.12.5　支持性文件

4.12.5.1　《持续改进管理程序》。

4.13　记录控制

4.13.1　总则:实验室应制定文件化程序用于对质量和技术记录进行识别、收集、索引、获取、存放、维护、修改及安全处置。

应在对影响检验质量的每一项活动产生结果的同时进行记录。

注1:只要易于获取并可防止非授权的修改,记录的媒介可采用任何形式或类型。

应能获取记录的修改日期(相关时,包括时间)和修改人员的身份识别。

实验室应规定与质量管理体系(包括检验前、检验和检验后过程)相关的各种记录的保存时间。记录保存期限可以不同,但报告的结果应能在医学相关或法规要求的期限内进行检索。

注2:从法律责任角度考虑,某些类型的程序(如组织学检验、基因检验、儿科检验等)的记录可能需要比其他记录保存更长时间。

应提供适宜的记录存放环境,以防损坏、变质、丢失或未经授权的访问(见5.2.6)。

注3:某些记录,特别是电子存储的记录,最安全的存放方式可能是用安全媒介和异地储存(见5.10.3)。

记录至少应包括以下内容。

1) 供应商的选择和表现,以及获准供应商清单的更改。

2) 员工资格、培训及能力记录。

3) 检验申请。

4) 实验室接收样品记录。

5) 检验用试剂和材料信息(如批次文件、供应品证书、包装插页)。

6) 实验室工作簿或工作单。

7) 仪器打印结果以及保留的数据和信息。

8) 检验结果和报告。

9) 仪器维护记录,包括内部及外部校准记录。

10) 校准函数和换算因子。

11) 质量控制记录。

12) 事件记录及采取的措施。

13) 事故记录及采取的措施。

14) 风险管理记录。

15) 识别出的不符合及采取的应急或纠正措施。

16) 采取的预防措施。

17) 投诉及采取的措施。

18) 内部及外部审核记录。

19) 实验室间比对结果。

20) 质量改进活动记录。

21) 涉及实验室质量管理体系活动的各类决定的会议纪要。

22) 管理评审记录。

所有上述管理和技术记录应可供实验室管理评审利用(见4.15)。

建立并实施一套对质量记录及技术记录进行识别、采集、索引、查取、存放、维护以及安全处理的程序,确保所有记录均清晰明确,便于检索,符合法律法规标准,满足本实验室客户、法定机构、认可机构的需求。

4.13.2 记录的定义:记录是阐明所取得结果或提供所完成活动的证据的文件。

4.13.3 记录的分类

4.13.3.1 检验过程管理记录:① 人员管理;② 样本及信息管理;③ 设备管理;④ 环境和设施管理;⑤ 检验程序管理:性能验证记录、室内质量控制记录、室间质评记录、室间比对记录等;⑥ 试剂管理;⑦ 报告管理。

4.13.3.2 质量改进记录:在质量管理过程中,为改进出现的不符合以及降低风险,其记录可包括:识别出的不符合及采取的应急或纠正措施、采取的预防措施、投诉及采取的措施、质量改进活动记录、事件记录及采取的措施、事故记录及采取的措施、风险管理记录等。

4.13.3.3 评审记录:评审记录包括内部及外部审核记录、管理评审记录、涉及实验室质量管理体系活动的各类决定的会议纪要等。

4.13.3.4 其他记录

1) 供应商管理：供应商的选择和表现，以及获准供应商清单的更改等。

2) 实验室交接记录：实验室工作簿或工作单等。

4.13.4 记录表格的编制、批准及发放按照《文件控制程序》(PFQMS-B07-01)规定执行。

4.13.5 记录的填写要求

4.13.5.1 质量记录由相关人员填写，由相关文件规定的人员进行审核。

4.13.5.2 检验原始记录、技术记录、设备的使用和维护记录、环境条件记录是检验结果的原始依据，必须及时如实填写，要求字迹清晰工整，不得事后补记。

4.13.6 记录的管理

4.13.6.1 填好的记录由各部门指定专人负责分类，装订成册并编好目录，每月初由部门主管审核记录后，上交档案管理员保存。

4.13.6.2 除外部检查、认可、评审外，非本实验室员工要查看、索要本实验室质量和技术记录，必须得到最高管理者(项目组长)的准许；本实验室员工查看，需填写登记表；质量和技术记录一律不得外借。

4.13.6.3 原始记录上应留下修改过的痕迹，应确保能看到原来的记录。

4.13.6.4 所有记录按规定的保存期限进行保存；记录保存期限到期后，由保管部门填写记录，进行销毁处理。

4.13.7 支持性文件

4.13.7.1 《文件控制程序》。

4.13.7.2 《记录管理程序》。

4.14 评估与审核

4.14.1 总则：实验室应策划并实施所需的评估和内部审核过程。

1) 证实检验前、检验、检验后及支持性过程按照满足用户需求和要求的方式实施。

2) 确保符合质量管理体系要求。

3) 持续改进质量管理体系的有效性。

评估和改进活动的结果应输入到管理评审(见4.15)。

注：改进活动见4.10、4.11和4.12。

本实验室应对体系的所有管理及技术要素定期进行评估和内部审核，以证实本实验室运作持续符合质量管理体系的要求，所进行的评估和内部审核应能：① 说明检验前、检验中和检验后和支持过程是以满足客户需要和要求的方式在实施；② 确保符合质量管理体系；③ 持续提升质量管理体系的有效性。

本实验室应制定所有评估和内部审核的计划，并按时实施。

4.14.2 申请、程序和样品要求适宜性的定期评审：授权人员应定期评审实验室提供的检验，确保其在临床意义上适合于收到的申请。适用时，实验室应定期评审血液、尿液、其他体液、组织和其他类型样品的采样量、采集器械以及保存剂的要求，以确保采样量既不会不足也不会过多，并正确采集以保护被测量。

4.14.2.1 技术负责人定期(每年一次)组织评审实验室的检验，确保实验室的检验能适合从临床上收到的检验申请。

4.14.2.2 实验室专业组负责人应定期(每年一次)评估本专业组检验项目的样本用量，确保客户送检的样本量不会不足也不会过多，且以保持分析物的方式采集样本。

4.14.2.3 实验室专业组负责人同时应评估样品容器,以及不同类型样品(血液、尿液、其他体液、组织以及其他类型的样品)的保存要求。

4.14.3 用户反馈的评审:实验室应就所提供服务是否满足用户需求和要求征求用户反馈信息。反馈信息的获取和使用方式应包括:在实验室确保对其他用户保密的前提下,与用户或其代表合作对实验室的表现进行监督。应保存收集的信息及采取措施的记录。

4.14.3.1 本实验室应通过服务热线、对临床走访、定期回访等方式收集来自临床医护的反馈(详见4.6),确保本实验室提供的检验服务是否满足客户需求,并获得客户在监控本实验室表现方面的协作。

4.14.3.2 本实验室应保存客户的反馈信息,并根据客户反馈的内容判定是否采取措施进行改善,详见4.7。

4.14.4 员工建议:本实验室管理层应建立良好的员工沟通机制,鼓励员工对本实验室服务的任何方面提出改进建议,并定期评估和实施这些建议。同时,应建立制度对员工的合理化建议进行奖励。

4.14.5 内部审核:实验室应按计划定期实施内部审核以确定质量管理体系的所有活动(包括检验前、检验和检验后过程)是否满足以下要求。

1)是否符合认可准则要求及实验室规定要求。

2)是否已实施、有效并得到保持。

注1:正常情况下,宜在一年内完成一次完整的内部审核。每年的内部审核不一定要对质量管理体系的全部要素进行深入审核,实验室可以决定重点审核某一特定活动,同时不能完全忽视其他活动。

应由经过培训的人员审核实验室质量管理体系中管理和技术过程的表现。审核方案应考虑到过程的状态和重要性、被审核的管理和技术范围,以及之前的审核结果。应规定审核的准则、范围、频率和方法并文件化。

审核员的选择和审核的实施应确保审核过程的客观和公正。只要资源允许,审核员应独立于被审核的活动。

注2:参见 GB/T 19011/ISO 19011。

实验室应制定文件化程序,规定策划、实施审核、报告结果以及保存记录的职责和要求(见4.13)。

被审核领域的负责人应确保识别出不符合时立即采取适当的措施。应及时采取纠正措施以消除所发现不符合的原因(见4.10)。

4.14.5.1 内部审核计划和实施:内部审核由质量负责人负责正式策划、组织并实施审核,组建内审组,任命内审组长。审核内容覆盖所有体系要素,重点审核有关键意义的领域。具体工作流程如下。

1)内审组长制定审核计划,包括审核目的、范围、方法、内容、内审组人员分工;内审频次:一年一次。

2)对受审部门实施现场审核,并做好审核记录。

3)内审员就相关情况与受审核专业组负责人进行沟通、确认,协助对内审发现的问题进行分析,并填写内审报告。

4)内审组组长召开审核小组会议,汇总内审报告分析,拟定审核结论,提交本实验室管理层。

4.14.5.2 内审内容包括但不限于以下。

1)各组对本实验室质量管理体系文件的执行落实情况。

2)员工的专业技能,包括操作及理论能力。

3)相关操作规程的执行情况。

4)相关记录的完整性。

5)上一次审核发现的问题的纠正措施落实情况、完成时限及纠正效果。

4.14.5.3 内审的要求

1）员工不应审核自己的工作。

2）如果发现不足或改进机会，应采取适当的纠正或预防措施并文件化，在约定的时间内完成。

3）正常情况下，每12个月对质量管理体系的全部要素进行一次内部审核；特殊情况下，可组织临时/附加审核。

4）内部审核的结果应提交管理评审。

5）审核活动应验证和记录纠正措施的实施情况及对有效性进行评价。

6）当审核中发现的问题导致对质量管理体系运行的有效性，或对检测结果的正确性或有效性产生怀疑时，应及时采取纠正措施。

4.14.5.4 特殊情况下追加的审核

1）质量方针和质量目标有较大改变。

2）客户对某一环节连续投诉（风险评估）。

3）在其他外部审核前，如 CNAS 的检查前。

4.14.6 风险管理：当检验结果影响患者安全时，实验室应评估工作过程和可能存在的问题对检验结果的影响，应修改过程以降低或消除识别出的风险，并将做出的决定和所采取的措施文件化。

本实验室应评估与检验相关的工作过程的冲突和影响患者安全的与检验结果有关的潜在失败，并应修改过程，以减少或消除识别出的风险并文件化其决定和采取的措施。

4.14.7 质量指标：实验室应建立质量指标以监控和评估检验前、检验和检验后过程中的关键环节。

示例：不可接受样品的数量、受理时和（或）接收时错误的数量、修改报告的数量。

应策划监控质量指标的过程，包括建立目的、方法、解释、限值、措施计划和监控周期。

应定期评审质量指标以确保其持续适宜。

注1：监控非检验程序的质量指标，如实验室安全和环境、设备和人员记录的完整性，以及文件控制系统的有效性等，可以提供有价值的管理信息。

注2：实验室宜建立系统监控和评估实验室对患者医疗贡献的质量指标（见4.12）。

实验室在咨询用户后，应为每项检验确定反映临床需求的周转时间。实验室应定期评审是否满足其所确定的周转时间。

本实验室应就检验前、检验中、检验后的关键方面建立质量指标来监控和评估表现。

4.14.8 外部机构审核：如果外部机构的评审识别出实验室存在不符合或潜在不符合，适当时，实验室应采取适宜的应急措施、纠正措施或预防措施，以持续符合认可准则的要求。应保存评审以及采取的纠正措施和预防措施的记录。

注：外部机构评审的示例包括认可评审、监管部门的检查，以及卫生和安全检查。

4.14.8.1 外部机构的审核包括认证认可评审、行政机构检查、健康和安全检查等。

4.14.8.2 当外部机构的评审显示本实验室有不符合或潜在不符合时，本实验室应立即采取合适的措施，适当时采取纠正措施或预防措施。

4.14.8.3 应保持评审和采取的纠正措施、预防措施的记录，并作为管理评审的输入之一。

4.14.9 支持性文件

4.14.9.1 《不符合识别与控制程序》。

4.14.9.2 《评估和审核管理程序》。

4.14.9.3 《内部审核管理程序》。

4.14.9.4 《实验室风险管理程序》。

4.14.9.5 《伦理行为管理程序》。

4.14.9.6 《质量指标管理程序》。

4.15 管理评审

4.15.1 总则：实验室管理层应定期评审质量管理体系，以确保其持续的适宜性、充分性和有效性以及对患者医疗的支持。本实验室管理层对质量管理体系及其服务进行评审，以确保其持续的适宜性、充分性和有效性以及对患者医疗的支持，并进行必要的变更或改进。评审结果应列入含目标、目的和措施的计划中，并保证当识别出有改进机会时，能够及早采取应对措施。

4.15.2 评审输入：管理评审应包括但不限于以下内容。

1）对申请、程序和样品要求适宜性的定期评审。

2）用户反馈的评审。

3）员工建议。

4）内部审核。

5）风险管理。

6）质量指标。

7）外部机构的评审。

8）参加实验室间比对计划（PT/EQA）的结果。

9）投诉的监控和解决。

10）供应商的表现。

11）不符合的识别和控制。

12）持续改进的结果，包括纠正措施和预防措施现状。

13）前期管理评审的后续措施。

14）可能影响质量管理体系的工作量及范围、员工和检验场所的改变。

15）包括技术要求在内的改进建议。

4.15.3 评审活动：评审应分析不符合的原因、提示过程存在问题的趋势和模式的输入信息。

评审应包括对改进机会和质量管理体系（包括质量方针和质量目标）变更需求的评估。

应尽可能客观地评估实验室对患者医疗贡献的质量和适宜性。

4.15.3.1 应尽可能以客观方式监测与评价对客户所提供服务的质量和适用性。

4.15.3.2 记录管理评审的发现及提出的措施，将评审发现和作为评审输出的决定告知本实验室相关人员。管理层应确保所提出的措施在适当的约定时间内完成。

4.15.3.3 评审应分析不符合的原因、提示过程存在问题的趋势和模式的输入信息。

4.15.4 评审输出：应记录管理评审的输出，包括下述相关管理评审决议和措施。

1）质量管理体系及其过程有效性的改进。

2）用户服务的改进。

3）资源需求。

注：两次管理评审的时间间隔不宜大于 12 个月。然而，质量体系初建期间，评审间隔宜缩短。

应记录管理评审的发现和措施，并告知实验室员工。

实验室管理层应确保管理评审决定的措施在规定时限内完成。

包括下述相关管理评审决议和措施。

1) 质量管理体系及其过程有效性的改进：质量方针和质量目标需文件化并明确提出；通过本实验室的业绩及年度质量目标完成情况结合现有的资源进行分析，确保质量方针和质量目标达到行业和患者的要求。通过培训学习质量管理体系的相关内容，各部门员工应能按照质量管理体系文件的要求执行，质量管理体系文件在运行过程中如有需改进的内容，需及时发现、及时改正。通过发现不符合及不适用，各部门应在规定的时间内制定纠正措施，确保质量管理体系有效性的运行。

2) 用户服务的改进：对于客户提出的投诉、建议以及抱怨等本实验室应及时分析原因，并制定纠正措施，以防止再发生；对于实验室有需要客户协助解决的问题，需通过沟通使客户及时知晓；通过客户的反馈、客户的投诉处理、客户的满意度调查以及客户走访，使客户与实验室能得到及时有效的沟通，从而使用户服务能得到改进。

3) 资源需求：实验室各部门每年应根据业务的需求，对人员配制进行调整，对实验室的检测设备进行换新、新购以及维护，对供应商进行评价，对工作环境进行调整，能达到样本检测的资源需求。

管理评审周期为每12个月一次。在导入新管理体系，或现遵循的管理体系换版时，评审间隔需要缩短。

4.15.5 支持性文件

4.15.5.1 《管理评审程序》。

第五章 技 术 要 素

5.1 人员

5.1.1 总则：实验室应制定文件化程序，对人员进行管理并保持所有人员记录，以证明满足要求。

人力资源是第一资源。对本实验室人力资源进行合理配置、开发和管理，科学地、有计划地通过采取技术培训、业务学习、岗位技能考核和对培训质量进行评估等一系列手段，确保受培训人员满足本岗位工作的规定要求，并使人员的质量意识、业务知识和技能不断得到提升。

5.1.2 人员资质：实验室管理层应将每个岗位的人员资质要求文件化。该资质应反映适当的教育、培训、经历和所需技能证明，并且与所承担的工作相适应。

对检验做专业判断的人员应具备适当的理论和实践背景及经验。

注：专业判断的形式可以是意见、解释、预测、模拟、模型及数值，并符合国家、区域、地方法规和专业指南。

根据本实验室总体的发展战略以及业务发展趋势，由人力资源部组织进行人才结构的规划和合理配置，制订人员定岗定编计划，并设定所有人员资格及职责的职务说明/工作描述，包括与检测有关的管理人员、技术人员和关键支持人员。应有足够的人力资源以满足工作的需求及履行质量管理体系相关的职责。

5.1.2.1 根据本实验室人力资源招聘的要求确定实验室及其他支持部门工作人员的教育和技术背景。

5.1.2.2 本实验室项目组长由实验室授权任命，实验室主任及其他部门负责人由项目组长任命，实验室关键岗位由实验室主任任命。

5.1.2.3 关键岗位任职条件

1) 实验室主任必须具备大学以上学历或中级以上专业技术职务，从事检验工作5年以上，具有对检验结果的准确性和可靠性进行评价的能力,熟知相关的法律、法规、规范和标准,有高度的事业心、责任感,有较强的组织和管理能力。

2) 技术负责人应具备大学以上学历、副高以上职称、从事检验工作 5 年以上;具有高度的事业心、责任感和科学态度;熟悉检验工作管理程序,以及与检验相关的法律法规、规范和标准,精通检验业务;有处理和裁决重大技术、质量问题的能力;有领导、组织、协调各部门、人员密切配合,保证检验工作正常进行的能力。

3) 质量负责人应具有大学以上学历或中级以上职称,从事检验工作 3 年以上,具有强烈的事业心、责任感和高度的质量意识,熟悉检验业务和质量管理,熟悉 CNAS 的认可准则和计量认证评审准则及相关技术文件要求,具有组织本科质量管理体系有效运行和持续改进的管理能力。

4) 检验人员须具备中专以上学历,掌握检验专业基础理论和知识,熟悉相关的标准规范,具有一定的实际操作技能,能正确处理和判断检验结果,并经考核持有相应资格证书。

5) 质量管理体系内审员须具备大专以上学历,熟悉实验室认可和计量认证标准及相关的法律、法规,掌握本科质量管理体系的运行过程,经专业培训和考核,取得质量管理体系内审员资格证书。

6) 质量监督员应具有大专以上学历,从事检验工作三年以上,对质量管理体系及检验各过程的工作的较熟悉,能全面了解监督范围的工作内容、方法及技术,具备正确检查检验结果的准确性和可靠性的能力。

7) 报告解释人员:必须具备大学以上学历或中级以上专业技术职务,从事检验工作 5 年以上,具有对检验结果的准确性和可靠性进行评价的能力,熟知相关的法律、法规、规范和标准,有高度的事业心、责任感,有较强的组织和协调能力,熟知相应的理论以及实践背景。

8) 报告授权签字人:必须具备大学以上学历或中级以上专业技术职务,从事检验工作 5 年以上,熟悉检验管理的流程,具有对检验结果的准确性和可靠性进行判断的能力。

9) 特殊检验人员:如样品采集、基因扩增、HIV 检测等,须参加有关机构组织的学习,获得相应的资质证书,并符合相关应用说明要求,经考核合格后方能上岗。

5.1.3　岗位描述:由本实验室管理层设定各岗位的职责、权限和任务,由本实验室项目组长审批后报实验室人力资源备案。本实验室各岗位职责详见《岗位说明书》。

5.1.4　新员工入岗前介绍:本实验室管理层应有程序向新员工介绍组织及其将要工作的部门或区域、聘用的条件和期限、员工设施、健康和安全要求(包括火灾和应急事件)及职业卫生保健服务。

5.1.5　培训

5.1.5.1　本实验室应人力资源部应制定人员培训需求和提供人员培训的政策和程序,包括针对所有级别员工的继续教育计划。

5.1.5.2　员工能力考核与评估根据员工的学历、职称、工作经历和工作表现分阶段、分层次进行。培训和继续教育通过下列方法完成。

1) 外部培训:全日制院校、夜大、函授、进修、短期学习班、学术研讨会等。

2) 内部培训:讲座、录像、网上培训、文件学习、具体操作、演习、专家讲座、工程师培训等。

5.1.5.3　培训的内容可包括但不限于以下内容。

1) 质量管理体系。

2) 所分派的工作过程和程序。

3) 适用的实验室信息系统。

4) 健康与安全,包括防止或控制不良事件的影响。

5）伦理。

6）患者信息的保密。

对在培人员应始终进行监督指导。

5.1.5.4 所有的培训都应定期被评价，并保留记录。

5.1.6 能力评估：实验室应根据所建立的标准，评估每一位员工在适当的培训后，执行所指派的管理或技术工作的能力。应定期进行再评估。必要时，应进行再培训。

注1：可采用以下全部或任意方法组合，在与日常工作环境相同的条件下，对实验室员工的能力进行评估。

5.1.6.1 本实验室需制定员工能力评审的内容和方法，定期（每年）评审员工的工作能力。可采用以下全部或任意方法组合，在与日常工作环境相同的条件下，对实验室员工的能力进行评估。

1）直接观察常规工作过程和程序，包括所有适用的安全操作。

2）直接观察设备维护和功能检查。

3）监控检验结果的记录和报告过程。

4）核查工作记录。

5）评估解决问题的技能。

6）检验特定样品，如先前已检验的样品、实验室间比对的物质或分割样品。

5.1.6.2 对于新进员工在最初6个月内应至少进行2次能力评审。

5.1.6.3 当职责变更或离岗6个月后再上岗时，应有政策规定对员工进行再培训和再评审。没有通过评审的人员需经再培训和再评审，合格后才可继续上岗。

5.1.6.4 所有的能力评估都应被记录并保存。

5.1.7 员工表现的评估：除技术能力评估外，实验室应确保对员工表现的评估考虑了实验室和个体的需求，以保持和改进对用户的服务质量，激励富有成效的工作关系。

注：实施评估的员工宜接受适当的培训。

本实验室管理层应制定员工表现评估计划，根据计划实施相应的评估工作，包括技术能力评估、团队协作能力、客户反馈情况、持续改进能力等方面内容，作为年度绩效管理的输入。

5.1.8 继续教育和专业发展：应对从事管理和技术工作的人员提供继续教育计划。员工应参加继续教育。应定期评估继续教育计划的有效性。员工应参加常规专业发展或其他的专业相关活动。

5.1.8.1 根据管理体系运行的需要，所有技术人员的知识应不断更新、技能应不断提高，对本专业的新动态与发展方向应及时了解。各部门负责人按计划定期组织业务学习，确保各岗位人员有相应的能力。

5.1.8.2 做好各级人员的继续教育计划。继续教育的方式如下。

1）参加各类专业学术交流会、研讨会。

2）参加各级专业技术学习或进修培训。

3）参加成人教育或专业有关的培训班。

4）参加行政主管部门组织的专题讲座或学术报告。

5）定期举行专题讲座、座谈会、应用研讨会等业务学习，相互传授专业知识和技术。

6）撰写与业务相关的科研论文。

7）自学与专业有关的业务书籍。

5.1.9 人员记录：应保持全体人员相关教育和专业资质、培训、经历和能力评估的记录。这些记录应随时可供相关人员利用,并应包括(但不限于)以下内容。

1)教育和专业资质。

2)证书或执照的复印件(适用时)。

3)以前的工作经历。

4)岗位描述。

5)新员工入岗前介绍。

6)当前岗位的培训。

7)能力评估。

8)继续教育和成果记录。

9)员工表现评估。

10)事故报告和职业危险暴露记录。

11)免疫状态(与指派的工作相关时)。

注:以上记录不要求存放在实验室,也可保存在其他特定地点,但在需要时可以获取。

5.1.9.1 应重视掌握并保持技术类人员的人事技术档案的完整性。员工个人档案由人力资源部负责建档;个人技术档案由档案管理员负责实施,建立《技术人员一览表》,并实时进行更新。

5.1.9.2 技术档案的内容可包括以下内容但不限于:个人简历、毕业证书、学位证书、职称证书、培训记录及相关证件、工作职责、继续教育和业绩记录、科研课题、发表论文记录、考核试卷及成绩、奖惩记录、健康状况、上岗证、转岗记录等的原件或复印件。

5.1.9.3 只有经过授权的人员才可以查看有关工作人员的技术档案。

5.1.10 人员管理的其他要求

5.1.10.1 所有人员应对患者相关的资料保密。

5.1.10.2 应使用长期雇佣人员或签约人员。在使用签约人员及其他的技术人员及关键支持人员时,本实验室应确保这些人员是胜任的且受到监督,并按照质量管理体系要求工作。

5.1.11 支持性文件

5.1.11.1 《人员管理程序》。

5.2 设施和环境条件

5.2.1 总则:实验室应分配开展工作的空间。其设计应确保用户服务的质量、安全和有效,以及实验室员工、患者和来访者的健康和安全。实验室应评估和确定工作空间的充分性和适宜性。在实验室主场所外的地点进行的原始样品采集和检验,例如,实验室管理下的床旁检验,也应提供类似的条件(适用时)。

本实验室设施和环境条件是顺利开展工作的基础,是检测结果准确性的重要保证,是实验室检验质量的重要影响因素之一。因此,对设施和环境条件进行科学管理、设计和有效监控是确保实验室质量的先决条件。

5.2.2 实验室和办公设施:实验室及相关办公设施应提供与开展工作相适应的环境,确保满足以下条件。

1)对进入影响检验质量的区域进行控制:污染区和清洁区应有明确的标识和划分。

2)实验室明确分区,划分办公区、工作区、生物危险区。对于属于生物危险区的微生物实验室、PCR实验室及HIV实验室设授权门禁。

3)检验设施应保证检验的正确实施。这些设施可包括能源、照明、通风、噪声、供水、废物处理和环境条件。

4）实验室内的通信系统与机构的规模、复杂性相适应，以确保信息的有效传输。

5）实验室设计既要适合所从事的工作、方便检验设备的正确操作、提高工作效率、保持整洁美观，又要使工作人员感到合理、舒适，同时有措施将伤害和职业性疾病的风险降到最低，并保护患者、员工和来访者免于受到某些已知危险的伤害。

5.2.3　储存设施

5.2.3.1　储存空间和条件确保样品材料、文件、设备、试剂、耗材、记录、结果和其他影响检验结果质量的物品的持续完整性。

5.2.3.2　以防止交叉污染的方式储存检验过程中使用的临床样品和材料，如试剂与样品分开存放。

5.2.3.3　危险品的储存和处置设施应与物品的危险性相适应，如易燃易爆物品应存放在防爆柜中。

5.2.4　员工设施：实验室内设有足够的洗手间，每层楼均设有休息室，休息室内配有饮水机，在第一更衣室，每位员工均配有衣柜，便于存储衣物和个人物品。

5.2.5　患者样品采集设施：在样本采集过程中遵从准则及委托方伦理委员会的相应要求。并在样本采集手册中明确，对客户进行培训，内容如下。

5.2.5.1　患者样品采集设施应有隔开的接待/等候和采集区。这些设施应考虑患者的隐私、舒适度及需求（如残疾人通道，盥洗设施），以及在采集期间的适当陪伴人员（如监护人或翻译）。

5.2.5.2　执行患者样品采集程序（如采血）的设施应保证样品采集方式不会使结果失效或对检验质量有不利影响。

5.2.5.3　样品采集设施应配备并维护适当的急救物品，以满足患者和员工需求。

5.2.5.4　某些样品采集设施可能需要配备适当的复苏设备。地方法规可适用。

5.2.6　设施维护和环境条件：实验室应保持设施功能正常、状态可靠。工作区应洁净并保持良好状态。有相关的规定要求，或可能影响样品、结果质量和（或）员工健康时，实验室应监测、控制和记录环境条件。应关注与开展活动相适宜的光、无菌、灰尘、有毒有害气体、电磁干扰、辐射、湿度、电力供应、温度、声音、振动水平和工作流程等条件，以确保这些因素不会使结果无效或对所要求的检验质量产生不利影响。相邻实验室部门之间如有不相容的业务活动，应有效分隔。在检验程序可产生危害，或不隔离可能影响工作时，应制定程序防止交叉污染。必要时，实验室应提供安静和不受干扰的工作环境。

注：安静和不受干扰的工作区包括，例如，细胞病理学筛选、血细胞和微生物的显微镜分类、测序试验的数据分析以及分子突变结果的复核。

5.2.6.1　实验室的划分和布局设置参照《中华人民共和国标准临床实验室的设计指南》。

5.2.6.2　各专业组主管负责各室空间及环境监控的日常工作。

5.2.6.3　实验室有充足合理的空间分配，以保证完成日常工作，且不影响到工作质量、质量控制程序、工作人员的安全及患者的医疗护理服务。工作空间可包括以下方面。

1）样本处置：检验前和检验后样本分区放置。

2）仪器放置：符合维修和操作要求。

3）实验操作。

4）检验报告：如打印纸质报告时，应注意交叉污染的控制。

5.2.6.4　实验室各种物品及资源放置合理有序，便于日常工作。

5.2.6.5　仪器放置区间适合仪器工作的需要，避免各种干扰。

5.2.6.6　实验室工作环境内应每日监测相对湿度和温度，并记录。

5.2.6.7　在有需要的实验小组配备生物安全柜,确保排出的空气是经内部高效过滤的空气,以免污染环境。

5.2.7　实验室安全控制

5.2.7.1　人员防护安全:为了规范安全操作,防止意外发生,保障人生及国家财产免受或少受损失。实验室制定相关程序涉及检测过程中的整个流程。全体工作人员负责执行,安全负责人及各专业实验室负责人负责程序的落实和督导。

5.2.7.2　生物安全:医学实验室的工作任务是对取自患者的血液、体液及组织的样本进行检测,从理论上讲凡是患者样本中存在的病原微生物都有造成实验室被污染、实验人员被感染的可能。实验室作为污染源将被污染的病原微生物扩散到实验室以外的地方,造成院内交叉感染。加强实验室生物安全管理是实验室管理的重要内容之一。

5.2.7.3　危化品安全:实验室工作的需要,可能要使用易燃、剧毒试剂,应加强这些化学品的管理;安全负责人负责检查危险化学品正确使用、防护及正确储存、保管以及对实验室员工的培训。

5.2.7.4　消防安全:实验室制定消防安全程序指导员工在发生火灾时,辨别火情,能够沿撤离通道进行安全撤离,并正确使用消防设施进行自救。实验室的安全负责人及各专业实验室消防责任人负责程序的落实和督导。实验室每年举行一次消防演习,所有人员都要参加。

5.2.8　支持性文件

5.2.8.1　《设施和环境控制程序》。

5.2.8.2　《实验室生物安全手册》。

5.3　实验室设备、试剂和消耗品

5.3.1　设备:根据用途,实验室设备包括仪器的硬件和软件、测量系统和实验室信息系统。试剂包括参考物质、校准物和质控物;耗材包括培养基、移液器吸头、载玻片等。外部服务、设备、试剂和耗材的选择和购买等相关内容见4.6。

5.3.1.1　总则:本实验室制定设备选择、购买和管理的文件化程序。实验室应配备其提供服务所需的全部设备(包括样品采集、样品准备、样品处理、检验和储存)。如实验室需要使用非永久控制的设备,实验室管理层也应确保符合要求。必要时,实验室应更换设备,以确保检验结果质量。

实验设备是检验工作的基本需要,本实验室应根据业务需求购置相应的设备,并且对所用设备,包括但不限于设备、参考物质、消耗品、试剂和分析系统进行合理评价和选择,保证实验室检验结果准确可靠。在使用过程中,应该制定正确的使用和维护保养、校准等程序,对仪器操作人员进行正规的上岗培训,保证设备处于良好的工作状态。

5.3.1.2　设备验收试验:实验室应在设备安装和使用前验证其能够达到必要的性能,并符合相关检验的要求(见5.5.1)。每件设备应有唯一标签、标识或其他识别方式。

注:本要求适用于:实验室使用的设备、租用设备或在相关或移动设施中由实验室授权的其他人员使用的设备。

5.3.1.2.1　新购进的设备,在设备安装和使用前,使用部门验证其各项性能,确保设备运行能够达到必要的性能要求,并符合相关检验的要求。

5.3.1.2.2　每件设备均应有唯一性标签、标记或其他识别方式,主要包括设备唯一性标志和状态标志。

5.3.1.3　设备使用说明:设备应始终由经过培训的授权人员操作。设备使用、安全和维护的最新说明,包括由设备制造商提供的相关手册和使用指南,应便于获取。实验室应有设备安全操作、运输、储存和使用的程序,以防止设备污染或损坏。

5.3.1.3.1　只有经授权者可操作设备,设备操作人员在使用设备前应通过培训并被授权。

5.3.1.3.2　设备使用、安全和维护的最新说明,包括由设备制造商提供的相关手册和使用指南,应便于获取。

5.3.1.3.3　操作人员应维持设备始终处于安全的工作状态,包括检查电气安全,紧急停止装置,以及由授权人员安全操作及处置化学、放射性和生物材料。

5.3.1.3.4　操作人员在操作仪器时应遵循生物安全规定合理使用实验室提供的个人防护装备对自身进行生物安全防护。

5.3.1.3.5　实验室应将设备安全操作、运输、储存和使用过程中,所采取降低污染措施的清单提供给该设备工作人员,并且应留出合适的空间以供设备修理和放置。

5.3.1.4　设备校准和计量学溯源

(1) 所有的设备必须定期进行校准,对分析设备校准的基本项目符合各专业领域应用说明的要求。校准不能通过的设备应停止使用,并在仪器贴上停止使用标识。

(2) 对直接或间接影响检验结果的设备,实验室应有文件化的校准程序,包括以下内容。

1) 考虑使用条件和制造商的说明书。

2) 记录校准标准的量值溯源和设备的溯源校准(the traceable calibration of the item of equipment)。

3) 按确定的间隔证实所需的测量准确度和测量系统功能。

4) 记录校准状态和再校准日期。

5) 当校准给出了更新的校准因子,应确保现有的校准因子得到正确更新。

6) 有防止可能使结果无效的调整和篡改的措施。

7) 计量学溯源性应追溯至可获得的较高计量学级别的参考物质或参考程序。

(3) 使用配套分析系统时,可使用制造商的溯源性文件,并制定适宜的正确度验证计划;使用非配套分析系统时,实验室应采用有证参考物质、正确度控制品等进行正确度验证或与经确认的参考方法(参考实验室)进行结果比对以证明实验室检验结果的正确度。如以上方式无法实现,可通过提供实验室检测结果可信度的证明:参加适宜的能力验证/室间质评,且在最近一个完整的周期内成绩合格;与使用相同检测方法的已获认可的实验室、或与使用配套分析系统的实验室进行比对,结果满意。

5.3.1.5　设备维护与维修:实验室应制定文件化的预防性维护程序,该程序至少应遵循制造商说明书的要求。设备应维护处于安全的工作条件和工作顺序状态,应包括检查电气安全、紧急停机装置(如有),以及由授权人员安全操作和处理化学品、放射性物质和生物材料。至少应使用制造商的计划和(或)说明书。当发现设备故障时,应停止使用并清晰标识。实验室应确保故障设备已经修复并验证,表明其满足规定的可接受标准后方可使用。实验室应检查设备故障对之前检验的影响,并采取应急措施或纠正措施(见4.10)。在设备投入使用、维修或报废之前,实验室应采取适当措施对设备去污染,并提供适于维修的空间和适当的个人防护设备。当设备脱离实验室的直接控制时,实验室应保证在其返回实验室使用之前验证其性能。

1) 设备要放置在安全、有序、干净的地方。所有的仪器电源都应正确地连接在带有接地线的插座上,不准超负荷连接。

2) 每台仪器应建立日常维护和保养措施,严格按要求对设备进行维护、保养,并对设备的状态、使用情况进行登记。

3) 若供电系统发生故障,导致停电,致使设备自动关机,设备的操作人员应关闭仪器总开关,待来电后再重新启动设备。

4）设备每次维修后应有维修报告并存档保存，一般性维修后经校准或质控合格后即可使用，非一般性修复的设备都必须经过校准、检定或比对试验，证明仪器性能满足要求后方能投入使用。

5）实验室应确认设备故障对之前检验的影响，并采取适当的纠正措施。

6）实验室建立程序，确保设备在使用前、维修时或报废后对其进行去污染处理，并提供适宜的个人防护装备。

7）设备若送外校准或维修、外借等脱离实验室直接控制，实验室应在其回到实验室时，在使用前应验证其性能。

5.3.1.6　设备、试剂和耗材不良事件报告：任何有实验室设备、试剂耗材或其他特定设备可能引起病人死亡或严重危害时，应立即调查事件，同时，实验室应将改不良事件通报给供应商、客户以及其他相关行政部门。

5.3.1.7　设备记录：实验室应对直接或间接影响检验结果的设备建立档案记录，这些记录可包括但不限于以下内容。

1）设备标识。

2）制造商名称、型号、序列号或其他唯一性识别。

3）供应商或制造的联系信息。

4）到货日期和投入运行日期。

5）位置。

6）接收时的状态（例如新品，使用过，修复过）。

7）制造商的说明书。

8）当设备进入实验室时，证实设备首次使用可接受性的记录。

9）已进行的维护及预防性维护计划。

10）证实设备的持续使用可接受性的性能记录。

11）设备的损坏、故障、改动或修理。

注：10)项中提到的性能记录应包括所有校准和(或)验证报告/证明的复件，内容包括日期、时间、结果、调整、可接受标准以及下次校准和(或)验证的日期，部分或全部满足本要求。

5.3.2　试剂和耗材

5.3.2.1　总则：本实验室制定试剂和耗材管理制度，规定试剂和耗材的接收、储存、验收试验和库存管理。实验室规定试剂和耗材编码，以进行唯一性识别。

5.3.2.2　试剂和耗材——接收和储存：当实验室不是接收单位时，应核实接收地点具备充分的储存和处理能力，以保证购买的物品不会损坏或变质。实验室应按制造商的说明储存收到的试剂和耗材。

1）采购人员以及实验室人员有责任确保正确、及时地处理和储存试剂和消耗品。

2）在接收和搬运试剂时，应防止其损坏、变质或其他不利影响。

3）试剂和危险化品的储存按照化学危险物品储存、清除及处理程序和制造商所要求的环境条件。

4）试剂和化品要存储在可控环境的储藏室，或者立即运输到实验室/受保护的区域。在每个储存处都要持续有温度监控记录。

5）操作人员在使用化学危险品前，要认真阅读化学危险品的相关 MSDS，做好正确防护。各组负责人有责任确保装有有害化学品容器的正确标记。

5.3.2.3　试剂和耗材——验收试验：每当试剂盒的试剂组分或试验过程改变，或使用新批号或新货运号的试剂盒之前，应进行性能验证。影响检验质量的耗材应在使用前进行性能验证。

1) 收到物品要对照送货单或发票核查，并核对货物的数目及运送条件。有危险标记或变质的物品要及时向收货部门的管理者报告。

2) 所有的试剂进货时，需检查并记录收到时间、数量、产品编号、外观描述、有效期等。

3) 新批号或新规格的试剂，在使用前都应通过比对实验验证其性能，合格后方能使用，不合格应退货并通知供应商，详见第四章4.5。

4) 对于可能会影响检验质量的消耗品也应在用于检测前验证其性能。

5.3.2.4　试剂和耗材——库存管理

1) 实验室应建立试剂和耗材的库存控制系统。对最早收到或/和要到有效期的试剂要先用掉，不能使用过期的试剂。

2) 有缺陷的或不能使用的试剂和化学品要明确标明，且与可用的试剂和化学品相分离。

3) 为了减少废弃物产生量，应优先考虑购买小包装的试剂盒。

5.3.2.5　试剂和耗材——使用说明：试剂和消耗品的使用指导（包括厂商提供的）作为质量体系文件的一部分进行控制，在现场可被随时使用。

5.3.2.6　试剂和耗材——不良事件报告：试剂和耗材可能引起病人死亡或严重危害时，应立即调查事件，同时，实验室应将改不良事件通报给供应商、客户以及其他相关行政部门。见5.3.1.6。

5.3.2.7　试剂和耗材——记录：实验室应保持检测性能相关的每个试剂和消耗品的记录，包括但不限于以下内容。

1) 试剂和消耗品标识。

2) 设备的制造商名称、批代码或批号。

3) 供应商或制造商的联系信息。

4) 到货日期，过期日期，投入使用日期，适用时停止使用日期。

5) 接收时的状态（例如可接受或损坏）。

6) 制造商的说明书。

7) 证实试剂或消耗品首次使用可接受性的记录。

8) 证实试剂或消耗品的持续可接受性的性能记录。

注：当实验室使用自制试剂时，其记录除上述相关信息外，还应有配制人员的信息和配制日期。

5.3.3　支持性文件

5.3.3.1　《服务与供应品采购程序》。

5.3.3.2　《设备管理程序》。

5.3.3.3　《量值溯源管理程序》。

5.3.3.4　《试剂和耗材管理程序》。

5.4　检验前程序

5.4.1　总则：实验室应制定检验前活动的文件化程序和信息，以保证检验结果的有效性。

控制检验前样本质量，从执行医嘱检验申请、患者准备、样本采集、核收、登记、运输、保存、检验过程进行有效控制；规范以上各环节相关操作，及时发现过程中的环节漏洞，为检验结果的准确性、有效性提供保证。

5.4.2　提供给患者和用户的信息：本实验室应为患者和用户提供实验室服务的信息。实验室将此类信息制作成资料,发放给客户,便于客户获得和查阅。这些信息包括以下内容。

1）本实验室地址。

2）本实验室提供的临床服务种类,包括委托给其他实验室的检验。

3）本实验室开放时间。

4）本实验室提供的检验,适当时,包括样品所需的信息、原始样品的量、特殊注意事项、周转时间（可在总目录或检验组合中提供）、生物参考区间和临床决定值。

5）检验申请单填写说明。

6）患者准备说明。

7）患者自采样品的说明。

8）样品运送说明,包括特殊处理要求。

9）患者知情同意要求（例如：需要委托检验时,同意向相关医疗专家公开临床信息和家族史）。

10）本实验室接受和拒收样品的标准。

11）已知对检验性能或结果解释有重要影响的因素的清单。

12）检验申请和检验结果解释方面的临床建议。

13）本实验室保护个人信息的政策。

14）本实验室处理投诉的程序。

应向患者和用户提供包括需进行的临床操作的解释等信息,以使其知情并同意。需要时,应向患者和用户解释提供患者和家庭信息的重要性（例如解释基因检验结果）。

5.4.3   申请单信息

5.4.3.1   检验申请单应包括足够信息以识别患者和经授权的申请者,同时应提供患者的临床资料。国家、区域或地方的要求适用。申请单的格式（电子或书面的）及申请单送达实验室的方式宜与实验室服务用户讨论（服务协议评审）后决定。检验申请单宜留有空间以填入下述（但不限于）内容。

1）患者身份识别,包括性别、出生日期、患者地点/详细联系信息、唯一标识。[注：唯一识别可包括字母和（或）数字的识别号,例如住院号或个人保健号。]

2）医师、医疗服务提供者或其他依法授权的可申请检验或可使用医学资料者的姓名或其他唯一识别号,以及报告的目的地和详细联系信息。

3）原始样品的类型,以及原始解剖部位（相关时）。

4）申请的检验项目。

5）与患者和申请项目相关的临床资料,用于检验操作和解释检验结果目的。

注：检验操作和解释检验结果需要的信息可包括患者的家系、家族史、旅行和接触史、传染病和其他相关临床信息,还可包括收费信息、财务审核、资源管理和使用的审核。患者宜知晓收集的信息和目的。

6）原始样品采集日期,采集时间（相关时）。

7）样品接收日期和时间。

注：申请单的格式（如电子或纸质）及申请单送达实验室的方式宜与实验室服务用户讨论后决定。

实验室应制定针对口头申请检验的文件化程序,包括在规定时限内提供申请单（或电子申请单）进行确认。

实验室在澄清用户的申请内容时,应有意愿与用户或其代表进行合作。

5.4.3.2   针对客户口头或电话的检验申请,实验室应制定相应的书面政策,确保此类检验申请能顺利进行。

5.4.4　原始样品采集和处理

5.4.4.1　总则：本实验室应制定正确采集和处理原始样品的文件化程序。文件化程序应可供负责原始样品采集者使用，不论其是否为实验室的员工。当按照用户要求，文件化采集程序的内容发生偏离、省略和增加时，应记录并纳入含检验结果的所有文件中，并通知适当的人员。

注1：对患者执行的所有程序需患者知情同意。对于大多数常规实验室程序，如患者携带申请单自行到实验室并愿意接受普通的采集程序如静脉穿刺，即可推断患者已同意。对住院患者，正常情况下，宜给予其拒绝（采集的）机会。

特殊程序，包括大多数侵入性程序或那些有增加并发症风险的程序，需有更详细的解释，在某些情况下，需要书面同意。

紧急情况时不可能得到患者的同意，此时，只要对患者最有利，可以执行必需的程序。

注2：在接待和采样期间，宜充分保护患者隐私。保护措施与申请信息的类型和采集的原始样品相适应。

本实验室制定样品采集手册，提供给客户以指导正确采集和处理原始样品。实验室每年根据检测需求、客户要求和反馈，对样品采集的程序进行适当修订。修订内容形成更改记录，所有更改通知涉及的人员。

针对侵入性和增加并发症风险的特殊操作，本实验室制定的样品采集要求予以更详细的解释，并说明需要客户书面同意的情况。在紧急情况时，只要对患者最有利，未得到患者的同意亦可执行必需的程序。

5.4.4.2　采集前活动的指导：本实验室对客户的样品采集前采集人员、医护人员和患者活动进行告知与指导，包括以下内容。

1）申请单或电子申请单的填写。

2）患者准备（例如：为护理人员、采血者、样品采集者或患者提供的指导）。

3）原始样品采集的类型和量，原始样品采集所用容器及必需添加物。

4）特殊采集时机（需要时）。

5）影响样品采集、检验或结果解释，或与其相关的临床资料（如用药史）。

5.4.4.3　采集活动的指导：本实验室对采集活动的指导应包括以下内容。

1）接受原始样品采集的患者身份的确认。

2）确认患者符合检验前要求，例如：禁食、用药情况（最后服药时间、停药时间）、在预先规定的时间或时间间隔采集样品等。

3）血液和非血液原始样品的采集说明、原始样品容器及必需添加物的说明。

4）当原始样品采集作为临床操作的一部分时，应确认与原始样品容器、必需添加物、必需的处理、样品运输条件等相关的信息和说明，并告知适当的临床工作人员。

5）可明确追溯到被采集患者的原始样品标记方式的说明。

6）原始样品采集者身份及采集日期的记录，以及采集时间的记录（必要时）。

7）采集的样品运送到实验室之前的正确储存条件的说明。

8）采样物品使用后的安全处置。

5.4.5　样品运送：本实验室制定样品运送的要求，对采集后活动，包括运送样品的包装，进行说明。实验室对样品的运送实施监控，确保达成如下要求。

1) 运送时间适合于申请检验的性质和实验室专业特点。

2) 保证收集、处理样品所需的特定温度范围,使用指定的保存剂,以保证样品的完整性。

3) 确保样品完整性,确保运送者、公众及接收实验室安全,并符合规定要求。

注:不涉及原始样品采集和运送的实验室,当接受的样品完整性被破坏或已危害到运送者或公众的安全时,立即联系运送者并通知应采取的措施以防再次发生,即可视为满足 5.4.5 c)的要求。

5.4.6 样品接收:实验室的样品接收程序应确保满足以下条件。

1) 样品可通过申请单和标识明确追溯到确定的患者或地点。

2) 应用实验室制定并文件化的样品接受或拒收的标准。

3) 如果患者识别或样品识别有问题,运送延迟或容器不适当导致样品不稳定,样品量不足,样品对临床很重要或样品不可替代,而实验室仍选择处理这些样品,应在最终报告中说明问题的性质,并在结果的解释中给出警示(适用时)。

4) 应在登记本、工作单、计算机或其他类似系统中记录接收的所有样品。应记录样品接收和(或)登记的日期和时间。如可能,也应记录样品接收者的身份。

5) 授权人员应评估已接收的样品,确保其满足与申请检验相关的接受标准。

6) 应有接收、标记、处理和报告急诊样品的相关说明。这些说明应包括对申请单和样品上所有特殊标记的详细说明、样品转送到实验室检验区的机制、应用的所有快速处理模式和所有应遵循的特殊报告标准。

所有取自原始样品的部分样品应可明确追溯至最初的原始样品。

5.4.7 检验前处理、准备和储存:实验室应有保护患者样品的程序和适当的设施,避免样品在检验前活动中以及处理、准备、储存期间发生变质、遗失或损坏。实验室的程序应规定对同一原始样品申请附加检验或进一步检验的时限。

5.4.7.1 实验室应每年审核本实验室需的原始样品量是否满足检验需要,使其量合适为宜。

5.4.7.2 由技术负责人每年对申请和样品的合理性进行评审,并确定检验项目所使用的检验方法。

5.4.7.3 检测后样本放入保存袋中统一保存至冷库,时限参见各专业实验室标准操作规程。如患者或临床医护部门认为检测结果有差错存在,可在样本最终可测时限内申请复查,超过时限,实验室拒绝复查。最终可测时限参见各检测项目的标准操作规程。

5.4.8 样本的拒收

5.4.8.1 除检验申请者有特殊要求外,不符合样本接收条件的,应对样本进行拒收。

5.4.8.2 样本接收者将拒收样本登记记录,记录由样本接收室负责人保存。记录内容至少包括:患者唯一标识、样本类型、检验项目、拒收原因、处理方式、识别者签名及时间。

5.4.8.3 样本拒收时,应立即通知客户,共同商榷样本的处置。

5.4.9 支持性文件

5.4.9.1 《检验前管理程序》(PFQMS-B07-18)。

5.5 检验程序

5.5.1 检验程序的选择、验证和确认。

5.5.1.1 总则:实验室应选择预期用途经过确认的检验程序,应记录检验过程中从事操作活动的人员身份。每一检验程序的规定要求(性能特征)应与该检验的预期用途相关。

注:首选程序可以是体外诊断医疗器械使用说明中规定的程序,公认/权威教科书、经同行审议过的文章或杂志发表的,国际公认标准或指南中的,或国家、地区法规中的程序。

确保使用的检验程序(包括选择/分取样品),适当时,还应包括测量不确定度的评定和分析检测数据的统计技术,应符合服务用户的需求并适用于检验。保证各本实验室使用的检验方法能满足客户要求并适合检验工作需要。

5.5.1.2 检验程序验证:在常规应用前,应由实验室对未加修改而使用的已确认的检验程序进行独立验证。实验室应从制造商或方法开发者获得相关信息,以确定检验程序的性能特征。实验室进行的独立验证,应通过获取客观证据(以性能特征形式)证实检验程序的性能与其声明相符。验证过程证实的检验程序的性能指标,应与检验结果的预期用途相关。实验室应将验证程序文件化,并记录验证结果。验证结果应由适当的授权人员审核并记录审核过程。

1) 实验室制定新检测项目建立程序,程序应明确申请的内容,内容至少应包括:客户提出的要求(相关临床科室主任签字)及诊疗的适用性、方法学及试剂生产厂家及许可证、项目成本、收费标准、人员要求及配置、资源配置。

2) 新开展的项目必须进行临床验证,可引用国内外的验证资料作为实验室开展项目的验证依据。

3) 实验室应制定相关的程序验证检验程序,定量项目包括:分析性能验证内容至少应包括正确度、精密度和可报告范围。定性项目至少应包括:检出限、符合率(采用国家标准血清盘或临床诊断明确的阴阳性样品各20份或与其他分析方法比对),如为定量方法应验证精密度(包括重复性和中间精密度);并应明确检验项目的预期用途,如筛查、诊断、确认。

5.5.1.3 检验程序的确认:实验室应对以下来源的检验程序进行确认:① 非标准方法;② 实验室设计或制定的方法;③ 超出预定范围使用的标准方法;④ 修改过的确认方法。

检验程序确认应尽可能全面,并通过客观证据(以性能特征形式)证实满足检验预期用途的特定要求。注:检验程序的性能特征宜包括:测量正确度、测量准确度、测量精密度(含测量重复性和测量中间精密度)、测量不确定度、分析特异性(含干扰物)、分析灵敏度、检出限和定量限、测量区间、诊断特异性和诊断灵敏度。实验室应将确认程序文件化,并记录确认结果。确认结果应由授权人员审核并记录审核过程。当对确认过的检验程序进行变更时,应将改变所引起的影响文件化,适当时,重新进行确认。

1) 技术负责人根据实验室的技术及设备能力进行,包括测量正确度、测量精密度(含测量重复性和测量中间精密度)、测量不确定度、分析特异性(含干扰物)、分析灵敏度、检出限和定量限、测量区间、诊断特异性和诊断灵敏度等内容的方法学确认工作,形成报告并报技术负责人审核。

2) 实验室根据实际工作情况,需对厂商提供的原检测系统进行调整或改动,即使用开放系统或封闭系统的开放通道,如调换不同试剂厂产品或不同型号产品;未使用配套的校准品;操作程序做相应调整;仪器设置的参数调整,如样品用量减小、试剂用量变化、反应时间缩短或计算方式变动等。以上任何一种改变,实验室需对改变的检测系统的分析性能作详细充分的方法学确认,即除进行基本方法学性能验证外,尚需进行其他验证实验,包括灵敏度、特异性、最大稀释度、标本携带污染实验等,以确认改变后的检测系统符合临床要求,方可用于临床常规工作的开展。并将这些改动的影响制定成文件。

5.5.1.4 被测量值的测量不确定度:检验过程中用于报告患者样品被测量值的每个测量程序确定测量不确定度。实验室应规定每个测量程序的测量不确定度性能要求,并定期评审测量不确定度的评估结果。

1) 与实际测量过程相关联的不确定度分量从接收样品启动测量程序开始,至输出测量结果终止。

2) 测量不确定度可在中间精密度条件下通过测量质控物获得的量值进行计算,这些条件包括了测量程序标准操作中尽可能多而合理的常规变化,例如:不同批次试剂和校准物、不同操作者和定期仪器维护。对报告结果有影响的测量步骤的测量不确定度。

3) 测量不确定度评估结果实际应用的例子,可包括确认患者结果符合实验室设定的质量目标,将患者结果与之前相同类型的结果或临床决定值进行有意义的比对。

实验室在解释测量结果量值时应考虑测量不确定度。需要时,实验室应向用户提供测量不确定度评估结果。当检验过程包括测量步骤但不报告被测量值时,实验室宜计算有助于评估检验程序可靠性或对报告结果有影响的测量步骤的测量不确定度。

5.5.2　生物参考区间或临床决定值

5.5.2.1　实验室应规定生物参考区间或临床决定值,将此规定的依据文件化,并通知用户。

5.5.2.2　当特定的生物参考区间或决定值不再适用服务的人群时,应进行适宜的改变并通知用户。

5.5.2.3　如果改变检验程序或检验前程序,实验室应评审相关的参考区间和临床决定值(适用时)。

5.5.3　检验程序文件化

5.5.3.1　检验程序应文件化,可称为操作规程或作业指导书,并用实验室员工通常理解的语言书写,且在适当的地点可以获取。操作规程(作业指导书)应由技术人员编写,由实验室主管审核,并由实验室主任或技术负责人批准后方能生效,编制内容含义必须明确、完整,确保每个检验人员能够理解,并严格按操作规程的精确说明操作。

5.5.3.2　每个检测试验均应编制相应的标准操作规程,操作规程的格式参照本实验室的《文件控制管理程序》。

5.5.3.3　实验室不能直接用产品说明书作为操作规程,但可将产品说明书作为操作规程的一部分,也可直接附在操作规程后面作为参照。不能随意变动和修改产品说明书中操作规程和要求,任何变动和修改均需经过验证可行后方能执行,并用文字清楚说明。

5.5.3.4　存放于计算机的操作规程(电子版操作规程)若能被工作人员方便地得到,则不使用打印的操作规程亦完全可行。但电子版操作规程亦应受控,如明确谁有权修改、修改日期和人员、当前有效的版本、定期回顾等。

5.5.3.5　作业指导书包括以下内容。

1) 检验目的:概述检验目的。

2) 检验程序的原理和方法:概述实验原理、实验方法。

3) 性能特征。

4) 样品类型(如:血浆、血清、尿液):包括样本类型、来源、需求样本量(包括最少量)、拒收标准及拒收后的处理。

5) 患者准备。

6) 容器和添加剂类型:样本容器或无菌要求、样本稳定性和贮存要求等。

7) 所需的仪器和试剂:所用仪器厂商的名称、型号、FDA 和/或 SFDA 注册号(若有)、本项目仪器使用具体要求和校准程序;试剂厂商名称、FDA 和/或 SFDA 注册号、试剂清单或组分、试剂名称或化学式、所需试剂等级、生物安全要求、试剂准备步骤、贮存要求、试剂质量控制、其他供应品如吸水纸和试管等。

8) 环境和安全控制:设施要求如生物安全柜、个人保护设施如手套和面罩、工作流程控制等。

9) 校准程序(计量学溯源):日、周、月、年的校准计划、校准验证计划、校准材料说明、校准物准备和贮存、校准步骤、问题指引、数据保存要求等。

10) 程序性步骤:每一步的操作步骤,直至报告结果。

11) 质量控制程序:质控材料类型、准备和处理质控品的过程、运行质控品的频率、不同浓度质控品数、位置及控制范围、接受或拒绝标准等。

12）干扰（如：脂血、溶血、黄疸、药物）和交叉反应。

13）结果计算程序的原理，包括被测量值的测量不确定度（相关时）。

14）生物参考区间或临床决定值：与样本类型、年龄、性别、种族等相关的参考范围。

15）检验结果的可报告区间。

16）当结果超出测量区间时，对如何确定定量结果的说明。

17）警示或危急值（适当时）。

18）实验室临床解释：正常值，异常值和临界值，临界值的处理措施、超出报告范围的理解、方法的限定性说明、超出危急值的处理、相关法律的特殊要求、特殊项目按相关要求进行解释。

19）变异的潜在来源。

20）参考文献：列出所参照的文献。

当实验室拟改变现有的检验程序，而导致检验结果或其解释可能明显不同时，在对程序进行确认后，应向实验室服务的用户解释改变所产生的影响。根据当地情况，本要求可通过不同方式实现，包括直接邮寄、实验室通讯或作为检验报告的一部分。

5.5.4 支持性文件

5.5.4.1 《检验方法管理程序》。

5.5.4.2 《测量不确定度评估程序》。

5.6 检验程序的质量保证

5.6.1 总则：实验室应在规定条件下进行检验以保证检验质量。应实施适当的检验前和检验后过程（见 4.14.7、5.4、5.7 和 5.8）。实验室不应编造结果。

设计内部质量控制体系以验证检验和诊断结果达到预期的质量标准。重要的是，该控制体系为工作人员提供的作为技术和医学决定基础的信息应明确易懂。宜特别注意消除在样品处理、申请、检验诊断和报告等过程中的错误。有质量控制程序以监控检测的有效性。应分析质量控制的数据，当发现质量控制数据将要超出预先确定的判据时，采取有计划的措施来纠正出现的问题，并防止报告错误的结果。

5.6.2 质量控制

5.6.2.1 总则：实验室应设计质量控制程序以验证达到预期的结果质量。

本实验室所有检测项目必须按要求做室内质量控制，确定室内质控结果在控方可进行患者样本的检测和报告，若室内质控结果失控，及时调查原因，问题解决后重新开始样本检测。内容包括以下方面。

1）使用恰当的质控规则，检查随机误差和系统误差。

2）质控品的类型、浓度和检测频度。

3）应通过实验室实际检测，确定精密度质控品的均值和标准差；更换质控品批号时，应新旧批号平行测定，获得 20 个以上数据后，重新确定新批号质控品的均值。

5.6.2.2 质控物

1）实验室尽可能选择接近患者样品的质控物进行室内质控，并定期进行质控物的检验。

2）实验室根据检验程序的稳定性及结果对患者的影响程度，进行质控物检测频次的确定。

3）宜考虑使用独立的第三方质控物，作为试剂或仪器制造商提供的质控物的替代或补充。

5.6.2.3 质控数据：实验室应制定程序以防止在质控失控时发出患者结果。当违反质控规则并提示检验结果可能有明显临床错误时，应拒绝接受结果，并在纠正错误情况并验证性能合格后重新检验患者样品。实验室还应评估最后一次成功质控活动之后患者样品的检验结果。应定期评审质控数据，以发现可能提示检验系统问题的检验性能变化趋势。发现此类趋势时应采取预防措施并记录。

　　注：宜尽量采用统计学和非统计学过程控制技术连续监测检验系统的性能。

　　1）绘制室内质控图，可使用 Levey-Jennings 质控图和（或）Z 分数图。质控图应包括质控结果、质控品名称、浓度、批号和有效期、质控图的小组线和控制界线、分析仪器名称和唯一标识、方法学名称、检验项目名称、试剂和校准品批号、每个数据点的日期和时间、干预行为的记录、质控人员及审核人员的签字。

　　2）应制定程序对失控进行分析并采取相应的措施，应检查失控对之前患者样品检测结果的影响。

　　3）对于形态学检测项目，还应定期进行人员比对验证。

　　4）每月由专业组负责人对本专业的室内质控进行总结，实验室主任或其指定人员对室内质控记录进行审核。

　　5）建立室内质量控制方案，并及时对质控数据进行分析，并全年对质控数据进行评审，保证检测过程符合质量要求。

5.6.3　实验室间比对

5.6.3.1　参加实验室间比对：实验室应参加适于相关检验和检验结果解释的实验室间比对计划（如外部质量评价计划或能力验证计划）。实验室应监控实验室间比对计划的结果，当不符合预定的评价标准时，应实施纠正措施。

　　注：实验室宜参加满足 GB/T 27043/ISO/IEC 17043 相关要求的实验室间比对计划。

　　实验室应建立参加实验室间比对的程序并文件化。该程序包括职责规定、参加说明，以及任何不同于实验室间比对计划的评价标准。

　　实验室选择的实验室间比对计划应尽量提供接近临床实际的、模拟患者样品的比对试验，具有检查包括检验前和检验后程序的全部检验过程的功用（可能时）。

　　1）本实验室应有计划地参加外部质量评价计划组织的实验室间比对活动，如卫健委临床检验小组能力验证计划、实验室间比对计划，或其他省市实验室间比对计划。

　　2）当无正式的实验室间比对计划可供利用时，实验室应建立机制，用于决定未经其他方式评估程序的可接收性，如利用外部测试材料、与其他实验室交换样品等，但应符合 ISO/IEC 指南 43-1。

　　3）实验室应尽量按照处理日常标本的方法，由常规检验日常患者的工作人员使用相同的程序对质控物质进行检验。实验室在提交实验室间比对数据日期之前，不应与其他参加者互通数据，不应将比对样品转至其他实验室进行确认检验。

　　4）实验室管理层应监控外部质量评价结果。当未达到控制标准时，应参与实施纠正措施，查找原因，实施纠正。

5.6.3.2　替代方案：当无实验室间比对计划可利用时，实验室应采取其他方案并提供客观证据确定检验结果的可接受性。这些方案应尽可能使用适宜的物质。

　　1）有证标准物质/标准样品。

　　2）以前检验过的样品。

　　3）细胞库或组织库中的物质。

　　4）与其他实验室的交换样品。

　　5）实验室间比对计划中日常测试的质控物。

5.6.3.3　实验室间比对样品的分析

　　1）实验室应尽量按日常处理患者样品的方式处理实验室间比对样品。

　　2）实验室间比对样品应由常规检验患者样品的人员用检验患者样品的相同程序进行检验。

3）实验室在提交实验室间比对数据日期之前，不应与其他参加者互通数据。

4）实验室在提交实验室间比对数据之前，不应将比对样品转至其他实验室进行确认检验，尽管此活动经常用于患者样品检验。

5.6.3.4　实验室表现的评价

1）应评价实验室在参加实验室间比对中的表现，并与相关人员讨论。

2）当实验室表现未达到预定标准（即存在不符合）时，员工应参与实施并记录纠正措施。应监控纠正措施的有效性。应评价参加实验室间比对的结果，如显示出存在潜在不符合的趋势，应采取预防措施。

5.6.4　检验结果的可比性：应规定比较程序和所用设备和方法，以及建立临床适宜区间内患者样品结果可比性的方法。此要求适用于相同或不同的程序、设备、不同地点或所有这些情况。

注：在测量结果可溯源至同一标准的特定情况下，如校准物可互换，则认为结果具有计量学可比性。

当不同测量系统对同一被测量（如葡萄糖）给出不同测量区间以及变更检验方法时，实验室应告知结果使用者在结果可比性方面的任何变化并讨论其对临床活动的影响。

实验室应对比较的结果进行整理、记录，适当时，迅速采取措施。应对发现的问题或不足采取措施并保存实施措施的记录。

本室对使用不同方法或仪器，或在不同地点进行的相同的检测项目，需定期做比对试验，以保证检验结果的可比性。使用不同参考区间的检测系统间不宜进行结果比对。

5.6.5　支持性文件

5.6.5.1　《纠正措施管理程序》。

5.6.5.2　《预防措施管理程序》。

5.6.5.3　《质量保证管理程序》。

5.6.5.4　《室内质控管理程序》。

5.6.5.5　《室间质评及实验室比对管理程序》。

5.7　检验后程序

5.7.1　结果复核：本实验室制定程序确保检验结果在被授权者发布前得到复核，适当时，应对照室内质控、可利用的临床信息及以前的检验结果进行评估。如结果复核程序包括自动选择和报告，应制定复核标准、批准权限并文件化（见5.9.2）。

检验的原始记录由各专业组主管审核签署解释意见，解释意见包括符合或不符合某项规定或对检验结果进一步使用的意见。

5.7.2　临床样品的储存、保留和处置：本实验室制定文件化程序对临床样品进行识别、收集、保留、检索、访问、储存、维护和安全处置。实验室应规定临床样品保留的时限。应根据样品的性状、检验和任何适用的要求确定保留时间。注：出于法律责任考虑，某些类型的程序（如组织学检验、基因检验、儿科检验）可能要求对某些样品保留更长的时间。样品的安全处置应符合地方法规或有关废物管理的建议。

5.7.2.1　检测后样本放入保存袋中统一保存至冷库，时限参见各专业实验室标准操作规程。如客户（患者或临床医护部门）认为检测结果有差错存在，可在样本最终可测时限内申请复查，超过时限，实验室拒绝复查。最终可测时限参见各检测项目的标准操作规程。

5.7.2.2　超过保存时限的样本通过安全方式进行销毁。

5.7.3　支持性文件

5.7.3.1　《检验后管理程序》。

5.8　结果报告

5.8.1　总则：每一项检验结果均应准确、清晰、明确并依据检验程序的特定说明报告。实验室应规定报告的格式和介质(即电子或纸质)及其从实验室发出的方式。实验室应制定程序以保证检验结果正确转录。报告应包括解释检验结果所必需的信息。

当检验延误可能影响患者医疗时，实验室应有通知检验申请者的方法。检验结果是检验工作最重要的产品。它直接关系到受检者的临床评价与判断。检验报告应做到完整、正确、有效、及时、最大限度的满足服务对象。实验室必须对报告的结果进行有效的控制，保证数据及其临床信息的准确性。结果表达应清晰明确，并客观公正地评价每一份检验报告。

5.8.2　报告特性：本实验室规定了报告要求，确保下述报告特性能够有效表述检验结果并满足用户要求。

1) 对可能影响检验结果的样品质量的评估。

2) 按样品接受/拒收标准得出的样品适宜性的评估。

3) 危急值(适用时)。

4) 结果解释，适用时可包括最终报告中对自动选择和报告结果的解释的验证。

5.8.3　报告内容：报告中应包括但不限于以下内容。

1) 清晰明确的检验项目识别，适当时，还包括检验程序。

2) 发布报告的实验室的识别(实验室名称、地址和咨询电话等)。

3) 所有由受委托实验室完成的检验的识别。

4) 每页都有患者的识别和地点。

5) 检验申请者姓名或其他唯一识别号和申请者的详细联系信息。

6) 原始样品采集的日期，当可获得并与患者有关时，还应有采集时间。

7) 原始样品类型。

8) 测量程序(适当时)。

9) 以 SI 单位或可溯源至 SI 单位，或其他适用单位报告的检验结果。

10) 生物参考区间、临床决定值，或支持临床决定值的直方图/列线图(诺谟图)，适用时。

注：在某些情况下，将生物参考区间清单或表格在取报告处发给所有实验室服务用户可能是适当的。

11) 结果解释(适当时)。

注：结果的完整解释需要临床背景信息，而这些信息实验室不一定可获取。

12) 其他警示性或解释性注释(例如：可能影响检验结果的原始样品的品质或量、受委托实验室的结果/解释、使用研发中的程序)。

13) 作为研发计划的一部分而开展的，尚无明确的测量性能声明的检验项目识别。

14) 复核结果和授权发布报告者的识别(如未包含在报告中，则在需要时随时可用)。

15) 报告及发布的日期和时间(如未包含在报告中，在需要时应可提供)。

16) 页数和总页数(例如：第 1 页共 5 页、第 2 页共 5 页等)。

5.8.4　支持性文件

5.8.4.1　《结果报告管理程序》。

5.8.4.2　《实验室信息系统管理程序》。

5.9　结果发布

5.9.1　总则：本实验室制定结果发布的管理要求，明确报告发布要求，包括对结果发布者和接受者做出详细规定。该程序规定以下内容。

1）当接收到的原始样品质量不适于检验或可能影响检验结果时，在报告中说明。

2）当检验结果为规定的危急值时，包括送至受委托方检验的样品的结果，立即通知客户；保存采取措施的记录，包括日期、时间、负责的实验室员工、通知到的人员、通知时遇到的困难。

3）结果清晰且转录无误，并报告给客户。

4）如有以临时报告形式发送结果情况时，最终的报告发送给检验申请者。

5）确保经电话或电子方式发布的检验结果，只送达客户。口头提供的结果以最终发布的书面报告为准。所有口头提供的结果均记录。

注1：对某些检验结果（如某些基因检验或感染性疾病检验），可能需要特殊的咨询。实验室宜努力做到，在未经充分咨询之前，不直接将有严重含意的结果告知患者。

注2：屏蔽了患者所有识别的实验室检验结果可用于如流行病学、人口统计学或其他统计学分析。

5.9.2　结果的自动选择和报告：如果本实验室使用自动选择和报告系统，应建立文件化程序以确保以下内容。

1）自动选择和报告的准则需予以规定、批准，随时可用并可被工作人员理解。

注：当使用自动选择和报告系统时，需考虑的事项应包括需要评审的与以前检测值的变化，及需要实验室人员干预的检测值及危急值。

2）应在使用前确认准则以能正确运作，在发生可能影响其运行的系统改变后应进行验证。

3）应有程序指示存在可能影响检验结果的样品干扰物（如溶血、黄疸和脂血）。

4）适用时，应有将设备的分析警告信息加入自动选择和报告准则的程序。

5）在发布前的审核时，被选为自动报告的结果应可辨认，并包含选择的日期和时间。

6）自动选择和报告应有快速暂停流程。

5.9.3　修改报告：当原始报告被修改后，应有关于修改的书面说明以便：将修改后的报告清晰地标记为修订版，并包括参照原报告的日期和患者识别；使用者知晓报告的修改；修改记录可显示修改时间和日期，以及修改人的姓名；修改后，记录中仍保留原始报告的条目。已用于临床决策且被修改过的结果应保留在后续的累积报告中，并清晰标记为已修改。如报告系统不能显示修改、变更或更正，应保存修改记录。

1）所有的结果一旦在Lims系统中发布，则在检验系统内永久保留，不能随意改动。发布后的报告单的任何改动均需要有充足的证据。

2）实验室Lims系统必须具有记录过程追踪能力，报告补发及修改人、补发及修改的精确时间、修改的内容均应留下历史记录，经更改后，原内容还清晰可辨。

3）只有经过实验室主任授权的人才能在检验系统内修改已经发布的检测报告单。

4）所有补发或修改、重新打印的报告单只发给相关的医院（或客户）报告单接收科室，不发给其他无关人员。

5）对于已用于临床决策且被修改过的报告结果，及时告知使用者（临床医护人员、患者等），实验室将其保留在后续的累积报告中，并清晰标记为已修改。

5.9.4　支持性文件

5.9.4.1　《结果发布管理程序》。

5.10　实验室信息管理

5.10.1　总则：本实验室应建立文件化的信息系统，应能获得为提供满足用户的需要和要求的服务所需数据和信息，确保客户或患者资料在任何时候的安全性和保密性。制定数据安全性的政策以防止计算机系统故障而造成的客户数据发生丢失或者未授权改动。

5.10.2　职责和权限

5.10.2.1　对计算机程序充分保护,以防止无意的或非授权用户对其的改动或破坏。

5.10.2.2　对计算机系统的授权使用制定严格政策。该政策应对以下人员明确授权:① 访问患者数据和信息;② 录入患者数据和检验结果;③ 更改患者数据和检验结果;④ 授权发放检验结果和报告。

5.10.2.3　本实验室应当确保明确信息系统管理的权限和责任,包括对信息系统可能影响患者医护的维护和修改。

5.10.3　信息系统管理

5.10.3.1　数据检索与存储

1) 存储的患者结果数据和档案信息应在符合患者医护所需的一定时期内易于并可随时检索。

2) 计算机应可完全复现已存档的检验结果,包括为某项检验最初给定的生物参考区间和结果所附的任何警示、脚注或解释性评注,及实施测量时的测量不确定度。

3) 宜有效备份以防硬件或软件发生故障时丢失患者结果数据。

5.10.3.2　应急方案:实验室制定文件化的 Lims 突发事件处理方案,以解决当计算机系统发生故障时的服务问题,保证及时有效地报告患者的结果。

5.10.3.3　本实验室的信息系统(用于收集、处理、记录、报告、存储或检索的检验数据和资料的系统)应当:

1) 在引进前被供应商确认,并经本实验室证实其功能,对系统的任何改变都有授权、文件化,并在应用前验证。

2) 记录和文件,包括用于系统日常运作的,应随时提供给授权用户。

3) 保护其不受未经授权的访问。

4) 防止篡改和丢失的防护措施。

5) 在符合供应商规定的环境中运行,至于非电脑系统,应提供条件保障人工记录和转录的准确性。

6) 维护的方式应保证数据和资料的完整性,包括系统故障和适当的立即采取的纠正措施的记录。

7) 符合国家或国际有关数据保护的要求。

5.10.3.4　本实验室应当验证检验结果、相关的信息和注释应能以相应的电子或硬拷贝的方式被预期直接获得信息的本实验室以外的信息系统准确再现(如计算机系统,传真机,e-mail,网站,个人上网设备等)。当应用新的检测或自动解释时,本实验室应验证其变化可被预期直接获得信息的本实验室以外的信息系统准确再现。

5.10.3.5　本实验室应有文件化的意外事件应对计划,在影响本实验室提供服务能力的信息系统发生故障或无法工作的时候,维持相关服务。

5.10.3.6　当信息系统的管理和维护在异地或分包给其他供应商时,本实验室管理层应负责确保系统的供应商或操作者符合本手册的所有适用要求。

5.10.4　支持性文件

5.10.4.1　《实验室信息系统管理程序》。

第六章　伦理学

1. 总则

本实验室人员应当遵守与职业相关的伦理规范的约束。实验室管理人员有责任做到其行为高于法律的最低要求。本实验室禁止以任何形式从事法律禁止的活动以维护职业声誉。

2. 通用原则

2.1　本实验室的义务是确保首先和优先考虑患者的福利和利益,遵守患者的福利高于一切的原则。

2.2　本实验室及所有员工都应公平、毫无歧视地对待所有患者。

2.3　本实验室应遵守对委托方的病患信息及检验结果的保密承诺。

3. 信息收集

3.1　为正确识别患者,使所申请的检验项目和其他实验室程序得以实施,需收集足够的信息,但尽量不收集非必需的个人信息。

4. 原始样品采集

4.1　在某些检验(如某些遗传学或血清学检验)需要特别忠告,却没有充分忠告机会时,不可将有重要隐含意义的结果直接传达给患者。

4.2　如果送达实验室的原始样本状态不适于所要求的检验,通常宜放弃并通知委托检验的医师。

5. 检验行为

所有检验均宜依据适当的标准及在预期的专业技术和能力水平下进行。不允许有任何编造结果的行为。对于每一具体情况,病理医师或实验室应合理决定涉及某些本实验室需的工作量(例如从组织样本上切取组织块的数目)。

6. 结果报告

6.1　对每一特定患者的检验结果保密,未经授权不应公开。一般情况下将结果报告给提出申请的客户指定部门或人员。当患者、提出申请的客户有特殊要求时,或法律有要求时,可报告给其他方。当实验室检验结果用于诸如流行病学、人口统计学或其他统计学分析之目的时,必须将患者所有识别信息去除。

6.2　建立书面程序,详细说明如何处理各种申请并在患者提出申请时可使其利用。在做出同意向其他方(如患者已被委托给其的咨询执业者)报告结果的决定时应谨慎。

6.3　除了准确报告结果,本实验室还有责任尽可能确保正确解释和为了患者最佳利益而应用检验。服务包括为选择和解释检验提供专家意见。

7. 资料的存放和保留

7.1　应确保资料存放得到合理的保护,可防止丢失、未授权访问、篡改或其他形式的不当使用。

7.2　检验结果报告应当长期保留。

7.3　样本或记录的保留期限应当满足某些类型检验(例如组织学检查)的法律责任要求。

7.4　建立记录保存方案,规定各种检验结果的保留时限。需要时,经授权人员可随时访问该系统。

8. 实验室记录的查询

8.1　通常情况下,本实验室不对患者开放对实验室记录的查询。患者可通过申请检验的医师查询。以下人员通常可查询医学实验室记录。

1)检验申请者。

2)实验室相关工作人员。

3)其他经授权者。

8.2　本实验室建立依据地方法规和公约各种申请的方案。

9. 出于检验申请之外的目的使用样品

未经事先同意,出于检验申请之外的目的使用样品仅限于使用以匿名方式提供的剩余样品或混合样品。应遵守国家、区域和地方相关管理机构及伦理委员会的要求。

10. 财务安排

10.1 当财务安排对检验委托或患者委托有诱惑作用,或可能干扰医师对患者最佳利益独立做出评估时,医学实验室不应介入委托执业者或基金组织的财务安排。

10.2 只要可能,用于原始样品采集的房间应完全独立并与委托执业者的房间分开;不可能时,财务安排应遵守通常的商业规范。

10.3 本实验室应设法避免引发利益冲突。如不可避免,应申报所得利益,并采取措施将影响降至最低。

11. 支持性文件

11.1 《伦理行为管理程序》。

第七章 安 全

1. 管理要求

1.1 管理责任:本实验室最高管理者应对所有员工和实验室来访者的安全负责。

1.2 员工健康管理:对所有在实验室工作,或需要进入实验室的人员进行使用医学(临床)实验室设施的潜在风险的相关培训。并对所有人员根据可能接触的生物接受适当的免疫接种以预防感染。

2. 设施与环境

2.1 在考虑新建实验室或计划对已建的实验室进行结构改造时,应遵守相应的国家、地方建筑法规,包括对实验室的专用建筑安全标准,以提供一个安全的工作环境。

2.2 物理环境如照明、温度、湿度、通风、噪声、工效学、门标、安防都应当系统的予以考虑以提高工作环境安全性,同时也需考虑增强人员工作的舒适性。

2.3 建立系统而清晰的危险标识体系,包括对危险区以及使用的具体危险材料的标识方式。

3. 安全管理组织

成立安全委员会负责本实验室的安全及生物安全,协助管理层负责安全事务。在安全委员会内指定一名安全负责人,由其制定有效的实验室安全计划,并维护和监督。有效的实验室安全计划应包括教育、指导和培训、审核和评价以及促进实验室安全行为的程序。实验室安全负责人应有权制止不安全的活动。

4. 安全管理体系

4.1 应建立安全管理体系文件,包括安全方针、安全目标、安全手册,以及支持性的制度文件。

4.2 安全管理体系文件应当包括安全计划的制定,以及对其审核的要求,还应包括对工作场所的定期/不定期的安全检查。

4.3 建立机制记录并报告职业性疾病、伤害、不利事件或事故以及采取的相应措施,同时尊重个人隐私。

4.4 建立正式的风险评估体系,对风险进行评估,并保留记录。

4.5 建立危险废物处置的制度,并保留危险废物处置记录。

4.6 建立发生事故或出现污染时的应急预案。

4.7 建立接触生物源性材料的安全工作行为准则。

4.8 建立对食品、饮料及类似物品,化妆品、头发、胡须、饰品、个人物品、装饰等管理规定。

4.9 应制定良好内务准则,并明确监督和检查的机制。

5. 培训

5.1 最高管理者应保证对所有相关人员建立安全培训计划并实施。

5.2 安全培训计划至少应有消防、化学和放射安全、生物危险和感染预防。课程应按照岗位制定。

5.3 培训计划应包括对新员工的指导以及对有经验员工的周期性再培训。

6. 个人责任

6.1 所有员工均有责任遵守安全准则,遵循安全工作行为,以降低风险。

6.2 所有员工应按照要求使用防护用品,以减少意外伤害的产生。

6.3 所有员工都应遵循接触所有生物源性材料的安全工作行为。

7. 个人防护装备和设备

7.1 实验室管理层应当提供足够的用于急救和紧急程序的设备,具体如下。

1)急救箱。

2)急救设备。

3)眼部冲洗设备、紧急喷淋设备。

4)所用的有毒化学品的解毒药及其使用说明。

5)实施急救的人员使用的防护服及安全设备。

7.2 应建立定期对个人防护装备的使用情况,以及设备的状态进行检查的制度。

8. 支持性文件

8.1 《实验室生物安全手册》。

附　　件

附件 1　组织结构图(略)

附件 2　要素质量职能分配表

准则要素		质量职能									
4.1	组织和管理	质量方针和目标									
		公正性声明									
		保密措施									
		组织结构									
4.2	质量管理体系	质量体系									
4.3	文件控制	文件控制									
4.4	服务协议	服务协议和评审									
4.5	受委托实验室的检验	受委托实验室的检验									
4.6	外部服务和供应	外部服务和供应									
4.7	咨询服务	咨询服务									
4.8	投诉的解决	投诉的解决									

（续表）

准则要素	质量职能								
4.9 不符合的识别和控制	不符合的识别和控制								
4.10 持续改进	持续改进								
4.11 纠正措施	纠正措施								
4.12 预防措施	预防措施								
4.13 记录控制	记录控制								
4.14 评估和审核	申请、程序和样品要求适宜性的定期评审								
	用户反馈的评审								
	员工建议								
	内部审核								
	风险管理								
	质量指标								
	外部机构的评审								
4.15 管理评审	管理评审								
5.1 人员	人员								
5.2 设施和环境条件	设施和环境条件								
5.3 实验室设备、试剂和消耗品	设备								
	试剂和耗材								
5.4 检验前过程	检验前过程								
5.5 检验过程	检验过程								
5.6 检验结果质量的保证	实验室间比对								
	室内质控								
	检验结果可比性								
5.7 检验后过程	检验后过程								
5.8	结果报告								
5.9	结果发布								
5.10	实验室的信息管理								

注：★表示决策职能，●表示管理职能，△表示监督职能，□表示执行职能

附件3 程序文件一览表

序号	文件编号	文 件 名 称	编写部门	版本号
1				
2				
3				

(续表)

序号	文件编号	文 件 名 称	编写部门	版本号
4				
5				
6				
7				
8				
9				
10				
11				
12				
13				
14				
15				

文件更改履历

修订后版本或修订号	更 改 概 述	修订人	批准人	生效日期

第二十二章
程序文件范例

医学伦理性行为管理程序

文件类型： 程序文件	文件编号： ××××-××××		版本号： 第×版	修订号： 第×次修订	第×页， 共×页
编 写 人	×××		编写日期	××××.××.××	
审 核 人	质量负责人		审核日期	××××.××.××	
批 准 人	主任		批准日期	××××.××.××	
发布日期	××××.××.××		生效日期	××××.××.××	
发布部门	检验科		发放范围	检验科各专业室	
修订历史	文件修订历史记录请参见本文附页				

1. 目的

本程序旨在指导实验室检验活动全过程中，工作人员必须遵守的医学伦理道德规范行为的管理工作。

2. 适用范围

本程序适用于实验室所有涉及客户医学伦理相关信息的人员和行为。

3. 职责

3.1·实验室主任负责实验室工作人员医学伦理行为及职业道德规范的宣传和培训。

3.2·实验室各岗位人员执行医学伦理行为及职业道德规范。

4. 程序内容

4.1·实验室员工严格执行并努力实现质量手册承诺的公正性声明、保密原则各项规定，决不从事违法违规活动。

4.2·实验室医学伦理、职业道德规范的要求

4.2.1　信息的采集过程为了正确辨认患者个人身份，实验室采集足够的相关信息，以保证要求的检验及其他操作的顺利进行，但不得以任何形式采集实验室不必要的患者个人资料，所采集的与患者个人有关的资料或信息的内容与用途，患者个人有知晓权，实验室具有解释和说明的义务。

4.2.2　原始样品申请采集送检过程对患者进行的所有操作必须征得患者同意。对常规检验项目来说，原始申请单、样品接收单等均被视为合同，患者在向实验室递交时，即意味着合同生效。样品采集过程中，除了必要的操作和资料采集外，患者的隐私权必须得到充分的尊重。

4.2.3　检验过程严格按照质量管理体系要求及有关标准要求操作，严禁任何形式的弄虚作假或其他不正当行为。

4.2.4　实验室检验结果最终只能发给患者并为患者保密。如果检验结果或报告不能直接交给患者，报告送交无损于患者或法律规定的有关方。在保证不影响患者个人利益及隐私

的情况下隐去患者身份的检验结果可以用于流行病学、统计学、调查分析等方面。实验室确保检验结果和记录的安全保存,防止丢失、篡改。

4.2.5 样品检验项目之外的其他用途剩余样品只能在匿名或与其他样品已经合并时,才能在未经许可的情况下,用于其他用在遵守法律法规及维护患者最大利益的情况下,可以从可识别患者的样品中,获取非申请项目的信息。

4.2.6 实验室医学伦理、职业道德规范的信息管理所有客户信息,往来记录等均分类归档保存。如发现信息泄漏,实验室管理层给予调查,并承担后果。

5. 支持性文件

5.1 ××××-××××《质量手册》。

5.2 ××××-××××《记录管理程序》。

6. 附页

6.1 修订历史记录页

序号	版本号	修订号	修 订 内 容	修订人	修订日期
1.					
2.					
3.					
4.					
5.					

6.2 审批记录页(略)。

参考文献

[1] 中国合格评定国家认可委员会.CNAS-CL02:医学实验室质量和能力认可准则.2012.

(何 晖 孙 旭)

沟通管理程序

文件类型： 程序文件	文件编号： ××××-××××	版本号： 第×版	修订号： 第×次修订	第×页， 共×页
编写人	×××	编写日期	××××.××.××	
审核人	质量负责人	审核日期	××××.××.××	
批准人	主任	批准日期	××××.××.××	
发布日期	××××.××.××	生效日期	××××.××.××	
发布部门	检验科	发放范围	检验科各专业室	
修订历史	文件修订历史记录请参见本文附页			

1. 目的

为了规范、加强科室与医院、科室和临床科室及患者、科室与供应商、科室内部之间等信息沟通与交流,促进各室之间各职能和层次间的信息交流,以增进理解和提高过程的有效性,提高服务质量,确保质量管理体系的有效运行,特制定本程序。

2. 适用范围

本程序适用于实验室内、外部有关质量管理体系进行有效沟通的全部过程。

3. 职责

3.1·所有员工:负责提出有关质量管理体系改善、效益提升的提案或提出与质量管理体系有关的建议,负责工作范围内信息的传递与沟通。

3.2·各室主管:负责在各室内部建立适当的沟通过程,确保管理体系的有效性在各自职责范围内得到有效沟通。

3.3·质量主管:负责汇总实验室内部各室及外部质量建议,分析其可行性和有效性,组织质量改进的实施。

3.4·科主任:负责科室与医院,科室与临床科室、患者及供应商之间,科室内部之间信息沟通与交流。

4. 程序内容

4.1·沟通内容

4.1.1　内部沟通:指员工之间的沟通,涵盖与上级的沟通、与下级的沟通、与平级的沟通、与职能部门的沟通四个方面,具体的沟通内容包括质量方针、质量目标、质量指标质量计划、质量活动、质量改进等涉及检验前、检验、检验后服务全过程以及质量体系运行有效性的建议及改进事宜。

4.1.2　外部沟通:指与政府机关、社会机构、普通民众、客户、供应商、媒体等的沟通,具体沟通内容包括质量宗旨、质量愿景、质量承诺、质量文化、质量宣传、质量展示等事宜。

4.2·沟通方式:包括会议、汇报、演讲、培训、邮件、网站、海报、宣传、访谈、评估、面谈、电话等方式。

4.3·内部沟通流程

4.3.1　内部信息沟通的主要渠道：① 会议（如工作例会、管理例会、座谈会、周会等）；② 印发文件、通知；③ 出版公告栏、电子邮件；④ 谈话。

4.3.2　会议形式

4.3.2.1　实验室定期（每年、季、月）由科主任组织召开工作例会，每两周召开科务会，工作需要时不定期召开全科工作人员大会。

4.3.2.2　工作例会参加对象为各实验室主管以上人员，科务会和全科工作人员大会参加对象为全体人员。

4.3.2.3　工作例会的具体时间在会议前一天电话通知。

4.3.2.4　会议内容：传达上级部门有关文件及精神、通报实验室医疗质量、服务、安全管理等方面的情况，研究布置下一阶段实验室工作（包括质量、服务、安全管理工作）的重点及计划，广泛征询员工关于科室发展、建设及服务改进的建议和意见，评估建议的合理性，科主任及时进行反馈并制定改进措施。

4.3.2.5　工作例会及重要的临时性会议均应以《会议记录表》形式记录并存档，员工建议及反馈、改进措施形成《员工建议记录表》，由文档管理员存档。

4.3.3　文件、通知形式

4.3.3.1　科室管理层可根据 ISO 15189 文件精神，按《文件编写与控制管理程序》规定印发有关文件、通知至各实验室和专业组，并提出相关的要求。

4.3.3.2　各实验室和专业组应根据文件精神落实各项工作。在执行过程中，应将各类信息分门别类，落实到人。

4.3.4　内部信息的处理

4.3.4.1　各部门依据质量管理体系文件的规定，收集并传递质量改进相关信息；质量主管按照质量管理体系文件的规定，传递质量方针、质量目标、质量指标、质量计划、质量管理方案、内部评审结果等信息。

4.3.4.2　对质量体系运作过程中产生的记录的控制依照《记录管理程序》执行。

4.3.4.3　内部其他信息，提供者以书面形式传达给接口部门或人员，由接口部门或人员负责分类整理，根据需要传达到接口部门或人员进行处理，并及时将结果反馈给该信息来源。

4.3.4.4　检验科主任每月召开质量例会，并以会议的方式进行部门质量工作安排、质量工作情况通报、部门间质量工作协调等事宜的统筹。会议内容需作会议记录，质量主管负责逐项追踪落实情况。

4.4·外部沟通流程

4.4.1　外部信息包括以下内容。

4.4.1.1　相关政策法规标准类信息的收集、更新、整理和落实。

4.4.1.2　相关技术标准信息的收集、更新、整理和落实。

4.4.1.3　质量技术监督部门和认可机构的监测检查的结果及其他反馈信息的收集,并传递到相关部门,当监测检查的结果出现不符合情况时,由责任部门按照《纠正措施管理程序》和《预防措施管理程序》的要求进行处理。

4.4.1.4　客户有关检验质量问题的反馈,由部门主管确认有效性后,依《纠正措施管理程序》和《预防措施管理程序》的要求进行处理。

4.4.1.5　内部客户对设备、试剂和耗材在验收和使用中的质量信息,反应商,依据《供应商和采购管理程序》的要求,督促其质量持续改进,并将合理化建议反馈给实验室。

4.4.2　外部信息的传达

4.4.2.1　电话信息:电话总机或其他接口人接获信息来源者的电话后,首先判断确认其信息来源归属,然后转接至对应的部门进行处理,过程及结果形成记录,并酌情反馈给该信息来源者。

4.4.2.2　客户拜访:如事先安排的回访,由已分管人员接待。如临时拜访,接待人员确认其信息来源归属后,由对应的人员待处理。

4.4.3　外部信息的处理

4.4.3.1　接收时已反馈的信息,由质量主管判断是否需传达,再反馈或结案归档。

4.4.3.2　其他尚未反馈信息由质量主管判断是否需传达或反馈。

4.4.3.3　电话信息答复:反馈人员依照会议决议的事项予以答复:答复过程中必要时可要求质量主管协助或安排发言人及相关人员共同参与。

4.4.3.4　书面信息答复:反馈人员完成的书面答复须经部门主管初审,专业组长复审,质量主管确认,并取得科领导同意后方为有效。

4.5·沟通记录的保存

4.5.1　各部门汇集各方面反馈的信息,进行编号、整理、分类、归档,统一保存,以便后续查找参照。

4.5.2　内部建议案的书面答复交付提出者的部门主管,由其转交该案提出者,外部面答复则由质量主管交付对应窗口,由其转交该信息来源者,书面答复均应复制存档。

4.5.3　记录的管理依据《记录管理程序》要求执行。

5. 支持性文件

5.1·××××-××××《文件编写与控制管理程序》。

5.2·××××-××××《记录管理程序》。

5.3·××××-××××《纠正措施管理程序》。

5.4·××××-××××《预防措施管理程序》。

5.5·××××-××××《供应商和采购管理程序》。

5.6·××××-××××《会议记录表》。

5.7·××××-××××《员工建议记录表》。

6. 附页

6.1·修订历史记录页

序号	版本号	修订号	修 订 内 容	修订人	修订日期
1.					
2.					
3.					
4.					
5.					

6.2·审批记录页(略)。

参考文献

[1] 中国合格评定国家认可委员会. CNAS-CL02：医学实验室质量和能力认可准则.2012.
[2] 中国合格评定国家认可委员会. CNAS-CL01：检测和校准实验室能力认可准则.2018.

（何　晖　孙　旭）

文件管理程序

文件类型： 程序文件	文件编号： ××××-××××	版本号： 第×版	修订号： 第×次修订	第×页， 共×页
编 写 人	×××	编写日期	××××.××.××	
审 核 人	质量负责人	审核日期	××××.××.××	
批 准 人	主任	批准日期	××××.××.××	
发布日期	××××.××.××	生效日期	××××.××.××	
发布部门	检验科	发放范围	检验科各专业室	
修订历史	文件修订历史记录请参见本文附页			

1. 目的

对构成检验科质量管理体系文件的所有文件和信息（来自内部或外来的）进行有效控制，保证文件的适宜性、充分性和正确性，确保文件使用版本的现行有效，防止意外使用废止文件。

2. 适用范围

本程序适用于检验科质量管理体系文件的所有文件和信息的控制，包括内部文件的编写、审核、批准、发布、培训、生效、发放、管理、应用、修订、废止、回收、保存、销毁等要求进行控制，以及外来文件的识别、管理、应用、废止等要求进行控制。

3. 职责

3.1·文件编写人：负责组织文件的编写，保证文件的有效性，适时对文件的有效性进行评审。

3.2·文件审核人：负责审核部门文件的适宜性，关注法规符合性、操作可行性和其他文件相关性。

3.3·科主任：负责批准文件的生效发布。

3.4·科室文件管理员：负责管理检验科所有的文件，包括文件的编号管理、发布、生效、回收、保存、销毁以及外来文件的管理等工作。

3.5·部门文件管理员：负责所在部门文件的管理，包括：文件及记录表单的日常监督管理，指导和审核文件的格式，提交文件的生效流程、制定和跟进文件的培训计划以及外来文件的管理等工作。

4. 程序内容

4.1·内部文件

4.1.1　内部文件的编写：文件编写人按文件模板及《文件编写及修订标准操作规程》的要求编写文件。

质量管理部门遵循文件编号原则给予文件编号。当文件编号原则变更时，在保证文件编号唯一性的前提下,允许旧编号文件在其后一次修订中对文件编号进行更新,无须立即对编号更改。

文件版本号以"第几版"表示;修订号以"第几次修订"表示,如第 3 版,第 1 次修订,简写表示:3.1。《质量手册》版本要求见手册 1.3 条款。质量体系内部文件版本号与《质量手册》的版本号一致。

4.1.1.1 文件编号原则

文 件 类 型	文 件 编 号
质量手册	QM 二位数流水号-检验科字母代码 如:QM01 -××××
程序文件	PF 二位数流水号-检验科字母代码 如:PF01 -××××
标准操作规程 (作业指导书)	SOP -文件类别代码.部门代码三位数流水号-检验科字母代码 如:SOP - A.QA001 -××××
管理和技术记录表	QR -所属文件编号-二位数流水号-检验科字母代码 如:QR - A.QA001 - 01 -×××× 表示文件 SOP - A.QA001 -××××所属第一份记录表
外来文件	EP 四位数流水号-检验科字母代码 注:法规和行业标准类、参考文献、仪器说明书、试剂说明书的四位数流水号分别以"1""2""3""4"开头 如:法规和行业标准文件编号:EP1001 -××××
规章 制度　规章制度	RF 四位数水号-检验科字母代码 如:RF0001 -××××
规章制度记录表	QR -所属文件编号-二位数流水号-检验科字母代码 如:QR - RF0001 - 01 -××××

注:文件编号中的流水号超出规定位数时,可按序增加,如,QR - B.QA005 - 99 -××××的后一份表格为:QR - B.QA005 - 100 - AD。

4.1.1.2 标准操作规程(作业指导书)类别代码

序号	类别代码	文件类别	质量活动(包括但不限于)
1	A	人员管理	人员资质、岗位说明、培训、能力评估、表现评价、继续教育和专业发展、人员记录
2	B	设备管理	设备包括:与提供服务相应适应的全部设备(样品采集、样品准备、样品处理、样品检验、样品贮存) 设备的验收测试、使用、校准和计量学溯源、维护与维修、不良事件报告、记录
3	C	试剂、耗材管理	试剂、耗材的接收贮存、验收试验、库存管理、使用说明、不良事件报告、记录
4	D	设施和环境管理	设施和环境包括:温湿度、电力供应、供水等 设施和环境的配置、监控、记录、安全等
5	E	其他	不属于以上类别的

4.1.1.3　标准操作规程(作业指导书)部门代码

部　门	代码	部　门	代码	部　门	代码
质量管理组	QA	HIV初筛实验室	HI	临检实验室	LJ
生化实验室	SH	微生物实验室	WSW	分子病理实验室	MP
免疫实验室	MY	自身免疫实验室	ZM	流式细胞实验室	FC

注：如新增部门××管理组需将代码信息维护在《文件控制清单》中。

4.1.2　内部文件的审核和批准

部门文件管理员遵循本程序《文件审核和批准授权一览表》原则，提交新增、修订及废止的生效申请，由文件审核人、批准人评审文件，评审内容应确认：① 文件规定是否符合法规、标准等要求；② 文件规定能否满足保证质量的要求；③ 文件规定是否符合真实工作流程，且能完全执行；④ 确认职责、工作交接是否清楚、明确；⑤ 与其他文件相关性。

4.1.2.1　《文件审核和批准授权一览表》

文件类型		编写人	审核人	批准人
程序文件	质量手册	质量负责人组织编写	质量负责人＋技术负责人	检验科主任
	管理要求	职能部门指定编写人	质量负责人	检验科主任
	技术要求	职能部门指定编写人	技术负责人	检验科主任
	标准操作规程及记录表单	各部门指定编写人	部门主管	技术负责人
	规章制度	具体要求参见《文件管理标准操作规程》		

4.1.3　内部文件的发布：文件内容审核批准后，科室文件管理员审核文件的格式、基本信息(包括：文件编号、文件名称、版本号、修订号等)、审批流程、生效原因等内容是否正确，如符合要求，办理文件批准，批准生效的同时将文件生效信息登记至《文件控制清单》并发布文件生效通知。发布内容应包括文件编号、文件名称、版本号、修订号、生效和发放信息等。如不符合要求，将意见反馈给部门文件管理员，由其通知文件编写人修改后再提交生效申请，具体操作参见《文件管理标准操作规程》。

4.1.4　内部文件的培训：新文件和修订文件(实质性内容修订)生效发布后，由编写人提供培训试题，所在部门文件管理员按《文件管理标准操作规程》设置培训计划，涉及部门员工在文件生效日前参加培训，以确保文件的有效传达。

注：文件编写人、审核人、批准人已参与文件创建过程，不需要参加培训，一般情况，表格无须进行培训。

4.1.5　内部文件的生效：文件生效日当日，科室文件管理员按《文件管理标准操作规程》的要求，通知相关人员文件生效。

4.1.6　内部文件的发放、查阅：文件发放的基本模式是电子发放，员工登录×××系统查阅所有现行文件，不允许员工打印和下载文件。质量、技术记录表单和行政规章制度记录表单,员工必须至×××系统中下载打印,以保证其使用最新有效版本。纸质发放只限于员工使用电脑不方便的部门,科室文件管理员负责识别纸质文件发放的范围(部门)。

4.1.7　内部文件的管理:科室文件管理员保存所有文件的纸质或电子文件。电子文件加密、加权、加备、防病毒。纸质文件必须要加盖红色受控章,以便于文件的识别和控制,具体操作参见《文件管理标准操作规程》。

各部门领用的纸质文件,科室文件管理员应建立和维护纸质文件的发放回收记录,记录中应包括:文件编号、文件发放号、文件名称、版本号和修订号、领用日期、接收人、废止文件处置方式等。

纸质文件丢失、破损影响使用时,部门文件管理员至科室文件管理员领用补发文件。丢失时发放的文件给予新的发放号,并在发放记录中注明丢失文件的发放号废止;破损文件的发放号与原文件相同,破损文件销毁处理。

4.1.8　内部文件的应用

4.1.8.1　内部文件用于以下用途时,不要求对其修订进行控制,作为非受控文件管理:① 认可提交资料或整改资料;② 提供 GCP 客户(或其他相关方);③ 质量监督整改资料;④ 内审整改资料;⑤ 其他特殊发放的文件等。

4.1.8.2　文件摘页、摘要张贴管理,此条款仅必要时使用。摘页张贴只需要对摘页页面上加盖受控章;摘要张贴由部门文件管理员节选受控文件的内容,原文件的批准人签名确认后方可张贴于操作现场,张贴页必须注明其母体文件的文件编号、版本号和修订号。部门文件管理员确保摘页、摘要张贴内容与母体文件同步更新。科室文件管理员将摘页、摘要张贴信息登记至《文件控制清单》。

4.1.8.3　员工借阅纸质文件时,由申请人提交借阅申请,科室文件管理员负责借阅和归还时的确认及登记工作。

4.1.9　内部文件的修改、修订

4.1.9.1　文件实质内容未变时的修改要求,包括纠正文字、语法、逻辑、排版错误或调整语句等,经部门负责人批准后,由部门文件管理员实施手写修改,修改之处要求有清晰的标注并签名、注明日期和修改原因,修改后原文可识别,在文件最近一次再版修订时加入手写修改的内容。质量手册的修改操作参见《质量手册》。

4.1.9.2　文件的修订:根据但不限于以下条件,可对文件进行修订:① 外来文件(规则/标准)修订;② 检验系统/方法更改;③ 纠正和预防措施更改:来源包括内审、外审、质量监督、咨询投诉、部门主动改进等;④ 组织架构变动;⑤ 文件年度评审;⑥ 其他。

文件修订遵循条款 4.1.1 和 4.1.2 要求编写、审核、批准文件。文件修订后新文件生效的同时前一版本文件自动失效废止。

4.1.10　内部文件的废止、回收:文件修订生效后,××管理组按《记录管理程序》的要求保存废止保留文件的电子文件,在废止保留文件上加盖废止章,并标注废止日期和废止人。如有发放纸质文件,领用部门文件管理员将废止文件交至××管理组,由××管理组负责撕毁文件,并登记纸质文件的发放、回收情况。

4.1.11　内部文件的年度评审:内部文件生效满 12 个月后需对其进行年度评审,文件编写人需重新评审文件的职责、工作流程及其附属记录表是否符合实际操作和要求。文件年度评审的流程及生效办理要求同修订文件。

4.2·外来文件

4.2.1　外来文件的分类

4.2.1.1　与检验科相关的法律、法规、标准、规范，如国家和地方的法律法规，国家和行业标准、指南等。

4.2.1.2　供方以及其他相关方提供的相关技术资料，如仪器操作说明书、试剂使用说明书、技术规程、流程图等。

4.2.1.3　外来的参考资料，如国内外相关的文献资料、工具书等。

4.2.2　外来文件的收集：部门通过各类官方网站、标准化委员会等收集到与检验科管理、实验室技术及质量管理体系相关的外部文件，也可以从供方及其他相关方处获取相关技术资料，统一汇总至部门文件管理员。

4.2.3　外来文件的识别：部门文件管理员负责提交外部文件或资料至部门负责人，由其评审外部文件或资料的有效性和适宜性后，识别是否作为外来文件受控管理。

4.2.4　外来文件的管理：部门文件管理员负责将已识别的外部文件或资料，提交至科室文件管理员，其遵循本程序附录1《文件编号原则》规则给予外来文件内部的文件编号，版本号使用外部版本号/修订号。将外来文件的信息登记至《文件控制清单》。

外来文件发放的基本模式是局域网电子发放。如需发放纸质文件或者书籍，必须加盖红色外来文件受控章，以识别其受控状态，科室文件管理员负责登记文件发放回收记录，具体操作参见《文件管理标准操作规程》。

外来文件引用部门根据管理的需要适时对外来文件进行培训，便于员工的有效学习、引用和参考。培训情况登记于《员工培训记录表》。

4.2.5　外来文件的更新：各部门应保持与文件来源处的联系，保证文件的有效性。如文件有更新时，由引用部门文件管理员提交最新版本至××管理组，加盖外来文件受控章，科室文件管理员更新《文件控制清单》及保存纸质或电子文件。

4.2.6　外来文件的废止、回收：废止的外来文件，科室文件管理员按《记录管理程序》的要求保存一份电子文件或纸质文件，在废止保留文件上加盖废止章，并标注废止日期和废止人。如部门发放纸质文件，部门文件管理员通知所有领用部门文件管理员销毁所在部门纸质文件，由部门管理员在《文件控制清单》登记纸质文件的回收、废止等情况。

4.2.7　外来文件有效性确认：外来文件（除仪器、试剂说明书）每12个月，实验室管理层组织各部门进行文件查新，可以和文审同时进行，以保证引用的外来文件现行有效。

5. 支持性文件

5.1·××××-××××《质量手册》。

5.2·××××-××××《记录管理程序》。

5.3·SOP-××××-××××《文件管理标准操作规程》。

5.4·SOP-××××-××××《文件编写及修订标准操作规程》。

5.5·××-××××-××××《员工培训记录表》。

5.6·××-××××-××××《文件控制清单》。

6. 附录

6.1·文件生效流程图

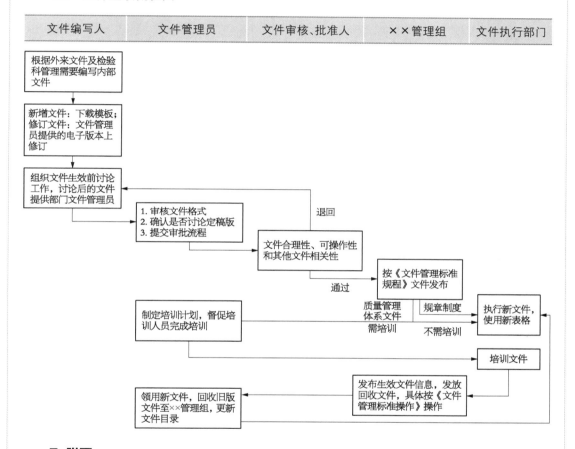

7. 附页

7.1·修订历史记录页

序号	版本号	修订号	修 订 内 容	修订人	修订日期
1.					
2.					
3.					
4.					
5.					

7.2·审批记录页(略)。

（管仲莹　王柏山）

服务协议管理程序

文件类型: 程序文件	文件编号: ××××-××××		版本号: 第×版	修订号: 第×次修订	第×页, 共×页
编 写 人	×××		编写日期	××××.××.××	
审 核 人	质量负责人		审核日期	××××.××.××	
批 准 人	主任		批准日期	××××.××.××	
发布日期	××××.××.××		生效日期	××××.××.××	
发布部门	检验科		发放范围	检验科各专业室	
修订历史	文件修订历史记录请参见本文附页				

1. 目的

为确保检验科与外部往来过程中,保证服务协议的顺利完成。特规范服务协议的建立和评审工作,以明确客户要求,确保实验室具备满足服务对象要求的能力和资源,并减少纠纷、提高服务质量。

2. 适用范围

本程序适用于医学实验室为服务对象提供服务时所有形式协议的建立和评审。

3. 职责

3.1·检验科主任负责组织服务协议评审,负责非常规服务协议的签署及服务协议的修改,交医院相关领导批准。

3.2·正式服务协议由技术负责人受理后,各专业组负责签订后相关服务协议的实施。

3.3·若服务协议内容或出现服务协议偏离,各专业组组长负责修改,并将修改后的服务协议报实验室主任审核批准后,通知实验室服务对象,做好与实验室服务对象的沟通、协调。

4. 程序内容

4.1·服务协议的定义:服务协议是指一方就向另一方提供活动、过程和结果方面,双方经过协商后达成的一致意见。其以书面或口头的形式规定有关各方之间权利和义务。对本科室而言,服务协议可以是双方签署的检测委托书、服务协议书、检测工作计划方案和书面、电话或口头形式达成的有文字记录的检测要求,如检验申请单、样品采集手册、危急值报告、附加检验、标本留存时间、检验套餐内容、检验报告时间等,其内容和格式都应该是以服务协议形式出现。

4.2·服务协议草案形成

4.2.1 检验科与实验室服务对象通过各种方式讨论达成一致内容的服务协议草案。

4.2.2 检验科与其他实验室通过各种方式讨论达成一致内容的委托检验服务协议草案。

4.2.3 检验科在制订协议书范本前,应先落实以下方面的问题。

4.2.3.1 检验科应理解客户和用户、实验室服务提供者的要求,包括使用的检验过程;落实各项目在技术能力、结果准确、出报告时间上的合理性和可行性,本检验科质量能力和资源能否满足客户要求。

4.2.3.2　选择的检验程序应适宜并能够满足客户需求;落实标本和报告单收送人员的时间安排。

4.2.3.3　与实验室服务对象签订协议时,如与服务协议要素没有出入,由检验科予以确认;如与服务协议要素所规定的样本的状态及检验方法有出入,或条款有增减时,则由质量负责人填写《服务协议评审单》,交技术负责人组织评审是否能满足实验室服务对象的要求。《服务协议评审单》一式两份,评审双方代表各保存一份。

4.3·服务协议评审

4.3.1　评审内容

4.3.1.1　检验项目的各项质量要求是否明确,本实验室质量能力和资源能否满足客户要求,如果有某部分要求暂时不能满足,应采取适当措施给予保证。

4.3.1.2　各项质量要求:样本采集和流转及控制措施、选择的检验方法以及方法技术特征(如测量不确定度、检出限、置信限)、采取的室内质量控制措施、以前参加外部质量保证计划的结果、检验全程时间(TAT)等。

4.3.1.3　所发生的费用、价格及双方应承担的风险权利等应明确规定。

4.3.1.4　当实验室部分要求暂时不能满足时所采取适当措施需双方确认。

4.3.1.5　合同涉及的其他要求的双方协议。

4.3.2　评审形式:评审以会议形式进行,由检验中心与临床部门人员进行沟通和讨论。

4.4·委托检验

4.4.1　本检验科业务需委托检验时,按《受委托实验室的选择和评审程序》进行。应说明实验室委托给其他实验室或顾问的工作。

4.4.2　本检验科接受委托检验时参考上述程序进行。所发生的费用、价格及双方应承担的风险权利等应明确规定。

4.4.3　重大委托项目如果要求或需要签署服务协议的,由技术主管组织各相关科室负责人对设备、人员、使用方法等方面进行评审,管理层充分论证后,报请医院批准。

4.5·服务协议偏离:检验科根据服务协议的要求进行检测,实施过程若出现偏离情况,如实验室提供服务的格式条款有所更改、检验方法更新、参考区间变更等,技术负责人要及时向实验室服务对象汇报,争取实验室服务对象的理解,对造成的影响应要及时进行补救。

4.6·服务协议变更:对已生效服务协议的任何变更,检验科要对变更的内容进行重新评审。服务协议执行人员必须有重新评审及变更的记录,评审记录应包括对协议的任何修改和相关讨论。并以《服务协议更改通知单》的形式及时通知实验室服务对象。

5. 支持性文件

5.1·××××-××××《受委托实验室管理程序》。

5.2·××××-××××《检验程序验证和确认管理程序》。

5.3·××××-××××《服务协议更改申请单》。

5.4·××××-××××《服务协议修改单》。

5.5·××××-××××《服务协议评审单》。

6. 附页

6.1·修订历史记录页

序号	版本号	修订号	修　订　内　容	修订人	修订日期
1.					
2.					
3.					
4.					
5.					

6.2·审批记录页(略)。

参考文献

中国合格评定国家认可委员会.CNAS－CL02：医学实验室质量和能力认可准则.2012.

(宋志荣)

受委托实验室管理程序

文件类型：程序文件	文件编号：××××-××××	版本号：第×版	修订号：第×次修订	第×页，共×页
编 写 人	×××	编写日期	××××.××.××	
审 核 人	质量负责人	审核日期	××××.××.××	
批 准 人	主任	批准日期	××××.××.××	
发 布 日 期	××××.××.××	生效日期	××××.××.××	
发 布 部 门	检验科	发放范围	检验科各专业室	
修 订 历 史	文件修订历史记录请参见本文附页			

1. 目的

对受委托实验室和(或)受委托者进行选择和评审,确认受委托方的技术能力能满足检测工作的要求,保证委托检验项目的质量和受委托实验室有能力承担相应的责任。

2. 适用范围

适用于本实验室没有开展而实验室服务对象又需要的检验项目,因各种原因需要临时外送的检验活动,以及会诊者对细胞形态学及相关学科提供二次意见的检验活动。

3. 职责

3.1·检验科负责委托检验要求的提出及受委托方能力的评估。

3.2·医务处负责对检验科上报的受委托实验室能力进一步审核确认。

3.3·财务处负责对受委托实验室收费价格的核查。

3.4·医务处负责与受委托实验室签订委托检验协议。

4. 程序内容

4.1·受委托实验室和顾问的选择与评估：受委托实验室是指接受样品进行补充检验或确认检验程序和报告的外部实验室,包括对各个学科的复杂检验提供意见和解释的顾问。应建立相应的选择和评审程序,在征求客户意见的基础上,对受委托实验室和顾问的能力和资源、对提供二次会诊者的个人能力及资格进行评审,并对其检验过程实行监控,以保证所委托检验的质量。

4.1.1 当实验室有下列需求时可以提出委托检验或顾问。

4.1.1.1 用参考方法或参考物质验证待确认的检验程序。

4.1.1.2 对重要检验结果的正确性有疑问,需得到其他检验科的进一步验证。

4.1.1.3 本检验科不具备检验某些项目参数的能力,需要对这些项目补充检验。

4.1.1.4 对某些检验结果的判断或解释存有疑问,需要征求顾问的意见。

4.1.2 受委托实验室或顾问的条件：受委托方实验室的仪器设备状况；环境条件及人员素质；是否通过了实验室认可；其质量管理体系和委托项目的质量保证情况；是否有能力在规

定时间内完成委托检测任务。如果受委托方是对形态学等相关学科提供二次意见的会诊者，则应对会诊者的资格进行评估，包括会诊者的教育水平、在本专业从事的年限及地位等，本检验科要求会诊者至少是本地区在本专业领域里具有权威地位的资深专家。

由技术负责人组织对受委托实验室和顾问进行调查、选择、评估以下内容：① 受委托实验室和顾问的资质，如注册、授权、认可认证项目、技术能力等；② 受委托实验室的质量管理体系情况；③ 受委托项目的能力，如方法、仪器、人员、试剂、质量控制、环境条件、经验等；④ 顾问的能力和资质；⑤ 受委托实验室和顾问的声誉和业绩。

通过对以上情况现场或资料的调查，评价其是否适宜于所受委托检验或会诊项目和参数。这项工作可能要对多个被选择对象评价，需从中选择一个较合适的，此时执行 HZYFY/JYK－JL－TY－05－01《受委托检验实验室和顾问评审标准表》，并列出 HZYFY/JYK－JL－TY－05－02《受委托实验室和顾问一览表》，最终由检验科主任确定。

4.2·委托检验项目的审批

4.2.1 检验科各专业组组长将需采取委托检验的项目，征求服务对象的意见，提出需委托的工作及委托方，填写《委托检测项目申请审批表》，并报检验科主任审批后上报医务处。

4.2.2 医务处处长负责上报院领导班子审批。

4.3·受委托方能力评估和委托协议的签订

4.3.1 委托技术负责人和项目责任组负责对受委托方能力进行评估，技术负责人将确认的《受委托方能力评估表》上报检验科主任。

4.3.2 医务处根据确认的《受委托方能力评估表》进一步审核确认受委托方的能力。

4.3.3 与受委托方共同拟定《委托检测协议》，协议内容包括：项目名称、内容、整个委托检验过程（包括检验前和检验后）中双方所承担的义务与要求，以及检测依据（执行检测标准）、协议有效期、收费规定及各自对检验结果的解释责任等。

4.3.4 财务处确认受委托方收费标准是否符合国家收费标准后与具体受委托实验室签订委托检验协议。协议由双方各自规定管理者代表签字生效，协议书一式四份，双方各执两份。《受委托方能力评估表》《委托检测协议》等资料检验科应归档保存。

4.3.5 紧急情况下，需要其他单位的专家提供二次会诊意见或其他实验室进行补充检验或确认检验程序和报告时，可直接进入委托检验项目的实施程序后再补充以上程序。

4.4·委托检验项目的实施

4.4.1 检验科负责与受委托实验室根据协议进行标本及报告单交接以及登记，登记内容包括受委托实验室的名称、地址、所属机构、所委托的需进行补充检验或确认检验程序和报告的检验项目和时间、标本的来源、标本量、标本收集时间、标本运送人员及时间、标本质量一般性描述等。

4.4.2 对重要的委托检验，检验科派人员参与受委托实验室所进行的委托检验项目，了解检验工作的进展情况。

4.5·检验结果的提供

4.5.1 检验报告可由受委托实验室或本检验科填写，但无论由哪方填写，报告均由本科室负责向服务对象发布,并将对检验结果负责的实验室名称和地址提供实验室服务对象代表,无须在报告上注明受委托实验室或顾问实施的检验。

4.5.2 如委托检验报告由本检验科出具,则报告中宜包括由受委托实验室报告结果的所有必需要素,不得做出任何可能影响临床解释的改动,但不要求检验科接受受委托实验室的报告原字原样报告,如有必要,检验科可根据患者具体情况及本地区医疗环境,选择性地对受委托实验室的检验结果做附加解释性评语,但应有评论者的签名,且评论者应是在本科室相关领域里有较权威地位的专业技术人员。检验科还应将受委托方出具的原始检验报告原件永久地保存于检验科档案中。

4.5.3 如委托检验报告由受委托实验室出具,则受委托实验室应出具检验报告一式二份,一份由本检验科保存存档,另一份发布给检验科服务对象。

4.6·对受委托实验室的监控:检验科不定期派人到受委托实验室进行检查与监控,确保受委托实验室持续符合要求。监控内容可包括:检测过程各种原始记录、室内质控及室间质评情况、仪器设备状况、人员素质状况等,并随机抽查检验报告单,确保检验报告单的准确性及可溯源性。对于提供二次意见的会诊者,可通过其会诊意见对患者诊断、治疗及预后的贡献进行监控。

4.7·对委托检验协议的定期评审:实验室应定期评审与受委托实验室的协议,以确保协议持续有效,符合实验室服务对象要求,保证委托检验质量。

5. 支持性文件

5.1·××××-××××《服务协议管理程序》。

5.2·××××-××××《咨询服务管理程序》。

5.3·××××-××××《委托检测项目申请审批表》。

5.4·××××-××××《受委托实验室能力评估表》。

5.5·××××-××××《受委托实验室名单和委托项目清单表》。

5.6·××××-××××《委托检验交接记录》。

5.7·××××-××××《委托检验监控记录表》。

6. 附页

6.1·修订历史记录页

序号	版本号	修订号	修 订 内 容	修订人	修订日期
1.					
2.					
3.					
4.					
5.					

6.2·审批记录页(略)。

(宋志荣)

外部服务和供应品管理程序

文件类型: 程序文件	文件编号: ×××-××××	版本号: 第×版	修订号: 第×次修订	第×页, 共×页
编 写 人	×××	编写日期	××××.××.××	
审 核 人	质量负责人	审核日期	××××.××.××	
批 准 人	主任	批准日期	××××.××.××	
发布日期	××××.××.××	生效日期	××××.××.××	
发布部门	检验科	发放范围	检验科各专业室	
修订历史	文件修订历史记录请参见本文附页			

1. 目的

规范外部服务及供应,确保检验科能持续选择并使用合格供应商的产品,得到及时可靠的服务保证。

2. 适用范围

检验科试剂、质控材料、标准品、日常用品等低耗品的申请或请购、验收、使用管理及其外部服务和供应的评价。

3. 职责

3.1·检验科主任负责采购申请及计划的中心级审批签字。负责批准服务和供应品的供方名录,技术负责人负责服务的采购供方、合同的技术审查。

3.2·设备科负责采购计划和采购合同的院级审批。负责仪器设备、试剂及耗材的供方评价和实施采购。

3.3·专业组负责服务和供应品需求的申请及对其使用的评价和反馈,必要时参与验收。

3.4·设备主管负责将采购申请提交到设备处,参与供方评价。

3.5·医院采购部门负责仪器设备、部分试剂及部分耗材的供方评价、采购。

4. 程序内容

4.1·服务和供应品的识别

4.1.1 本程序中所称的"服务和供应品"是指用于检验工作,对其质量有影响的服务行为和物资。具体如下。

4.1.1.1 仪器设备的计量检定、校准、测试、搬运、安装、维修、保养的外部服务。

4.1.1.2 检验过程中所需的仪器设备、药品、试剂、试管、零配件及其他消耗材料。

4.1.1.3 本程序有关章节中未涉及的与检验过程有关的其他服务和供应品。

4.2·供方的选择与评价

4.2.1 采购服务和供应品,应根据优质、优价的原则,选择具有良好信誉,能满足检验所需质量的供方。

4.2.2　实施服务和产品采购时，必须在《合格供方名录》中选择符合条件的供方。

4.3·服务和供应品的验收依据：所有服务和供应品必须经过验收证明符合本中心提出的技术要求后方可投入使用，其验收依据通常有：① 采购合同或协议规定的质量、技术指标等各项要求；② 采购申请中标定的数量、规格、质量、技术指标等要求；③ 相关的国家技术标准、规范；④ 本院其他的进货验证规范。

4.4·服务和供应品采购的申请

4.4.1　专业室填写《申请购物单》，由设备管理员提交到设备处，由设备处实施采购。

4.4.2　对于设备采购，各专业室提出采购需求，技术管理组进行论证，形成论证报告，报院设备管理委员会讨论立项，纳入院次年度采购计划，进入政府采购流程。

4.4.3　计量服务的采购计划按《年度仪器设备校准计划表》执行。

4.4.4　试剂的首次采购由设备处组织招标，确定供方后，签订供货协议。后续的采购，由专业室在需求时向供方下订单即可。

4.5·服务和供应品采购的验收

4.5.1　服务的验收

4.5.1.1　由设备处组织有关需求部门和技术人员现场验收，或对服务结果进行验收。后续采购来的试剂，由专业室人员进行验收即可。

4.5.1.2　根据验收依据逐项验收，由验收人员在验收单上签名，确认验收结果。计量检定服务的验收确认可体现在《年度仪器设备校准验证实施表》上。

4.5.1.3　验收发现不合格，应记录不合格项目、依据，提出处理意见与供方协商纠正措施。

4.5.2　产品的验收

4.5.2.1　采购产品到货后，由设备处和使用部门共同验收，验收人员在《进货质量验证记录》上签名，确认验收结果。

4.5.2.2　验收时根据验收依据和采购合同，对物品的名称、型号规格、资料、附件、物品状况进行认真复核，有条件的进行技术验证。

4.5.2.3　产品验收不合格的，由采购部门进行退货处理。

4.6·采购产品的领用：各专业室在设备处领用所申购的物品，在领用单上签字。

4.7·供应商的评价：外部供应与设备管理组收集供方资格、能力相关的证明材料，对供方进行调查评价，设备管理员填写《供方评定记录表》，送技术负责人审核，报中心主任批准后，由设备管理员编制《合格供方名录》。供方评定应包括以下内容：① 供方的资质；② 供应品质量；③ 质量保证和服务能力；④ 其他相关要求；⑤ 外部供应与设备管理组协调医院采购部门帮助收集各种供应商资料。

4.8·采购过程中形成的质量记录资料，按《文件控制管理程序》和《记录控制程序》进行管理。

4.9·记录的保存：上述涉及的所有记录均需要保存，不限于纸张，可以是电子媒介（如实验室信息系统）。

5. 支持性文件

5.1·××××-××××《文件控制程序》。

5.2·××××-××××《记录控制程序》。

5.3·××××-××××《试剂管理程序》。

5.4·××××-××××《申请购物单》。

5.5·××××-××××《供方评价表》。

5.6·××××-××××《供方评定记录表》(计量服务)。

5.7·××××-××××《合格供方名录》。

5.8·××××-××××《进货质量验证记录表》。

6. 附页

6.1·修订历史记录页

序号	版本号	修订号	修 订 内 容	修订人	修订日期
1.					
2.					
3.					
4.					
5.					

6.2·审批记录页(略)。

参考文献

中国合格评定国家认可委员会.CNAS-CL02:医学实验室质量和能力认可准则.2012.

(宋志荣)

咨询服务管理程序

文件类型: 程序文件	文件编号: ××××–××××	版本号: 第×版	修订号: 第×次修订	第×页, 共×页
编 写 人	×××	编写日期	××××.××.××	
审 核 人	质量负责人	审核日期	××××.××.××	
批 准 人	主任	批准日期	××××.××.××	
发布日期	××××.××.××	生效日期	××××.××.××	
发布部门	检验科	发放范围	检验科各专业室	
修订历史	文件修订历史记录请参见本文附页			

1. 目的

建立医学实验室咨询服务管理程序,确保实验室以主动咨询服务为主,同时有章可循地提供被动咨询服务。通过向临床医护人员和患者提供全方位的检验前和(或)检验后的咨询服务,并定期地主动与临床医护人员进行交流和沟通,获取提高实验室服务质量的建议和(或)意见,全面提高实验室服务水平,充分发挥检验医学在疾病诊治中的作用。

2. 适用范围

检验科提供的所有涉及检验咨询和解释的服务。

3. 职责

3.1·检验科主任负责任命学部医疗咨询小组成员,指导、规范这些成员的工作。

3.2·医疗咨询小组是学部对外提供医疗咨询服务的常设团体,负责医疗咨询的日常工作。

3.3·质量负责人负责医疗咨询小组咨询和解释活动的日常工作安排,监督各专业组发放和收集《检验科与临床联系记录表》的实施。

3.4·技术负责人协助质量负责人完成医疗咨询小组咨询和解释工作。

3.5·各专业组组长负责解答并及时反馈。

3.6·文档管理员负责将形成的咨询解释服务活动记录及时归档保存。

4. 程序内容

4.1·成立医疗咨询小组

4.1.1 科主任亲自担任咨询小组组长,并任命医疗咨询小组成员。咨询小组成员由质量负责人、技术负责人、检验医师及各专业组组长组成。

4.1.2 医疗咨询小组成员任职期间如出现特殊情况,科主任可临时罢免或任命小组成员。

4.2·医疗咨询小组工作程序

4.2.1 检验科设立咨询台,有患者来学部咨询时,咨询台值班人员初步问清患者来意后,通知相关专业组组长,若组长不在,由技术监督员负责,若两人都不在,由质量监督员负责完成咨询工作并做好登记。

4.2.2 医疗咨询小组成员负责解答来自患者和临床医护人员提出的与检验有关的所有业务问题。

4.2.3 医疗咨询小组接受实验室服务对象口头、书面、电话、信函等形式的咨询,并以咨询者可以接受的方式进行解答。如实验室的咨询方式发生变更,必须及时通知患者和临床医护人员,并在《咨询小组活动记录表》上做相应记录。

4.2.4 医疗咨询小组对咨询者口头、电话提出的问题,应立即回答;如不能立即回答,应告知再次联系的方式,原则上 3 日内给予答复。对于书面、信函等方式提出的咨询,在咨询者要求时限内给予解答。

4.2.5 咨询小组成员不能解决咨询者提出的问题时,要上报技术负责人或质量负责人,由其做出相应的答复,若技术负责人和质量负责人也不能解决的问题,要上报科主任,科主任作为咨询服务的最终解决者。

4.2.6 技术负责人负责联系教学部,安排医疗咨询小组在每年适当时候,为我院职工举办 1～2 次《如何充分利用实验室服务》等内容的专题讲座。通过讲座,将检验科现有的检测项目及其标本类型、各种标本采集注意事项介绍给临床,帮助临床正确地选择和使用检验项目,合理地利用实验室资源。

4.2.7 医疗咨询小组成员负责及时地将本学科最新的研究进展、本学部新近开展项目介绍给实验室服务对象,满足实验室服务对象的不同需求。检验信息内容至少包括:新项目的检测方法、检测原理、检测临床意义、检测的干扰因素、正常参考范围、报告时限、如何合理选用这些项目、项目的标本类型、留取样本时注意事项等。

4.2.8 检验科质量负责人监督各专业组至少每季度一次随机发放和收集《检验科与服务对象联系记录表》,特殊情况随时与医患沟通,医疗咨询小组应组织人员对调查表中服务对象对实验室服务质量的反馈意见及时做出解答,并将其反馈回各相关实验室服务对象。

4.2.9 检验科建立危急值报告制度。严格要求科室成员无论是日常工作中还是在值班时,均应按《危急值报告登记表》上规定的危急值内容,进行危急值报告,确保检验科能及时地将出现的危急值结果报告给临床医护人员,并在《危急值报告登记表》上作相应记录。

4.2.10 检验科定期对医疗咨询小组成员进行学部内或外派培训,以便进一步提高检验科咨询服务质量。外派培训的形式可以是参加临床查房和会诊等。医疗咨询小组成员通过查房、会诊等途径,一方面可以进一步积累临床经验,另一方面可以通过这些途径让检验医学对临床的总体病例或个别病例的诊断及疗效发表意见。

4.2.11 检验科接受被动咨询时,严格遵守首问负责制。任何成员不得拒绝咨询者所提出业务范围内的问题。不能解答时,上报质量负责人或技术负责人,由质量负责人或技术负责人指定医疗咨询小组成员解答,做好记录。

4.2.12 检验项目及时间限制:如果需要附加检验项目,在原始标本有足够量,并且符合标本保留时间及标本接收的要求时,可允许用于附加项目检测,并在《电话咨询/追加检验记录表》形成详细记录。

5. 支持性文件

5.1·××××-××××《实验室服务对象投诉处理程序》。

5.2·××××-××××《持续改进管理程序》。

5.3·××××-××××《检验科与临床医护代表进行咨询服务记录表》。

5.4·××××-××××《电话咨询/追加检验记录表》。

5.5·××××-××××《咨询小组活动记录表》。

5.6·××××-××××《危急值报告登记表》。

6. 附页

6.1·修订历史记录页

序号	版本号	修订号	修 订 内 容	修订人	修订日期
1.					
2.					
3.					
4.					
5.					

6.2·审批记录页(略)。

参考文献

中国合格评定国家认可委员会.CNAS-CL02：医学实验室质量和能力认可准则.2012.

（宋志荣）

投诉管理程序

文件类型: 程序文件	文件编号: ××××-××××	版本号: 第×版	修订号: 第×次修订	第×页, 共×页
编 写 人	×××	编写日期	××××.××.××	
审 核 人	质量负责人	审核日期	××××.××.××	
批 准 人	主任	批准日期	××××.××.××	
发布日期	××××.××.××	生效日期	××××.××.××	
发布部门	检验科	发放范围	检验科各专业室	
修订历史	文件修订历史记录请参见本文附页			

1. 目的

为满足实验室服务对象(临床医生、患者或其他方)需求,及时、正确处理实验室服务对象及实验室员工对实验室服务不满意时所做的各种形式的表达。找出工作差距,提高综合服务水平,并根据实验室服务对象反馈的意见改进本科室的工作质量。

2. 适用范围

适用于本实验室所有与检测或服务有关的投诉的受理、处理过程。

3. 职责

3.1·科主任授权质量负责人负责各种投诉的受理,科主任是服务对象投诉的最终解决者。

3.2·各专业组组长负责解决组内投诉。

3.3·质量监督员负责记录投诉内容并跟踪投诉全过程。

3.4·科室所有人员均有接受并转达投诉的义务和责任。

4. 程序内容

4.1·投诉信息来源

4.1.1　实验室服务对象通过各种途径(如上门、来信、电子邮件、电话等)向本科室的上级部门(医院管理层)提出对实验室服务质量、服务态度等不满的意见,即投诉成立。

4.1.2　实验室服务对象通过上门或来信等方式,向本科室的负责人或其他人员提出服务质量质疑,在得不到实验室圆满解答时表达的不满意见,也形成投诉。

4.1.3　实验室员工或其他方的投诉或反馈意见。

4.1.4　极个别情况,如重大质量事故时媒体的报道。

4.2·投诉的受理

4.2.1　科室内任何员工均有责任接受服务对象以任何方式(上门、电话、传真、电子邮件、书信或通过医院管理层转达等形式)向本科室提出的投诉,并立即转达质量负责人,质量负责人不在时,转达技术负责人。

4.2.2　无论何时何地,无论何位员工,遇到有服务对象提出投诉,都要热情接待,尽可能详细问明情况并做好记录,及时填写《服务对象投诉报告单》。

4.3·投诉的处理：投诉受理后，质量负责人和(或)技术负责人应及时与相关责任组负责人和/或相关责任人员联系，通过调查核实，分析研究，确定投诉性质是有效投诉或是无效投诉，然后依据情况采取具体相应措施。质量负责人或技术负责人不能解决的投诉，立即报告检验科主任(见处理投诉流程图)。

4.3.1 有效投诉

4.3.1.1 有关对检测结果有异议或要求复查的投诉，要在报告发出之日起 2～7 天内(视标本保留时间不同而定)提出。受理后必须在 2 天内对投诉做出答复；紧急投诉必须在 1 小时内做出答复。

4.3.1.2 要求复查的结果如果同一份标本与原结果一致时口头回复，不再发报告单；如果同一份样本与原结果不一致时收回原报告单，发出更改检测报告单，并向投诉者道歉。

4.3.1.3 当实验室与服务对象对检测结果的正确性有异议，并各执己见时，可通过双方共同协商选择有资格的第三方进行仲裁测试，以求得共识。

4.3.1.4 由于仪器故障等导致检验结果延误时(各专业组应在第一时间通过 HIS 系统向临床医生发出信息，提前告知延误的原因)，超过报告期限而引起的投诉，责成责任人或责任专业组向投诉人说明原因，并承诺最迟报告时间，想办法尽快为其进行检测。

4.3.1.5 属检验项目不符，漏做项目或错做指标，责成责任人或责任专业组立即为其补做，收回原报告单，发出更改检测报告单，并向投诉者道歉。

4.3.1.6 属实验室服务态度或其他不满导致客户向医院管理层提出的投诉，实验室第一受理人按检验科处理投诉流程图执行。科室管理层依据投诉性质(有效或无效投诉)及时与服务对象沟通，做出相应处理；并将沟通情况、对当事人的处理意见和改进措施等内容反馈医院主管部门。科室管理层、相关责任人对投诉事件进行分析，吸取教训、总结提高。

4.3.1.7 当投诉是针对或涉及本科室质量管理体系的适应性、有效性，甚至提出质量体系与认可准则不符，经查证质量体系确实存在重大问题时，要组织附加审核。

4.3.1.8 重大过失所致投诉(如媒体报道)的受理，首先报告院办公室，必要时请院领导批示后，科主任按批示执行。

4.3.2 无效投诉：对于经调查属于非本科室失误造成的投诉，或是来自服务对象其他方面的期望、要求时，实验室本着有则改正，无则加勉的原则，耐心向投诉者解释，并表示欢迎以后能多提宝贵意见。

4.4·满意度调查：医院定期进行门诊、住院患者意见调查，检验科认真落实有关检验科的调查意见和建议。检验科质量负责人每 6 个月派专人主动到临床科室收集意见并填写《×××医院检验科与临床/病人联系记录表》，认真落实反馈意见。在检验科设立患者意见箱，请患者填写《×××医院检验科患者满意度调查表》，检验科认真落实调查表的意见和建议。

4.5·记录的保存：所有投诉的受理资料或其他反馈意见、由责任组长记录整理归档，交文档管理员保管，切实做好申诉、投诉处理的记录和保存工作。

5. 支持性文件

5.1·××××-××××《咨询服务管理程序》。

5.2·××××-××××《服务对象投诉报告单》。

5.3·××××-××××《与服务对象联系记录表》。

5.4·××××-××××《临床医护人员满意度调查表》。

6. 附录

6.1·处理投诉流程图

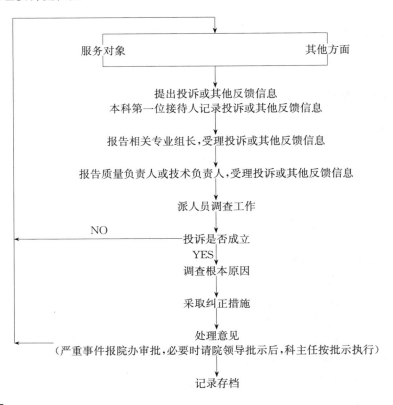

7. 附页

7.1·修订历史记录页

序号	版本号	修订号	修 订 内 容	修订人	修订日期
1.					
2.					
3.					
4.					
5.					

7.2·审批记录页（略）。

（宋志荣）

不符合管理程序

文件类型: 程序文件	文件编号: ××××-××××	版本号: 第×版	修订号: 第×次修订	第×页, 共×页
编 写 人	×××	编写日期	××××.××.××	
审 核 人	质量负责人	审核日期	××××.××.××	
批 准 人	主任	批准日期	××××.××.××	
发布日期	××××.××.××	生效日期	××××.××.××	
发布部门	检验科	发放范围	检验科各专业室	
修订历史	文件修订历史记录请参见本文附页			

1. 目的

本程序旨在对不符合工作进行控制,确认并妥善处理已经发生的不符合工作,以及防止和减少不符合工作的发生,保证各环节工作质量。

2. 适用范围

本程序规定了对不符合工作的确认及严重性评价、不符合工作的调查和原因分析、不符合工作的处理、不符合工作的纠正和记录等内容,适用于检验科管理体系运行和技术操作中出现不合工作的控制。

3. 职责

3.1·质量负责人是检验科不符合工作的管理者,负责对所发生的不符合工作予以确认,组织开展对不符合工作的调查和原因分析等。质量负责人对不符合工作具有确认权、处理决定权和重新恢复工作批准权。

3.2·质量主管协助质量负责人做好不符合工作的管理。

3.3·各专业负责人负责所在部门不符合工作的调查和原因分析,提出纠正、纠正措施,并实施和监督验收完成情况等。

3.4·检验科所有人员均有识别不符合的义务,并应熟悉《不符合管理程序》。

4. 程序内容

4.1·不符合工作的确认:在体系运行及检验工作的各个两节都有可能发现不符合工作。常见有:医护与患者投诉、医护与患者的反馈和意见、质量指标监控、检验结果审核、报告检查、仪器校准、关键易耗品检查、内部质量控制、能力验证或室间比对、管理评审、内部或外部审核、人员监督管理、各评估的统计分析等方面。检验科的所有人员均具有识别不符合工作的义务。

识别的不符合工作应填写《不符合处理记录》,提交质量负责人确认。质量负责人对通过不同渠道所发现的疑似不符合事实,对照管理体系程序、有关合同/协议规定及相关的技术规范要求,判断其符合性。凡不符合认可规则、认可准则及相关专业应用说明、质量管理体系文件等有关要求的,可以确认为不符合工作。

4.2·不符合工作严重性评价：质量负责人和技术负责人分别组织有关人员，对不符合工作的严重性进行评价根据不符合工作对管理体系运行及顾客利益的影响程度，对其严重性作出评价。评价结论分"一般影响"和"严重影响"两种。一般影响：指个别的或偶然发生的，未危及管理体系正常运行的，未造成顾客利益损失的，或虽有损失却能采取措施挽救的不符合工作；严重影响：指连续多次发生的、危及管理体系正常运行的、给顾客造成难以挽救的重大利益损失的不符合工作。对已确认的不符合工作写出《不符合工作确认报告》，不符合工作发生部门和质量负责人均应在报告上签字确认，由×××部留存（不符合工作发生部门可复印留存）。以下是严重和一般不符合工作举例。

4.2.1 严重不符合往往与实验室的诚信和技术能力有关。例如：① 原始记录与报告不符；② 不做试验直接出报告；③ 人员能力不足以承担检验活动；④ 检验活动未实施有效的质量控制；⑤ 管理体系某些环节失效（有时体现为某一不符合项在同一部门/组或不同一部门/组重复或多次出现）；⑥ 超范围使用认可标识，涉及的报告数量较大。

4.2.2 经常发现的一般不符合，如：① 设备未按期校准；② 试剂或标准物质已过有效期；③ 内审中发现的不符合项采取的纠正措施未经验证；④ 检验活动中某些环节操作不当；⑤ 原始记录信息不完整，无法再现原有试验过程等。

4.3·不符合原因调查：不符合工作被确认后，质量负责人应责成不符合工作发生部门负责人，迅速组织有关人员对不符合工作进行调查，分析不符合产生的原因，并将调查结果写入《不符合处理记录》。不符合原因调查详见《纠正措施管理程序》。

4.4·不符合工作处理：质量负责人（或技术负责人或质量主任）组织不符合工作发生部门负责人与有关人员，根据不符合严重性程序，并可结合原因提出并确定所需的纠正等处理方式，一般可采用以下几种方式。

4.4.1 纠正：对不符合工作进行纠正。

4.4.2 终止检验、停发报告：当不符合工作对检验结果的准确性产生严重影响，或可能导致管理体系失效时，应通知医护中止或取消该项检验工作和停发报告。

4.4.3 通知临床医师：经评估（考虑不符合检验的临床意义）的不符合可能会（只要适用）误导患者的诊断和或治疗，且导致一定的临床后果，应立即通知申请检验的临床医师。

4.4.4 收回已发出检验报告：需要时，收回或适当标识已发出的存在不符合或潜在不符合的检验结果。

4.4.5 其他补救措施：对工作过失进行补救。例如：对原保留样品进行复验，或重新采取样品重新检验；立即纠正医德医风方面的不规范行为等。

4.4.6 恢复检验：当检验过程出现不符合并采取纠正措施后，要恢复所停止的检验时，应由质量负责人组织相关人员讨论，共同确定。

对不符合可接受性的评估，主要是涉及不符合可能对检测结果的准确性有影响时，与法律法规规定不符等重大情况存在时，所进行的评估，通过调查与判断，分析是否需要采取其他措施以消除对结果准确性的影响或不符合律法法规的情况。

4.5·不符合工作的纠正措施和预防措施

4.5.1 如对不符合工作的调查评价显示不符合工作可能会再次发生,或对于不是偶发的、个案的问题,或对管理体系运行的有效性及其程序的符合性产生怀疑时,质量负责人应立即按《纠正措施管理程序》采取纠正措施,以消除发生问题的根本原因。当调查发现有潜在不符合或其他风险时,质量负责人应立即按《预防措施管理程序》采取预防措施,以消除潜在问题的根本原因。

4.5.2 纠正措施可包括对造成不符合工作的直接责任人视情节的严重性,可考虑暂停其工作并进行重新培训,考核合格后,经质量负责人批准方可恢复工作。

4.6·定期分析不符合工作

4.6.1 应定期对当年所有的不符合工作控制记录进行分析评审,找出存在的问题,按质量手册的规定采取纠正措施;找出潜在发展趋势并按质量手册的规定采取预防措施。

4.6.2 各专业负责人应定期对当年所在部门出现的所有的不符合工作控制记录进行分析评审,并提交分析评审报告或记录。

4.6.3 质量主管协助质量负责人定期对当年所有的不符合工作控制记录进行分析评审,并提交分析评审报告或记录。

4.6.4 对不符合工作控制记录进行定期分析评审时,必须注意:其目的是通过对包括不符合描述、不符合程度判断、不符合分布与来源等情况的分析,发现其中存在的问题(包括趋势),并识别改进机会。并不是只对发现的不符合只作不符合已整改结束,各不符合分布的简单说明。同时,宜通过连续几次的定期分析结果的比对,发现更多的改进机会。通常一般将这类分析放在管理评审中提供。

4.7·记录:对不符合工作的确认、调查分析、处理结果和所采取的纠正措施等应予记录,并将调查结果写入《不符合处理记录》。所有记录按 2BJ13《记录控制管理程序》进行控制。

5. 支持性文件

5.1·××××-××××《纠正措施管理程序》。

5.2·××××-××××《预防措施管理程序》。

5.3·××××-××××《记录管理程序》。

5.4·××××-××××《不符合处理记录》。

6. 附页

6.1·修订历史记录页

序号	版本号	修订号	修 订 内 容	修订人	修订日期
1.					
2.					
3.					

6.2·审批记录页(略)。

（杨　泽　公衍文）

纠正措施管理程序

文件类型: 程序文件	文件编号: ××××-××××	版本号: 第×版	修订号: 第×次修订	第×页, 共×页
编 写 人	×××	编写日期	××××.××.××	
审 核 人	质量负责人	审核日期	××××.××.××	
批 准 人	主任	批准日期	××××.××.××	
发 布 日 期	××××.××.××	生效日期	××××.××.××	
发 布 部 门	检验科	发放范围	检验科各专业室	
修 订 历 史	文件修订历史记录请参见本文附页			

1. 目的

本程序旨在对不符合工作的纠正措施进行控制,为及时纠正不符合工作和防止其再度发生,确保管理体系的有效运行和工作质量,特制定本程序。

2. 适用范围

本程序规定了对不符合工作的调查、原因分析、纠正措施的制定与跟踪验收,适用于检验科对不合工作纠正措施的控制。

3. 职责

3.1·质量负责人是纠正措施的管理者,负责责成不符合产生部门负责人组织原因分析、提出拟采取的纠正措施和实施经确认的纠正措施,完成纠正措施有效性结果确认,必要时组织相关的内部审核。

3.2·部门负责人负责组织不符合调查、原因分析、提出拟采取的纠正措施和实施并检查经确认的纠正措施。

3.3·质量主管协助质量负责人做好纠正措施的管理。

3.4·科主任负责审查批准纠正措施。

4. 程序内容

4.1·调查和原因分析:对已确定发生的不符合工作或管理体系、技术操作中出现偏离程序的情况时,由质量负责人责成不符合产生部门负责人组织调查,分析和确定不符合是否为独立事件,是否还会再次发生,查找产生问题的根本原因,分清有关责任。

4.1.1 调查 执行纠正措施应从确定问题产生的根本原因的调查开始,不符合的根本原因通常是不明显的,需要对问题的所有潜在原因进行仔细的事实调查分析,以便确定不符合工作产生的根本原因。不符合的潜在原因可能包括顾客要求、样品的状态和性质、样品规格、检验方法和程序、人员技术和培训、易耗品或设备及其校准、环境条件、规范性文件制定不清晰或遗漏、流程设计有问题或不科学等。

根本原因的调查有多种方法,常用的有5WHY法(也称5问法),即连续针对清理出的某一问题问 5 个为什么,再根据调查的情况,明确可能的原因。

4.1.2 确定根本原因:根据调查后明确的可能原因,最终确定不符合工作的根本原因。确定不符合工作根本原因时,应注意以下几方面的问题:① 根本原因通常不是调查过程中所产生的直接原因,而是其原因链中的间接原因;② 根本原因通常不是一个,而是多个;③ 要关注根本原因有没有从系统性、制度性上来确定;④ 根本原因应在组织所能控制的范围内。

4.2·纠正措施的选择和实施

4.2.1 纠正措施应针对不符合发生的根本原因,选择并实施可以最大限度地消除不符合并防止再次发生的措施。纠正措施的力度应与不符合问题的严重性相适应,因此必须在对不符合问题严重性做出评价的基础上提出。

4.2.2 在纠正措施拟定与确认中还需注意,一是举一反三。二是针对制度、流程或系统改进实施纠正措施。三是当涉及影响检查、检验结果准确性时,要对已发检查、检验结果进行必要评估,适当时采取必要措施。四是措施应是在组织可控制的范围内。

4.2.3 纠正措施建议的拟定(或评估)由不符合产生部门负责人组织提出,质量负责人确认,经科主任批准后方可实施。

4.3·纠正措施的监控

4.3.1 纠正措施的常规监控:纠正措施的实施结果由部门负责人负责跟踪检查,以确保其正确执行并且有效,由质量负责人负责对纠正措施实施结果的有效性进行确认。

4.3.2 纠正措施的定期监控:纠正措施的定期监控有两种方式。一是通过定期的内部审核活动,审核已执行完成的纠正措施的情况是否符合要求,详见《内部审核管理程序》。二是通过定期的管理评审,对纠正措施的实施结果进行评估,将纠正措施的实施结果向科主任报告并提交管理评审,见《持续改进管理程序》和《管理评审程序》。

对纠正措施的实施结果的评估。实验室管理层应按《持续改进管理程序》和《评估与审核管理程序》要求,策划和按计划实施该评估活动。通过对所有不符合的纠正措施系统地进行分析,评估活动内容可涉及:① 不符合事实调查的深入程度;② 根本原因确定的准确性;③ 纠正措施拟定与确定的充分性、全面性;④ 实施后的实际表现(效果)等方面。

与管理层预期目标进行比较,发现系统性问题,提出改进措施方案,以确保纠正措施的有效性,并维持和推动持续改进。同时,该评估活动中的情况,还可用于人员能力的评估。

4.4·纠正措施记录:应将不符合工作的调查、原因分析、纠正措施的建议和批准、纠正措施的实施结果检查,以及任何必要的更改写入纠正措施报告,并填写《纠正/预防措施报告》。记录按《记录管理程序》控制。

5. 支持性文件

5.1·××××-××××《不符合管理程序》。

5.2·××××-××××《记录管理程序》。

5.3·××××-××××《内部审核管理程序》。

5.4·××××-××××《持续改进管理程序》。

5.5·××××-××××《管理评审程序》。

5.6·××××-××××《不符合处理记录》。

5.7·××××-××××《纠正/预防措施报告》。

6. 附页

6.1·修订历史记录页

序号	版本号	修订号	修 订 内 容	修订人	修订日期
1.					
2.					
3.					
4.					
5.					

6.2·审批记录页（略）。

参考文献

中国合格评定国家认可委员会.CNAS－CL02：医学实验室质量和能力认可准则.2012.

（杨　泽　公衍文）

预防措施管理程序				
文件类型： 程序文件	文件编号： ××××-××××	版本号： 第×版	修订号： 第×次修订	第×页， 共×页
编 写 人	×××	编写日期	××××.××.××	
审 核 人	质量负责人	审核日期	××××.××.××	
批 准 人	主任	批准日期	××××.××.××	
发布日期	××××.××.××	生效日期	××××.××.××	
发布部门	检验科	发放范围	检验科各专业室	
修订历史	文件修订历史记录请参见本文附页			

1. 目的

为了消除潜在的不符合原因，减少不符合出现的可能性，识别并利用改进的机会，特制定本程序。

2. 适用范围

适用于检验科确定必要的改进机会和潜在的不符合原因，以及对其主动采取预防措施的工作全过程。

3. 职责

3.1·质量负责人是预防措施的管理者，完成预防措施有效性结果确认。

3.2·部门负责人负责组织原因分析、提出拟采取的预防措施和实施并检查经确认的预防措施。

3.3·质量主管协助质量负责人做好预防措施的管理。

3.4·科主任负责审查批准预防措施。

3.5·科室人员具有识别风险（潜在不符合）的义务，并应熟悉《预防措施管理程序》。

4. 程序内容

4.1·风险（潜在不符合）识别。科室人员应通过以下活动主动查找并确定可能出现的风险（潜在不符合）。

4.1.1　每年对所有的管理体系管理程序和技术程序进行定期的、系统的评审，以发现任何涉及管理和技术方面的风险（潜在不符合）。有关评审按《管理评审程序》进行。

4.1.2　利用各种质量控制过程的结果和数据，如能力验证、实验室间比对、质量指标监控、内部质量监控等，对可能出现的风险（潜在不符合）和趋势加以分析。

4.1.3　充分利用顾客反馈意见、内部审核结果、人员考核结果等信息，分析不符合存在的可能性，查找风险（潜在不符合）的原因。

4.1.4　风险（潜在不符合）查找还包括：对以往不符合工作的控制记录进行综合分析，找出发展趋势；举一反三地吸取同行业的经验教训；重视来自各方面的合理化建议，如顾客、上级领导、内部员工、监管者、合作伙伴等相关方，并监视和评价这些相关方的信息及其相关要求;对国家有关的政策法规进行动态跟踪;对技术、竞争、市场以及文化、社会和经济环境等外部因素的跟踪和分析;对绩效要求等内部因素分析等。

对上述活动中发现的风险(潜在不符合)原因,应记入《纠正/预防措施报告》中。

4.2·预防措施的启动

4.2.1 对已发现和确定的潜在不符合工作,由质量负责人责成潜在不符合工作产生部门负责人进行调查、提出拟采取的预防措施和实施并检查经确认的预防措施。预防措施应能及时、有效地消除这些潜在的不符合原因,最大限度地减少不符合的发生并起到改进管理体系和工作质量的作用。其具体要求同《纠正措施管理程序》的 4.1 和 4.2。

4.2.2 预防措施经中心主任批准后,由质量负责人组织实施。

4.3·预防措施的监控

4.3.1 预防措施的常规监控:部门负责人应对确认的预防措施执行情况进行验收,质量负责人应对预防措施实施的结果和效果进行检查监控,确保不符合的潜在原因已经消除或管理体系和工作质量已经得到改进。

4.3.2 预防措施的定期监控:预防措施的定期监控有两种方式。一是通过定期的内部审核活动,审核已执行完成的预防措施的情况是否符合要求,详见《内部审核管理程序》。二是通过定期的管理评审,对预防措施的实施结果进行评估,将预防措施的实施结果向科主任报告并提交管理评审,详见《持续改进管理程序》和《管理评审程序》。

对预防措施的实施结果评估,可按《纠正措施管理程序》4.3.1 要求执行。

4.4·预防措施的记录:有关预防措施全过程的有关记录应填写《纠正/预防措施报告》。记录按《记录管理程序》控制。

5. 支持性文件

5.1·××××-××××《不符合管理程序》。

5.2·××××-××××《记录管理程序》。

5.3·××××-××××《内部审核管理程序》。

5.4·××××-××××《持续改进管理程序》。

5.5·××××-××××《管理评审程序》。

5.6·××××-××××《纠正/预防措施报告》。

6. 附页

6.1·修订历史记录页

序号	版本号	修订号	修 订 内 容	修订人	修订日期
1.					
2.					
3.					

6.2·审批记录页(略)。

(杨 泽 公衍文)

持续改进管理程序

文件类型： 程序文件	文件编号： ××××-××××	版本号： 第×版	修订号： 第×次修订	第×页， 共×页
编 写 人	×××	编写日期	××××.××.××	
审 核 人	质量负责人	审核日期	××××.××.××	
批 准 人	主任	批准日期	××××.××.××	
发布日期	××××.××.××	生效日期	××××.××.××	
发布部门	检验科	发放范围	检验科各专业室	
修订历史	文件修订历史记录请参见本文附页			

1. 目的

识别质量管理体系的任何改进机会，制定和实施有效的改进措施，以持续改进质量管理体系的有效性，不断提升服务品质，满足客户的需求和要求。

2. 适用范围

适用于实验室质量管理体系所涉及的检验全过程的各个环节的持续改进。

3. 职责

3.1·各部门负责人（或专业组组长）：制定相应的改进措施并实施质量管理体系的持续改进工作。

3.2·质量负责人：负责质量管理体系中管理要素的持续改进工作。

3.3·技术负责人：负责质量管理体系中技术要素的持续改进工作。

3.4·实验室主任：全面负责实验室质量管理体系的持续改进工作。

3.5·质量主管：协助质量负责人、技术负责人的工作。

4. 程序内容

4.1·检验科通过定期对一定时期内管理体系运行过程中产生的资料、数据，进行汇总、分析、评价、评估等，持续识别改进机会，采取纠正措施或预防措施。并结合管理评审，提出进一步的改进方案。

4.2·改进机会需进行信息的汇集、分析，评价现状，并识别问题。内容包括评估活动、纠正措施和预防措施中显示出的实际表现，涉及但不限于以下方面：① 不符合的识别与控制进行评审的情况；② 纠正措施实施现状的情况；③ 预防措施实施现状的情况；④ 申请、程序和样品要求适宜性的定期评审的情况；⑤ 用户反馈的评审的情况；⑥ 员工建议的评估情况；⑦ 风险管理评估情况；⑧ 质量指标评估情况；⑨ 外部机构的评审情况；⑩ 内部质量控制评审的情况；⑪ 参加室间比对（含能力验证）表现的评价情况；⑫ 培训效果定期评估的情况；⑬ 继续教育计划有效性评估的情况等。

质量负责人、技术负责人、科主任等应有计划、全面和系统性地开展上述活动，包括管理方面和技术方面,并应覆盖医疗服务所有范围。这活动可安排每年一次,也可每年几次。相关评估按《评估与审核管理程序》执行。

4.3·检验科在上述活动中发现或识别的问题,经确认后,按《纠正措施管理程序》和《预防措施管理程序》执行。

4.4·在管理评审前,相关责任人应就 4.2 条款的内容进行准备,通过与实验室预期的管理目标进行比较,识别问题,并发现任何潜在的不符合(或风险)的来源,或改进质量管理体系或技术操作的其他可能性,找出主要问题及其根源,以寻找新的改进和提高的机会,并提交管理评审。

5. 支持性文件

5.1·××××-××××《纠正措施管理程序》。

5.2·××××-××××《预防措施管理程序》。

5.3·××××-××××《评估与审核管理程序》。

5.4·××××-××××《管理评审程序》。

6. 附页

6.1·修订历史记录页

序号	版本号	修订号	修 订 内 容	修订人	修订日期
1.					
2.					
3.					
4.					
5.					

6.2·审批记录页(略)。

参考文献

中国合格评定国家认可委员会.CNAS-CL02:医学实验室质量和能力认可准则.2012.

(杨 泽 公衍文)

记录管理程序

文件类型： 程序文件	文件编号： ××××-××××		版本号： 第×版	修订号： 第×次修订	第×页， 共×页
编　写　人	×××		编写日期	××××.××.××	
审　核　人	质量负责人		审核日期	××××.××.××	
批　准　人	主任		批准日期	××××.××.××	
发布日期	××××.××.××		生效日期	××××.××.××	
发布部门	检验科		发放范围	检验科各专业室	
修订历史	文件修订历史记录请参见本文附页				

1. 目的

建立和运行质量管理相关记录，为质量管理体系运行的有效性提供客观及溯源性证据。

2. 适用范围

本程序适用于所有质量记录和技术记录从生成到作废的全过程，记录形式包括但不限于纸张形式和电子形式。

3. 职责

3.1·所有相关人员遵循本程序要求建立质量相关记录。

3.2·科室文档管理员负责记录的归档、保管、借阅和销毁。

3.3·各部门文档管理员负责记录表格的发放、收集整理，保证记录归档前的完整性，并按时归档。

4. 程序内容

4.1·记录的形成

4.1.1　对质量管理工作产生影响的所有形式的质量记录和技术记录。记录表格一般可视为程序文件或作业指导文件的组成部分，在编制程序文件及作业指导文件时同时形成，与其同时批准发布实施。

4.1.2　相关人员按照质量体系文件规定执行并记录，保证记录的完整性、及时性和可溯源性字迹清晰。

4.1.2.1　记录填写时将表格内所有留白处填写完整，无须填写的空白处，填入"—"。

4.1.2.2　所有信息在填写时，由记录填写人签署姓名和日期，日期包含年月日等完整信息，格式为"四位数年份.两位数月份.两位数日"，如"2014.05.05"等，必要时精确到时、分，以便于相关内容的追溯。

4.1.2.3　所有信息填写字迹能够满足查阅、扫描、复印等需要，所有记录使用能够永久保存的黑色或蓝黑色墨水笔填写，铅笔或其他类型笔仅用于临时性用途。

4.1.2.4　记录中的所有数据，按照规定进行有效数字的保留，并全部采用国际单位制，除在相关标准操作流程中指定的其他法定计量单位以外。

4.1.3 应在对影响检验质量的每一项活动产生结果的同时进行记录。

4.1.4 部门文件管理员负责本岗位所需记录表格发放（或从计算机上下载），按照岗位职责和文件规定由相应人员填写各种记录，月底由文件管理员检查收集存档。记录在运行过程中妥善保管，防止丢失、损坏或非授权修改。

4.2·记录的管理

4.2.1 记录包括但不限于纸质记录及照片、计算机媒介、自动化仪器等电子记录。

4.2.2 所有记录在规定周期内进行归档管理，以便于各类记录的收集和查阅。

4.2.2.1 部门的文档管理员遵循附件1《记录控制清单》中规定的时间，对各项记录进行收集。

4.2.2.2 部门文档员收集整理记录，检查确保形成的所有记录符合本程序4.1的要求，填写《记录归档转交登记表》至科室文档员进行实验室保存。

4.2.2.3 使用热敏纸打印等原始数据不易长时间保存的记录，由使用部门复印或扫描后归档。

4.2.2.4 特殊的证书和资质类记录，如室间质评证书等，在原件存档前，保留其电子版本形式在实验室局域网发布。

4.2.3 各级文档管理员建立记录的归档索引，便于记录的快速检索及有序保存。

4.3·记录的获取、存放和维护

4.3.1 根据实际工作运行需要和相关法律法规的要求，规定各项记录明确的保存期限和保存方式，建立《记录保存期限一览表》，并维护一份《记录控制清单》，以保证各项记录在保存期限内能够快速检索，有特殊保存要求的记录，按照部门制定的保存文件执行。

4.3.2 当有外部机构审核检查、检测过程调查等情况，需要查阅已归档记录时，可提出记录借阅申请。

4.3.2.1 申请人填写《记录借阅登记表》，由相关人员批准。

4.3.2.2 文档管理员确认申请审批后，根据《归档清单》提供记录，并现场陪同申请人查阅记录，以防记录的修改、缺失或删除。

4.3.2.3 如果记录需要借出档案室外，文档管理员提供复印件，原则上不允许将原始记录带离档案室。

4.3.3 记录存放环境最大程度保证记录安全，防止非授权访问。

4.3.3.1 记录保存环境达到防火、防盗、防水、防潮、防晒、防虫鼠，并控制非授权人员进入档案室，以确保记录的长期和安全保存。

4.3.3.2 电子记录的保存环境除以上要求外，加密、加权、加备、防病毒，还要避免磁场等影响因素。

4.3.4 电子记录的管理：实验室必须有程序来保护和备份以电子形式存储的记录，并防止未经授权的侵入或修改。

当采用电子方式保存相关记录时，应采用加密、限制修改权限等方式防止未经授权的访问或修改。

对外提供任何的电子资料,应尽量采用 PDF 格式,防止意外修改。

保存在仪器中的原始记录,若以电子记录的形式保存,应满足同时本文件关于记录的所有规定。

与临床试验相关的原始记录,若以电子记录的形式保存,应确定符合相关法规要求后,方可作为电子记录,否则仍以纸质版本为原始记录。

4.4·记录的修改

4.4.1　已经备案表格,如需修改按《文件编写与控制程序》进行。

4.4.2　所有记录修改由修改人在原字符或数据上划双杠"//",标注修改后的信息,签署修改人姓名和修改日期,必要时精确到时、分。如果修改内容影响了检测结果或对结果解释产生影响,由修改人注明修改原因。所有修改前信息保持清晰可辨,不允许用遮盖、涂抹等方式使之无法辨认。电子存储的记录使用修改日志等形式保存修改记录。

4.5·记录的作废:科室文档管理员每年检查所有记录的保存有效期。达到作废时间的记录,填写《档案销毁申请表》,交技术负责人和质量主管审核批准,由质量部指派人员和文档管理员将批准后的作废记录进行销毁。

5. 支持性文件

5.1·××××-××××《记录管理程序》。

5.2·××××-××××《记录归档转交登记表》。

5.3·××××-××××《归档清单》。

5.4·××××-××××《记录借阅登记表》。

5.5·××××-××××《档案销毁申请表》。

5.6·××××-××××《记录保存期限一览表》。

6. 附页

6.1·修订历史记录页

序号	版本号	修订号	修 订 内 容	修订人	修订日期
1.					
2.					
3.					
4.					
5.					

6.2·审批记录页(略)。

(管仲莹　赵鸿梅)

评估与审核管理程序

文件类型：程序文件	文件编号：××××-××××	版本号：第×版	修订号：第×次修订	第×页，共×页
编写人	×××	编写日期	××××.××.××	
审核人	质量负责人	审核日期	××××.××.××	
批准人	主任	批准日期	××××.××.××	
发布日期	××××.××.××	生效日期	××××.××.××	
发布部门	检验科	发放范围	检验科各专业室	
修订历史	文件修订历史记录请参见本文附页			

1. 目的

规定实验室评估和审核的内容、工作程序、要求和人员职责，以保证评估和审核有效实施，确保质量体系持续改进的有效性，并为管理评审提供充分和科学的评审输入。

2. 适用范围

适用于实验室各类评估和审核活动全过程。

3. 职责

3.1·质量、技术负责人组织相关人员定期评审检验申请、程序和样品要求的适宜性。

3.2·实验室质量管理层负责组织相关人员对所提供服务是否满足客户需求和要求征求客户反馈信息。

3.3·实验室质量管理层负责收集、评估员工提出的建议，及时向员工反馈。

3.4·实验室质量管理层负责进行实验室质量和技术活动过程进行管理和风险评估。

4. 程序内容

4.1·计划

4.1.1　总体要求：实验室管理层应有计划、全面和系统的对一定时期内质量体系运行活动的情况进行评估，包括管理方面和技术方面，并应覆盖医疗服务所有范围。评估和审核活动应策划，并按计划开展，除了内部审核、外部机构评审外，各类评估活动还应从多角度、多维度对实验室管理体系进行评价，并结合用户、管理者、质量方针与目标的要求进行评估，及时识别改进机会。活动可根据科具体情况，安排每年一次，也可每年几次，但管理评审前的最后一次评估活动后（一定时期内的汇总情况），应将评估结果输入管理评审（见《管理评审程序》）。

4.1.2　评估范围：评估范围应涉及《持续改进管理程序》4.2 中的内容，特别注意要涉及不符合的识别与控制进行评审的情况（见《不符合管理程序》）、纠正措施实施现状的情况评估（见《纠正措施管理程序》4.3.1）、预防措施实施现状的情况评估（见《预防措施管理程序》4.3.1）。

4.2・申请、程序和样品要求适宜性的定期评审

4.2.1　申请和程序适宜性的定期评审

4.2.1.1　评审频率：技术负责人每年至少组织一次对检验申请、程序的定期评审。

4.2.1.2　评审内容：实验室提供的检验，确保其在临床意义上适合于收到的检验申请。实验室每个专业组按照被调查送检客户至少抽取 10 份申请单，各专业组所抽申请单不能重复，且尽量覆盖本专业的相关检验项目。分析检验报告是否与检验申请相适宜。

4.2.2　技术负责人组织各专业组人员对样品要求的适宜性进行评审。评审各专业组血液、尿液、其他体液和其他类型样品的采样量、采集器械、标本运送器械、保存剂的要求。

4.2.2.1　样品采集量适宜性评估：① 评审每年至少 1 次，每次至少随机抽取 200 样本，依据客户实际送检标本的情况，可酌情增加评审次数；② 评审包括原始样本采集量情况以及接收时标本的送检情况，评审情况应记录。

4.2.2.2　采集器械：主要为采样容器的评估（试管、尿杯、便盒等）。

4.2.3　实验室质量管理层评审信息及措施应由实验室管理层进行审核，必要时转入纠正措施、预防措施或持续改进管理程序。

4.3・客户反馈的评审：实验室管理层按计划将《投诉管理程序》收集的客户反馈（包括医护、患者、其他渠道收集的反馈），以及医护座谈会和咨询服务中收集的反馈情况进行汇总分析，内容涉及但不限于：① 收集到不满意（还可涉及基本满意）情况的分析与处理；② 对反馈意见的分析与处理；③ 处理的及时性；④ 处理措施的效果等。

通过汇总分析，评价服务情况和对客户反馈的处理情况，并结合用户、管理者、质量方针与目标的要求进行评估，及时识别改进机会。

4.4・员工建议的评审

4.4.1　员工可随时向实验室提出对实验室服务、管理、技术方面的任何改进建议。

4.4.2　实验室可通过不定期召开员工座谈会的方式向员工征求建议和意见。

4.4.3　实验室管理层应对每条员工建议进行反馈，无论接受与否。必要时转入纠正措施、预防措施。

4.4.4　实验室管理层按计划将员工反馈情况进行汇总分析，内容涉及但不限于：① 反馈建议的分布（可涉及什么要素、部门，提出建议的人员分布等）；② 有效被采纳率；③ 员工对建议处理情况的满意程度；④ 多少处理涉及了程序改进、流程再造等。

通过汇总分析，评价员工建议情况和处理情况，并结合用户、管理者、质量方针与目标的要求进行评估，及时识别改进机会。同时，该评估还可被对人员能力的评价所利用。

4.5・风险管理

4.5.1　实验室质量管理层每年至少一次组织各专业组进行实验室风险评估，并依据评估报告提出改进措施。风险管理不仅涉及生物安全风险，还应包括整个检验过程及管理过程对检验结果影响的风险。

4.5.2　实验室各专业组按照实验室的工作流程（从采样到发报告、样品保存）和工作性质，识别出质量和技术活动中可能存在风险的工作环节，对识别出的风险，经评定后，首先应

解决高风险事项,并明确所采取的适当措施。

4.5.3　风险评估具体可参考《实验室质量风险评估管理程序》。

4.6·质量指标

4.6.1　质量指标设立:实验室管理层应组织相关人员讨论决定所需设立的质量指标,以有效监控重点过程活动的关键环节,促进质量的保持与改进。质量指标设立至少应满足行业的最低要求,并依据科室自身的要求或需改进的要求,设立和增加质量指标。实验室应建立的质量指标包括但不限于以下几类。

4.6.1.1　检验前过程指标,如标本类型错误率、标本容器错误率、标本采集量错误率、血培养污染率、抗凝标本凝集率、检验前周转时间中位数。

4.6.1.2　检验过程指标,如室内质控项目开展率、室内质控项目变异系数不合格率、室间质评项目参加率、室间质评项目不合格率、实验室间比对率(用于无室间质评计划检验项目)、实验室内周转时间中位数。

4.6.1.3　检验后过程指标,如检验报告不正确率、危急值通报率、危急值通报及时率。

4.6.1.4　非检验程序指标,如实验室生物安全事件发生率等。

4.6.1.5　对患者医疗贡献的指标,如:患者满意度、临床满意度。

4.6.2　质量指标监控:对于设立的质量指标,实验室管理层应指定人员制定质量指标管理的文件化要求,以策划并监控质量指标,包括建立目的、方法、解释、限值(如国家/行业标准规定的要求)、措施计划和监控周期。并按规定的周期实施监控,发现问题时,反馈相关医护科室,并提供分析、咨询与培训。如涉及自身问题,提出相关措施进行改进,并按相关程序要求实施。

4.6.3　质量指标评估:实验室管理层应按计划定期汇总评估质量指标整体监控情况,通过汇总分析,评价连续的监控情况与处理情况,并结合用户、管理者、质量方针与目标的要求进行评估,及时识别改进机会,并可在此过程中提出新的质量监控指标或细分的质量监控指标。

4.7·外部机构的评审

4.7.1　外部机构评审可包括以下情况:① 第三方认证认可机构的评审(如 CNAS 的认可);② 卫生行政主管部门的检查(如监管部门组织的生物安全检查、其他专项检查等);③ 各级医疗质量检查;④ 医院其他部门组织的各类检查或督导等。

实验室应记录外部机构检查与整改的情况。

4.7.2　对外部机构评审的评估:实验室管理层应按计划定期汇总外部机构评审情况,通过汇总分析,并结合用户、管理者、质量方针与目标的要求进行评估,及时识别改进机会。实验室在对接外部评审过程中识别出的不符合,所采取的应急措施、纠正措施和预防措施也需进行评估。

4.8·内部审核:内部审核按《内部审核管理程序》执行。

实验室管理层应按计划定期对内部审核情况,进行汇总分析,并结合用户、管理者、质量方针与目标的要求进行评估,及时识别改进机会。内容可涉及:① 历年内审不符合分布(要素分布、部门分布等);② 内审策划的全面性与重点突出性情况;③ 内审工作的质量(包括内审员能力情况);④ 不符合整改的时效性等。

5. 支持性文件

5.1 · ××××-××××《不符合管理程序》。

5.2 · ××××-××××《纠正措施管理程序》。

5.3 · ××××-××××《预防措施管理程序》。

5.4 · ××××-××××《实验室质量风险评估管理程序》。

5.5 · ××××-××××《内部审核管理程序》。

6. 附页

6.1 · 修订历史记录页

序号	版本号	修订号	修 订 内 容	修订人	修订日期
1.					
2.					
3.					
4.					
5.					

6.2 · 审批记录页(略)。

参考文献

中国合格评定国家认可委员会.CNAS - CL02:医学实验室质量和能力认可准则.2012.

(杨 泽 张军力)

内部审核程序

文件类型：程序文件	文件编号：××××-××××	版本号：第×版	修订号：第×次修订	第×页，共×页
编 写 人	×××	编写日期	××××.××.××	
审 核 人	质量负责人	审核日期	××××.××.××	
批 准 人	主任	批准日期	××××.××.××	
发布日期	××××.××.××	生效日期	××××.××.××	
发布部门	检验科	发放范围	检验科各专业室	
修订历史	文件修订历史记录请参见本文附页			

1. 目的

按照计划和程序定期开展内部审核，以验证检验和质量活动是否符合体系文件要求，确保管理体系能有效地保持、实施和改进。

2. 适用范围

本程序适用于本检验科管理体系所涉及的所有部门和所有要求的内部审核。

3. 职责

3.1·质量负责人：组织实施，包括成立审核组、制定审核计划，确定不符合、写出审核报告。进行原因分析，提出并监督实施纠正措施及验证结果等，并形成报告。

3.2·内审员：要按分配的任务进行策划，确认所审核部门的重点审核内容，做好审核表，开具不符合，参与不符合整改验收。

3.3·被审核专业组（部门负责人）：制定、实施纠正和预防措施。

3.4·文档管理员：负责审核记录的归档保存。

4. 程序内容

4.1·内审计划制定

4.1.1　质量负责人负责制定检验科年度内部审核计划，可以采取滚动或集中审核方式，但须保证对本检验科管理体系涉及的所要求和部门每年度至少全面审核一次，年度内审计划见附录6.1。

4.1.2　质量负责人应在管理评审前完成制定下年度内部审核计划，报检验科主任批准。

4.1.3　当管理体系发生重大变化、发现严重的不符合或偏离，导致对检验科相关活动是否符合其方针、程序或认证/认可标准要求产生怀疑时，质量负责人根据需要可以决定对有关活动进行附加审核，经检验科主任批准后实施。

4.2·内审实施

4.2.1　前期准备

4.2.1.1　质量负责人负责组织成立内审组,确定内审组组长,内审组应由经过培训并具有内审员资格的人员组成,内审员应与被审核的活动无关。

4.2.1.2　内审组负责编制内审实施计划表,经质量负责人批准后在实施前发放至被审核部门。内审实施计划表应包括审核依据,日程安排、审核内容、被审核部门及现场审核时间,审核组成员分工等内容。

4.2.1.3　内审组在审核前根据要求编制内审检查表。

4.2.2　内审实施

4.2.2.1　内部审核一般按见面会、现场审核、总结会的顺序进行。

4.2.2.2　见面会一般采用召集各被审核部门负责人的形式,由内审组组长向被审核部门明确相关审核安排事项。

4.2.2.3　内审员依据要求实施现场审核工作,应公正、客观地搜集信息和证据,对审核中发现的问题予以记录,并填写不符合分布表。

4.2.2.4　内部审核工作完成后,召开内审组会议,经讨论、审议,形成不符合/观察项报告、审核结论和内部审核报告意见。

4.2.2.5　内审组组长负责整理、编写内部审核报告,经质量负责人批准后发布。

4.2.2.6　质量负责人主持内审总结会,内审组通报内审情况、宣读内审报告和向相关责任部门/人员出具不符合/观察项报告。

4.3・审核结果处理

4.3.1　相关责任部门/人员应组织对审核中发现的不符合项及时采取纠正、预防措施,并在确定的期限内完成。

4.3.2　相关责任部门/人员应对观察项的内容实施进一步的观察,必要时,应采取纠正、预防措施。

4.3.3　内审组负责对实施纠正措施的结果和有效性进行跟踪审核,并依据审核结果决定是否关闭相关不符合项处理。

4.3.4　若通过审核对体系运行的有效性产生疑问时,质量负责人应报告检验科主任,必要时,可提请管理评审。

4.3.5　若通过审核对检验活动结果的可靠性产生疑问时,质量负责人组织实施附加审核。相关结果和报告已发放的,经检验科主任批准后由相关责任部门负责通知委托方,并收回结果和报告。

4.3.6　内部审核结果由质量负责人提交管理评审。

4.3.7　内部审核情况、结果、纠正措施及其实施情况均应记录和保存。

5. 支持性文件

5.1・××××-××××《不符合管理程序》。

5.2・××××-××××《纠正措施管理程序》。

5.3・××××-××××《预防措施管理程序》。

5.4・××××-××××《内审年度计划表》。

5.5·××××-××××《内审实施计划》。

5.6·××××-××××《内部审核通知单》。

5.7·××××-××××《内部审核通知单发放表》。

5.8·××××-××××《会议签到表》。

5.9·××××-××××《内审检查表》。

5.10·××××-××××《内审报告》。

5.11·××××-××××《不符合项分布表》。

6. 附录

6.1·《年度内审计划表》

检验科_____年度内审计划表

表号：×××   第　页共　页

审核目的	检查本实验室的质量管理体系的运行是否持续符合管理体系和准则的要求。 包括： 1. 质量管理体系是否符合 ISO 15189：2012 及各专业组应用说明的要求。 2. 质量手册及其相关文件中的各项要求是否在工作中得到全面贯彻，是否适用于本检验所的医学检验服务。 3. 对医学检验全过程是否进行有效的控制与管理。 4. 是否可以证实其有能力稳定地提供服务以满足顾客和适用的法律法规的要求。
审核范围	1. 内审覆盖实验室管理体系的各个要素。 2. 内审涵盖实验室管理体系要素涉及的所有部门和岗位。 3. 内审涉及管理体系相关的所有重要活动和区域。
审核依据	1. CNAS-CL02：2012《医学实验室质量和能力认可准则》。 2. CNAS-CL02-A003《医学实验室质量和能力认可准则在临床化学检验领域的应用说明》。 3. CNAS-CL02-A004《医学实验室质量和能力认可准则在临床免疫学定性检验领域的应用说明》。 4. CNAS-CL02-A005《医学实验室质量和能力认可准则在临床微生物学检验领域的应用说明》。 5. CNAS-CL02-A009《医学实验室质量和能力认可准则在分子诊断领域的应用说明》。 6. CNAS-CL02-A010《医学实验室质量和能力认可准则在实验室信息系统的应用说明》。 7. CNAS-CL05：2009《医学实验室生物安全认可准则》。 8. 质量手册、程序文件及相关操作作业指导书、规则制度。 9. 与医学检验服务相关的法律法规、行业标准、规范等。
审核内容	管理层、生化组、免疫组、生物安全、临床检验组、微生物组、网络信息

频次	时　间	内审组长
第一次	××××年×月	×××

备注：具体实施日期及内审安排以《内审实施计划》为准。

制定人（质量负责人）：　　　　　　　　　　　　　　　　　　　　　　　　　年　月　日

批准人（科主任）：　　　　　　　　　　　　　　　　　　　　　　　　　　　年　月　日

6.2·《内审实施计划表》

检验科_____年内审实施计划表

表号：×××   第　页共　页

内审时间	××××年第____次,总____次			
内审准备时间	1周			
审核目的	审核检验科质量体系与 ISO 15189 的符合性及各专业组质量体系运作情况			
审核依据	CNAS-CL02：2012《医学实验室质量和能力的认可准则》 质量手册(1/0 版)、程序文件(1/0 版)、作业指导书(1/0 版)			
审核对象	管理层、生化组、免疫组、生物安全、临床检验组、微生物组、网络信息			
审核内容:	CNAS-CL02《认可准则》、质量手册和程序文件所涉及的质量体系所有要素			
内审组成员	内审组长：××× 内审组成员：×××　×××　×××　×××　×××			
首次会议时间	××××年×月×日			
现场审核安排	被审核部门	审核员	审核时间	陪同人员
	管理层	×××	××××年×月×日 时间×：××-×：××	×××
	生化组/LIS	×××	××××年×月×日 时间×：××-×：××	×××
	免疫组	×××	××××年×月×日 时间×：××-×：××	×××
	微生物组	×××	××××年×月×日 时间×：××-×：××	×××
	临检组	×××	××××年×月×日 时间×：××-×：××	×××
末次会议时间	××××年×月×日			
本文件下达范围	检验科文档管理员、内审员			

制定人(内审组长)：　　　　　　　　　　　　　　　　　　　××××年×月×日
批准人(质量负责人)：　　　　　　　　　　　　　　　　　　××××年×月×日

6.3·《内审通知》

关于开展_____年内部审核的通知

检验科各部门：

按照检验科 ISO 15189 质量管理体系年度计划安排，管理层准备于　年　月　日至　月　日组织开展本检验科的全面内部审核，此次内审为年度内审，现将计划方案公布如下。

一、内审组织：管理层组织

二、受审核部门/岗位

最高管理者、实验室主任、检验实验室各专业组、技术负责人、质量负责人、设备管理员、样本室、采供部门、信息技术组等。

三、内审安排

（一）内审准备：　月　日　—　月　日

1. 内审组组成

组　长：

内审员：

审核方案：见附件《内审实施计划表》。

2. 各部门交流沟通：　月　日

1）各部门意见反馈收集及交流。

2）发内审计划表及通知。

3. 审核分工安排：见附件《内审实施计划表》。

4. 对体系文件的熟悉与核对：　年　月　日　—　年　月　日

5. 制定《审核检查表》：　年　月　日　—　年　月　日

（二）现场审核　　　　年　月　日　—　年　月　日

1. 首次会议。

2. 现场审核。

3. 开具不符合。

4. 准备内审结论。

5. 末次会议。

（三）收尾阶段：　年　月　日　—　年　月　日

1. 编制内审报告。

2. 制定纠正措施并实施。

3. 纠正措施验证。

4. 资料收集归档。

请确认此次内审时间及人员安排上是否妥当，如需调整，请及时与管理层联系。

电话：　　　　　　　　　　联系人：

×××医院检验科

年　月　日

6.4 ·《内审首次会会议记录》

×××医院检验科
会议记录表

表号：×××   第　页共　页

会议日期	×××ד年×月×日下午××:××	地　点	检验科会议室
主 持 人	×××	记录人	×××
主题	□组长例会；□科内会议；□内审首次会议；□内审末次会议；□管理评审； □其他(手写填)：		
人员 签到			
会议 内容 记录	1. 会议由内审组长×××主持。 2. 确定本次内审成员：×××　×××　×××　×××　×××。 3. 组长宣读内部审核的目的、审核依据、准则，检查质量管理体系的符合性和有效性，即检查质量管理体系及要素是否符合认可准则的要求。体系文件的各项规定是否得到有效的贯彻实施，并符合质量目标的实现要求。 4. 会上组长明确了审核范围：生化专业、免疫专业、临床检验专业、免疫专业、微生物专业、生物安全以及信息管理等。 5. 以上内审组确定审核依据为 CNAS－CL02《医学实验室质量与能力认可准则》以及各专业相关应用说明，各专业组程序文件及作业指导书等文件。 6. 内审组长宣布内审实施计划及审核时间、陪同人员。 7. 内审组长讲解内审技巧和方法。 内审组长对内审成员提出的内审相关问题进行逐一解答。 　　　　　　　　　　　　　　　　　　　　　　　　　记录人：		

6.5 ·《内审末次会会议记录》

会议记录表

表号：×××   第　页共　页

会议日期	×××ד年×月×日	地　点	检验科
主 持 人	×××	记录人	×××
主题	□组长例会；□科内会议；□内审首次会议；□内审末次会议；□管理评审； □其他(手写填)：		
人员 签到			
会议 内容 记录	1. ×××ד年×月×日下午 3 点与会人员签到。 2. 内审组长宣布内审末次会开始，首先对各内审员及迎审工作人员的全力配合表示感谢。 3. 内审总结： 3.1　本次内审自×××ד年×月×日首次会开始，×××ד年×月×日内审组依据 CNAS－CL02 文件及新改版的《质量手册》《程序文件》及各专业组的标准操作程序，对检验科临检专业、生化专业、免疫专业、微生物专业进行了全面的内审。本次内审比较深入且各专业组准备充分，内审员提交的不符合也较为典型，能够为今后的专业组的工作提供更好的帮助。		

会议内容记录	3.2 此次内审共产生 7 项不符合项,涉及的要素有:CNAS-CL02:4.14.6;CNAS-CL43:5.1.5;CNAS-CL38:5.2.3;CNAS-CL42:5.5.1.1;CNAS-CL42:5.6.2.2;CNAS-CL39:5.6.4;CNAS-CL35:5.10.3f)。 3.3 针对不符合,经过仔细分析,各个负责人均做出了比较切实可行的纠正措施,经过 30 天左右的持续改进,由原内审评审员对各不符合进行了最终关闭确认。 3.4 由文档管理员负责本次内审相关文件的归档保存,保存期为 6 年。 3.5 本次内审时间紧任务重,且部分内审员内审经验不足,不发生不符合的部门不代表不存在不符合,各专业组应对照自查表对本专业工作进行自查,对发现的问题不断持续改进。 3.6 经过本次内审,总体来说质量管理体系的运行满足了 ISO 15189 各个要素的要求,并且持续有效。 <div align="right">记录人:</div>

6.6 ·《内审核查表》

内审核查表

被审核部门:

审核日期:

内审员:

审核范围:

表格编号:×××

审核依据	审核内容	审核方法	结果记录
认可准则 4.1 质量手册( )	1. 员工对本科室组织结构了解情况。 2. 相关岗位人员熟悉及履行职责情况。	1. 随机抽查科室人员对组织结构的了解情况。 2. 随机抽查相关岗位人员对其职责的熟悉及履行情况。	
认可准则 4.2 质量手册第四章 第二节	员工对本科室质量管理体系结构的熟悉情况。	随机抽查科室人员对质量管理体系结构的熟悉情况。	
认可准则 4.3 质量手册( ) 程序文件( )	1. 体系文件编制的管理。 2. 体系文件的控制情况。	查该部门体系文件是否受控。	
认可准则 4.4 质量手册( ) 程序文件( )	协议评审的执行情况。	查该部门执行相关协议的情况。	
认可准则 4.5 质量手册( ) 程序文件( )	受委托实验室检验情况。	查该部门执行委托检验情况。	
认可准则 4.6 质量手册( ) 程序文件( ) 相关试剂作业指导书( )	1. 供应商评价情况。 2. 试剂和物品的管理情况。	1. 查科室供应商评价记录及合格供应商名录。 2. 查该部门试剂和物品的申请、验收、入库、出库等管理。 3. 查该部门是否使用过期试剂。 4. 查该部门执行相关试剂作业指导书情况。	
认可准则 4.7 质量手册( ) 程序文件( )	咨询服务情况。	查该部门检验医师与临床沟通及提供咨询服务是否进行记录。	

（续表）

审核依据	审核内容	审核方法	结果记录
认可准则 4.8 质量手册（ ） 程序文件（ ）	投诉解决情况。	查该部门对相关投诉事件是否做记录，以及进行有效处理。	
认可准则 4.9 质量手册（ ） 程序文件（ ）	不符合的识别和纠正。	1. 抽查该部门人员是否了解不符合项分类。 2. 查该部门人员检验工作是否符合作业指导书的要求。 3. 对识别出的不符合项是否作出相应处理并记录。	
认可准则 4.10 质量手册（ ） 程序文件（ ）	纠正措施管理。	查该部门对纠正活动不能解决的不符合项是否实施纠正措施，以及纠正措施的执行情况。	
认可准则 4.11 质量手册（ ） 程序文件（ ）	预防措施管理。	查该部门对潜在不符合项是否制定预防措施并实施。	
认可准则 4.12 质量手册（ ） 程序文件（ ）	持续改进。	查该部门对所识别的任何改进机会是否采取有效措施。	
认可准则 4.13 质量手册（ ） 程序文件（ ）	记录的管理。	查该部门质量和技术记录的填写是否规范。	
认可准则 4.14 质量手册（ ） 程序文件（ ）	评估和审核。	查最近的征求意见的执行。 查专业组质量指标的执行。 查科室风险管理的执行。 查本次内审是否按程序文件要求执行。	
认可准则 4.15 质量手册（ ） 程序文件（ ）	管理评审。	查最近的管理评审是否按程序文件要求执行，针对管理评审输出是否制定相关计划并落实。	
认可准则 5.1 质量手册（ ） 程序文件（ ）	人员管理。	1. 查教学主任是否制定年度科内培训计划。 2. 查该部门是否制定组内培训计划，实施效果。 3. 查该部门新职工、检验医师、进修和实习人员的培训计划落实情况。 4. 查科室人员技术档案的建立和维护情况。	
认可准则 5.2 质量手册（ ） 程序文件（ ）	设施和环境条件的控制。	1. 查该部门对工作环境温、湿度和冰箱、温箱温度的控制情况。 2. 查该部门是否记录可能影响检验结果的其他环境条件。	
认可准则 5.3 质量手册（ ） 程序文件（ ） 相关仪器设备作业指导书（ ）	1. 仪器设备的购置、验收、使用、修理和报废。 2. 仪器设备的受控管理。 3. 仪器设备的检定和校准。	1. 查该部门仪器设备的购置、验收、使用、修理和报废是否按程序文件要求执行。 2. 查该部门仪器设备的标识管理和设备档案建立情况。 3. 查该部门计量设备的检定情况和检测仪器的校准情况。 4. 查该部门执行相关仪器设备作业指导书情况。	

（续表）

审核依据	审核内容	审核方法	结果记录
认可准则 5.4 质量手册（ ） 程序文件（ ） 相关标本作业指导书（ ）	检验前控制。	1. 查该部门检验前程序是否按程序文件、《原始样品采集手册》和相关作业指导书的要求执行。 2. 查该部门执行相关标本作业指导书情况。 3. 查该部门检验前程序是否按程序文件、《原始样品采集手册》和相关作业指导书的要求执行。 4. 查该部门执行相关标本作业指导书情况。	
认可准则 5.5 质量手册（ ） 程序文件（ ） 相关检验方法作业指导书（ ）	检验方法的选择和确认。	1. 查该部门非标准方法是否经确认和批准。 2. 查该部门执行相关检验方法作业指导书情况。	
认可准则 5.6 质量手册（ ） 程序文件（ ） 相关质量控制作业指导书（ ）	1. 室内质量控制。 2. 室间比对控制。 3. 测量不确定度管理。 4. 溯源性管理。 5. 比对管理。	1. 查该部门检验前、检验中和检验后的质量控制情况。 2. 查该部门参加室间质量评价活动是否按程序文件要求执行。 3. 抽查该部门人员是否了解不确定度定义以及识别不确定度来源。 4. 查该部门检测体系是否具有测量溯源性。 5. 查该部门是否执行室内比对活动并保存记录和报告。 6. 查该部门执行相关质量控制作业指导书情况。	
认可准则 5.7 质量手册（ ） 程序文件（ ）	检验后控制。	查该部门检验后样品和废弃物的管理是否按程序文件要求执行。	
认可准则 5.8 质量手册（ ） 程序文件（ ）	结果报告。	查该部门结果报告是否按程序文件要求执行。	
认可准则 5.9 质量手册（ ） 程序文件（ ）	结果发布。	查该部门结果发布是否按程序文件要求执行。	
认可准则 5.10 质量手册（ ） 程序文件和《实验室信息系统》（ ）	实验室信息管理。	查该部门人员 LIS 授权的执行。 查该部门设备－LIS－HIS 数据一致性的核查情况。	
其他			

注：本记录保存期限为 6 年（the record must be maintained for 6 years）

6.7 ·《纠正措施/预防措施实施记录》

纠正措施/预防措施实施记录

表号：×××   第　页共　页

责任部门		不符合/基本符合项内容	

调查方法选择：
□人员查询　□记录检查　□过程回顾　□操作观察　□监督和审核　□其他
责任部门/日期：

依据调查结果对不符合发生的根本原因/相关因素分析(附讨论记录)：

根本原因并不明显时,分析产生问题的所有相关因素(附讨论记录)：

拟采取的纠正措施内容(附方案选择、优化过程记录)：

责任部门负责人/日期：　　　　　　　　　　　　　　　　预计完成时间：_____

其他潜在不符合/偏离因素分析(附讨论记录)：

拟采取的预防措施内容(附方案选择、优化过程记录)：

责任部门负责人/日期：　　　　　　　　　　　　　　　　预计完成时间：_____

纠正措施/预防措施实施记录和责任部门对实施结果的审核意见(填写在附页)

实施结果验证意见：

质量管理办公室/质量监督员：　　　　　　　　　　　　　日期：

□同意关闭处理　　　　□其他
质量管理办公室/质量监督员：　　　　　　　　　　　　　日期：

对于严重不符合,需质量负责人最终确认
□同意关闭处理　　　　□其他
质量负责人/日期：

责任部门的实施记录/责任部门对实施结果的审核意见

部门负责人：　　　　日期：

6.8 · 《不符合整改措施及验证一览表》

ISO 15189 内部审核□外部审核□不符合整改整改措施及验证一览表

表号：×××

第 1 页共 1 页

序号	不符合事实描述	与准则/条款和体系文件不符	被审核岗位	责任部门	原因分析	纠正预防措施	完成时间	跟踪验证	整改证据	验证人
1	实验室不能提供体系文件的定期评审计划和记录。	1. CNAS－CL02：4.3 h 2. 体系文件：YCXZ/QP－001《文件控制程序》	质量负责人	质量工作组	1. 对准则中条款理解不透彻，应进行培训 2. 体系文件相关内容描述不详细	1. 进行培训 2. 修改文件控制程序（评审及销毁） 3. 修改文件评审附件	9 月 25 日	1. 文件修改已完成 2. 补充文件有效性评价记录	附件 1： 附 1：文件控制程序 附 2：文件定期评审记录 附 3：文件有效性评价一览表	×××
2	实验室不能提供人员培训的效果评价记录（如：CNAS－CL02、CNAS－CL35、CNAS－CL38、CNAS－CL39、CNAS－CL40）	1. CNAS－CL02：5.1.8 2. 体系文件：YCXZ/QP－003《人力资源管理程序》	质量负责人	教学培训组	1. 对准则中条款理解不透彻，应进行培训 2. 培训效果评价缺现场使用效果的排查的相关内容	1. 进行培训 2. 增加培训效果评价表	10 月 10 日	1. 增加培训效果评价表 2. 教学培训主管带队进行了培训后现场使用效果情况的排查	附件 2： 附 1：20170623 培训效果评价表	×××

6.9·《内审报告》

×××医院检验科

内审报告

××××年第×次内审

审核目的	检查本实验室的质量管理体系的运行是否持续符合管理体系和准则的要求。包括： 1. 质量管理体系是否符合 ISO 15189：2012 及各专业组应用说明的要求。 2. 质量手册及其相关文件中的各项要求是否在工作中得到全面贯彻,是否适用于本检验所的医学检验服务。 3. 对医学检验全过程是否进行有效的控制与管理。 4. 是否可以证实其有能力稳定地提供服务以满足顾客和适用的法律法规的要求。
审核范围	管理层、生化组、免疫组、生物安全、临床检验组、微生物组、网络信息
审核依据	1. CNAS－CL02：2012《医学实验室质量和能力认可准则》。 2. CNAS－CL02－A003《医学实验室质量和能力认可准则在临床化学检验领域的应用说明》。 3. CNAS－CL02－A004《医学实验室质量和能力认可准则在临床免疫学定性检验领域的应用说明》。 4. CNAS－CL02－A005《医学实验室质量和能力认可准则在临床微生物学检验领域的应用说明》。 5. CNAS－CL02－A009《医学实验室质量和能力认可准则在分子诊断领域的应用说明》。 6. CNAS－CL02－A010《医学实验室质量和能力认可准则在实验室信息系统的应用说明》。 7. CNAS－CL05：2009《医学实验室生物安全认可准则》。 8. 质量手册、程序文件及相关操作作业指导书、规则制度。 9. 与医学检验服务相关的法律法规、行业标准、规范等。
审核日期	年 月 日 — 年 月 日
内审组	内审组长： 内审员：
审核实施 情况描述	1. ××××年×月×日内审首次会议进行内审的时间安排、审核依据、内审方式及纪律。 2. ××××年×月×日—××××年×月×日对检验科生化、免疫、微生物、临床检验、信息系统管理、生物安全等方面开展内审活动。 3. 对内审中发现的不符合,限期整改时间为××××年×月×日前,由内审小组成员跟踪验证。 4. ××××年×月×日召开内审末次会议对内审中开具的不符合及整改措施的有效性进行了分析及通报。 　　内审小组按照内审实施计划,及规定的审核依据,对检验科所有质量要素、技术要素进行了细致的审核。在本次内审中,各专业组对认可准则及应用说明的理解比较深入、具体,各项工作比较到位,尤其在某些直接影响检验结果的关键工作,如样本的接收与验收、室内质控的失控处理、室间质评的评估及审核,不合格样本的管理、质量指标的管理等工作,试剂的批间质量评价、仪器的维护保养、报告的审核等方面,均开展了大量的工作,进而保证了本次内审的工作质量。此次内审工作经过内审员与各专业组迎检人员的细致沟通,共审核确定了 7 项不符合,专业组负责人均表示能够在预定期限内完成整改,并实现不符合项的关闭。
不符合 项情况	主要发现的不符合： 　　按照本次内审的审核依据,本次共审核出 7 项不符合。实施性的不符合 7 项,涉及的要素有 CNAS－CL02：4.14.6；CNAS－CL43：5.1.5；CNAS－CL38：5.2.3；CNAS－CL42：5.5.1.1；CNAS－CL42：5.6.2.2；CNAS－CL39：5.6.4；CNAS－CL35：5.10.3f）。 除了上述不符合,本次内审同时发现部分专业组存在工作亮点,如微生物组的环境、结构改造更趋于合理；临床组及生化组对非双向标本的标识较好；各专业组的质量记录工作更加完善,质量监督工作内容翔实,监督到位。希望各专业组加强交流,互相学习,取长补短,共同提高。

（续表）

整改措施 有效性评价	涉及的所有实施性的不符合,相关专业组负责人均已组织人员对产生的原因进行分析总结,针对不符合根本原因制定了纠正措施,并在规定的时间内进行了整改。与不符合相关的培训已经完成,经内审组成员跟踪验证,针对上述不符合所采取的纠正措施已达到预期效果,可以顺利关闭。
对质量 体系的影响	内审发现的不符合提示管理层和各专业组应进一步对准则及应用说明等文件进行系统的学习、培训及监督。实施性的不符合多表现在对质量体系文件的理解和执行有偏差,对体系文件的细节掌握有疏漏,希望各专业组能加强人员培训,实验室管理层、质量负责人及质量监督员应监督质量体系文件各项要求,对不符合举一反三,在日常工作中认真落实,确保工作符合质量要求。通过内审可见工作中对准则的理解不到位限制了进一步的提高,对文件再学习、再讨论、再理解能够对提高检验科的服务水平更有帮助。希望检验科管理层及各专业组能对此次内审发现的问题加以重视。
内审结论	本次内审未发现对检测结果构成重大影响的不符合项,检验科的各项工作均符合质量管理体系的要求。检验科的质量手册、程序文件及 SOP 等相关文件的各项要求均在日常工作中得到全面执行。管理层要继续落实工作人员的培训计划,加强人员的考核及评估,进一步开展精细化管理,从日常监督中发现不符合或改进项并持续改进,不断促进实验室各项工作流程的进一步优化,不断完善。
内审报告 发放范围	质量管理小组。

报告人(质量负责人签字):××× 日期:××××年×月×日	批准人(科主任)签名:××× 日期:××××年×月×日

7. 附页

7.1 · 修订历史记录页

序 号	版本号	修订号	修 订 内 容	修订人	修订日期
1.					
2.					
3.					
4.					
5.					

7.2 · 审批记录页(略)。

（杨 泽 张军力）

实验室质量风险评估管理程序

文件类型： 程序文件	文件编号： ×××-××××	版本号： 第×版	修订号： 第×次修订	第×页， 共×页
编　写　人	×××	编写日期	××××.××.××	
审　核　人	质量负责人	审核日期	××××.××.××	
批　准　人	主任	批准日期	××××.××.××	
发布日期	××××.××.××	生效日期	××××.××.××	
发布部门	检验科	发放范围	检验科各专业室	
修订历史	文件修订历史记录请参见本文附页			

1. 目的

监测和评价整个检验过程（分析前、分析中和分析后），所有可能出现的质量风险受到识别、评估，从而制定、实施适应的应对措施，并监控风险控制的有效性，进一步降低风险损害发生的概率。确保检验结果的准确可靠。

2. 适用范围

适用于医学实验室所有检验管理的全过程。

3. 职责

3.1·科室主任：为风险管理提供适当的资源，对风险管理工作负领导责任。保证给风险管理、实施和评定工作分配的人员是经过培训合格的，保证风险管理工作执行者具有相适应的知识和经验。负责评估报告的最终确认和批准。

3.2·技术负责人：负责标本检测过程中的风险管理活动，形成风险分析、风险评价、风险控制、综合剩余风险分析评价的有关记录，并编制风险管理报告。

3.3·质量负责人：负责组织、策划并实施各种评估活动。根据评估的结果制定改进措施以及各项管理的方案。

3.4·文档组：负责对所有风险管理文档的整理工作。

4. 程序内容

4.1·建立风险管理小组：建立以实验室主任为组长的风险管理小组，由于风险管理贯穿医学实验室所有检验管理的全过程，因此，风险管理小组应该包括高级别的检验技术人员、医生、患者。参与风险管理的人员资质要符合要求，能够胜任并且参与本部门的风险的识别、原因分析并能制定相应的纠正措施和预防措施。

开展分析前，小组成员必须进行培训，培训内容包括方法和系统的介绍。分析前需要明确分析所用数据的来源：① 小组成员运用头脑风暴法总结的经验（形成书面记录）；② 以往失效造成事故的案例；③ 对当下处理流程进行的全程记录。

4.2·风险评估和管理基本流程

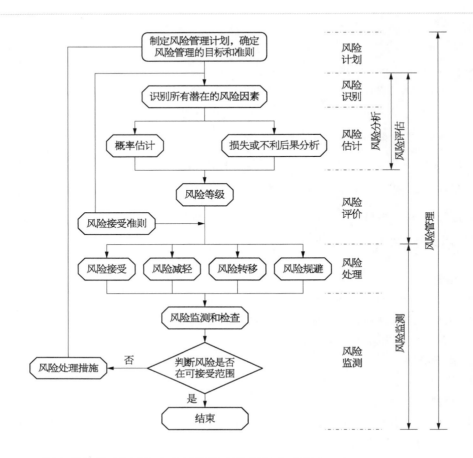

4.2.1　制定风险管理计划,确定风险管理的目标和准则

4.2.2　风险识别:采用鱼骨图方式,从人、机、料、法、环五个方面识别整个检验过程所有潜在的风险因素图22-0-1。通过头脑风暴找出产生风险的所有可能原因或影响因素,并进行归类整理,选取重要因素。绘制鱼骨图时先填写鱼头,画出主骨及大骨,填写大要因,再画出中骨和小骨,填写中小要因,后用特殊符号识别重要因素。

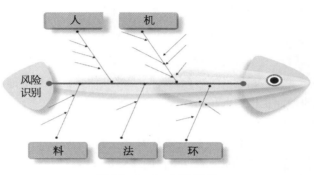

图22-0-1　风险识别

4.2.3 风险分析

4.2.3.1 风险分析过程是一个风险信息的收集过程,在此基础上进行分类、分级、归纳。

4.2.3.2 风险分析必须基于事实、理论。提出的风险应该进行分类,并列举出产生这些风险的原因有哪些。这些数据绝不是凭空想象,而是参考相关的文献资料、医疗差错、临床和患者投诉等信息得出的具有依据的结论。各个专业进行的风险分析必须形成记录,引用的文献资料应该能够得到证实。

4.2.4 风险评价:风险评价的方式是通过风险结果(severity,S)的严重程度及风险发生的概率(occurrence,O)来计算风险系数 RPN(risk priority number),公式为 RPN = S×O。再用 RPN 及 D 值来进行风险的可接受性评价。

S——严重度(severity,S)是指某项风险发生时产生影响的严重程度。

O——发生率(occurrence,O)是指某项风险的发生概率。

D——探测度(likelihood of detection,D)是指当某项风险发生时,根据现有的控制手段及检测方法,能准确识别出的概率。

4.2.4.1 严重度(severity,S):风险的严重程度从 3 个维度来判断(包括检验人员、临床医生、患者)。分为 0~10 个等级,0 分代表不严重,10 分代表非常严重。如表 22 - 0 - 1、表 22 - 0 - 2、表 22 - 0 - 3 所示。

表 22 - 0 - 1　结果严重程度(S)10 级示类(检验人员部分)

结果严重程度等级	标准描述(检测过程中出现的问题)
0	没有问题
1	基本没有问题
2	基本没有问题(程度大于 1)
3	可以被员工解决的小问题
4	员工需要费劲解决的问题
5	可以被资深老员工解决的问题
6	可以被组长解决的问题
7	可以被工程师解决的问题
8	会影响出检验报告单的问题
9	出现检验报告单发不了的问题
10	出现永久或危及生命的问题

表 22 - 0 - 2　结果严重程度(S)10 级示类(临床医生部分)

结果严重程度等级	标准描述(对疾病诊断的重要性)
0	对疾病诊断及辅助诊断没有用
1	对疾病诊断及辅助诊断基本没有用
2	对疾病诊断及辅助诊断可有可无(没有也无所谓)
3	对疾病诊断及辅助诊断有点用(有就最好了)
4	对 25% 及以下疾病有辅助诊断作用
5	对 25%~50% 疾病有辅助诊断作用
6	对 50%~75% 疾病有辅助诊断作用

（续表）

结果严重程度等级	标准描述（对疾病诊断的重要性）
7	对75%～100%疾病有辅助诊断作用
8	对小部分疾病诊断有作用
9	对大多数疾病诊断的意义很大
10	对90%以上的疾病有诊断作用

表 22-0-3　结果严重程度(S)10级示类（患者部分）

结果严重程度等级	标准描述（对化验项目的关注度）
0	历次化验从不关注项目
1	历次化验基本不关注
2	本次化验,该项目可有可无（没有也无所谓）
3	本次化验,该项目有点用（有就最好了）
4	本次化验的一般关注项目
5	本次化验的次要关注项目
6	本次化验的主要关注项目
7	本次化验的重要关注项目
8	每次化验的次要关注项目
9	每次化验的重要关注项目
10	每次化验的唯一关注项目

4.2.4.2　发生率(occurrence, O)：以0～10级分类,0分代表基本未发生过,10分代表每日发生很多次,如表22-0-4所示。

表 22-0-4　发生率(O)10级示类

可能性	标准描述（检验结果发生错误检测的概率）
0	基本未发生过
1	平均发生每年少于一次
2	每年发生一次
3	每年发生几次
4	每月发生一次
5	每月发生几次
6	每周发生一次
7	每周发生几次
8	每日发生一次
9	每日发生几次
10	每日发生很多次

4.2.4.3　探测度(likelihood of detection, D)：根据风险被发现的可能性分成3级,1级代表低可能性,2级代表中可能性,3级代表高可能性,如表22-0-5所示。

表 22-0-5 探测度(D)3 级示类

可能性	标准描述(探测到检验结果发生错误的可能性)
1	有低可能性探测到检验结果发生错误
2	有中等的可能性探测到检验结果发生错误
3	有高的可能性探测到检验结果发生错误

4.2.4.4　风险可接受程度:通过计算风险系数 RPN(risk priority number,R)来进行风险评价,公式为 RPN＝S×O×D;项目风险中分为 3 个等级:① 不可接受风险;② 需采取措施降低的风险;③ 可忽略风险。打分分别由检验人员、医生和就诊患者完成,后统计其平均值,并判断其风险可接受性。如表 22-0-6 所示。

表 22-0-6 风险接受程度判定标准

风险接受描述	图 类	R＝S×O
不可接受风险	(红色)	R>30, D=1;R>40, D=2;R>50, D=3
需采取措施降低风险	(黄色)	R 5-30, D=1; R 15-40, D=2; R 25-50, D=3
可忽略的风险	(绿色)	R<5, D=1; R<15, D=2; R<25, D=3

4.2.4.5　识别出的风险及评价的结果,见表 22-0-7。

表 22-0-7 风险评价表

序号	识别出的风险	风险的组成	评价			RPN	风险水平
			S	O	D		
1							
2							
3							

4.2.5　风险处理:通过对上述风险项的分析与评估,对于低等级风险暂时予以忽略,对于中等等级风险由操作人员和质量负责人多次复核检查予以控制,对于高等级风险予以特别关注,计划制订专门的控制措施、预防措施予以控制。中等级风险和高等级风险计划控制措施见表 22-0-8。

表 22-0-8 中高等级风险控制措施及预防措施

序号	识别出的风险	风险水平	可能的原因	控制措施	预防措施
1					
2					
3					

4.2.6 风险接受：根据总的风险分析结果，逐条制定适应的解决措施，通过采取一系列的控制措施后再评价风险等级即可接受程度。

4.3·风险管理报告：风险管理报告是告知内部或外部风险现状和风险管理方面信息的沟通方式，风险报告内容可包括：① 风险管理目的；② 风险管理范围；③ 风险评估依据；④ 潜在风险：从收集样品到检验报告全过程中，样本、试剂、操作者、检测系统和实验室环境各要素不确定性对检验结果准确性影响的潜在风险因素；⑤ 对每个风险进行危险程度和频次分析；⑥ 将风险控制与内外部质量控制相整合制定预防措施。

4.4·风险分析再评审：随着时间的推移，新的技术/资料/数据应用可能消除或降低某一危害的风险时，由质量负责人组织进行新的风险分析评审。

5. 支持性文件

5.1·××××-××××《纠正措施管理程序》。

5.2·××××-××××《不符合管理程序》。

5.3·××××-××××《预防措施管理程序》。

5.4·××××-××××《风险管理计划》。

5.5·××××-××××《风险管理报告》。

6. 附页

6.1·修订历史记录页

序号	版本号	修订号	修 订 内 容	修订人	修订日期
1.					
2.					
3.					
4.					
5.					

6.2·审批记录页（略）。

参考文献

中国合格评定国家认可委员会.CNAS-CL02：医学实验室质量和能力认可准则.2012.

（牛广华 王利新）

管理评审程序

文件类型: 程序文件	文件编号: ××××-××××		版本号: 第×版	修订号: 第×次修订	第×页, 共×页
编 写 人	×××		编写日期	××××.××.××	
审 核 人	质量负责人		审核日期	××××.××.××	
批 准 人	主任		批准日期	××××.××.××	
发布日期	××××.××.××		生效日期	××××.××.××	
发布部门	检验科		发放范围	检验科各专业室	
修订历史	文件修订历史记录请参见本文附页				

1. 目的

定期对质量管理体系及其全部的医学检验服务进行评审(包括临床医疗咨询及实验室资源配置等工作),不断改进与完善质量体系,确保质量方针、质量目标的实现,确保为临床医疗工作提供适合、有效、持续的服务。

2. 适用范围

检验科质量体系的管理评审。

3. 职责

3.1·检验科主任:全面负责管理评审,负责设计和实施组织,主持管理评审会议,签发管理评审报告。在评审过程中负责根据审核结果做出决定;在管理评审后还应当负责确保评审所产生的措施按照要求在适当和约定的日程内得以实施,并在定期的管理会议中应当监控这些措施及其有效性。

3.2·质量负责人:负责科室年度质量方针、质量目标的贯彻落实情况及质量体系运行情况总结,协助最高管理者做好管理评审前的组织工作,制定"管理评审计划",具体实施管理评审前的组织工作,协助检验科主任进行管理评审,组织编写管理评审报告汇报,负责整改措施实施的跟踪验证工作。

3.3·技术负责人:负责提供实验室检测能力和资源情况报告,负责提供实验室检测质量监控报告等,组织准备管理评审所需的技术资料。

3.4·检验科各专业组组长:负责准备并提供本部门主管的技术和管理要素实施情况报告。负责本管理组的年度工作总结,并在管理评审会议上汇报(也可指定组内成员汇报),评审会后按评审会议决议制订并实施有关纠正措施和预防措施。

3.5·体系秘书负责管理评审会记录,协助技术负责人编写管理评审报告。

4. 程序

4.1·评审策划:检验科主任于每年初根据上年度管理评审情况及科室工作运行情况,制定本年度质量管理体系评审计划,包括检验及咨询工作,确保为患者和医护人员提供持续适合及有效的支持、为更好地为医患服务而进行必要的变动或改进。明确评审会议的评审目的、时间、议程、参加人员及需准备的评审资料等。

4.2·评审时间：根据管理评审时间要求，每年12月召开评审会，如检验科质量体系运行初期或发生重大变化或出现重要情况如发生重大事故、组织机构或人员发生重大变化、发现工作中质量体系不能有效运行等，可随时进行管理评审，时间由检验科主任指定。

4.3·参会人员：检验科管理层、各管理组组长、各检验室专业负责人、专业组长、内审员、质量监督员、文档管理员及科内相关人员等。

4.4·评审准备

4.4.1　确认时间、地点、参会人员：评审会组织者在会议的前两周确认参加管理评审会的人员、汇报的内容及汇报人，通知确定的开会时间（日、时）、地点。

4.4.2　准备材料：准备评审的材料至少包括以下内容。

4.4.2.1　质量目标的贯彻落实情况及适宜性，上次管理评审的后续措施报告，外部机构的评审情况。

4.4.2.2　工作量及范围、工作类型及检验场所变化、经济情况分析及人员情况、仪器设备引进情况汇报。

4.4.2.3　内部质量体系审核的结果。

4.4.2.4　各管理组、专业组本年度工作总结分析。

4.4.2.5　供应及供应商评价。

4.4.2.6　设备管理。

4.4.2.7　来自员工的建议、用户反馈、投诉处理及临床医护满意度调查。

4.4.2.8　检验周期、危急值等质量指标的指标（不低于行标要求）。

4.4.2.9　检验室、各专业组间质评（PT/EQA）和室内质控总结分析。

4.4.2.10　专业组实验室内、外比对分析。

4.4.2.11　验室不符合项的识别和控制，纠正措施和预防措施适宜性分析，包括技术要求在内的改进建议。

4.4.2.12　LIS系统工作情况总结分析。

4.4.2.13　检验前过程工作情况、风险管理总结分析；对申请、程序和样品要求适宜性定期评审。

4.4.2.14　检验过程工作情况、风险管理总结分析。

4.4.2.15　检验后过程工作情况、风险管理总结分析。

4.4.2.16　继续教育、人员培训、能力考核情况总结分析。

4.4.2.17　医疗咨询、临床沟通情况总结分析，需主动到临床科室了解情况。

4.4.2.18　环境安全管理情况，员工生物安全/消防/危化品的培训、演习和管理情况总结分析。

4.4.2.19　实验室内部、外部提出的改进和建议。

4.4.3　注意事项：在准备管理评审材料时要注意以下事项，① 实事求是；② 有的放矢；

③ 认真分析工作变化趋势，制定改进措施及修订措施。

质量管理体系共性的问题，应事先准备好材料，与汇报材料一并在 12 月 1 日前交至科秘书；由体系秘书整理后根据具体情况分发至相关人员。

4.5 · 评审活动实施

4.5.1 参会人员：检验科主任主持召开管理评审会议，按照评审计划规定的全体人员必须参加。

4.5.2 质量负责人任务解析：质量负责人做质量方针、质量目标的贯彻落实情况及质量体系运行情况报告和外部机构的评审报告，对改进机会和质量管理体系（包括质量方针和质量目标）的变更需求进行评估汇报，就质量体系与标准的符合性，质量体系与质量方针、质量目标的适合性，质量体系运行有效性等做详细汇报。

4.5.3 技术负责人任务解析：技术负责人汇报本年度人员、工作量及范围、工作类型、检验场所、经济及仪器设备引进情况；汇报检验科为临床医护、患者服务情况及存在问题和解决措施。

4.5.4 专业组长任务解析：质量管理体系中各专业组组长汇报本年度本室的年度工作情况，就不符合项的原因及过程存在问题的趋势和模式等做详细分析汇报。

4.5.5 研讨评价、制定措施：与会者根据会议议程对评审实施计划的内容进行逐项研讨、评价，对出现的问题制定相应的纠正、预防和改进措施。

4.5.6 评审结论：由检验科主任做出最后评审意见，提出质量管理体系及其过程有效性的改进要求，用户服务的改进要求及资源需求，做出评审结论。

4.5.7 评审记录：科秘书负责做好评审记录，汇入管理评审资料册评审记录保存五年。

4.6 · 编制评审报告

4.6.1 报告审阅：评审会后，科秘书协助质量负责人根据会议记录组织编制管理评审报告，经检验科主任批准，下发至各检验室，由专业组组长组织学习并保存。同时告知检验科全体工作人员。

4.6.2 评审报告的内容

4.6.2.1 评审概况：包括评审目的、范围、依据、内容、方法、日期、参加人员。

4.6.2.2 对质量体系运行情况及效果的综合评价：质量体系有效性和符合性的总体评价、质量方针和目标符合性的评价。

4.6.2.3 每一评审项目的简述和结论。

4.6.2.4 关于采取纠正措施或预防措施的决定及要求。

4.6.2.5 针对检验科面临的新形势、新问题、新情况，质量体系存在的问题与原因。

4.6.2.6 管理评审结论中包括下面三点：① 质量体系各要素有效性的审核结果；② 质量体系达到质量目标的整体效果；③ 对质量体系随着新技术、用户服务或资源、环境条件的变化而进行改进的建议。

4.7 · 评审后的改进和验证：管理评审工作结束后，质量管理体系中各管理组及各检验室应对评审报告中提出的纠正或预防措施制定相应的落实措施，同时检验科管理层审定纠正措施、预防措施，并召开检验科全体工作人员会议进行通告，限定整改时间。质量管理组跟踪验证，防止措施落实不到位或产生负面效应，验证的结果应记录并向各室专业组组长报告。

4.8·评审记录归档保存：评审结果写入检验科的明年工作目标任务和工作计划及纠正预防措施计划中。评审活动结束后，科秘书协助质量负责人整理与评审有关的所有材料，交由文档管理员归档保存。

5. 支持性文件

5.1·××××-××××《质量手册》。

5.2·××××-××××《纠正措施管理程序》。

5.3·××××-××××《内部审核管理程序》。

5.4·××××-××××《预防措施管理程序》。

5.5·××-××××-××××《年度管理评审计划》。

5.6·××-××××-××××《管理评审实施计划表》。

5.7·××-××××-××××《管理评审报告》。

5.8·××-××××-××××《管理评审改进工作记录》。

6. 附录

6.1·《管理评审计划》

×××医院检验科管理评审实施计划

主持人	×××	评审会议时间	××××年×月×日
会议地点	检验科		
评审目的	通过管理评审，评价我院检验科的质量管理体系的适应性、有效性和符合性，持续有效改进和完善质量管理体系，确保质量方针和质量目标乃至质量指标的实现。		
评审依据	本中心管理体系文件		
参加人员	1. 科室管理层全体人员 2. 质量负责人、技术负责人、安全负责人及各职能负责人 3. 各专业组组长		

序　号	管理评审输入内容	相关责任人
1	持续改进过程的汇总分析	
2	近期内审情况（含不符合的识别和控制情况）	
3	质量方针、目标的实施及质量指标的考核情况	
4	管理体系文件的适宜性	质量负责人
5	投诉的解决情况	
6	外部机构的评审情况	
7	员工建议沟通及改进建议情况	

（续表）

8	服务方及供应商的评价情况	技术负责人
9	申请、程序和样品要求适宜性的定期评审情况	
10	实验室信息系统情况	信息管理员
11	安全及防护方面情况	安全负责人
12	风险识别、管理和控制情况	
13	仪器设备管理及检定校准情况	设备管理员
14	试剂耗材的管理情况	试剂耗材管理员
15	人员培训及继续教育情况	教学秘书
16	文件管理情况	文控管理员
17	日常质量监督情况	质量监督员
18	用户的反馈,包括用户的期望、满意程度和需求及服务质量评价	医疗咨询组
19	质量体系在该专业组的运行报告,主要包括①新的仪器、项目、检测方法的开展情况;② 室内质控、能力验证、室间质评、室间比对及内部比对情况;③ 采取的纠正措施、预防措施的实施情况;④ 可能影响质量管理体系的工作量及范围、员工和检验场所的改变	各专业组组长
20	其他必要内容	相关人员
编写者：×××	日期：××××年×月×日	
批准者：×××	日期：××××年×月×日	

6.2·《会议记录表》

会议记录表

会议日期	××××年×月×日下午××：××	地　点	检验科会议室
主持人	×××	记录人	×××
主题	□质量管理小组;□科内会议;□内审首次会议;□内审末次会议。 □管理评审;□其他(手写填);		
人员签到			
会议内容记录	1. 会议由×××主任主持,宣布本次管理评审开始,并宣读管理评审的实施计划内容,要求与会人员(各职能主管)本着务实的原则就职能范围内质量体系各要素运行的情况进行汇报及总结。 2. 会议先后由质量负责人、技术负责人、生化组组长、临检组组长、免疫组组长、微生物组长、文档管理员、设备管理员、信息系统管理员、生物安全主管、质量监督员等进行汇报。 3. 会议中与会人员对质量管理体系运行情况进行了简明扼要的总结,对前期体系运行中(内审、外审等)发现的不符合项等问题进行了讨论,通过本次会议提出了新的一年里主要对危急值报告及时率及试验样本的检验科内 TAT 时间等问题进行持续改进。 4. 会议中讨论完成了管理评审报告的基本大纲,由××主任负责进一步整理完善并发布。 　　　　　　　　　　　　　　　　　　　　　　　　　　　　　　记录人：		

6.3 ·《管理评审报告》

管理评审报告

主持人	×××	评审时间	××××年×月×日
评审目的	通过管理评审,评价我院检验科的质量管理体系的适应性、有效性和符合性,持续有效改进和完善质量管理体系,确保质量方针和质量目标乃至质量指标的实现。			
评审依据	本中心管理体系文件			

主要包括:管理评审基本情况、评审输入、评审内容、评审输出、评审输出、整改措施等。

××××年×月×日在×××主任的主持下,按计划召开了年度管理评审会议,检验科管理层、各职能主管参加了本次会议。会议主要就检验科各职能部门在质量管理体系运行中所存在的问题进行了评估及评价,对评价输出进行制定整改措施,以保证质量管理体系在检验科充分、有效运行,持续改进,不断提高工作质量和能力。

一、管理评审的准备

检验科质量管理体系在××××年×月×日进行了一次全面的内部审核,经过近 1 个月的整改,不符合项全部关闭,按照年度管理评审计划,检验科管理层和各职能部门负责人分别对负责的岗位进行了回顾性总结和评估,准备本年度的以下评审资料并作为管理评审的输入:

1. 近期内审情况(含不符合的识别和控制情况)。
2. 参加实验室间比对计划(PT/EQA)的结果。
3. 质量方针、目标的实施及质量指标的考核情况。
4. 管理体系文件的适宜性。
5. 投诉的解决情况。
6. 外部机构的评审情况。
7. 员工建议沟通及改进建议情况。
8. 服务方及供应商的评价情况。
9. 申请、程序和样品要求适宜性的定期评审情况。
10. 实验室信息系统情况。
11. 安全及防护方面情况。
12. 风险识别、管理和控制情况。
13. 仪器设备管理及检定校准情况。
14. 试剂耗材的管理情况。
15. 人员培训及继续教育情况。
16. 文件管理情况。
17. 日常质量监督情况。
18. 用户的反馈,包括用户的期望、满意程度和需求及服务质量评价。
19. 质量体系在该专业组的运行报告,主要包括:① 新的仪器、项目、检测方法的开展情况;② 室内质控、能力验证、室间质评、室间比对及内部比对情况;③ 采取的纠正措施、预防措施的实施情况;④ 可能影响质量管理体系的工作量及范围、员工和检验场所的改变。

二、评审内容

1. 内审情况:××××年×月×日在质量负责人×××的主持下检验科开展了本年度第一次内审,关于内审的具体情况详见《××××年检验科内审报告》,本次内审共出具 7 项一般不符合,经过 1 个月的整改所有不符合均已得到有效纠正。

2. 室间质评结果:检验科××××年完成三次国家卫生健康委临检中心室间质量评价,内容包括(常规生化××项,血脂××项,血常规××项,尿常规××项,血凝××项,免疫××项,微生物××项),成绩全部合格。完成省临检中心质控质控×次,成绩合格率为100%。结果满意,符合实验室质量要求。

在××××年室间质评项目的基础上,××××年计划增加(PCT 等项目)室间质评。

（续表）

3. 质量方针及指标：质量方针："严控质量、规范流程、科学公正"，体现在检验科全体员工对检验质量的严格控制方面，对检验报告的及时性不断改进，检验流程不断规范，以科学高效的检测结果服务临床。仍然适合本检验科目前的发展需求。根据卫计委临检中心及省临检中心的相关文件在检验科质量体系运行中的不断改进，管理层将检验科的质量指标调整为××条质量指标（见《质量手册》）。

其中每月监测××项，具体数据见《月度质量指标考核表》；每年监测×项，具体数据见《年度质量指标考核表》。

经过管理层评审检验科质量指标基本符合检验科目前的工作要求，其中得益于信息系统的建立及有效运行，其中，标本类型错误率（质量目标为<×××%），本指标在一年中最高为×××%，最低为×××%，本指标显示本年度标本类型错误率较低，会议决定将此质量指标改为×××%。危急值的通报均由信息系统审核报告，此项指标每月均为100%，会议决定在下一年度将此指标移除。室间质评项目不合格率（质量目标为<×%），本年度室间质评项目不合格率为×%，此项指标设置质量目标稍高，会议决定将此指标改为<×%。

4. 文件评审：由于本年度管理层未发生变动，因此所有文件均未发生变化。

5. 投诉的解决：本年度发生投诉一起，当日××科医生告知患者采样地点为×座×楼采血室，采血室排队人员众多，患者再次被告知××患者可以在急诊化验室采集样本，患者又返回×座急诊化验室采样，患者家属投诉检验科不能及时采样致使患者多走路耽误检测时间，经过认真沟通，患者与检验科管理层达成谅解，希望以此次投诉为戒合理地布局采集样本地点，方便患者。

6. 外部评审：本年度×月××日检验科接受了由CNAS委派的评审组ISO 15189现场评审，并于×××年×月××日顺利取得了CNAS ISO 15189认可。

7. 员工建议沟通及改进建议情况：本年度于××××年×月××日开展一次管理层与全体员工的面对面沟通，主要反映的问题有：科内继教效果不佳，外出学习机会不多等，对于此类问题在科主任及继续教育主管的讨论下已经进行了整改，要求培训时全部人员进行笔记记录，课后由主讲人进行打分，每季度进行一次规范的培训考核，以此来反映培训的效果；另外，科主任负责通知员工外部培训及会议的信息，并在科室群中进行公布，以便更多的人员能够学习外部的先进理念及学术经验。

8. 服务方及供应商的评价情况：××××年供应商并未发生改变，经营及试剂耗材三证经核查均在有效期内。××××年××省××生物医学技术有限公司将并入国药集团，请科主任密切关注相关信息及时通报。

9. 申请、程序和样品要求适宜性的定期评审情况：××××年×月份检验科开展了针对检验样本申请、检测程序、样本要求适宜性的评审，经过评审认为：① 检验项目的设置稍有复杂，部分检测项目还存在重复设置现象，② 检测程序主要为厂家配套试剂及检测程序大多部分项目能够满足溯源要求，③ 样本采集要求能够满足检测的样本用量，暂不做调整。

请各专业组组长及信息系统主管负责对检测项目进行细致的梳理，对重复设置的检测项目进行清理。

10. 实验室信息系统情况：×××年末检验科引进安装了××检验管理系统，计划×××年开始对检验科人员、文件及相关模块进行信息化管理。

11. 安全及防护方面情况：××××年×月完成了由属地卫健委组织的二级生物实验室备案工作。××××年共完成科内生物安全培训×次，演练1次。本年度未发生职业暴露（见相关记录）。

12. 风险识别、管理和控制情况：本年度进行了一次风险评估，形成一份风险评估报告，针对报告中提到的风险点进行了科内公示，以便引起全科工作人员的重视，防止风险的发生。

13. 仪器设备管理及检定校准情况：××××年购进××免疫分析仪、××荧光免疫分析仪、××××化学发光分析仪、××流式细胞仪、××酶标仪等设备，根据鉴定校准计划，由设备管理员组织进行了一系列的设备检定校准工作，目前为止基本完成设备校准活动。

14. 试剂耗材的管理情况：本年度未发生试剂耗材过期现象，未发生试剂耗材不良事件、试剂耗材三证均在有效期。在本年度每月进行试剂盘点及冰箱的除冰工作，有效地保证了检验科日常工作对试剂存储的需要。

15. 人员培训及继续教育情况：本年度检验科共开展科内继续教育××余次，内容涉及质量管理体系文件、生物安全培训、专业知识培训等内容，科室人员继续教育全部合格。本年度轮岗一次，涉及人员有×××、×××、×××，以上人员均完成相关培训、考核及评估工作。

16. 文件管理情况：本年度由于管理层未发生变更，所有文件均未变化。

（续表）

17. 日常质量监督情况：本年度质量监督小组每月开展监督一次，主要发现问题有① 部分标识不完全；② 不合格标本记录不及时；③ 危急值报告不及时等问题。发现的问题均已及时改进或正在改进中。

18. 用户的反馈，包括用户的期望、满意程度和需求及服务质量评价：本年度开展患者满意度调查一次，总体满意度达×××％，对检验科最近一年的变化及改进予以肯定，表示满意；患者提出的建议主要集中在检验报告获取不方便的问题上。针对此问题，管理层均已着手进行整改并已取得初步成效。

19. 各专业组组长：

1）临检组：××××年×××检测设备等。室内质控及室间质控结果均满意，各项设备均按计划开展了校准及检定工作。

2）生化组：××××年×××检测设备等。各设备均已按计划开展了校准工作。室间质控结果均合格。即将开展各设备的性能验证工作。

3）免疫组：××××年×××检测设备等。室内质控及室间质控结果均较满意。接下来免疫组将积极开展新项目，并与临床积极沟通，以便满足临床工作的需要。

三、结论

检验科通过最近一年的质量管理体系的运行，尤其是在×月份通过 CNAS ISO 15189 认可之后，在质量管理体系及其有效性方面进行了一系列得持续改进，在检验质量方面取得了明显的改进和提高，得到了越来越多临床医师及患者的认可。事实证明检验科的质量方针及目标是适宜的，本检验科的质量管理体系对时刻变化的内外部环境有了一定的适应性，在运行中取得了良好的效果，是切实有效的。针对本次管理评审，管理层需要对工作人员特别是窗口服务人员的态度进行整顿；由技术负责人负责组织对检验科的项目设置进行梳理；新的一年降低耗占比形式仍然比较严峻，管理层应动员全体人员节约使用耗材，科学使用试剂耗材防止不必要的浪费。

希望检验科全体员工继续努力，为实现检验科的质量方针及质量目标贡献自己的力量。

报告人：×××

7. 附页

7.1　修订历史记录页

序号	版本号	修订号	修 订 内 容	修订人	修订日期
1.					
2.					
3.					
4.					
5.					

7.2·审批记录页（略）。

参考文献

［1］中国合格评定国家认可委员会.CNAS-GL12：实验室和检验机构管理评审指南.2018.
［2］中国合格评定国家认可委员会.CNAS-GL13：实验室和检验机构内部审核指南.2018.

（张晓曦　曹艳菲）

人员管理程序

文件类型: 程序文件	文件编号: ××××-××××	版本号: 第×版	修订号: 第×次修订	第×页, 共×页
编 写 人	×××	编写日期	××××.××.××	
审 核 人	质量负责人	审核日期	××××.××.××	
批 准 人	主任	批准日期	××××.××.××	
发布日期	××××.××.××	生效日期	××××.××.××	
发布部门	检验科	发放范围	检验科各专业室	
修订历史	文件修订历史记录请参见本文附页			

1. 目的

本程序旨在规范检验科的人员管理,保证和提高人才质量,满足检验科对人力资源的需要。

2. 适用范围

本程序适用于检验科质量管理体系涉及的所有人员的管理,规定了各类人员的聘用、培训、监督、授权、监控、劳资、奖惩的全过程控制等,适用于检验科人员的管理工作。

3. 职责

3.1·医院人事部门负责组织对检验科人员的招聘、考核、奖惩、续聘、辞退等工作,并负责办理劳动关系、签订劳动合同、办理社会保险等事宜。

3.2·检验科负责本部门人员能力要求(岗位任职要求),制定以及培训、考核、监督、授权和人员能力监控。

4. 程序内容

4.1·聘用

4.1.1 各专业组根据工作需要提出用人需求,提出招聘人员资格条件,报检验科主任审批后由医院人事部门组织实施。

4.1.2 医院人事部门负责人员招聘的具体组织工作。

4.1.3 医院人事部门负责组织对应聘者的考核。应聘者需进行面试,医务人员还需进行理论考核和实际操作考核。

4.1.4 考核组决定是否聘用应聘人员。

4.1.5 医院人事部门对确定聘用的人员安排入职体检。体检合格者按照相关规定确定聘用人员的岗位和工资标准。

4.1.6 医院人事部门对聘用的人员进行岗前培训,使工作人员了解医院的职能、组织机构、用工制度及有关规定等,培训后应予以记录,填写《人员培训/考核情况表》。

4.1.7 试用期结束时由检验科对聘用者进行考核,填写《聘用人员试用期考核与聘用审批表》。

4.1.8 考核合格并经院领导批准聘用者由人事部门办理聘用手续。考核不合格者由人事部门结清试用期工资后予以辞退。

4.1.9 人事部门负责验证正式聘用人员的身份证、学历证、职称证、执业证、计生证和体检表等。

4.1.10 人事部门按《中华人民共和国劳动法》和《中华人民共和国劳动合同法》等有关规定,负责办理聘用人员劳动关系,签订劳动合同,办理社会保险等。

4.1.11 人事部门建立聘用人员档案。档案资料包括:人员资料登记表、职称证、执业证、注册证、身份证、毕业证等证书复印件以及体检表、聘用记录、培训记录等。非医护人员可以没有职称证、执业证、注册证。退休返聘人员另需退休证和社会保险卡。

4.1.12 聘用人员流程图

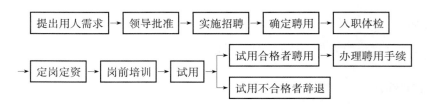

4.2·培训考核及其效果评价

4.2.1 新职工在上岗前必须接受相应的培训。岗前培训分两种,一种是医德医风岗前培训,由医院人事部门等部门组织,负责介绍医院历史、医院文化、服务理念、规章制度、信息体系、技术体系、业务体系、服务体系等内容,以及进行军训及礼仪、拟上岗所需的行为规范培训。另一种是实验室上岗前的岗前培训,具体由检验科执行。

4.2.2 实验室应根据所建立的标准,评估每一位员工在适当的培训后,执行所指派的管理或技术工作的能力。应定期进行再评估。必要时,应进行再培训。

4.2.2.1 直接观察常规工作过程和程序,包括所有适用的安全操作。

4.2.2.2 直接观察设备维护和功能检查。

4.2.2.3 监控检验结果的记录和报告过程。

4.2.2.4 核查工作记录。

4.2.2.5 评估解决问题的技能。

4.2.2.6 检验特定样品,如先前已检验的样品、实验室间比对的物质或分割样品。

4.3·人员监督:检验科应对不能独立开展工作的人员(包括暂未被授权的人员、实习的人员、在培人员)和临时性人员执行监督,使这些人员的工作始终处于指导和监督中。负责监督的人员应有执行相关工作的能力,一般是谁负责指导,谁落实监督;适用时,做好记录或确认。日常监督记录在检查、检验原始记录表中,以监督人员前面进行确认;特殊监督(如人员初始能力确认、全流程活动或检查/检验监督)活动后填写《人员能力监督/监控记录表》。

4.4 · 授权

4.4.1 检验科在对人员能力进行确认后,应对特定人员进行授权,这些人员只有获得授权才可以从事相关工作。特定人员包括从事检验或校准的人员、操作特定仪器设备的人员、检验结果审核人员、符合性声明人员、偏离批准人员、做出评价和说明的人员[质量负责人、技术负责人、内部审核人员]、医生、护士、药剂师等。以上人员经过资格确认和技能考核合格,并确定其能力后,由检验科管理层授权上岗。特殊的报告、证书签发人员由上级主管部门授权或进行备案(如健康检查证明书或 HIV 阳性报告),授权上岗的日期和能力确认的日期应记录在案。间隔一定时间重新上岗的人员需要重新评估。

4.4.2 人员获得授权后,如进行人员调动(临时调动的除外)、离职等情况,该员工授权自动终止。

4.5 · 人员能力监控

4.5.1 人员能力监控方式与方法

4.5.1.1 监控方式:包括随时性监控和定期监控。随时性监控是在日常工作中随时或临时进行的,一般包括上级人员对下级人员、检验结果的审核人员对检验人员、老职员对新职员、上一级技术职称人员对下一级技术职称人员、质量管理人员对技术人员进行的人员能力监控。定期监控是指各部门有组织按计划进行的人员能力监控活动,对于定期的人员能力监控应按制定的计划或方案执行。

4.5.1.2 监控方法:通过质量控制结果,包括盲样测试、实验室内比对、能力验证和实验室间比对结果、现场监督实际操作过程、核查记录等方式对人员能力实施监控。

人员能力监控活动中发现的问题,经确认为不符合工作后,按《不符合管理程序》执行。

4.5.2 人员能力监控计划的制定和实施

监控员每年年初制订出各自《人员能力监督/监控计划表》上报质量负责人,并根据附录二《人员职位说明》的要求开展工作,监控活动后填写《人员能力监督/监控记录表》。

4.5.3 监控要求

4.5.3.1 当监控发现人员违反检验标准或作业指导书,以及其他违反质量管理体系文件规定的行为,能够现场纠正的,监控员应要求被监督人立即纠正;当不符合情况有可能再次发生或已经构成不合格工作时,监控员应立即向质量负责人报告,质量负责人应立即启动《不符合管理程序》,相关部门组织对不合格情况进行调查,并采取适当的纠正措施。

4.5.3.2 人员能力监控中发现潜在的不符合时,监控员应向质量负责人报告,质量负责人应按照《实验室质量风险评估管理程序》的规定,组织采取预防措施。

4.6 · 记录:对人员技术档案、人员授权、人员监督、试用期满考核、续聘、辞职等应予记录。记录由医院人事部门保存。所有记录必须按《记录管理程序》进行控制。

5. 支持性文件

5.1 · ××-××××-××××《不符合管理程序》。

5.2 · ××-××××-××××《记录管理程序》。

5.3 · ××-××××-××××《人员资质和档案管理程序》。

5.4 · ××-××××-××××《实验室质量风险评估管理程序》。

6. 附页

6.1 · 修订历史记录页

序号	版本号	修订号	修 订 内 容	修订人	修订日期
1.					
2.					
3.					
4.					
5.					

6.2 · 审批记录页（略）。

参考文献

［1］中国合格评定国家认可委员会.CNAS－CL02：医学实验室质量和能力认可准则.2012.

［2］中国合格评定国家认可委员会.CNAS－CL01：检测和校准实验室能力认可准则.2018.

［3］中国合格评定国家认可委员会.CNAS－WI14－01C1 医学实验室质量和能力认可评审工作指导书.

［4］中国合格评定国家认可委员会.CNAS－CL01－G001：CNAS－CL01《检测和校准实验室能力认可准则》应用要求.2018.

（何　晖　孙　旭）

人员资质和档案管理程序

文件类型: 程序文件	文件编号: ×××-××××	版本号: 第×版	修订号: 第×次修订	第×页, 共×页
编写人	×××	编写日期	××××.××.××	
审核人	质量负责人	审核日期	××××.××.××	
批准人	主任	批准日期	××××.××.××	
发布日期	××××.××.××	生效日期	××××.××.××	
发布部门	检验科	发放范围	检验科各专业室	
修订历史	文件修订历史记录请参见本文附页			

1. 目的

规范各岗位人员资质和人事档案的管理,保证档案的完整、真实和保密,便于高效有序的查阅档案。

2. 适用范围

本程序适用于各岗位人员的资质管理和人员纸质、电子人事档案的管理。

3. 职责

3.1·质量主管负责建立岗位人员的任职及资质要求。

3.2·文件管理员负责人员档案的管理。

4. 程序内容

4.1·人员资质

4.1.1 质量主管建立相应岗位人员的工作职责描述书,其包括教育背景、培训、经历、所需专业技能证明及岗位职责等。

4.1.2 各岗位任职人员的从业资质必须满足国家、区域、地方法规及公司运行要求,如特殊岗位工作人员还需取得相应的外部上岗证(如抗 HV 抗体筛查、分子诊断实验室等)。

4.2·人事档案管理

4.2.1 人事档案管理要求

4.2.1.1 任何部门及个人不得擅自涂改、仿造、占有、损坏、销毁及丢失档案,否则将给予相应处分或处罚,并保留追究其法律责任的权利。

4.2.1.2 人事档案资料必须真实、准确、完整。

4.2.1.3 文件管理员对人事档案资料进行整理分类和日常保管,并及时归档,确保档案的安全保密。

4.2.2 人事档案的内容:所有人员的人事档案记录应随时可供相关人员利用,记录至少包括以下内容:① 身份证的复印件;② 教育和专业资质、证书或执照复印件(学历证书、学位证书、医师资格证书、医师执业证书、卫生专业技术资格证书）；③ 工作经历；④ 岗位描述；⑤ 新员工入岗前介绍；⑥ 当前岗位的培训；⑦ 能力评估；⑧ 继续教育；⑨ 员工表现评估；⑩ 事故报告和职业危险暴露记录；⑪ 免疫状态。

4.2.3　人事档案收集与整理

4.2.3.1　新进人员的人事档案须于办理入职手续后一个月内，由文件管理员将其人事档案收集、整理、分门别类后形成纸质档案和电子档案，并进行归档。

4.2.3.2　文件管理员日常收集员工培训和继续教育记录、员工任命书、岗位授权书、职称证书、异动表、续签合同等材料，分门别类后归入对应的纸质档案和电子档案。

4.2.4　人事档案使用

4.2.4.1　人事档案借阅

4.2.4.1.1　凡借用人事档案查阅的人员必须提出查阅申请，由部门负责人核实理由批准后，方可借阅。借阅的档案必须在规定时间内归还；如确因工作需要延长借阅，应办理续借手续。

4.2.4.1.2　借阅档案的人员应对档案妥善保管、严禁复印，不得遗失、泄密和污损，不准抽调、折卷和转换。

4.2.4.2　出具证明材料：使用人因入党、出国等要求需要档案管理部门出具证明材料时，由文件管理员核实情况后，可以出具证明材料。出具的证明材料经部门负责人校对、审查，再经相关部门审批后，加盖公章方能生效。

4.2.5　人事档案保管期限：人事档案至少保存 6 年，人员离职或退休后保存 6 年。

4.2.6　人事档案销毁

4.2.6.1　文件管理员申请对超过保管期限的档案进行销毁。

4.2.6.2　文件管理员将处理措施提交最高管理者审核并出具处理意见后，交由相关部门进行销毁。

4.2.7　档案室管理

4.2.7.1　档案室应具备六防（防盗、防火、防光、防潮、防虫、防尘）条件，并保持该防护设施的正常有效。

4.2.7.2　文件管理员负责对档案设施及环境进行日常检查，发现异常情况立即采取措施，以确保库存档案的安全。

5. 支持性文件

5.1·××××–××××《人员档案》。

6. 附页

6.1·修订历史记录页

序号	版本号	修订号	修 订 内 容	修订人	修订日期
1.					
2.					

（续表）

序号	版本号	修订号	修 订 内 容	修订人	修订日期
3.					
4.					
5.					

6.2 · 审批记录页（略）。

参考文献

［1］中国合格评定国家认可委员会，CNAS－CL02：医学实验室质量和能力认可准则.2012.

［2］中国合格评定国家认可委员会，CNAS－CL01：检测和校准实验室能力认可准则.2018.

［3］中国合格评定国家认可委员会，CNAS－WI14－01C1 医学实验室质量和能力认可评审工作指导书.

［4］中国合格评定国家认可委员会，CNAS－CL01－G001：CNAS－CL01《检测和校准实验室能力认可准则》应用要求.2018.

（何　晖　孙　旭）

设施和环境管理程序

文件类型: 程序文件	文件编号: ××××-××××		版本号: 第×版	修订号: 第×次修订	第×页, 共×页
编 写 人	×××		编写日期	××××.××.××	
审 核 人	质量负责人		审核日期	××××.××.××	
批 准 人	主任		批准日期	××××.××.××	
发布日期	××××.××.××		生效日期	××××.××.××	
发布部门	检验科		发放范围	检验科各专业室	
修订历史	文件修订历史记录请参见本文附页				

1. 目的

为有效地控制检验场所的设施和环境条件,使其满足技术规范规定的要求,对检验结果无不良影响,确保结果准确、有效、可靠。

2. 适用范围

适用于检验科所有的检验工作场所。

3. 职责

3.1·技术负责人负责环境控制管理工作的领导;组织检验中所需环境要求的标准制订,并批准。负责协调设施的配备及实施情况的控制、验证。

3.2·专业组人员负责设施及环境条件的监测、记录及内务整理。

4. 程序内容

4.1·设施和环境条件要求的制定

4.1.1 专业组根据检验项目及相关的标准、规程与规范要求,制定各检验项目有效工作时所需的设施及环境条件要求,报技术负责人批准后交院后勤保障部门协调资源实施。

4.1.2 对影响检验和校准结果的设施和环境条件的技术要求制订成《设施和环境条件要求一览表》。

4.1.3 实施安全风险评估,如果设置了不同的控制区域,制定针对性的防护措施及相应的警示。

4.2·实验室的空间布局

4.2.1 主任根据各专业工作性质,在不影响工作质量、质量控制程序、人员安全和对患者的医疗服务的情况下,确定工作空间是否充分。否则,向医院申请更多的空间。

4.2.2 主任组织人员按检验工作有效运行的宗旨进行设计,使工作人员感到合理、舒适,同时有措施将伤害和职业性疾病的风险降到最低,并保护患者、员工和来访者免于受到某些已知危险的伤害。

4.2.3 在提供原始标本采集设施的地方,在尽量优化标本采集条件的同时,考虑患者的行动能力、舒适及隐私,特别对残障人员、孕妇、儿童、老人的关爱。

4.2.4　患者标本采集设施应将接待/等候和采集区分隔开。同时,标本采集设施也需满足国家法律法规或者医院伦理委员会对患者隐私保护的要求。

4.2.5　相邻区域之间如有不相容的业务活动,应采取有效分隔,防止交叉污染。各隔离区域须标识明确,如微生物实验室、HIV 初筛实验室等。

4.2.6　检验区的能源、光照、通风、供水、废弃物处置设施以及环境条件应满足确检验的要求。

4.3·设施和环境条件的配置和监控

4.3.1　凡规范、规程有要求,或对标本、结果有影响,或对员工的健康有影响的检测区,检验医学科应监测、控制和记录环境条件,特别对光、无菌、灰尘、有毒有害气体、电磁干扰、辐射、湿度、电力供应、温度、声音、振动水平和工作流程等予以重视,以确保这些因素不会使结果无效或对所要求的检验质量产生不利影响。必要时应停止检验,待恢复正常后再重新进行检验工作。

4.3.2　依据用途(如试剂用水、免疫分析仪用水)制定适宜的水质标准(如电导率、微生物含量等),并定期检测。

4.3.3　操作人员严格按要求进行监控和记录,当发现不符合检验标准时,及时进行调整以满足要求。

4.3.4　必要时,可配置不间断电源(UPS)和(或)双路电源以保证关键设备(如需要控制温度和连续监测的分析仪、培养箱、冰箱等)的正常工作。

4.3.5　当突然停电、停水或电源不正常时,检验人员依实际情况,必要时停止检验工作,关闭设备电源,并通知相关部门,待恢复正常后再进行正常工作。

4.3.6　当检验设施发生故障时,应及时报告,由医学装备部及时协调人员负责修复。

4.4·环境条件的监测

4.4.1　专业组对开展检验时的环境条件进行监测并记录。

4.4.2　用以保存临床标本和试剂的设施应设置目标温度和允许范围,并记录。

4.4.3　当有湿度或温度要求的区域,放置经过校准的温湿度计。工作人员每天按要求记录室内温度和湿度是否满足检验条件。不在检验要求范围时,需要加以纠正。当环境条件无法纠正时,必须报告主任处理。工作人员需要对不符合项进行相应的处理。

4.4.4　工作场地应保持充足的照明,达不到要求时由组长协调解决,以保证工作环境质量。

4.4.5　环境条件影响到检验结果时,检验人员应停止检验,并向专业组组长报告,以采取有效措施保证检验程序的有效进行。当影响到已发出的报告时,立即通知服务对象,并报告质量负责人,按《不符合管理程序》处理。

4.4.6　特殊实验室(HIV 初筛实验室、微生物实验室等)按其相关标准执行。

4.5·实验室的安全执行《实验室生物安全管理程序》。

5. 支持性文件

5.1·××××-××××《不符合管理程序》。

5.2·××××-××××《实验室生物安全管理程序》。

5.3·××××-××××《外来人员进入检验区登记表》。

5.4·××××-××××《设施和环境条件要求一览表》。

5.5·××××-××××《设施与环境监测失控登记表》。

6. 附页

6.1·修订历史记录页

序号	版本号	修订号	修 订 内 容	修订人	修订日期
1.					
2.					
3.					
4.					
5.					

6.2·审批记录页(略)。

参考文献

[1] 中国合格评定国家认可委员会.CNAS-CL02:医学实验室质量和能力认可准则.2012.

[2] 中华人民共和国卫生行业标准.WS/T 574-2018 临床实验室试剂用纯化水.2018.

[3] 中国合格评定国家认可委员会.CNAS-CL05-A002:实验室生物安全认可准则对关键防护设备评价的应用说明.2018.

[4] 中国合格评定国家认可委员会.CNAS-RL05:实验室生物安全认可规则.2016.

[5] 中国合格评定国家认可委员会.CNAS-CL05:实验室生物安全认可准则.2009.

(赵鸿梅　管仲莹)

设备管理程序

文件类型： 程序文件	文件编号： ××××-××××	版本号： 第×版	修订号： 第×次修订	第×页， 共×页
编 写 人	×××	编写日期	××××.××.××	
审 核 人	质量负责人	审核日期	××××.××.××	
批 准 人	主任	批准日期	××××.××.××	
发布日期	××××.××.××	生效日期	××××.××.××	
发布部门	检验科	发放范围	检验科各专业室	
修订历史	文件修订历史记录请参见本文附页			

1. 目的

本程序旨在规范设备的验收、标识、校准、维护、维修和记录管理等过程，保证实验室具备提供服务所需的全部设备且均处于良好的工作状态。必要时，实验室应更换设备，以确保检验结果质量。仪器设备管理应贯彻以预防为主、维护保养和合理使用并重的方针，充分发挥其效能，实现仪器设备管理的科学化。

2. 适用范围

本程序适用于检验科所有设备的规范化管理，包括仪器的硬件和软件、测量系统和实验室信息系统。如实验室需要使用非永久控制的设备（如租用设备）或在相关或移动设施中由实验室授权的其他人员使用的设备，实验室管理层也应确保其符合准则的要求。

3. 职责

3.1·医院设备科负责实验室设备的配置、采购、验收、维修、报废等审批管理工作。

3.2·科室管理层负责制定设备的申购和报废、检定和校准计划，并提交医院相关职能部门审批。

3.3·技术负责人负责仪器设备管理的检查、督导，设备发生较大故障时负责与厂家工程师联系，或上报医院设备科。

3.4·科室的设备主管和各专业组的设备管理员具体负责设备的验收、标识、维护、维修、校准和档案管理，以及设备供应商和校准服务单位的评价。

3.5·各专业负责人负责对设备使用人员进行培训、授权，负责编写仪器标准操作规程，负责仪器设备的定期性能验证或性能评价。

3.6·经授权的设备使用人员负责设备的周期性维护保养并记录，负责设备使用和去污染。

4. 程序内容

4.1·设备验收试验：设备验收是了解仪器设备技术性能、建立原始档案的过程。仪器设备的验收包括核对凭证、实物点验、性能验证、配备标识等几个环节。一般由医院设备科、各专业组组长和设备管理员,以及厂家工程师共同完成。

4.1.1　设备使用前的性能验证:实验室应在设备使用前验证其能够达到制造商标称的性能,并符合相关检验的要求。相应记录由技术负责人审核、科主任审批后存档。当设备脱离实验室的直接控制时,实验室应保证在其返回实验室使用之前验证其性能。性能验证方法见《检验程序验证和确认管理程序》。

4.1.2　设备标识管理:通过验收的设备要及时建立唯一标签、标识或其他识别方式。检验科的每件仪器设备均应有唯一性标签或标识,并放置或粘贴在仪器设备的醒目处。标签的内容包括:设备统一编号、设备名称、型号、责任人、启用日期、校准日期和校准单位、设备状态等,见附录6.1。需要注意的是:设备编号由检验科统一编号;不同颜色的标识卡分别代表不同的设备状态(绿色标识卡代表"合格",黄色标识卡代表"准用",红色标识卡代表"停用");校准日期要明确到哪一天,且下一次校准必须在本次校准有效期内完成。

4.1.3　设备编号规则:检验科设备编号由以下3部分组成:第一部分为检验科的代码LJK;第二部分以各实验室名称的拼音首字母缩写组成,如SH——临床生化室;MY——临床免疫室;WSW——临床微生物室;MZ——门诊检验室;BF——病房检验室;JZ——急诊检验室;FZ——分子实验室等;第三部分为设备序号,从001开始编号。

4.2·设备使用说明:实验室应组织人员认真学习设备制造商提供的相关手册和使用指南,并以此为依据编写方便实验室人员使用的仪器类标准操作规程(SOP)文件和简易操作卡和维护卡(同样需要受控),重点关注设备的主要结构、运行条件和环境、操作程序(包括质控程序和校准程序)、维护与保养、维修管理以及安全运行等内容和必要的性能参数。检验过程中应严格按照设备SOP文件进行,禁止违章操作和未经授权的操作,避免误操作和使用超周期的仪器设备。现行有效的作业指导书或设备使用、安全和维护的最新说明,包括由设备制造商提供的相关手册和使用指南应易于获取。

4.3·设备校准和计量学溯源

4.3.1　设备的检定和校准:检验科各专业的设备管理员于每年度的12月份填写《年度实验室设备检定计划和实施记录表》和《年度实验室设备校准计划和实施记录表》,提交科室设备主管汇总,经技术负责人审核后,报科主任审批,并按照以下程序实施。

4.3.1.1　由计量所等机构提供的检定/校准服务。

4.3.1.1.1　每年年初检验科设备主管向医院设备科上报设备检定/校准申请,由市计量所等机构进行的检定和校准由其联系实施单位,确定检定/校准日期,明确各项准备和要求,比如检定机构资质和授权范围的审核、检定量程的标注和校准参数的要求等。

4.3.1.1.2　在规定时间内,科室的设备主管以及各实验室的设备管理员负责组织收集需检定/校准设备,积极配合本项工作的完成,不得影响正常工作的开展。

4.3.1.1.3　设备主管和设备管理员需进行检定/校准结果的审核(CNAS-CL06;"检定证书"通常包含溯源性信息,如果未包含测量结果的不确定度信息,应索取或评估测量结果的不确定度),并填写实施记录。

4.3.1.1.4　设备使用人员须注意修正因子的使用。

4.3.1.2 由设备生产商工程师提供的校准服务。

4.3.1.2.1 对设备外部校准(厂家校准)的基本要求(参考 YY/T 0654－2008 全自动生化分析仪国家标准)如下。

1) 加样系统：主要包括三部分：样品盘、试剂盘、取样装置(样品针、试剂针)。要求制造商至少对样品针、试剂针加样量的准确度、精密度等进行直接或间接校准检测。

2) 检测系统：主要包括光源(卤素钨丝灯、氙灯)、比色杯(干化学除外)、单色器(干涉滤光片/光栅)、检测器(光电倍增管/列阵固态光敏二极管)。可根据制造商出厂要求性能进行检测，至少体现光路校准、杂散光、零点漂移(杯空白)、吸光度稳定性等相关检测(适用时)。

3) 温控系统：主要包括比色杯、反应杯、反应盘、试剂舱等有关恒温装置。要求工程师用已校准的探针式温度计进行现场检测，要有实验室工作人员现场见证并在温度记录单上签字。设备如配置加热恒温模块等，如 PCR 扩增仪，还须监测加热、降温时间，孔间或通道间温度均一性，监测有无边缘效应等。

4) 冲洗系统：如设备有冲洗系统或装置，还要体现设备冲洗能力，即检测携带污染率，内容涵盖样品针、试剂针、比色杯。

4.3.1.2.2 基本工作程序如下。

1) 每年年初检验科设备主管明确需要由生产厂家提供的设备较准及频次，并通知各实验室设备管理员积极联系和参与，在规定的时间内完成。

2) 各实验室设备管理员须对厂家提供的设备校准进行审核，包括审核其设备校准程序、校准人员资质证明材料、所用标准温度计、标准称量器具等的年检证明、所用参考物质/标准物质的合法性，应积极参与校准过程，审核原始记录，保证试验的真实可信，并审核校准报告，签字并填写实施记录。

3) 设备主管负责审核校准报告和原始记录，汇总后提交技术负责人，作为管理评审的输入内容。

4.3.1.3 检验科制定了对温度计进行内部比对(不是内部校准)的标准操作程序，技术负责人和设备主管要对实施内部比对的人员进行必要的培训和考核。基于人员资质和设施设备现状，暂不进行内部校准。

4.3.2 计量学溯源

4.3.2.1 保持计量学溯源链的完整：技术负责人负责填写检验科定量检测项目的量值溯源一览表，内容包括检测设备、试剂和校准品信息，以及可溯源的参考方法和(或)参考物质(计量学溯源性应追溯至可获得的较高计量学级别的参考物质或参考程序)。为保证检验质量，实验室管理层应尽量保证使用原装配套的检测系统，即仪器、试剂和校准品/标准品来自同一个厂家，厂家能够提供量值溯源证据，只要使用未经修改的制造商检验系统和校准程序即能实现检测结果的计量学溯源。对某些开放的检测平台(如某些生化分析仪)，则至少应保证该试剂可以用于该类型/型号的设备[试剂说明书和(或)注册证有明确说明]，并具备配套的产品校准品(而非工作校准品)，从而实现检测结果的计量学溯源。校准品说明书内容应作为项目类 SOP 文件中关于设备校准部分的重要内容。

当计量学溯源不可能或无关时（如检测设备、试剂、校准品均来自不同生产厂家），需要应用其他方式提供结果的可信度，包括但不限于以下方法（CNAS－CL02：2012 5.3.1.4）：使用有证标准物质（或参加正确度验证计划）；经另一程序检验或校准（最好与经过 CNAS 认可的、使用配套试剂且其 PT/EQA 合格的同一检测系统进行室间比对，否则可比性较差）；使用明确建立、规定、确定了特性的并由各方协商一致的协议标准或方法。但是，即使非配套检测系统能够获得正确度评价和可信性验证，该检测系统作为自建检测系统，还需要实验室进行性能确认而非验证（见性能确认程序）。

4.3.2.2 检测系统的校准（或称定标）：校准与检测系统校准有很大差异，对于临床化学检测而言，检测仪器校准仅仅指生化分析仪的校准，而各生化项目的校准相当于检测系统的校准，包含了仪器、试剂、校准品等一系列可影响检测结果的因素。检测系统校准/定标的频次和时机应按照以下进行。

4.3.2.2.1 按照试剂/校准品说明书要求的定标频次。实验室在使用过程中，如发现校准曲线稳定性不佳，可缩短校准间隔周期；如果在检验过程中，发现校准稳定性较好，拟延长校准周期，则需进行评估。延长定标周期的评估办法本质是评估正确度的偏倚，注意保留完整评估记录，包括原始记录。

4.3.2.2.2 如果制造商未标注项目校准周期，一般最低要求是至少每 6 个月 1 次，如果发现试剂稳定性不佳，则需要进一步摸索适合的周期。

4.3.2.2.3 其他：仪器的温控、加样、检测系统经过较大维修、配件更换或缓冲液等试剂升级时需要进行定标；不同批号试剂之间存在差异，在新批号试剂使用前必须进行定标；室内质控失控提示发生因仪器或试剂问题导致的系统误差（如发生"漂移"）时需要进行定标。

4.4 · 设备维护与维修

4.4.1 设备维护保养：设备应维护处于安全的工作条件和工作状态，包括检查电气安全、紧急停机装置（如有），以及由授权人员安全操作和处理化学品、放射性物质和生物材料。预防性维护程序是实验室仪器类 SOP 文件的重要内容，应严格遵循制造商说明书的要求，并认真填写设备日常维护记录表格。仪器设备的维护保养根据其工作量的大小和难易程度可分为以下两种类别：

4.4.1.1 例行的维护保养：该项工作是日常性的。仪器设备的保管或使用人员要经常实施清洁、防尘、充电措施，按期加以维护保养。

4.4.1.2 特别维护保养：根据仪器设备的使用情况，在仪器设备运行中，对部分附件（如原子吸收光谱仪的石墨炉装置、雾化装置、空气压缩机等）进行拆卸、修复、清洗、检查、调整等。这项工作应由有经验的专职人员进行，必要时联系供方派人完成。

4.4.2 设备故障维修

4.4.2.1 发现设备出现故障或异常现象时，应立即停止使用并清晰标识。

4.4.2.2 设备故障处理程序：首先要明确设备故障原因，判断属于哪类故障以及可能影响何种性能，如果经确认该故障可以由设备管理员或该设备使用人员修复，报本实验室负责人批准后实施，但原则上不能对设备进行较大拆解，如果实验室人员不能确认故障发生原因，则需立即报技术负责人联系医院设备科或厂家工程师及时维修。

4.4.3 设备修复后性能验证：应确保故障设备已经修复并验证，表明其满足规定的可接受标准后方可使用。设备修复后性能验证方法和要求不同于检测系统的常规性能验证，一般通过以下程序：

4.4.3.1 进行系统校准/定标，从而保证检测结果的正确度，不致发生漂移或偏移。

4.4.3.2 进行室内质控，保证检测结果的稳定性（精密度）。

4.4.3.3 与其他仪器的检测结果比较，偏差符合 CNAS‐CL02‐A003：2018 附录 A.3 的要求[实验室内分析系统间不定期比对（如设备故障修复后）要求：样品数 $n \geqslant 5$，浓度应覆盖测量范围，包括医学决定水平，至少 4 份样品测量结果的偏差＜1/2 TEa；或小于规定的偏倚]。

4.4.3.4 或通过留样再测结果进行判断，偏差符合 CNAS‐CL02‐A003：2018 附录 A.5 的要求（留样再测判断标准：依据检测项目样品稳定性要求选取长期限样品，$n \geqslant 5$，覆盖测量范围，考虑医学决定水平，至少 4 份样品测量结果的偏差＜1/3 TEa）。

4.4.4 故障发现前检测结果追溯：设备故障修复且性能验证通过后，还需对故障发生到故障被发现这一段时间的检测结果进行评估，必要时需要收回已发出的检验报告并通知临床。查找故障发生的时间点同样重要。一般可采用以下方法。

4.4.4.1 反推法：即从故障发现点开始从后往前推，每次重新检测 5 份标本，按照上述留样再测标准判断对之前检测结果的影响，如果不符合上述标准则需要继续回溯。主要适用于渐进的趋势性变化，如偏移。

4.4.4.2 抽样法：随机或有规律（如抽检 1、11、21……号样本）地抽检该段的样本重新检测，依然采用留样再测的判断标准。

4.4.4.3 全部重做：对检测结果有重大影响时，应对这一阶段的所有标本重新检测。

4.4.4.4 结果分析法：通常针对样本量比较大的综合性医院，且故障主要引起的是系统性偏移，可将可疑时间段的结果分布，与之前的结果分布进行比较，如无显著性差异，则结果可接受。

4.4.5 在设备投入使用、维修或报废之前，实验室应采取适当措施对设备去污染，并提供适于维修的空间和适当的个人防护设备。

4.5·设备不良事件报告

由设备直接引起的不良事件和事故，应按要求进行调查并向制造商和监管部门报告。

4.6·设备记录

为了掌握仪器设备的技术状态，保证检测数据的准确可靠，便于调查和分析检测事故的原因，对仪器设备进行动态管理，并建立完整的档案是非常必要的。实验室除应有全部仪器设备的台账和管理卡片外，还应对每台在用仪器设备建立档案。具体内容包括：① 设备标识；② 制造商名称、型号和序列号或其他唯一标识；③ 供应商或制造商的联系方式；④ 接收日期和投入使用日期；⑤ 放置地点；⑥ 接收时的状态（如新设备、旧设备或翻新设备）；⑦ 制造商说明书；⑧ 证明设备纳入实验室时最初可接受使用的记录。包括设备装箱单、验收清单、验收记录（设备调试报告）等；⑨ 已完成的保养和预防性保养计划；⑩ 确认设备可持续使用的性能记录，包括全部校准和（或）验证的报告/证书复印件，包含日期、时间、结果、调整、接受标准以及下次校准和（或）验证日期；⑪ 设备的损坏、故障、改动或修理。

要特别做好设备的使用情况记录，记录本放在仪器设备附近。每次使用时要认真如实记录使用日期、使用时间、使用前后状态、使用人等，并定期将其归档，便于随时了解仪器设备的状态变化，确定其是否正常。

设备主管定期检查每一台设备的档案内容是否完整，是否及时更新补充。设备记录应按实验室记录控制程序的要求，在设备使用期或更长时期内保存并易于获取。查阅设备档案，包括其检定/校准情况、维护保养情况、维修记录等是室内质控失控原因分析的重要途径，因此设备档案最好在实验室内存放，方便维护和获取。

4.7·设备报废程序：因各种原因（如设备故障且失去维修价值，设备老化严重导致设备校准不合格、系统性能不能满足要求等）导致设备不能使用，需立即更换上"停用"标识，若所在实验室认为该设备失去使用价值，可提交纸质"设备报废申请"，经相关技术负责人审核后，提交科主任审批，按照医院设备报废的程序实施。

5. 支持性文件

5.1·××××-××××《质量手册》。

5.2·××××-××××《外部服务和供应管理程序》。

5.3·××××-××××《检验程序验证和确认管理程序》。

5.4·××××-××××《结果发布管理程序》。

5.5·××-××准-××××《仪器设备日常维护保养记录》。

5.6·××-××××-××××《设备使用登记表》。

5.7·××-××××-××××《大型或贵重设备使用授权登记》。

5.8·××-××××-××××《设备档案卡》。

5.9·××-××××-××××《年度实验室设备检定计划和实施记录表》。

5.10·××-××××-××××《年度实验室设备校准计划和实施记录表》。

5.11·××-××××-××××《仪器校准报告审核单》。

5.12·××-××××-××××《员工培训记录表》。

6. 附录

6.1·《设备标识卡》

×××医院检验科设备标识			
仪器名称	特定蛋白分析仪	仪器型号	××××
所属实验室	免疫室	责任人	×××
仪器编号	JYK－MY－005	启用日期	×××.××.××
校准日期	2018.5.6	下次校准日期	2019.5.5
设备状态	准用	校准实施单位	××××××
联系工程师	×××	联系电话	××××××××××

7. 附页

7.1 · 修订历史记录页

序号	版本号	修订号	修 订 内 容	修订人	修订日期
1.					
2.					
3.					
4.					
5.					
6.					

7.2 · 审批记录页（略）。

参考文献

［1］中国合格评定国家认可委员会.CNAS－CL01－G002：测量结果的计量溯源性要求.2018.
［2］中国合格评定国家认可委员会.CNAS－GL013：量值溯源要求在医学测量领域的实施指南.2018.
［3］中华人民共和国卫生行业标准.WS/T 347－2011 血细胞分析的校准指南.2011.
［4］中华人民共和国卫生行业标准.WS/T 490－2016 临床化学测量系统校准指南.2016.
［5］中华人民共和国医药行业标准.YY/T 0654－2008 全自动生化分析仪.2008.
［6］中国合格评定国家认可委员会.CNAS－CL01－G004：内部校准要求.2018.

（公衍文　张晓曦）

试剂和耗材管理程序

文件类型： 程序文件	文件编号： ×××-××××	版本号： 第×版	修订号： 第×次修订	第×页， 共×页
编 写 人	×××	编写日期	××××.××.××	
审 核 人	质量负责人	审核日期	××××.××.××	
批 准 人	主任	批准日期	××××.××.××	
发布日期	××××.××.××	生效日期	××××.××.××	
发布部门	检验科	发放范围	检验科各专业室	
修订历史	文件修订历史记录请参见本文附页			

1. 目的

本程序旨在规范试剂和耗材的接收、储存、验收、库存管理以及相关记录和标识。保证试剂和耗材的供应和质量，确保检验结果的准确可靠。

2. 适用范围

本程序适用于检验科所有检测试剂（包括质控品、标准品或校准品）和耗材的规范化管理。

3. 职责

3.1·科主任负责所有试剂和耗材申购、报废申请的审批，并提交医院相关职能部门。

3.2·科室仓库管理员和各专业组试剂管理员负责试剂、耗材等申请、验收、出入库管理。仓库/试剂管理员的工作不能由其他人员临时替代，短期休息或休假时应提前将试剂备齐，较长时间离岗（比如2周以上）时由指定的关键岗位代理人临时负责。

3.3·各专业组组长负责本实验室试剂的使用和质量评价，有责任提醒试剂管理员及时订购试剂，保证工作正常进行。监督员负责试剂、耗材管理和使用的监督。

4. 程序内容

4.1·试剂和耗材的接收和储存

4.1.1　试剂的接收和储存

4.1.1.1　所有按计划采购的试剂均应经检验科试剂管理员核查后存入试剂冷藏库，核查内容包括且不限于：① 送货单上的货号、数量、规格和厂家是否与计划一致；② 外包装是否完好，有无破损及泄漏；③ 试剂的有效期是否合适；④ 特殊项目如艾滋病抗体初筛试剂是否有批批检定合格证书；⑤ 是否同时提供试剂/耗材发票等。

4.1.1.2　试剂的储存地点：医院试剂耗材仓库暂不具备充分的储存和处理能力，试剂到货医院仓库库管员通知科室二级库管理员，共同核查并办理医院一级库入库和出库手续，然后到检验科常温库和冷藏库办理二级库入库手续，并按照说明书要求妥善储存，每天按时查看冰箱或常温试剂储存室温控，并做好相关记录。

4.1.2 耗材的接收和储存

4.1.2.1　由科室仓库管理员根据科室常用耗材的库存情况,在医院内网"科室物资管理"软件中提出采购申请,填好购买申请单,注明名称、规格、数量等,网络提交给采供中心,同时打印一份交科室主任签字备案,到医院耗材仓库请领,并负责二级库的入库和使用管理,根据需要保持合理库存,各专业组根据需要及时到科室仓库请领(原则上每周三下午领取)。

4.1.2.2　各实验室试剂管理员应核查耗材的外包装及批号,要求:① 外包装完好密封,无破损及泄漏;② 耗材的有效期应至少大于 3 个月;③ 生产厂家是否与计划相符;④ 规格型号是否与计划相符。

4.1.2.3　耗材应按制造商的要求保存,同时放置高度应至少距离地面 20 cm。

4.2·试剂和耗材的验收试验

4.2.1　试剂的验收试验:对初次使用试剂,或试剂盒的试剂组分或试验过程发生改变,或使用新批号或新货运号的试剂盒之前,应按照各专业领域应用说明的相关要求进行验证,但性能验证的方法不尽相同,对初次使用试剂,以及试剂组分发生改变的试剂,需要按照《检验程序验证和确认管理程序》进行全面的性能验证;仅是批号或货次改变,则按照以下方法进行验证,且要求在同一台设备、同一个时间段内、由同一个人完成。

4.2.1.1　定量试剂:选择覆盖测量浓度的 5 份样品(尽量选取医学决定水平处的浓度),使用不同批号或货号的试剂进行检测,要求 5 份样品测量结果偏差符合 CNAS - CL02 - A003:2018 附录 A.3 的要求[实验室内分析系统间不定期比对(试剂更换,按照系统间比对判断标准)要求:至少 4 份样品测量结果的偏差<1/2 TEa;或小于规定的偏倚]。

4.2.1.2　定性试剂:至少选择 2 份阴性标本(至少 1 份其他标志物阳性的标本)、3 份阳性标本(至少含弱阳性 2 份),使用不同批号或货运号的试剂进行检测,结果均须一致,符合预期。

4.2.1.3　微生物专业试剂:吲哚试剂,杆菌肽,奥普托辛,X、V、XV 因子纸片等应使用阴性和阳性质控物;药敏试验纸片使用标准菌株;染色剂(革兰染色、特殊染色和荧光染色)应用已知阳性和阴性(适用时)的质控菌株;直接抗原检测试剂应用阴性和阳性外部质控。

4.2.2　验收未通过试剂的处理:对于定量试剂,如果有一个以上检测结果不符合要求,实验室须进行扩大验证试验,至少选取 20 份样品,选择的样品浓度应遵循以下原则:覆盖测量范围,尽可能多选择检测结果不合格处的样品浓度范围,并做好相关记录。若 20 份样本中不大于 2 份样本不符合要求即认为质量评价通过。

4.2.3　耗材的验收试验:影响检验质量的耗材也应在使用前进行性能验证,如采血管、离心管和加样枪头等;培养基应使用质控菌株进行无菌试验、生长试验、生长抑制试验(适用时)、生化反应(适用时);一次性定量接种环应每批次抽样验证(方法参见《CNAS - GL028 临床微生物检验程序验证指南》)。

试剂和耗材的性能验证结果需及时反馈至试剂管理员,保留验证记录。发现不合格试剂应及时与供货商联系,协调处理并记录,作为供应商评价和建立"合格供应商名录"的依据。另外,除常规验收外,日常使用过程中如发现试剂或耗材存在可疑质量问题,比如 PT/EQA

成绩不佳、室内质控的变异系数不合格,且可能与试剂质量相关等,也应作为试剂质量评价的重要方面。

4.3·试剂和耗材的库存管理

4.3.1 试剂和耗材的入库:试剂耗材到达实验室验收合格后,由科室仓库管理员负责入库试剂信息的录入、条码(流水号)的打印和粘贴。对有完整条码信息的试剂直接扫码录入信息并产生流水条码;对只有部分条码信息的试剂扫码录入部分信息,缺失信息手工录入,产生流水条码;对没有条码信息的试剂应手工录入完整信息并产生流水条码。保证每一试剂的每一独立包装外显要位置均粘贴其唯一流水条码,其信息至少应包括试剂名称、规格、有效期、入库日期等。

4.3.2 试剂和耗材的领用:规定各专业组试剂管理员一般在每周一和周五的上午 11:30 以前将本专业组所需试剂种类和数量等信息通过库存管理软件提交给科室仓库管理员,仓库管理员按照申请提前准备,试剂管理员下午 3:00 以后到科室仓库领取试剂,双方共同扫码出库后在申请单上签字确认(一式两份,仓库留一份、实验室留一份)。管理软件具备试剂最低限提醒、保质期预警及出入库统计功能,仓库管理员注意提醒相应实验室,以免影响正常工作开展或造成不必要的浪费。

4.3.3 库存管理:仓库管理员每周盘库一次,并打印各实验室库存试剂清单,科主任签字后保存。如发现问题及时与其使用实验室或采购中心联系解决。试剂过期报废需填写《试剂报废申请表》。

4.3.4 化学危险品的入出库及领用记录有专用表格,应及时认真填写。

4.3.5 质控品、校准品的入出库管理同试剂。

4.4·试剂和耗材的使用说明:试剂(包括质控品、校准品)说明书是试剂注册的重要内容,一般包含批号、生产日期和有效期、用途、标本种类和容器要求、注意事项、性能参数、生物参考区间、干扰因素、临床意义等内容,是检测系统性能验证的重要依据,也是项目类 SOP 文件内容的主要来源。科室应将所有试剂及关键耗材的说明书作为外部文件进行控制,发生变化时应及时进行更新。检验人员应对其足够重视,存放于方便取阅的位置,便于随时仔细阅读研究。

4.5·试剂和耗材的不良事件报告:由试剂或耗材直接引起的不良事件和事故,应按要求进行调查并向制造商和相应的监管部门报告。

4.6·试剂和耗材的记录

4.6.1 试剂和耗材的记录:各专业组试剂管理员应保存影响检验性能的每一试剂和耗材的记录,包括但不限于以下内容:① 试剂或耗材的标识;② 制造商名称、批号或货号;③ 供应商或制造商的联系方式;④ 接收日期、失效期、使用日期、停用日期(适用时);⑤ 接收时的状态(例如:合格或损坏);⑥ 制造商说明书;⑦ 试剂或耗材初始准用记录;⑧ 证实试剂或耗材持续可使用的性能记录。

4.6.2 自配试剂:检验科根据实际工作的需要,可能会有少量的配制试剂及自制试剂。该种试剂的配制方法应在标准操作规程(SOP)中加以说明,并做好相关记录,还应包括制备人、制备日期、规格、储存要求及有效期等,并在配制或自制试剂容器上贴上标签。

自制质控品应符合标准样品的基本要求,除对溯源性和不确定度不做要求外,它们相应的特性应充分均匀和稳定。均匀性水平应小于预期测量过程的标准偏差,或小于一个固定的评判值,此值与实验室性能评价或实验室结果"正常"可接受的要求相对应。自制质控品的稳定性应至少覆盖预期的应用周期。具体方案参见 CNAS-GL005《实验室内部研制质量控制样品的指南》。

5. 支持性文件

5.1 · ××××-××××《质量手册》。

5.2 · ××××-××××《记录管理程序》。

5.3 · ××××-××××《外部服务和供应管理程序》。

5.4 · ××××-××××《检验方法验证和确认程序》。

6. 附页

6.1 · 修订历史记录页

序号	版本号	修订号	修 订 内 容	修订人	修订日期
1.					
2.					
3.					
4.					
5.					

6.2 · 审批记录页(略)。

参考文献

[1] 中国合格评定国家认可委员会.CNAS-GL005:实验室内部研制质量控制样品的指南.2018.

[2] 中华人民共和国卫生行业标准.WS/T 574-2018 临床实验室试剂用纯化水.2018.

(公衍文 张晓曦)

检验前过程管理程序

文件类型: 程序文件	文件编号: ×××-×××	版本号: 第×版	修订号: 第×次修订	第×页, 共×页
编 写 人	×××	编写日期	××××.××.××	
审 核 人	质量负责人	审核日期	××××.××.××	
批 准 人	主任	批准日期	××××.××.××	
发 布 日 期	××××.××.××	生效日期	××××.××.××	
发 布 部 门	检验科	发放范围	检验科各专业室	
修 订 历 史	文件修订历史记录请参见本文附页			

1. 目的

制定检验前管理文件,规范和控制检验前过程,确保检验申请的正确性和完整性,提供合格、有效的样品。

2. 适用范围

临床各科室、检验科各专业组及标本接收部门。

3. 职责

3.1·检验科主任负责批准《样品采集手册》,批准标本拒收标准。

3.2·临床医师负责检验的申请,申请单的格式由实验室管理层与临床科室及医院相关管理部门沟通后确定。

3.3·质量负责人负责监督和管理样本采集的质量,组织《样品采集手册》的编写。《样品采集手册》应包括标本采集前病人的准备、各种标本采集容器的使用、各种标本的采集、标本的包装、运送、处理、保管及抗凝剂的使用等相关内容,正确指导临床。

3.4·专业组组长负责制定本组样本采集、运输、验收、处置及保存等管理程序,负责标本接收与拒收管理程序的落实和执行。

3.5·医护人员、检验人员负责指导患者如何正确留取标本。

3.6·门诊采血人员以及病房护理人员负责临床标本的采集,特殊标本由临床医生采集。

3.7·物流人员负责标本的运输,负责标本初步验收及相关记录,相关检验人员负责标本在实验室内的传输,负责接收后问题标本的处理。

3.8·经过培训的保洁人员负责储存到期后废弃样本的处理。

3.9·安全主管根据检测项目制定标本运输要求,负责人员的生物安全培训和考核,负责监督标本采集、运输和处置过程中的生物安全。

4. 程序内容

4.1·检验申请单包括足够的患者和申请医师的信息及相应的患者临床资料。检验申请单是检验科最重要的合同性文件之一,有固定的格式要求,其内容既满足患者或医护人员的需要,也要符合国家行业的相关规定,并符合《服务协议管理程序》要求,执行服务协议的相关程序。

4.2·检验申请单(电子或书面的)应留有空间以填入下述(但不限于)内容。

4.2.1 患者身份识别,包括性别、出生日期、患者地点/详细联系信息、唯一标识。唯一识别可包括字母和(或)数字的识别号,例如住院号或个人保健号。

4.2.2 医师、医疗服务提供者或其他依法授权的可申请检验或可使用医学资料者的姓名或其他唯一识别号,以及报告的目的地和详细联系信息。

4.2.3 原始样品的类型,以及原始解剖部位(相关时)。

4.2.4 申请的检验项目。

4.2.5 与患者和申请项目相关的临床资料,用于检验操作和解释检验结果目的;检验操作和解释检验结果需要的信息可包括患者的家系、家族史、旅行和接触史、传染病和其他相关临床信息,还可包括收费信息、财务审核、资源管理和使用的审核。患者宜知晓收集的信息和目的。

4.2.6 原始样品采集日期,采集时间(相关时)。

4.2.7 样品接收日期和时间,申请单的格式(如电子或纸质)及申请单送达实验室的方式宜与实验室服务用户讨论后决定。

4.3·检验科管理层制定针对口头申请检验的文件化程序,包括在规定时限内提供申请单(或电子申请单)进行确认。实验室在澄清用户的申请内容时,应有意愿与用户或其代表进行合作。

4.4·提供给患者和用户的信息:我中心为患者和用户提供实验室服务的信息,这些信息应包括:

4.4.1 实验室地址。

4.4.2 实验室提供的临床服务种类,包括委托给其他实验室的检验。

4.4.3 实验室开放时间。

4.4.4 实验室提供的检验,适当时,包括样品所需的信息、原始样品的量、特殊注意事项、周转时间(可在总目录或检验组合中提供)、生物参考区间和临床决定值。

4.4.5 检验申请单填写说明。

4.4.6 患者准备说明。

4.4.7 患者自采样品的说明。

4.4.8 样品运送说明,包括特殊处理要求。

4.4.9 患者知情同意要求(例如:需要委托检验时,同意向相关医疗专家公开临床信息和家族史)。

4.4.10 实验室接受和拒收样品的标准。

4.4.11 已知对检验性能或结果解释有重要影响的因素的清单。

4.4.12 检验申请和检验结果解释方面的临床建议。

4.4.13 实验室保护个人信息的政策。

4.4.14 实验室处理投诉的程序。

4.4.15 实验室应向患者和用户提供包括需进行的临床操作的解释等信息,以使其知情并同意。需要时,应向患者和用户解释提供患者和家庭信息的重要性(例如解释基因检验结果)。

4.5·申请单信息

4.5.1 检验项目选择:临床医师根据病人病情需要和检验项目的敏感性、特异性正确选择检验项目。中心人员可为其提供检验项目的咨询,监督实验室服务对象选择的检验项目是否明确,实验室检验项目能否满足实验室服务对象的要求。

4.5.2 检验申请单:申请单的格式(如电子或纸质)及申请单送达实验室的方式宜与实验室服务用户讨论后决定。实验室应制定针对口头申请检验的文件化程序,包括在规定时限内提供申请单(或电子申请单)进行确认。实验室在澄清用户的申请内容时,应有意愿与用户或其代表进行合作。只要满足要求,电子检验申请单也适用。申请单或电子申请单应留有空间以填入下述(但不限于)内容。

4.5.2.1 患者身份识别,包括姓名、性别、年龄(出生日期)、患者地点/详细联系信息、唯一标识;唯一识别可包括字母和(或)数字的识别号,例如住院号或个人保健号等。患者就诊或住院的科别、床号。

4.5.2.2 医师、医疗服务提供者或其他依法授权的可申请检验或可使用医学资料者的姓名或其他唯一识别号,以及报告的目的地和详细联系信息。

4.5.2.3 原始样品的类型,以及原始解剖部位(相关时),如静脉抗凝血等。

4.5.2.4 申请的检验项目(或项目组合)。

4.5.2.5 与患者和申请项目相关的临床资料(如临床诊断),用于检验操作和解释检验结果目的;检验操作和解释检验结果需要的信息可包括患者的家系、家族史、旅行和接触史、传染病和其他相关临床信息,还可包括收费信息、财务审核、资源管理和使用的审核。患者宜知晓收集的信息和目的。

4.5.2.6 原始样品采集日期,采集时间(相关时)。

4.5.2.7 样品接收日期和时间。

4.6·原始样品采集和处理

4.6.1 实验室制定了采集和处理原始样品的文件化程序。此文件化程序可供负责原始样品采集者使用,不论其是否为实验室的员工。当按照用户要求,文件化采集程序的内容发生偏离、省略和增加时,应记录并纳入含检验结果的所有文件中,并通知适当的人员。

4.6.2 对患者执行的所有程序需患者知情同意(由临床科室医护人员与患者沟通)。对于大多数常规实验室程序,如患者携带申请单自行到实验室并愿意接受普通的采集程序如静脉穿刺,即可推断患者已同意。对住院患者,正常情况下,宜给予其拒绝(采集的)机会。

4.6.3 特殊程序,包括大多数侵入性程序或那些有增加并发症风险的程序,需有更详细的解释,在某些情况下,需要书面同意。

4.6.4 紧急情况时不可能得到患者的同意,此时,只要对患者最有利,可以执行必需的程序。

4.6.5 在接待和采样期间,宜充分保护患者隐私。保护措施与申请信息的类型和采集的原始样品相适应。

4.7·采集前活动的指导,实验室对采集前活动的指导包括以下内容:

4.7.1 申请单或电子申请单的填写。

4.7.2 患者准备(例如:为护理人员、采血者、样品采集者或患者提供的指导)。

4.7.3 原始样品采集的类型和量,原始样品采集所用容器及必需添加物。

4.7.4 特殊采集时机(需要时)。

4.7.5 影响样品采集、检验或结果解释,或与其相关的临床资料(如用药史)。

4.8·采集活动的指导:实验室对采集活动的指导包括以下内容。

4.8.1 接受原始样品采集的患者身份的确认。

4.8.2 确认患者符合检验前要求,例如:禁食、用药情况(最后服药时间、停药时间)、在预先规定的时间或时间间隔采集样品等。

4.8.3 血液和非血液原始样品的采集说明、原始样品容器及必需添加物的说明。

4.8.4 当原始样品采集作为临床操作的一部分时,应确认与原始样品容器、必需添加物、必需的处理、样品运输条件等相关的信息和说明,并告知适当的临床工作人员。

4.8.5 可明确追溯到被采集患者的原始样品标记方式的说明。

4.8.6 原始样品采集者身份及采集日期的记录,以及采集时间的记录(必要时)。

4.8.7 采集的样品运送到实验室之前的正确储存条件的说明。

4.8.8 采样物品使用后的安全处置。

4.9·样品运送:实验室对采集后活动的指导包括运送样品的包装。实验室制定文件化程序监控样品运送,确保符合以下要求。

4.9.1 运送时间适合于申请检验的性质和实验室专业特点。

4.9.2 保证收集、处理样品所需的特定温度范围,使用指定的保存剂,以保证样品的完整性。

4.9.3 确保样品完整性,确保运送者、公众及接收实验室安全,并符合规定要求。

4.9.4 不涉及原始样品采集和运送的实验室,当接受的样品完整性被破坏或已危害到运送者或公众的安全时,立即联系运送者并通知应采取的措施以防再次发生,即可视为满足4.9.3 的要求。

4.10·样品接收:实验室的样品接收程序确保满足以下条件。

4.10.1 样品可通过申请单和标识明确追溯到确定的患者或地点。

4.10.2 应用实验室制定并文件化的样品接受或拒收的标准。

4.10.3 如果患者识别或样品识别有问题,运送延迟或容器不适当导致样品不稳定,样品量不足,样品对临床很重要或样品不可替代,而实验室仍选择处理这些样品,应在最终报告中说明问题的性质,并在结果的解释中给出警示(适用时)。

4.10.4 在登记本、工作单、计算机或其他类似系统中记录接收的所有样品。记录样品接收和(或)登记的日期和时间。如可能,也应记录样品接收者的身份。

4.10.5　授权人员应评估已接收的样品,确保其满足与申请检验相关的接受标准。

4.10.6　应有接收、标记、处理和报告急诊样品的相关说明。这些说明应包括对申请单和样品上所有特殊标记的详细说明、样品转送到实验室检验区的机制、应用的所有快速处理模式和所有应遵循的特殊报告标准。

4.10.7　所有取自原始样品的部分样品应可明确追溯至最初的原始样品。

4.11 · 检验前处理、准备和储存

4.11.1　实验室应有保护患者样品的程序和适当的设施,避免样品在检验前活动中以及处理、准备、储存期间发生变质、遗失或损坏。

4.11.2　实验室的程序应规定对同一原始样品申请附加检验或进一步检验的时限。

4.11.3　检验科原则上不接受或处理缺乏正确标识的原始样品。但特殊情况下:专业组应临床要求将不合格标本作为让步标本接收,需将电话或现场确认的情况按"让步标本"的要求进行记录,同时在检验报告备注中加以标识性说明,以备在解释结果时进行说明。

4.11.4　检验科规定样品向检验科的运送要求,确保检验样品及时、安全送达,并保证质量。

4.11.5　根据申请检验项目的性质和检验科规定样品在一定时间内运达。

4.11.6　在原始样品采集手册中规定样品运送过程中的温度范围。

4.11.7　确保对运送者、公众及检验科安全的方式运送样品,并遵守国家、区域和地方法规的要求。

4.11.8　应在接收记录簿/工作记录单/计算机或其他类似系统中对收到的所有原始样品进行记录。记录收到样品的日期和时间,同时记录样品接收者的标识。收到样品的时间要求精确到×××年××月××日××时××分。LIS系统通过对样本的唯一标识(条码)扫描完成并记录。

4.11.9　检验科"样本交接单"涵盖内容如下:临床病区、标本份数、标本送检人、标本接收人、标本接收时间、病人相关信息(床位号、病人姓名、性别、年龄、登记号、医嘱名称、标本号、接收科室、标本名称、备注等)。标本送检人和标本接收人必须核对标本交接单内容并核收签字、注明接收时间。

4.11.10　有气泵传输系统的科室,及时传输采集好的样本(附带样本汇总单或样本交接单),同时确保按传输系统对样本放置、保护的要求对样本进行包装,传输前完成在样本汇总单或样本交接单上的签字。

4.11.11　制定文件规范接收或拒收原始样品的操作规程。如果接收了不合格原始样品,在检验报告中说明问题的性质,在解释结果时说明。

4.11.12　检验科定期评审(根据科室技术相关文件规定执行)静脉穿刺取血(其他样品如脑脊液)所需的样品量,对检验所需样品量有准确的估计,并及时修订采样量相关的文件。

4.11.13　检验科在检验前由授权人员对申请、样品、检验进行系统的评审,并决定做哪些检验及所用的检验方法。

4.11.14 检验科对标识"急诊"字样的原始样品的接收、标记、处理和报告过程制定相应程序。程序包括对申请表和原始样品上所有特殊标记的详细说明、原始样品送达检验科检验室的方式、应用的所有快速处理模式和所有应遵循的特殊报告准则。

4.11.15 取自原始样品的部分样品可追溯至最初的原始样品。

4.11.16 检验科原则上不接受口头申请,如遇特殊情况,经医院管理层或医务处通知后,按医院相关规定进行检验活动。

4.11.17 在能够保持样品性状稳定的前提下,检验样品保留至规定的时间,以便在出具结果报告后可以复查。

4.11.18 检验科在科学的基础上规定明确的样品保留期限,同时考虑客户和相关法规的要求。

5. 支持性文件

5.1 · ××××-××××《服务协议管理程序》。

5.2 · ××××-××××《实验室生物安全管理程序》。

5.3 · ××××-××××《样本采集、运送、处理、储存管理程序》。

5.4 · ××××-××××《样品采集手册》。

6. 附页

6.1 · 修订历史记录页

序号	版本号	修订号	修 订 内 容	修订人	修订日期
1.					
2.					
3.					
4.					
5.					

6.2 · 审批记录页(略)。

参考文献

中国合格评定国家认可委员会.CNAS-CL02:医学实验室质量和能力认可准则.2012.

(刘树业 王利新)

样品采集、运送、处理、储存管理程序

文件类型： 程序文件	文件编号： ××××-××××		版本号： 第×版	修订号： 第×次修订	第×页， 共×页
编 写 人	×××		编写日期	××××.××.××	
审 核 人	质量负责人		审核日期	××××.××.××	
批 准 人	主任		批准日期	××××.××.××	
发布日期	××××.××.××		生效日期	××××.××.××	
发布部门	检验科		发放范围	检验科各专业室	
修订历史	文件修订历史记录请参见本文附页				

1. 目的

本程序对检验申请、患者的准备、临床标本的采集与转运以及样本在实验室内的传输过程进行控制，以保证检验前样本的质量。规范临床标本的核收、登记和保存程序，及时发现标本采集、处理、运送和核收过程中的不符合，保证标本符合检测项目的要求。

2. 适用范围

本程序适用于适用于检验科接收的样本。

3. 职责

3.1·临床医师负责检验的申请，申请单的格式由检验科和临床科室共同制定。

3.2·检验科主任负责组织医疗咨询组人员编写检验标本采集手册。

3.3·医护人员和检验人员负责指导患者如何正确留取标本。

3.4·门诊和病房采血护士负责临床标本的采集，特殊标本按规定由临床医生采集。

3.5·医院标本转运工作人员负责临床各科室标本的接收和转运。有气泵传输系统的科室由护士负责标本安全地从气泵传输系统传输至我中心前处理组。急诊检验标本由临床科室护理人员送到医院各标本接收点，由医院标本转运工作人员负责接收和转运或由患者家属直接送到急诊检验室。

3.6·检验科前处理组负责标本到达检验科后的接收、登记和核对相关信息，相关检验人员负责样本在实验室内的转运，各专业组负责本专业组标本的核收、处理和保存。

3.7·医疗咨询组负责监督前处理组和各专业组标本的核收、登记和保存。

4. 程序内容

4.1·对患者执行的所有程序需患者知情同意。对于大多数常规实验室程序，如患者携带申请单自行到实验室并愿意接受普通的采集程序如静脉穿刺，即可推断患者已同意。对住院患者，正常情况下，宜给予其拒绝（采集的）机会。

4.2·患者的准备：为了使检验结果有效地用于临床，临床医护人员和检验人员应了解标本收集前影响结果的非病理性因素，如饮食、标本采集时间、体位和体力活动、患者用药等对标本采集的影响。提出要求患者予以配合和服从的内容,采取切实措施,保证采集的标本符合疾病的实际情况。

4.2.1　饮食对标本采集的影响:多数实验尤其是血液化学的测定,采集前应禁食 8~12 h,因脂肪食物被吸收后可能形成脂血而造成光学干扰。同时食物成分也可改变血液成分,影响测定结果的准确性。

4.2.2　标本采集时间的影响:血液中不少有机物、无机物存在周期性变化、因此应该掌握标本采集时间,才能对每次结果进行比较。最好在同一时间采集标本,以减少由于不同时间采集标本所造成的结果波动。

4.2.3　体力活动对检测结果的影响:运动后引起血液成分的改变。因此,必须嘱咐患者在安静状态下或正常活动状态下收集标本。

4.2.4　药物影响:药物对血、尿等成分的影响是一个十分复杂的问题。某些药物可使体内某些物质发生变化,有些药物则干扰实验,因此为了得到正确结果,必须事先停止服用某些影响实验结果的药物。临床医师在选择与解释结果是必须考虑到药物的影响。

4.3·检验标本采集手册:由检验科医疗咨询组负责编写,并且下发给临床医护和相关人员。检验标本采集手册包括以下内容。

4.3.1　实验室提供的所有检验项目目录。

4.3.2　知情同意书(适用时)。

4.3.3　临床标本采集前,向患者提供有关自我准备的信息和指导。

4.3.4　向实验室服务的用户提供医学指征和帮助其合理选择现有程序的信息。

4.4·提供给患者和用户的信息:实验室应为患者和用户提供实验室服务的信息。这些信息具体如下。

4.4.1　实验室地址。

4.4.2　实验室提供的临床服务种类,包括委托给其他实验室的检验。

4.4.3　实验室开放时间。

4.4.4　实验室提供的检验,适当时,包括样品所需的信息、原始样品的量、特殊注意事项、周转时间(可在总目录或检验组合中提供)、生物参考区间和临床决定值。

4.4.5　检验申请单填写说明。

4.4.6　患者准备说明。

4.4.7　患者自采样品的说明。

4.4.8　样品运送说明,包括特殊处理要求。

4.4.9　患者知情同意要求(例如:需要委托检验时,同意向相关医疗专家公开临床信息和家族史)。

4.4.10　实验室接受和拒收样品的标准。

4.4.11　已知对检验性能或结果解释有重要影响的因素的清单。

4.4.12　检验申请和检验结果解释方面的临床建议。

4.4.13　实验室保护个人信息的政策。

4.4.14 实验室处理投诉的程序。

4.5·实验室应向患者和用户提供包括需进行的临床操作的解释等信息,以使其知情并同意。需要时,应向患者和用户解释提供患者和家庭信息的重要性(如解释基因检验结果)。

4.6·申请单信息:申请单或电子申请单应留有空间以填入下述(但不限于)内容。

4.6.1 患者身份识别,包括性别、出生日期、患者地点/详细联系信息、唯一标识[唯一识别可包括字母和(或)数字的识别号,例如住院号或个人保健号]。

4.6.2 医师、医疗服务提供者或其他依法授权的可申请检验或可使用医学资料者的姓名或其他唯一识别号,以及报告的目的地和详细联系信息。

4.6.3 原始样品的类型,以及原始解剖部位(相关时)。

4.6.4 申请的检验项目。

4.6.5 与患者和申请项目相关的临床资料,用于检验操作和解释检验结果目的(检验操作和解释检验结果需要的信息可包括患者的家系、家族史、旅行和接触史、传染病和其他相关临床信息,还可包括收费信息、财务审核、资源管理和使用的审核。患者宜知晓收集的信息和目的)。

4.6.6 原始样品采集日期,采集时间(相关时)。

4.6.7 样品接收日期和时间。

4.7·申请单的格式(如电子或纸质)及申请单送达实验室的方式宜与实验室服务用户讨论后决定。实验室应制定针对口头申请检验的文件化程序,包括在规定时限内提供申请单(或电子申请单)进行确认。实验室在澄清用户的申请内容时,应有意愿与用户或其代表进行合作。

4.8·临床标本采集程序

4.8.1 采样人员:必须经过培训合格后,方可进行采样。对于患者自行收取标本,须接受专业人员的指导。

4.8.2 采样准备:在采样前,采样人员根据申请者申请的检验项目的要求,确认采样计划和进行适当的准备工作。这些准备包括核对医嘱,打印条形码,选择恰当的容器规范贴条码,指导患者做好采样前的准备。

4.8.3 采样实施:采样人员必须根据检验项目的要求和计划以及医嘱要求执行的时间,选择恰当的部位,采样适当的样本量。实验室应定期评审检验所需的样本量,保证样本量适合所进行的检验。采集标本前必须认真核对患者、标本容器和检验申请是否一致,严防差错。

4.8.4 送检登记:采样人员在采样完毕时,必须尽快核对标本,在 LIS 标本送检模块中,用扫描器扫描标本上的条码,登记确认,打印送检清单/标本汇总单,系统自动记录采样人和采样时间。要注意样本标识必须与检验申请单相符合,严防标记错误。检验科拒绝接收或处理缺乏正确标识的临床标本。

4.9·样本的采集和转运

4.9.1 医院标本转运工作人员于早上约 6:30、7:00、7:30 三个时间到没有气泵传输系统的病房收集标本并进行核收,并且和临床护士在标本清单上签字确认,标本收集后尽快送到我中心前处理组,及时和前处理组完成标本的核收。有气泵传输系统的病房,将需送检的标本和标本汇总单一并从气泵管道传输至我中心前处理组,前处理组对照标本汇总单进行标本的核收,如有问题及时和病房联系。门诊标本由标本转运工作人员定时将标本送到前处理组进行核收。急诊标本由临床护工、患者或患者家属将标本送至标本接收点核收,标本接收点的标本转运工作人员将标本立即转运至急诊实验室进行核收;急诊科门诊的标本由临床护工、患者或患者家属直接送到急诊实验室。

4.9.2　医院标本转运工作人员必须清点标本个数是否与送检清单相符、确认样本是否合格,如不合格应拒收,合格样本用密封容器安全的转运至检验科。运送过程中要注意容器的密封性,有时要避光(如阳光直射下血中胆红素会分解),当要求有温度限定时,应确保样本在运送途中置于合适的容器内。送检样本送达前处理组后,前处理组工作人员应进行核收,检查标本质量,不合格样本拒收。

4.10·前处理组在接收到标本后立即进行核收,并且按照专业组要求将标本分类和离心及时送达各专业组。对于院外采集的标本,应填写《知情同意书》并做好记录。

4.11·样本在实验室内的转运:各专业组收到样本后,应按要求及时处理。取自原始样品的部分样品应有唯一性标识,确保可以追溯至最初的原始样品。

4.12·偏离采样程序的控制:当采样人员在采样过程中偏离了采样程序的要求时,应及时与检测人员联系,在检测中考虑其对检测结果影响的重要性,并在报告中注明。

4.13·标本的核收

4.13.1　检验科前处理组和各专业组工作人员必须明确本中心接收标本的范围,非本中心接收范围内的标本不予受理。

4.13.2　前处理组负责对医院标本转运工作人员收集来的或由气泵传输装置运送来的检验标本(住院部标本),进入 LIS 系统上标本的接收模块,通过扫描每个标本的条码,LIS 系统会记录接收人和接收时间。门诊标本由医院标本转运工作人员在门诊 LIS 系统上的标本接收模块进行扫描,LIS 系统会记录接收人和接收时间,前处理组负责对标本进行检查和核收。

4.13.3　前处理组将医院标本转运工作人员收集来的标本进行检查和核收,并仔细检查标本的标识、容器、抗凝剂、标本量、标本状态(如凝块、溶血等)是否符合有关检测要求,以及标本是否与检验申请相符。

4.13.4　不合格的标本

4.13.4.1　未正确使用抗凝剂的标本。

4.13.4.2　严重溶血、脂血的血标本。

4.13.4.3　输液、输血、输静脉营养影响检测结果的血标本。

4.13.4.4　血量不足或抽血比例不符的标本。

4.13.4.5　需要空腹抽血而未空腹的标本。

4.13.4.6　需要特殊处理而没有做到的血标本。

4.13.4.7　检验申请单患者信息与标本患者信息不符。

4.13.4.8　标本无条码或条码张贴不规范。

4.13.4.9　细菌标本留取用非无菌容器,标本放置时间过长超过2 h,标本干燥无法接种。痰液每天同时送检2份以上的标本。

4.13.4.10　原始样品识别方式不确定或原始样品中的被分析物不稳定(如脑脊液、活检标本等)。

4.13.4.11　其他(不符合特殊专业对标本各种要求的标本)。

4.13.5　不合格标本的拒收

4.13.5.1　前处理工作人员发现了不合格的标本,应及时在LIS系统上对不合格标本拒收或取消接收后拒收,同时电话通知临床,在LIS中详细记录标本不合格原因、临床联系人和实验室拒收人。LIS系统中即可立即将此信息传给护士站,以便及时做好快速处理。

4.13.5.2　各专业组在检测过程中发现了不合格标本应及时在LIS系统上对不合格标本取消接收和拒收,同时电话通知临床,在LIS中详细记录标本不合格原因、临床联系人和实验室拒收人。LIS系统中即可立即将此信息传给护士站,以便及时做好快速处理。专业组将不合格标本送到前处理组(有纸质检验申请单的将申请单与样本同时交前处理组),由前处理组统一保存不合格标本。门急诊实验室接到的不合格标本由门诊实验室前处理统一保存。

4.13.5.3　不合格标本需保留在实验室7天,2~8℃存放。

4.13.6　由于各种特殊原因,专业组应临床要求将不合格标本作为让步标本接收,需将电话或现场确认的情况按"让步标本"的要求进行记录,同时在检验报告备注中加以标识性说明,以备在解释结果时进行说明。

4.14·附加申请检验项目

4.14.1　检验科不接受临床医师口头申请的检验项目。

4.14.2　临床医师申请附加检验项目的时间需在标本检测的当天。

4.14.3　临床医师追加检验项目时需要再重新开医嘱,由护士执行后打印条码,将条码和汇总单送到标本接收处,再转送到实验室。

4.15·标本的处理

4.15.1　对合格标本,前处理组应按照专业组对本专业组标本的要求及时处理,包括标本的分类、离心和分发等。专业组对合格标本应及时处理,包括标本的编号和上机。取自原始标本的部分样品如血清、血浆等,应可以追溯到最初的原始标本。

4.15.2　对不合格的标本由接收人员或检测人员在LIS系统上进行拒收登记,并电话通知临床相关医护人员及时进一步处理。每月月末前处理组和各专业组打印当月《检验科不合格标本汇总单》保存。

4.16·急诊检验标本

中心对申请单上标有"急"的标本,在核收、登记、检验和报告的各个环节进行优先处理,按照规定的时限发出检验报告,并及时通知临床医护人员。

4.17·标本的保存

4.17.1　各专业组标准操作规程中应规定检测前标本和检测后标本的保存条件和保存时间。在保存期内,其保存的环境条件应得到保障,以保证标本性能稳定、不变质。检验科仅对在保存期内的标本进行复检或核对,不负责对超过保存期或无保存价值的标本进行复检或核对。

4.17.2　对性能不稳定标本或标本部分测定参数在保存过程中有效期较短以及无法保存的标本,应在专业组标准操作规程中予以说明。

4.17.3　对标本保存的条件进行有效监控。当环境条件失控时,报告质量监督组按《不符合管理程序》进行处理。

4.18 · 标本的处理:对检测后超过保存时限的标本的处理须按照生物安全管理程序进行消毒焚烧。详见《实验室生物安全管理程序》。

4.19 · 对阳性标本的保存和处理按照科室生物安全的要求进行保存和处理。

5. 支持性文件

5.1 · ××××-××××《不符合管理程序》。

5.2 · ××××-××××《设施和环境管理程序》。

5.3 · ××××-××××《实验室生物安全管理程序》。

5.4 · ××××-××××《前处理组气动管道传输系统使用操作规程》。

5.5 · ××××-××××《样品采集手册》。

5.6 · ××××-××××《冰箱温度记录表》。

5.7 · ××××-××××《检验科让步标本记录表》。

5.8 · ××××-××××《让步标本检验记录》。

5.9 · ××××-××××《外接标本登记表》。

5.10 · ××××-××××《外院标本检测知情同意书》。

6. 附页

6.1 · 修订历史记录页

序号	版本号	修订号	修 订 内 容	修订人	修订日期
1.					
2.					
3.					
4.					
5.					

6.2 · 审批记录页(略)。

参考文献

中国合格评定国家认可委员会.CNAS－CL02:医学实验室质量和能力认可准则.2012.

（刘树业　王利新）

检验过程管理程序

文件类型: 程序文件	文件编号: ××××-××××	版本号: 第×版	修订号: 第×次修订	第×页, 共×页
编 写 人	×××	编写日期	××××.××.××	
审 核 人	质量负责人	审核日期	××××.××.××	
批 准 人	主任	批准日期	××××.××.××	
发布日期	××××.××.××	生效日期	××××.××.××	
发布部门	检验科	发放范围	检验科各专业室	
修订历史	文件修订历史记录请参见本文附页			

1. 目的

本程序旨在规范医学实验室检验程序的管理,确保检验的每个程序性能参数与预期作用途相关,满足临床和患者的需求并适用于检验。

2. 适用范围

本程序适用于科室从原始样品送达实验室到形成检验报告的过程中的一系列活动的规范化管理(选择、建立、验证、确认、评审)。

3. 职责

3.1·检验科主任:负责本医学检验科检测方法的批准。

3.2·技术负责人:负责检测方法的选择、验证、确认。

3.3·专业组长:负责组织实施本专业检测方法技术的验证和确认,编写本专业组作业指导书。

4. 程序内容

4.1·检验程序的选择:医学检验科应选择预期用途经过确认的检验程序,应记录检验过程中从事操作活动的人员。每一检验程序的规定要求(性能特征)应与该检验的预期用途相关,并结合实验室实际情况依次选择适宜的检验程序:如国际、国家或行业标准方法(优选);在公认/权威教科书公开发表的检验程序;经权威机构公开发表在书刊或杂志上的检验程序;国家管理部门批准的生产商提供的检验程序;实验室自行制定的检验程序。

4.2·检验程序的建立:医学检验科应明确待建立的检验程序包括检验样品的选择和处理程序、检验方法选择程序、检验方法验证/确认程序、检验结果不确定度评定程序、生物参考区间或临床决定值评审程序、作业指导书管理程序等。

4.3·检验程序的验证

4.3.1 未经修改而使用的已确认的检验程序在,在使用前由各专业组组长或专业组技术负责人按《检验程序验证和确认管理程序》的要求,组织人员对检验程序独立进行验证。

4.3.2 医学检验科从制造商或方法开发者处获得相关信息,以确定检验程序的性能特征。

4.3.3 医学检验科通过获取客观的证据(以性能特征形式)证实检验程序的性能与其声明相符。验证过程证实的检验程序的性能指标,应与检验结果的预期用途相关。

4.3.4 医学检验科将验证程序制定成文件,记录验证结果。验证结果应由授权人员审核并记录审核过程。

4.4 · 检验程序的确认

4.4.1 对非标准方法、医学检验科设计或制定的方法、超出预期范围使用的标准方法、修改过的确认方法,在使用前由各专业组组长按《检验程序验证和确认管理程序》组织尽可能全面的确认。并通过客观的证据(以性能特征形式)证实满足检验预期用途的特定要求。同时各专业组需接受科室主任或高级技术职称专业人员的指导和批准。

4.4.2 检验程序的性能特征宜包括:测量正确度、测量准确度、测量精密度(含测量重复性和测量中间精密度)、测量不确定度、分析特异度(含干扰物)、分析灵敏度、检出限和定量限、测量区间、诊断特异度和诊断灵敏度。

4.4.3 医学检验科将确认程序制定成文件,并记录确认结果。确认结果应由授权人员审核并记录审核过程。

4.4.4 当对确认过的检验程序进行变更时,应将改变所引起的影响形成文件,适当时,应重新进行确认。

4.5 · 被测量值的测量不确定度:医学检验科按照《测量不确定度评定标准操作规程》,对定量分析项目进行评定。

4.5.1 医学检验科为检验过程中用于报告患者样品被测量值的每个测量程序确定测量不确定度。

4.5.2 确定每个测量程序的测量不确定度性能要求,并定期评审测量不确定度的评估结果。

4.5.3 医学检验科在解释测量结果量值时应考虑测量不确定度。需要时,医学检验科应向用户提供测量不确定度评估结果。

4.5.4 当检验过程包括测量步骤但不报告被测量值时,医学检验科可计算有助于评估检验程序可靠性或对报告结果有影响的测量步骤的测量不确定度。

4.5.5 不确定度分量的评估应从接收样品开始至输出测量结果终止。在考虑医学检验科内的复现性精密度(中间精密度)时,可通过测量质控物一定时间周期获得的量值进行计算(测量程序标准操作中要尽可能多而合理的常规变化,如不同批次试剂和校准物、不同操作者、定期仪器维护)。

4.6 · 生物学参考区间或临床决定值:各专业组组长或专业组技术负责人按照《生物参考区间评审标准操作规程》的要求负责组织使用部门,规定生物学参考区间或临床决定值,用文件说明规定的依据,并通知用户。当特定的生物学参考区间或决定值不再适用服务的人群时,应进行适宜的改变并通知用户。如果改变检验程序或检验前程序,适用时,医学检验科应评审相关的参考区间和临床决定值。

4.7 · 检验程序文件化:按照《作业指导书管理标准操作规程》的要求,并使用医学检验科员工理解的语言,且在适当的地点可以获得。任何简要形式文件(如卡片文件或类似应用的系统)的内容应与文件化程序对应。所有与检验操作相关的文件,包括程序文件、纪要文件、简要形式文件和产品使用说明书,应遵守文件控制要求。

适用时,除文件控制标识外,检验程序文件应包括但不局限于以下内容:检验目的;检验程序的原理和方法;样品要求(如血浆、血清、尿液);患者准备;容器和添加剂类型;所需的仪器和试剂;环境和安全控制;试剂来源;校准程序(计量学溯源);质量控制程序;操作程序;性能指标;生物参考区间、医学决定水平、危急值;临床意义;注意事项,包括干扰(如:脂血,溶血,黄疸,药物)和交叉反应;当结果超出测量区间时,对如何确定定量结果的说明;实验室临床解释;变异的潜在来源;参考文献;相关表格。

当医学检验科拟改变现有的检验程序,而导致检验结果或其解释可能明显不同时,在对程序进行确认后,应对医学检验科服务的用户解释改变所产生的影响。

4.8·检验程序的定期评审:实验室负责人或指定的人员应在启动时即对程序进行评审,评审宜采用会议形式定期进行,通常每年一次。如某检测项目的检测程序发生重大变化或出现重要情况,各专业组组长可随时申请该检测项目检验程序的评审。

4.8.1　评审内容:服务对象对某专业组或检测项目的意见、建议。① 与检测项目有关的新研究进展,是否有更好的检验程序可选择;② 检验程序项目是否给患者带来经济负担及科室的效益分析;③ 检测项目应用范围与局限性分析;④ 标本运送、保存、处理环节存在的问题;⑤ 检测项目所需仪器设备、试剂、校准品、质控品是否适宜,是否需要变更;⑥ 仪器设备、项目校准执行情况、量值溯源情况;⑦ 检测项目的室内质量控制与室间质量评价情况;⑧ 检验报告方式是否符合法规或行业标准或认可要求,是否恰当;⑨ 选择的检验程序性能参数是否满足临床需求或质量目标要求;⑩ 检测项目的风险分析如干扰因素的执行及安全性。

4.8.2　评审记录与评审报告:文档管理组负责检验程序评审会议记录,技术主管或技术管理小组负责编写《检验程序评审报告》并提交科主任审批,发放至各专业组学习及保存,并将评审结果作为最近一次管理评审的输入项。

5. 支持性文件

5.1·××××-××××《文件控制管理程序》。

5.2·××××-××××《检验程序验证和确认程序》。

5.3·××××-××××《作业指导书管理标准操作规程》。

5.4·××××-××××《测量不确定度评定标准操作规程》。

5.5·××××-××××《生物参考区间评审标准操作规程》。

6. 附页

6.1·修订历史记录页

序号	版本号	修订号	修 订 内 容	修订人	修订日期
1.					
2.					

(续表)

序号	版本号	修订号	修 订 内 容	修订人	修订日期
3.					
4.					
5.					

6.2·审批记录页(略)。

参考文献

[1] 中国合格评定国家认可委员会.CNAS‐CL02：医学实验室质量和能力认可准则.2012.

[2] 中华人民共和国卫生行业标准. WS/T 505：2017 定性测定性能评价指南.2017.

[3] 中国合格评定国家认可委员会.CNAS‐CL02‐A003：医学实验室质量和能力认可准则在临床化学检验领域的应用说明.2018.

[4] 中国合格评定国家认可委员会.CNAS‐CL02‐A004：医学实验室质量和能力认可准则在临床免疫学检验领域的应用说明.2018.

[5] 中国合格评定国家认可委员会.CNAS‐CL01‐G003：测量不确定度的要求.2018.

（杨　艳　宋志荣）

检验程序验证和确认管理程序

文件类型： 程序文件	文件编号： ××××–××××		版本号： 第×版	修订号： 第×次修订	第×页， 共×页
编 写 人	×××		编写日期	××××.××.××	
审 核 人	质量负责人		审核日期	××××.××.××	
批 准 人	主任		批准日期	××××.××.××	
发布日期	××××.××.××		生效日期	××××.××.××	
发布部门	检验科		发放范围	检验科各专业室	
修订历史	文件修订历史记录请参见本文附页				

1. 目的

规范医学实验室检验程序的验证和确认，确保检验程序满足临床医生和患者需求，与预期用途相符，并正确执行、有据可依。

2. 适用范围

本程序适用于检验科科室所有检验程序的验证、确认。

3. 职责

3.1·检验科主任：负责本医学检验科检验程序的验证与确认结果的批准。

3.2·技术负责人：负责组织各专业组检验程序验证与确认报告的审核。

3.3·专业组组长：负责组织与实施本专业检验程序验证与确认，并负责撰写验证与确认报告、提交科室管理层审核。

4. 程序内容

4.1·定义

4.1.1 精密度：指在规定条件（重复性测量条件、期间精密度测量条件或复现性测量条件）下，对同一或类似被测对象重复测量所得示值或测得值间的一致程度。精密度通常用不精密度表示。

4.1.2 正确度：指无穷多次重复测定所得的量值的均值与真值的一致程度。

4.1.3 准确度：检验结果与被测量真值之间的一致程度，包括正确度和精密度。

4.1.4 不确定度：根据所用到的信息，表征赋予被测量量值分散性的非负参数。

4.1.5 分析特异性：测量系统的能力，用指定的测量程序，对一个或多个被测量给出的测量结果互不依赖于接受测量的系统中的任何其他量。

4.1.6 分析灵敏度：测量示值变化除以相应的被测量值变化所得的商。

4.1.7 检出限和定量检出限：① 检出限（LoD）：由给定测量程序得到的测得量值，对于此值，在给定声称物质中存在某成分的误判概率为 α 时，声称不存在该成分的误判概率为 β；② 空白检出限（LoB）：指在规定的可能性条件下，空白样品被观察到的最大检测结果；③ 定量检出限（LoQ）：指在规定的可接受精密度和正确度条件下，能定量测出样本中分析物的最小量。即方法的偏差加2倍标准差在满足允许总误差质量目标的条件下，样品中分析物的含量。即分析物的最低实际浓度，在这个浓度下，分析物被可靠地检出（LoB<LoD≤LoQ）。

4.1.8　分析测量范围：指患者样本未经任何处理（稀释浓缩或其他预处理），由检测系统直接测量得到的可靠结果范围，在此范围内一系列不同样本分析物的测量值与其实际浓度（真值）呈线性比例关系。

4.1.9　诊断特异性：体外诊断检验程序可以识别特定疾病或状态相关的目标标志物不存在的能力。

4.1.10　诊断灵敏度：体外诊断检验程序可以识别与特定疾病或状态相关的目标标志物存在的能力。

4.1.11　临床可报告范围（clinical reportable range，CRR）：为患者标本经稀释、浓缩或其他处理后，向临床所能报告的结果范围。

4.1.12　验证：通过提供客观证据对规定要求已得到满足的认定。

4.1.13　确认：通过提供客观证据对特定的预期用途或应用要求已得到满足的认定。

4.2·检验程序性能的验证与确认的内容：定量检验项目至少需验证：测量精密度（宜含测量重复性和测量中间精密度）、测量正确度与准确度、测量区间（验证的内容需满足现行行业指南、规范或标准的要求）、可报告范围。涉及定量检测分析的专业组应根据不同检验项目的预期用途，选择对检验结果质量有重要影响的参数进行验证。定性检验项目宜验证：符合率、重复性、检出限、临界值、血清与血浆结果一致性等。

4.3·精密度验证与确认

4.3.1　EP5-A2方案：适用于实验室对仪器或自建检测系统的精密度性能验证或确认，也适用于开发商对新开发的检测方法或仪器的精密度评价。

4.3.1.1　方法：整个评价过程采用同一批号试剂和校准品，评价前提每日执行质控程序且质控在控；采用2个不同浓度的样品（为高值混合血清、低值混合血清，最好/推荐采用2个不同浓度的质控品，这样稳定），每天2批（每批至少间隔2小时），每批重复检测2次（每天可获得4个数据），连续测定20天有效数据（共获复80个数据）。分别计算批内、批间、天间、总不精密度（将公式录入Excel电子表格）。

4.3.1.2　判断：验证应与厂家声明的性能要求进行比较；确认应与质量目标如CLIA'88允许误差、国家标准或行业标准（如WS/T407-2012或国家卫生健康委室间质评）、实验室自定标准等比较。

例如：与CLIA'88的允许总误差TEa比较-批内精密度：① 应CV或标准差≤1/4 TEa；② 批间精密度：应CV或标准差≤1/3 TEa。

4.3.2　EP15-A《用户对精密度和准确度性能的核实试验-批准指南》方案：仅用来验证实验室的精密度是否与厂家声明的一致。

4.3.2.1　方法：每天应进行常规质控程序且结果在控，根据厂家声明的精密度（σ批内和σ总）的比例关系，如σ批内<2/3σ总：每天分析1个批次，2个浓度，每个浓度重复测定4次，

连续 5 天；σ 批内＞2/3σ 总：每天分析 1 个批次，2 个浓度，每个浓度重复测定 3 次，连续 3 天；σ 批内和 σ 总相对关系未知：每天分析 1 个批次，2 个浓度，每个浓度重复测定 4 次，连续 5 天；分别计算批内不精密度、总不精密度，将公式编制入 Excel 电子表格，录入相关数据即可得出结果。

4.3.2.2　判断：与厂家声明的批内精密度、总精密度进行比较。

4.4·正确度验证与确认

4.4.1　EP9－A2《用患者标本进行方法比较试验及偏移评估》：适用于正确度的验证和确认，两种方法的比较或实验室内同一项目多套检测系统性能的比较。

4.4.1.1　方法：尽可能使用当天收集的新鲜标本，按照操作规程收集，每天执行质控程序且结果在控，每天检测 8 个样本，每个样本重复测定 2 次，共测定 5 天。在重复测定中，第一次按指定顺序完成测定，第二次反向顺序检测，即第一次采用"1,2,3,4,5,6,7,8"，第二次采用"8,7,6,5,4,3,2,1"。对所选的 8 个样品浓度应覆盖"高、中、低"且在分析测量范围内，分别计算预期偏移，将公式录入 Excel 中，输入各样本实测值，并作离群值检验、绘制散点图、拟合的线性回归分析。

4.4.1.2　判断：将预期偏移与厂商声明或实验室内性能标准比较；确认标准通常采用 CLIA'88 允许误差的 1/2 作为评价标准，即预期偏移＜1/2 TEa，认为可接受。若不能接受，不应立刻认为不能接受，应重新收样再次验证或确认。验证标准通常采用与厂家声明的偏倚性能进行比较。

4.4.2　EP15－A《用户对精密度和准确度性能的核实试验-批准指南》方案：适用于验证。

4.4.2.1　两种方法间患者标本结果的比较

4.4.2.1.1　方法：每日执行质控程序且在控，收集 20 份患者样本，其浓度应分布整个线性范围，不要使用超出线性范围的样本。有些浓度不易得到，可将同一病种样本混合（不超过 2 份），应贮存收集的样本直至有足够的样本量。如果整个线性范围的样本不能获得，结论也仅仅适用已检测的范围。用实验方法和比对方法分别检测这 20 份样本，可在同一天测定完成，也可持续 3～4 天，每天测定 5～7 个样本（建议分在几天内检测完成）。计算每个标本两种方法间的偏倚，并绘制两种方法结果的偏倚图。

4.4.2.1.2　判断：将估计的偏倚与厂家声明的偏倚比较。若估计的偏倚小于厂家声明的偏倚，则已验证偏倚与厂家偏倚一致。

4.4.2.2　定值参考物质检测：定值参考物质的来源：已用参考方法或决定性方法对新鲜冰冻人血清或其他的未掺入成分的人体物质定值、有证参考物质；能力验证（PT）试验中获得的参考物质；厂家提供的正确度确认物或质控物；实验室室间质评物。

4.4.2.2.1　方法：选择适合评价最易获得的材料，至少要求测定 2 个水平（更多水平适合充分评价整个测量范围，浓度应尽可能代表该方法测量范围的低值和高值或医学决定水平浓度），每一样品重复测定 2 次，分别计算绝对偏倚和相对偏倚。

4.4.2.2.2　判断：与厂家声明的正确度性能指标进行比较。

4.4.2.3　实验室用两套及以上检测系统检测同一项目时，应有比对数据表明其检测结果的一致性。

4.4.2.3.1 方法：可参考 WS/T 407 - 2012《医疗机构内定量检验结果的可比性验证指南》，或比对频次每年至少 1 次，样本数量不少于 20，浓度水平应覆盖测量范围（通常选择与质控品浓度水平相近的比对物质进行可比性验证；要求每个检测系统至少检测两个浓度水平包含正常和异常水平的比对物质）。

4.4.2.3.2 判断：比对结果的偏倚应符合附录 A.1 或 A.4 的要求。

4.4.2.4 其他方法：可采用权威机构（如参加 CAP、国家卫生健康委室间质评计划等）提供的室间质控品进行检测，检验结果与已知的"靶值"或"可接受限"进行比较。

4.5 · 线性与可报告范围的验证和确认

4.5.1 线性：采用 EP6 - A《定量测量方法的线性评价统计方法》介绍的评价方法。

4.5.1.1 方法

4.5.1.1.1 样本数量、操作及要求：5 个测量点是最低要求，更多的测量点能更准确地评价线性。实验室验证分析测量范围有效性时，通常需 5～7 个样本，每个样本重复测定 2 次；验证声明范围或改良方法时，需 7～9 个样本，每个样本重复测定 2～3 次；建立分析测量范围时需 9～11 个样本，每个样本重复测定 2～4 次。样本浓度要求 EP6 - A 指南推荐用高值、低值浓度样本按比例精确配制成等间距浓度或特殊浓度的不同样本。所用样本应不含厂家所标定的干扰因素，理想样本的收集应是接近于分析测量范围上限和下限，但在工作中可能会找不到厂商声明的上限浓度样本，应在平日工作中收集临床所能遇到的高浓度样本并有效保存，选取最接近上限浓度的样本。

4.5.1.1.2 等间距浓度样本的配制：依次配比（按体积）为不同浓度水平系列评价样本如 ① 高浓度样本 H、低浓度样本 L；② 4L + 1H；③ 3L + 2H；④ 2L + 3H；⑤ 1L + 4H。配制完成后计算各样本浓度。

4.5.1.1.3 数据收集与统计：采用统计学软件进行多项式回归分析。

4.5.1.2 判断：（验证）平均斜率法评价分析（$y = ax + b$），$r > 0.975$，$0.97 < a < 1.03$，$t < t$ 检验查表值。

4.5.2 临床可报告范围的验证：首先选择高值标本进行稀释回收实验（多份高值样本采用稀释液分别做不同倍比稀释，将检测结果与稀释后的预期值比较，例如原样浓度 1 000 ng/ml，稀释 10 倍后该样浓度理论即预期值应是 100 ng/ml，但实测值为 97.2 ng/ml），稀释回收率 =（实测值/预期值）× 100%。回收率在 90%～110% 结果为可接受。实验得到最大稀释度，结合线性范围上限来确定临床可报告范围。

4.6 · 生物参考区间的验证和确认

4.6.1 生物参考区间的确认

4.6.1.1 实际操作：通常期望检查的候选参考个体组是健康的；具体步骤为查阅文献、建立选择、排除和分组标准、分析前和分析中需考虑的要素、设计问卷调查表、知情同意书，正确收集和处理标本，在良好的质控程序下用事先指定的方法对处理好的样本进行检测，获得参考值结果。检查参考值数据，绘制直方图，了解数据分布特征，计算 95% 的参考区间或置信水平为90％分布宽度(可采用 Robust 统计方法建立置信度参考区间)。所有步骤和程序应形成记录并归档保存。

4.6.1.2　根据 CNAS－CL02－A003：2018《医学实验室质量和能力认可准则在临床化学检验领域的应用说明》5.5.2：建立参考区间,样品数量应不少于 120 例,若分组,每组的样品数量应不少于 120 例。判断同上描述。

4.6.2　生物参考区间的验证

4.6.2.1　主观评定：即通过认真审查原始参考值研究的有关因素来主观评价生物参考区间转移的可接受性。包括参考总体中个体的地区分布和人口统计学、分析前和分析过程中的细节、分析方法的性能、评估方法等。

4.6.2.2　小样本参考个体的验证：实验室对试剂厂商或其他实验室报道的参考区间的验证。

4.6.2.3　方法：接收实验室在检验服务的总体中抽出 20 个参考个体,比较小样本参考值和原始参考值之间的可比性。

4.6.2.4　判断：如果 20 例参考个体中不超过 2 例(或 10％的结果)的观测值在原始报告的参考限之外,厂商或提供参考区间的实验室报告的 95％参考区间可以接收。若 3 例以上超出界限,再选择 20 个参考个体进行验证,若少于或等于 2 个观测值超过原始参考限,厂商或提供参考区间的实验室报告的参考区间可以接收。若又有 3 个超出参考限,用户就应该重新检查一下所用的分析程序,考虑两个样本总体生物学特征上可能存在差异,并且考虑是否按照大规模研究指南建立自己的参考区间。

4.6.2.5　大样本参考个体的验证：对转移的参考区间的可接受性可选择 60 个参考个体进行评估和验证。具体方法与判断同小样本参考个体的验证相同。

4.7·检出限(LoD)的确认和验证

4.7.1　既往确认方法：简要操作步骤：空白样本作重复测定,计算这些结果的平均值和标准差;判定依据：2～3S 为检出限(LoD);10S 为定量检出限(LoQ)。

4.7.2　EP17－A《确定检测低限和定量检测限的方案》

4.7.2.1　确认空白检出限(LoB)：用目标检测物阴性的健康人血清做空白样品,每天检测 1 批,每批检测 12 个样本,进行 5 天,共获得 60 个结果。判断：设定 $a = 5\%$,即 LoB 有 5％的可能性含有待测物。根据实验数据的分布,选择参数或非参数程序估计第 95 百分位数的值,即为 LoB。

4.7.2.2　验证空白检出限(LoB)：对空白材料进行至少 20 次重复检测。判断：若没有 3 个重复测量值超出厂商声明的 LoB,则验证通过,可直接使用厂商声明的 LoB。

4.7.2.3　确认检出限(LoD)：对某一检验项目,用空白样本对已明确待测物阳性的样本进行稀释为低浓度样本。低浓度样本的浓度范围在 LoB 的 1～4 倍之间。收集 5 个低浓度样本(最好收集 4～6 个低浓度样品),连续测定 12 天,共获得 60 个重复测定结果。判断：(Ⅱ类错误)设定 $\beta = 5\%$,即 LoD 有 5％的可能性不含有待测物,95％的测量结果超过 LoB。根据实验数据的分布,选择参数或非参数程序估 $LoD = LoB + Ds\beta$(Dsβ 是低浓度样品测定值中位数的值和低浓度样品的第 5 个百分位数的间距）。

4.7.2.4　验证检出限（LoD）：对于厂商给定的 LoD 浓度的样品进行重复检测，估计结果数超过 LoB 的比例；对样品进行至少 20 次重复检测（数据尽可能来自各样品，并在数天内进行检测）。判断：若计算的比例与预期值（默认 95％）在计算比例的 95％的可信区间内，则说明验证通过，支持厂商声明 LoD。若计算比例不符合预期 95％的要求，则需建立/确认自己的 LoD。

4.7.2.5　确认定量检出限（LoQ）：推荐最少 40 个重复测量，不同样品 3～5 个，至少各作 5 批检测。计算平均值、标准差和变异系数（CV％）。实验室根据临床要求设定该检验项目的总误差目标，选择符合质量目标要求的浓度作为 LoQ。

4.7.2.6　验证定量检出限（LoQ）：对于厂商给定的 LoQ，直接使用至少 25 个重复测量即可。

4.7.2.7　判断：每个样品的重复检测结果与该样品的参考值和误差目标进行比较，超过误差目标的结果数是该水平方法是否合适的度量。若误差目标是 95％的可能性时，如果只有 0～3 个结果超出误差目标，则假定的 LoQ 通过验证。若超出，可增加重复检测次数，仍不能通过则怀疑厂商给定的 LoQ，需做确认方案。

4.8 · 符合率的确认和验证

4.8.1　国家标准血清盘的比对：选择所需验证项目的标准血清盘，血清盘的标准品一般有：阴性参考品、阳性参考品、灵敏度参考品、精密度参考品。不同检测项目的标准血清盘包含的各种参考品数量不同。选择待评价的试剂盒对相应的血清盘的标准品进行检测，记录结果。判断：阴性、阳性符合率均应达到相关标准的要求；灵敏度与精密度均小于相关要求。

4.8.2　临床明确诊断的样本比对：选择临床明确诊断的样本（通常 20 份阳性样本、20 份阴性样本），分别采用待评价项目的试剂盒进行检测。判断：两者的阴性、阳性符合率应达到相关标准的要求。

4.9 · 方法学比对：实验室考虑启用新的实验方法或替代原常规方法时，需评价两种方法的一致性。

4.9.1　方法：用两种方法（金标/已验证的方法，待评价的方法）检测相同样本，通常验证要求至少 20 份阳性、20 份阴性样本。采用四格表法，分别计数两种方法阳性、阴性数，并计算总符合率、95％可信区间、Kappa 值。

4.9.2　判断：Kappa≥0.75，两者一致性较好；0.4≤Kappa＜0.75，两者一致性中等；Kappa＜0.4，两者一致性较差。

4.10 · 重复性评估

4.10.1　方法：质控在控，分析至少两个不同浓度（参考试剂盒说明书）的样本，在一个测试批内重复进行至少 20 个检测，计算所得 S/CO 值的均值和标准差、变异系数。

4.10.2　判断：变异系数应小于相关标准的要求，同时应不大于试剂盒说明书给出的批内变异系数。

4.11 · 中间精密度的验证

4.11.1 方法：质控在控，分析至少两个不同浓度（参考试剂盒说明书）的样本，在 10 天以上时间内单次重复进行至少 20 批检测，计算所得 S/CO 值的均值和标准差、变异系数。

4.11.2 判断：变异系数应小于相关标准的要求，同时应不大于试剂盒说明书给出的批内变异系数。

5. 支持性文件

5.1·CNAS－CL02－A003：2018《医学实验室质量和能力认可准则在临床化学检验领域的应用说明》。

5.2·CNAS－CL02－A004：2018《医学实验室质量和能力认可准则在临床免疫学定性检验领域的应用说明》。

5.3·××××－××××《实验室室间及实验室内部比对标准操作规程》。

5.4·××××－××××《室间质量评价管理程序》。

5.5·××××－××××《测量不确定度评定标准操作规程》。

5.6·××××－××××《生物参考区间评审标准操作规程》。

5.7·××××－××××《检验程序精密度验证记录表》。

5.8·××××－××××《检验程序生物参考区间验证记录表》。

5.9·××××－××××《检验程序正确度验证记录表》。

5.10·××××－××××《检验程序线性范围验证记录表》。

6. 附页

6.1·修订历史记录页

序号	版本号	修订号	修 订 内 容	修订人	修订日期
1.					
2.					
3.					
4.					
5.					

6.2·审批记录页（略）。

参考文献

[1] 中国合格评定国家认可委员会.CNAS－CL02：医学实验室质量和能力认可准则.2012.

[2] 中华人民共和国卫生行业标准. WS/T 505：定性测定性能评价指南.2017.

[3] 中国合格评定国家认可委员会.CNAS－CL02－A003：医学实验室质量和能力认可准则在临床化学检验领域的应用说明.2018.

[4] 中国合格评定国家认可委员会.CNAS－CL02－A004：医学实验室质量和能力认可准则在临床免疫学检验领域的应用说明.2018.

（杨 艳 宋志荣）

检验结果质量保证程序

文件类型： 程序文件	文件编号： ××××-××××	版本号： 第×版	修订号： 第×次修订	第×页， 共×页
编 写 人	×××	编写日期	××××.××.××	
审 核 人	质量负责人	审核日期	××××.××.××	
批 准 人	主任	批准日期	××××.××.××	
发布日期	××××.××.××	生效日期	××××.××.××	
发布部门	检验科	发放范围	检验科各专业室	
修订历史	文件修订历史记录请参见本文附页			

1. 目的

保证检验工作的运行和实施，对分析前、分析中、分析后整个过程每个环节的质量进行保证和监督，确保检验结果的准确、公正，满足临床要求。

2. 适用范围

本程序适用于适用于检验科各项检验工作的流程管理、检验过程的质量保证和监督。

3. 职责

3.1·各专业室组长制定本室室内质控规则和检验过程的质量控制程序。

3.2·技术负责人负责批准室内质控规则和检验过程的质量控制程序。

3.3·监督员监督本室内是否按体系文件要求开展质量管理和技术运作。

4. 程序内容

4.1·检验工作流程

4.1.1　检验工作流程见本程序"6. 附录"。

4.2·检验前质量保证

4.2.1　临床医师正确选择检验项目。

临床医师合理选择检验项目及项目组合，确保选择检验项目具有针对性、有效性。

4.2.2　患者准备。

检验科人员及临床医务人员应与患者进行沟通，告知哪些因素可以影响检测结果，向患者告知标本采集前的注意事项，具体内容参见《样品采集手册》。

4.2.3　标本采集及标本运送。

4.2.3.1　采集标本必须以保证质量为前提。要对采集标本的医生护士不断地进行培训，客服内外因素对样本的影响。

4.2.3.2　采集标本的人员应严格按操作规程执行。

4.2.3.3　对样本运送人员进行培训，标本运送要做到及时、安全、完整。

4.2.3.4　对于每一类标本采集的要求详见《样品采集手册》。

4.2.4　标本接收的质量控制：检验人员严格按照《样品采集、运送、处理、储存管理程序》中有关规定对标本进行验收和处理。

4.3·检验过程的质量控制

4.3.1　标本前处理：专业室及时对标本进行处理，按照说明书要求离心分离样本，必要时，采取合适的方式进行保存；整个检验过程要保持标本的标识唯一完整。

通过4.2.1至4.3.1的质量管理，保证临床样本的质量。

4.3.2　检验过程

4.3.2.1　方法的选择和评价：检验方法的选择和评价参见《检验程序验证和确认管理程序》。明确使用方法存在的固有误差。

4.3.2.2　试剂、耗材、质控品、校准品：试剂、质控品、校准品的采购、验收、管理参见《试剂和耗材管理程序》。试剂、耗材、质控品、校准品质量满足检测的需求。

4.3.2.3　仪器设备：按照《设备管理程序》要求定期检查并经常维护和保养，使仪器设备处于最佳状态下运转，见，确定仪器设备在安装时或常规使用中能够达到所要求的性能标准，并且符合相关检验要求的条件。

4.3.2.4　作业指导书：所有仪器、项目检测均要有SOP文件，检验人员必须严格按照相应的作业指导书进行操作。

4.3.2.5　人员：检验人员的资格和培训、经历必须能够满足相应岗位的要求。个人能力胜任所从事的岗位要求。具体规定参见《人员管理程序》。

4.3.2.6　实验室用水：检验科依需要而采用不同级别的纯水，器皿的最后一次冲洗要采用与试剂或实验要求相同规格的纯水。试验用水质量满足要求。

4.3.2.7　环境条件：确保检验、标本存贮、试剂存贮、仪器运行的环境条件不会对检验结果造成不良影响。详见《设施和环境管理程序》。环境满足检测要求。

4.3.2.8　室内质量控制：检验科对所有影响结果质量的人机料法环节进行系统控制，选择适宜的质控品，质控方法，进行室内质控，实时监测质控数据，确保常规检验工作的精密度稳定。监测是否有系统误差，必要时采取积极的纠正措施。具体执行《检验结果质量保证管理程序》。确保将外来误差控制在最低水平。

4.3.2.9　室间质量评价：定期参加国家卫生健康委临检中心和省临检中心组织的室间质评/PT。当无室间质评计划可以利用时，采用替代方案并提供客观证据确认检测结果的可接受性。具体执行《检验结果质量保证管理程序》。

通过采取对4.3.2.1至4.3.2.9的质量管理，保证检测中的质量，使结果准确可靠，满足临床预期。

4.3.3　结果审核：审核人员检查室内质控是否在允许范围内，核对有无漏项，结果与临床诊断有无矛盾。一旦发现问题，及时复查标本或查阅历史结果，追溯可能影响结果的环节。

4.3.4　报告结果：检验人员在工作的全过程中按《记录管理程序》做好记录，并进行数据处理。对使用计算机自动检验系统或使用计算机进行检验数据处理时，按《结果报告管理程序》和《实验室信息系统管理程序》执行，审核人员对报告进行审核、签发。通过对 4.3.3 至 4.3.4 的质量管理，保证检测报告满足唯一、及时、正确的质量要求。

4.4 · 质量管理

4.4.1　质量负责人随时抽查各室分析前、分析中、分析后各个环节质量体系运行的情况。重视相关方的反馈信息，经常到临床部门征求意见，必要时与住院医师及护士长座谈，有计划地收集来自临床、管理部门的意见，实现实验室与临床的充分、有效交流。

4.4.2　通过室间质评得到的反馈信息，失控项目按《不符合管理程序》和《纠正措施管理程序》实施管理。

4.4.3　服务对象对检验工作的反馈意见和质量投诉按《投诉管理程序》进行。

4.5 · 质量监督

4.5.1　监督员对本室影响检验结果的各种因素进行监督控制，每年初，由专业室制定日常监督计划，填写《日常监督计划表》。监督计划中主要规定监督内容、监督频率等。监督内容一般可包括：人员操作、检验方法、仪器设备、量值溯源、环境条件、标本采集及处置、公正性和诚实性、保密工作、安全、环保等事项。

4.5.2　在履行日常监督工作后，如发现异常或不符合项，及时记录并汇报质量负责人。如近一段时期未发现异常或不符合，则按监督计划所约定的周期记录监督工作情况，填写《日常监督记录表》。

5. 支持性文件

5.1 · ××××-××××《试剂和耗材管理程序》。

5.2 · ××××-××××《不符合管理程序》。

5.3 · ××××-××××《纠正措施管理程序》。

5.4 · ××××-××××《记录管理程序》。

5.5 · ××××-××××《人员管理程序》。

5.6 · ××-××××-××××《设施和环境管理程序》。

5.7 · ××-××××-××××《设备管理程序》。

5.8 · ××-××××-××××《样品采集、运送、处理、储存管理程序》。

5.9 · ××-××××-××××《检验程序验证和确认管理程序》。

5.10 · ××-××××-××××《样品采集手册》。

6. 附录

6.1·检验工作流程

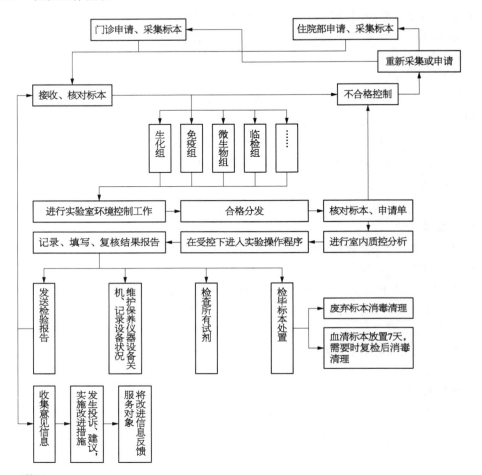

7. 附页

7.1·修订历史记录页

序号	版本号	修订号	修 订 内 容	修订人	修订日期
1.					
2.					
3.					
4.					
5.					

7.2·审批记录页(略)。

（张军力　刘　政）

检验后过程管理程序

文件类型： 程序文件	文件编号： ××××-××××	版本号： 第×版	修订号： 第×次修订	第×页， 共×页
编 写 人	×××	编写日期	××××.××.××	
审 核 人	质量负责人	审核日期	××××.××.××	
批 准 人	主任	批准日期	××××.××.××	
发布日期	××××.××.××	生效日期	××××.××.××	
发布部门	检验科	发放范围	检验科各专业室	
修订历史	文件修订历史记录请参见本文附页			

1. 目的

确保检验结果在发布前得到复核；确保检验后样本得到正确的储存、保留和处置。

2. 适用范围

本程序适用于检验结果的审核、样品的保存以及废弃物的处理过程。

3. 职责

3.1· 报告审核人员负责检验结果的审核。

3.2· 按职责分工涉及人员负责对检验后样品的储存、保留及废弃物的处理。

4. 程序内容

4.1· 检验结果的审核和批准过程详见《结果报告管理程序》。

4.1.1　由专业组内有审核资格的人员负责检验报告的审核，审核的内容如下。

4.1.1.1　检验报告编制依据的各种原始记录、单据的规范性和完整性。

4.1.1.2　检验报告结果与原始记录的一致性。

4.1.1.3　检验采用的检验依据的适用性和有效性。

4.1.1.4　检验设备的适用性和有效性。

4.1.1.5　检验涉及的室内质量控制的有效性。

4.1.1.6　检验报告形式和内容的完整性和正确性。

4.1.1.7　报告批准人认为有必要检查的其他内容，如结果异常时需要求操作人员复查或其他措施。

4.1.1.8　对样本进行复核，包括：样本状态（溶血、脂血、黄疸等）；样本类型是否正确，样本条码信息是否与信息系统一致等。

4.1.1.9　实验室如采用自动审核，应制定复核标准、批准权限并文件化。

4.1.2　检验报告批准由各科室相应的报告审核人负责实施，检验报告使用认可/认证标志，批准人是授权签字人。批准的内容如下。

4.1.2.1　检验报告批准是否经过了审核。

4.1.2.2 报告内容的完整性和符合性。

4.1.2.3 检验结果的合理性。

4.2·检验后样品的储存、保留和处置

4.2.1 检验后样品储存和保留，根据不同样品、项目检验要求等原因，对不同检验后样本进行管理，确保已检样品按照要求的条件和时间进行保存，以满足客户复查、加做项目等的需要（详见《检验后样品管理标准操作规程》）。

4.2.2 检验后样品废弃：检验后样品达到规定的保存期后进行废弃，经过适当方法消毒，交有资质的医疗废弃物处理机构进行集中处置（详见《废弃物品处理标准操作规程》）。

4.3·样品的储存、保留和处置必须符合法律法规或医疗机构管理办法。

5. 支持性文件

5.1·××××-××××《结果报告管理程序》。

5.2·××××-××××《检验后样品管理标准操作规程》。

5.3·××××-××××《废弃物品处理标准操作规程》。

5.4·××××-××××《检验后样品保存期限一览表》。

6. 附页

6.1·修订历史记录页

序号	版本号	修订号	修 订 内 容	修订人	修订日期
1.					
2.					
3.					
4.					
5.					

6.2·审批记录页（略）。

参考文献

中国合格评定国家认可委员会.CNAS－CL02：医学实验室质量和能力认可准则.2012.

（管仲莹　王柏山）

结果报告管理程序

文件类型： 程序文件	文件编号： ×××-××××	版本号： 第×版	修订号： 第×次修订	第×页， 共×页
编 写 人	×××	编写日期		××××.××.××
审 核 人	质量负责人	审核日期		××××.××.××
批 准 人	主任	批准日期		××××.××.××
发布日期	××××.××.××	生效日期		××××.××.××
发布部门	检验科	发放范围		检验科各专业室
修订历史	文件修订历史记录请参见本文附页			

1. 目的

规范检验报告的格式,内容确保检验报告的特性被有效表达。

2. 适用范围

本程序适用实验室检验报告管理。

3. 职责

3.1·检验者负责检验项目检测及结果的保存。

3.2·审核者负责检验报告的审核和发布。

3.3·授权签字人负责 CNAS 认可项目并且带有 CNAS 标识的报告审核和发布。

4. 程序内容

4.1·结果报告形式：检验结果以检验报告(纸质或电子)方式发送客户。

4.2·检验报告的要求及内容

4.2.1　检验项目的检验人为检验者。临床检验领域检验者资格要求：检验者至少应具有以下资格：医学检验专业背景,具有相关专业组上岗证,初级及以上技术职称,对于 HIV、PCR、放免等专业,应经过有资质的培训机构培训合格并取得上岗证书,方可作为检验者进行项目检测及结果的保存。

4.2.2　通过实验室认可且在有效期内项目的检验报告可加相应的标识。

4.2.3　检验报告应使用规范化汉字,报告中单位符号及代号应规范表述。

4.2.4　所有检验报告应由计算机打印,报告卷面清晰、整洁,不允许手工修改。

4.2.5　检验报告采用统一固定格式(取得客户同意),检验报告包括但不限于以下内容。

4.2.5.1　清晰明确的检验项目名称,适当时,还包括检验程序。

4.2.5.2　发布报告的实验室的名称。

4.2.5.3　所有由受委托实验室完成的检验的识别。

4.2.5.4　每页都有患者的标识。

4.2.5.5　检验申请者姓名或其他唯一识别号和申请者的详细联系信息。

4.2.5.6　原始样品采集的日期,当可获得并与患者有关时,还应有采集时间。

4.2.5.7　原始样品类型。

4.2.5.8　测量程序(适当时)。

4.5.5.9　以 SI 单位或可溯源至 SI 单位,或其他适用单位报告的检验结果。

4.2.5.10　生物参考区间、临床决定水平,或支持临床决定值的直方图/列线图(诺谟图),适用时。

4.2.5.11　结果解释(适当时)。

4.2.5.12　其他警示性或解释性注释(例如:可能影响检验结果的原始样品的品质或量、受委托实验室的结果/解释、使用研发中的程序)。

4.2.5.13　复核结果和授权发布报告者的识别(如未包含在报告中,则在需要时随时可用)。

4.2.5.14　报告及发布的日期和时间(如未包含在报告中,在需要时应可提供)。

4.2.5.15　页数和总页数(例如:第 1 页共 5 页、第 2 页共 5 页等)。

4.2.6　由委托检验实验室完成的检测结果应以书面方式报告结果,在经双方书面协议同意的情况下可以以电子的方式报告。详见《受委托实验室管理程序》,但最终以书面的检验报告为准。

4.2.7　检验报告的格式更改、生效参见《实验室报告模板管理标准操作规程》。

4.3·检验报告的审核

4.3.1　检验者保存结果后,由实验室专业组内有审核资格的人员负责检验报告的审核。临床检验领域审核者资格要求:审核者至少应具有以下资格:医学检验专业背景,具有相关专业组上岗证,初级及以上技术职称,对于 HIV、PCR、放免等专业,应经过有资质的培训机构培训合格并取得上岗证书,方可作为审核者进行检验报告的审核。

4.3.2　检验报告审核的内容

4.3.2.1　检验报告编制依据的各种原始记录和单据的规范性和完整性。

4.3.2.2　检验报告与原始记录的一致性。

4.3.2.3　检验所采用的检验依据的适用性和有效性。

4.3.2.4　检验所用设备的适用性和有效性。

4.3.2.5　检验报告形式和内容的完整性和正确性。

4.3.3　检验报告审核人员发现存在问题时,应与检验者协商认定后由编制人员进行更改,意见不一致时,交组长或技术负责人裁定。

4.3.4　审核完毕并符合相关要求后,审核人员在报告的指定位置签名或等效标识。

4.4·特殊检验报告

4.4.1　检验到烈性传染病原如 O2 弧菌等要及时向实验室负责人及有关防疫部门报告。

4.4.2　检验结果出现危急值时,按照《实验室危急值报告标准操作规程》报告。

4.4.3　HIV 抗体初筛阳性样品,由开展该项目的实验室负责送当地疾病控制中心(CDC);确诊为阳性,由样品送检医院负责上报。

4.4.4　检验到肺结核阳性,要按照结核病上报制度上报。

5. 支持性文件

5.1·××××-××××《受委托实验室管理程序》。

5.2·××××-××××《实验室报告模板管理标准操作规程》。

5.3·××××-××××《实验室危急值报告标准操作规程》。

6. 附页

6.1·修订历史记录页

序号	版本号	修订号	修 订 内 容	修订人	修订日期
1.					
2.					
3.					
4.					
5.					

6.2·审批记录页(略)。

参考文献

中国合格评定国家认可委员会.CNAS-CL02:医学实验室质量和能力认可准则.2012.

（管仲莹　王柏山）

结果发布管理程序

文件类型: 程序文件	文件编号: ××××-×××××	版本号: 第×版	修订号: 第×次修订	第×页, 共×页
编 写 人	×××	编写日期	××××.××.××	
审 核 人	质量负责人	审核日期	××××.××.××	
批 准 人	主任	批准日期	××××.××.××	
发布日期	××××.××.××	生效日期	××××.××.××	
发布部门	检验科	发放范围	检验科各专业室	
修订历史	文件修订历史记录请参见本文附页			

1. 目的

规范检验报告发放、更改,确保检验报告的及时、明确、清晰、客观、正确。

2. 适用范围

本程序适用实验室检验报告发布的管理。

3. 职责

3.1 · 报告审核人负责报告审核并发布。

3.2 · 信息管理组负责 LIS 系统中临床检验报告格式的修改。

3.3 · 报告审核人负责对危急值检验结果的报告和沟通。

4. 程序内容

4.1 · 检验报告的发布

4.1.1 当接收到的原始样品质量不适于检验或可能影响检验结果时,应在报告中说明。

4.1.2 经报告审核人签名的检验报告即视为有效。

4.1.3 检验报告的发放方式:网络打印、补打纸质报告等。

4.1.3.1 报告的电子传输:应确保数据的完整性及客户专有权不受损害,满足本质量体系的要求,详见《实验室信息系统管理程序》。

4.1.3.2 书面报告:对不能正确使用自助打印报告或报告丢失的患者,检验科可以发放(补发)纸质报告。

4.1.4 报告时间

4.1.4.1 报告时间按实验室规定的时间发放检验报告。

4.1.4.2 口头报告:相应项目检测的专业组对危急值或特殊结果应即时电话报告,然后再按正常程序发放书面报告。电话报告时需与院方进行身份确认,并做好记录(纸质或电子记录);另要求对方对检测结果进行复述。危急值报告按照《实验室危急值报告标准操作规程》执行。

4.1.4.3 若实验室因故不能按约定时间出具报告,必须及时通知客户。根据具体情况启动相应的应急预案或相应程序。

4.1.4　结果的自动选择和报告：详见各专业组结果自动选择和报告的 SOP。

4.2·检验报告的存档

4.2.1　所有临床检验报告的信息以电子的形式存档。

4.2.2　所有原始记录也按档案管理的要求管理。

4.3·检验报告的修改

4.3.1　对于患者基本信息、检测项目及结果的修改均需进行批准后才可进行操作，具体操作流程详见《实验室报告更改标准操作规程》相关规定。

4.3.2　更正报告的流程应按《结果报告管理程序》的规定进行。更正报告的签发日期为实际签发日期。

4.3.3　如果为结果更改，原报告收回、记录并销毁。

5. 支持性文件

5.1·××××-××××《实验室信息系统管理程序》。

5.2·××××-××××《结果报告管理程序》。

5.3·××××-××××《实验室报告更改标准操作规程》。

5.4·××××-××××《实验室危急值报告标准操作规程》。

6. 附页

6.1·修订历史记录页

序号	版本号	修订号	修 订 内 容	修订人	修订日期
1.					
2.					
3.					
4.					
5.					

6.2·审批记录页（略）。

参考文献

中国合格评定国家认可委员会.CNAS－CL02：医学实验室质量和能力认可准则.2012.

（管仲莹　王柏山）

实验室信息管理程序

文件类型: 程序文件	文件编号: ××××-××××	版本号: 第×版	修订号: 第×次修订	第×页, 共×页
编 写 人	×××	编写日期	××××.××.××	
审 核 人	质量负责人	审核日期	××××.××.××	
批 准 人	主任	批准日期	××××.××.××	
发布日期	××××.××.××	生效日期	××××.××.××	
发布部门	检验科	发放范围	检验科各专业室	
修订历史	文件修订历史记录请参见本文附页			

1. 目的

保证实验室信息系统安全和有效运行,对计算机软硬件,检测数据的采集、传送、处理、报告过程以及储存于计算机中的文件进行管理控制,以此来确保检测数据和文件的完整性和保密性,使系统符合使用要求。

2. 适用范围

本程序适用于所有的实验室计算机及非计算机系统保存的数据和信息。

3. 职责

3.1·医院计算机信息科负责计算机软硬件的安装、维护、升级、管理以及网络的安全。负责服务器端的服务器的安装与配置,并保证数据的备份,和当发生意外事件时对系统进行恢复,以及与实验室信息管理系统(LIS)相关联(包括一些接口)的技术支持。

3.2·LIS 开发者负责其软件各项功能的开发和完善,以符合实验室的需要;负责给实验室的计算机客户端安装 LIS 系统和与之对应的操作系统,使 LIS 系统正常安全运转;编写使用手册,指导实验室工作人员使用;负责系统故障处理。

3.3·科室 LIS 管理员负责 LIS 服务器的管理、维护、数据备份,负责 LIS 系统的日常应用管理与使用培训;定期对数据传输正确性、完整性、计算机处理数据的过程、结果及备份进行检查并记录;负责 LIS 系统意见收集与反馈,每年次进行综合性评估,提出功能改进建议。

3.4·实验室主任负责授权分配员工使用 LIS 的权限。

3.5·各组组长负责本组数据和信息的正确性、完整性、保密性和适用性。各专业组 LIS 管理员负责协助各组组长,收集计算机软硬件的使用意见并反映给科室 LIS 管理员,当系统升级/软件更新时,组织本部门员工对系统进行培训与考核,当本部门新增加员工时,对新来员工进行培训与考核。

3.6·授权检测人员负责工作站计算机的日常清洁;负责检测数据和信息的采集、处理、记录、转录、发布和检索,负责计算机系统的预防性维护以及意见反馈。

4. 程序内容

4.1 · 实验室信息的分类和管理

4.1.1 实验室信息可以按照承载介质不同分为：电子数据、纸质数据和声音数据。电子数据包括电子化的文件、软件、数据库、电子报告、电子签名、电子邮件、网站、短信、录像和电子照片及其他个人网络设备等；纸质数据包括实验室的正式报告、复印件、传真、照片等；声音数据包括面对面口头说话、电话通知、录音留言等。

4.1.2 纸质信息的管理：纸质信息中书籍、文件和资料等要参照《文件编写与控制管理程序》对受控、作废文件进行管理，保证纸质信息的准确、避免误用和丢失。

4.1.3 电子信息的管理：各专业组的 LIS 管理员负责该组内相关电子信息的管理，包括电子文档、计算机软件等，科室 LIS 管理员负责科室公共电子信息的管理。实验室信息系统的管理见 4.2 实验室信息系统管理。

4.1.4 声音信息的管理：面对面口头说话、电话通知、录音留言等实验室声音信息内容一般不作为有效报告，必要时只能由授权的报告发布人员通过声音信息方式告知服务对象，并做好备份或记录。

4.2 · 信息保护

4.2.1 LIS 系统应具备离开自动锁定功能，以防止被其他未授权人员使用。

4.2.2 实验室应收集为识别患者和为进行所申请的检验和其他实验室操作所需要的适当信息，不应收集不需要的个人信息。患者有权知道所收集的信息和收集的目的。

4.2.3 患者的实验室检验结果应该保密，除非得到授权，否则实验室检查的结果只能发给特定的患者并且是保密的。门诊患者的检验报告，凭检验报告查询单和收费凭证取检验报告。住院患者的检验报告提供给申请检验的临床医师。当患者同意或者法律要求时方可报告给相应的其他方。不涉及患者信息的实验室检验结果可用于如流行病学或其他统计分析。

4.2.4 实验室的所有资料、信息（包括患者基本资料和检验结果、实验记录、供应商资料、资源管理、评审、人员管理等）均应安全合理地保管，以免出现丢失，未经授权不能查阅或使用。实验室秘书、文档管理员、试剂保管员及其他所有相关人员均应妥善保管好科室的一切资料，严禁任何违法活动。

4.2.5 通常实验室记录可向以下对象开放：开检验医嘱的医生、录用患者资料的检验申请人员、患者本人或授权的人员、履行职责的实验室工作人员、其他被授权的人员。

注：实验室以外的人员只能查阅其密切相关个人的实验室记录。

4.3 · 实验室信息系统管理

4.3.1 LIS 使用手册的建立：应有一套完整的 LIS 使用手册供经授权的用户使用（应可在活动实施地点获得）。

根据本实验室所使用 LIS 和实际情况编写适合本实验室的信息系统管理程序文件和作业指导书，LIS 使用手册可以是电子形式。技术负责人组织相关人员定期对该手册进行审核、批准，并组织对 LIS 的定期培训。应每年对员工的操作能力、信息系统新增功能信息安全防护、应急预案进行一次评估并填写相对应用户权限的《LIS 系统能力评估及考核》。

4.3.2　LIS使用安全性管理

4.3.2.1　信息系统使用授权

4.3.2.1.1　本实验室所有终端工作电脑的管理员账号均设置登录密码,此密码一般由信息科统一设置,也可由LIS管理员自行设置,仅允许实验室授权的个人方可访问患者资料或改动系统程序;只有本实验室的授权用户才有登录LIS系统的账户名称和密码,所有授权用户按照职位或工作权限的不同对用户权限进行设置,以防止有意的或无意的非授权用户对计算机系统的改动或破坏。由实验室信息管理员根据工作需要和培训情况对实验室所有工作人员进行信息系统授权,科主任负责审核、批准权限。任何人不得超越权限使用计算机和LIS,用户工作权限如下。

1)主任:具有本实验室LIS所有模块的设置及使用权限。

2)LIS管理员:具有本实验室LIS所有模块的设置及使用权限。

3)专业组组长及操作人员:比LIS管理员的权限中少了系统管理模块的设置及使用权限。

4)标本接收人员:仅能使用条码打印、标本接收和报告查询系统。

4.3.2.1.2　所有的计算机系统的授权使用者均应明确被告知对于系统的使用权限。经授权的专用计算机及经授权使用的LIS个人用户和密码,必须自行妥善管理,防止他人盗用,尽量不使用组成简单或者过短的密码。在不使用LIS时,及时退出。LIS在超过15分钟无任何操作时自动退出账号,使用者须重新输入用户名和密码才能登录。

4.3.2.1.3　本实验室的服务器由信息科和LIS工程师管理,设置有专门的登录密码,只有信息科维护人员和LIS公司负责人才知道此密码,防止其他未授权人员使用。

4.3.2.2　为保护实验室内部和外部通过网络传输的数据,以免被非法接收或拦截,实验室所有工作站电脑和服务器都不能直接连入外部公共网络。

4.3.2.3　任何人未经许可,不得擅自拆卸和搬移计算机、卸载和安装计算机软件、使用外接硬件;不得擅自修改计算机的设置、使用程序和计算机系统密码,禁止在计算机上玩游戏和运行与检验工作无关的程序。对LIS系统安装的杀毒软件应由信息科定期升级。由信息科使用适当措施避免在网络中使用个人的U盘、光盘、软盘,尽量避免把病毒带入网络系统。目前各专业组除了必要的数据处理电脑、必须与仪器进行通讯的电脑外,均应该进行封锁处理,不能进行封锁处理的电脑也需要由专业组相关人员定期检查,避免个人以及非计划的软件安装。

4.3.3　计算机环境设施安全管理

4.3.3.1　计算机及其相关设备应放置在合适的位置,保证其正常使用和工作方便,保证其适宜的湿度和温度,有防火安全措施。

4.3.3.1.1　温度:一般情况下,电脑工作的温度为10~35℃。要求在计算机设备相关环境安装空调,并对温度进行控制及记录。

4.3.3.1.2　湿度:工作环境的相对湿度为30%~82%,并对湿度进行控制及记录。

4.3.3.1.3　防火:计算机的放置应符合消防要求,要求配备防火设备(适用于电子元件的灭火装置),以免因意外事故发生火灾,并每日进行检查。特别需要注意的是一旦火灾,不可用水灭火,也不可用液体灭火装置,防止触电。

4.3.3.2 为保证电力供应,应对服务器和重要计算机配备不间断电源。交流电压正常范围应在 220 V ± 10％内,频率应为 50 Hz ± 5％,且有良好的接地。

4.3.3.3 在突发漏电或火灾的紧急情况下,应立即切断相应电源,保证人员和重要仪器设备的安全,实验室在相应位置配备干粉灭火器。

4.3.3.4 计算机及附加设备应保持清洁,包括空气含尘量和含有害气体量,要求每日用清洁湿抹布对设备及环境进行除尘,每半年由信息科人员对主机进行深层的清洁。

4.3.4 信息系统的硬件和软件安全性管理

4.3.4.1 LIS 系统接口:① 检验结果通过 LIS 与仪器接口传送;② 通过复核对接口数据进行确认,每半年一次验证传输的正确性并进行记录;③ 当接口系统部分或全部瘫痪时,可通过手工输入结果或打印仪器原始数据,有效地确保数据和病人检验报告的完整性;④ 当接口出现故障以后,须先与 LIS 工程师联系,由 LIS 工程师找到问题,恢复接口的正常通讯,并把记录填入《计算机设备故障处理记录表》;⑤ 当接口恢复正常以后,填写《计算机数据传输验证记录》,确保数据传输正确。

4.3.4.2 软、硬件维护及故障处理

4.3.4.2.1 由信息科或软件开发公司工程师与实验室协商在保证最小地影响系统正常运行的情况下制定信息系统软件及硬件维护计划。

4.3.4.2.2 根据计划维护人员到达信息科机房、实验室现场检查并维护。

4.3.4.2.3 发现故障后如在现有条件下能修理,直接修理并记录。

4.3.4.2.4 当发现需要购置零配件或需要供应商提供售后维护时,维护人员向实验室人员反映并由实验室向信息科/设备科申请采购或由设备科联系供应商提供售后维护工作。

4.3.4.2.5 需要设备厂家工程师与软件维护人员同时进行调试的,应约定一个合适的时间(最小的影响系统正常运行的情况下)进行维护。

4.3.4.2.6 系统维护中应确保病人数据的完整性、系统重启动后工作正常,LIS 管理员应对全过程做详细记录。

4.3.4.2.7 在购买的硬件或软件的合同或说明书上已经明确规定维护周期的,严格按照该合同或说明书进行硬件、软件的维护。

4.3.4.2.8 经由信息科或设备科人员判断不能修复后,实验室应对该硬件做报废处理。

4.3.4.2.9 网络的维护:应对各网络端口进行标号,一旦网络出现故障时可迅速找到相应的设备。

4.3.4.3 实验室安装新的 LIS 系统之前需要将旧系统的数据备份并进行验证,以保证病人数据不会丢失并且保证随时可以检索。

4.3.4.4 由实验室 LIS 管理员和信息科维护人员监控及测试系统运行功能、报警系统(通常为监控硬件和软件运行的主计算机控制台)、硬盘空间、日志文件等以确保其功能正常。

4.3.4.5 在系统数据恢复后,由信息科维护人员通知实验室,实验室组织专业组通过抽样核对确定恢复数据的正确性,并填写相关记录表格,及时把结果反馈到信息科。

4.3.4.6 报警信息可能包括系统错误,磁盘空间不足警告,数据库验证错误,超出环境界限等。当报警信息出现时需要实验室系统管理员或信息科维护人员及时做出回应处理,在此后的一定时期内要对该报警问题做到周期性的监测。

4.3.4.7 当出现服务器死机、停止响应或其他计算机错误时,应立即通知信息科相应负责人进行处理,在维护人员修复之后必须做好相应的记录:包括该问题出现的原因和解决的方法。如短时间内处理不了,则及时通知实验室启动应急方案。

4.3.5 数据输入管理

4.3.5.1 系统数据传输验证

4.3.5.2 实验室每半年对输入、输出信息系统的数据(包括检测仪器与 LIS 相互传输的数据、LIS 与 HIS 相互传输的数据、手工录入的数据等)与原始输入数据进行比较并记录,以确保数据传输的完整性。

4.3.5.3 系统数据备份验证:当同一数据存在多个备份时,实验室每半年进行一次备份间的数据比较,并核查复制或对照程序的功能完整性,确保数据的一致性。

4.3.5.4 输入数据审核:在由计算机发出报告之前,为确保数据正确性,须经授权的审核人员对手工或和自动方式输入计算机的数据进行审核,以确认输入数据的正确性。结果录入应根据特定检验所预定的数值范围进行检查,以便在最终验收和报告前检测不合理或不可能的结果。实验室每半年对计算机处理患者数据的过程及结果进行评审并记录(处理患者数据的过程及结果是指任何根据录入数据对患者记录所作的修改,包括数值计算、逻辑函数和自动核对结果、添加备注)。

4.3.5.5 系统后监控:信息系统有实时跟踪监控功能,对接触或修改过患者数据、控制文件或计算机程序的所有人员有日志文件记录可查。

4.3.6 检验报告管理

4.3.6.1 实验室主任负责对 LIS 中检验报告的内容和格式进行审核、批准,并征求临床医务人员的意见。LIS 中关于可能影响检验结果准确性的样品质量(如脂血、溶血、黄疸样本等)、结果解释等内容是以注释的方式体现在报告单上。

4.3.6.2 实验室的报告单由 LIS 系统生成,每个申请单,都有条码进行唯一性标识,如果一个申请单上,有多个检测项目,在系统中有唯一的项目 ID 将每个检测细项进行区分。

4.3.6.3 LIS 系统根据检验项目预先设定参考值,对检验结果会自动以不同的颜色和箭头显示(正常值为黑色字体、偏低蓝色并有单个向下箭头、偏高红色并有单个向上箭头、危急值黄色并有双向下或向上箭头、阳性结果显示紫色字体),以便于审核者发现异常的结果,同时有助于在计算机发出报告前及时发现不合理或不可能的结果。

4.3.6.4 LIS 系统提供了完整的数据跟踪记录日志功能,记录所有数据的录入和修改过程,患者数据修改后,原始数据能够显示。LIS 系统支持患者历史数据的显示,以备检验人员在报告审核时进行数据比较。

4.3.6.5 当出现危急值结果时,LIS 能在计算机发出报告前进行预警,并通过电脑闪屏和鸣音通知临床医生、护士,并记录(包括临床收到危急值结果的日期和时间、危急值结果、接收者、通知者、通知日期和时间等)。

4.3.6.6 在服务器出现不可预计的意外事故、数据库发生崩溃或无法马上进行恢复的时候,有仪器单机报告模式的机器,根据序号在仪器内输入病人姓名、年龄、性别等信息并打印单机临时报告。无单机报告模式的仪器,可由检验人员手工将检测结果录入预先设计的临时报告模板/原始数据截图/手写报告等临时报告方式,并由相关人员进行签名,然后发送临时报告。临时报告均应包含"此为临时报告,待系统恢复后请凭此报告更换正式报告"的字样。

4.3.7 检验结果查询和储存管理

4.3.7.1 对患者的结果档案,采取电子备案的方式,使得副本有一份完整的拷贝(包括测量不确定度、生物参考区间、检验结果所附注的警示、脚注或解释性备注等)可完全复现已存档的检验结果。检验结果保存期限和检索方式征得临床医护人员同意,存储在信息系统中的患者结果数据和档案信息便于检索查询。实验室存储在数据库中的信息保存期限自产生日起保留2年,2年内的数据可直接在现有数据库中查询到,超过2年的数据将导入备用数据库,且支持检索。

4.3.7.2 LIS数据库每天由系统自动进行一次数据备份,备份数据保存期限为2年,使用双服务器镜像热贝系统措施以保证由于突发性事件(如火灾、水灾)、软件或硬件故障时丢失患者结果数据。每次备份后,应确保信息系统和数据无意外改变。

4.3.7.3 当多个相同的分析仪器被使用时,应对仪器小组进行区分,使相同的仪器能分别被系统识别并显示出来,实验结果就能适当地追溯到是用哪个仪器进行检测的;仪器做完检测以后,在实验当天把原始数据进行保存,以免数据丢失。

4.3.7.4 数据存储媒体应正确标识,妥善保存,防止被未授权者使用。

4.3.7.5 数据库的维修、存储和备份由医院信息科或LIS工程师负责进行。

4.3.8 实验室信息系统与相关硬件的风险应急预案

4.3.8.1 可能造成LIS停止运行的原因

4.3.8.1.1 暂时停止运转:停电、服务器需要重新启动。

4.3.8.1.2 硬件的损坏:由外因(如火灾)或自身原因(如零部件老化)造成的LIS服务器损坏、路由器损坏、线缆损坏。

4.3.8.1.3 软件的损坏:各种原因(如病毒)造成的LIS服务器操作系统崩溃、各种原因(如系统错误更新)造成的LIS系统瘫痪。

4.3.8.2 预防措施

4.3.8.2.1 服务器安装UPS(不间断电源)以预防停电,而且要求UPS的蓄电池供电时间不低于2小时,这样可有效地防止断电带来的影响;信息科人员定期重新启动服务器,要求选取病人流量少的时间,可防止服务器被动重启。

4.3.8.2.2 预防硬件损坏主要是在于预防LIS服务器的损坏,因此需要两台配置优良的服务器以双机热备方式同时工作,互成镜相。这样在一台服务器出现故障的时候另外一台服务器仍可坚持工作,而整个系统不受影响。同时,如可能两台服务器应该尽量远离以确保同一环境灾害不会对所有服务器造成不良后果。

4.3.8.2.3　预防软件损坏主要还是防止病毒侵袭,按时有效的杀毒必不可少的,除此之外,应该由信息科使用适当措施避免在网络中使用个人的U盘、光盘、软盘,尽量避免把病毒带入网络系统是非常关键的预防措施。

4.3.8.3　紧急应对程序

4.3.8.3.1　采取各种预防措施,但是仍有可能存在一些不可预知的情况造成系统无法正常运行,此时须即时将故障情况通知相关人员包括:信息科、LIS系统工程师、实验室LIS管理员、实验室主任、各专业组负责人、急诊组负责人、临检组负责人、生化组负责人、免疫组负责人、微生物组负责人,并采取紧急应对措施。

紧急情况应对预案的启动:满足以下三种情况任意一种即启动应急预案:① 系统故障导致无法正常发放报告超过30 min;② 系统故障未足30 min但发放报告处患者过于拥堵,病人意见较大,需立即解决;③ 主任或上级判断需要启动应急预案。

4.3.8.3.2　启动应急预案后,需要电话向医院进行报告,如医务处(工作时间),或医院总值班(非工作时间),并积极与应急预案的相关科室保持联系,如门诊、急诊、财务科等。

4.3.8.3.3　应急情况下的检验流程

1) 填写检验申请单:如仅为LIS故障,病人缴费后能打印发票,则凭发票到实验室采血;如HIS和LIS同时瘫痪,则启用纸质申请单,医生用纸质申请单,患者凭纸质申请单到实验室进行样品采集,纸质申请单基本内容须包括患者姓名、年龄、性别、科室、病历号、检验项目、与样本对应号码等信息,检验人员根据患者的纸质申请单或发票,手工进行检测。申请单应该在实验室留底备查,发票在完成检验后归还给患者。

2) 样品的采集:按申请项目进行样品采集,急诊样品在样品外包装处贴急诊优先标识。

3) 样品的接收记账:系统恢复后,由各病房补记医嘱,收费室和检验科补计费。

4) 样品的分送:样品离心分送至专业组:样品接收处工作人员需核对检验申请单上患者信息是否与采集血管中患者信息一致,确定一致后再离心处理;样品离心处理后,工作人员需与各专业组交接样品个数,并在检验样品交接处签字。

5) 样品在专业组的录入:① 各专业组接收样品后,为每个样品编号,按顺序检测,优先处理急诊病人样品;② 有仪器单机报告模式的机器,根据序号在仪器内输入病人姓名、年龄、性别等信息并打印单机临时报告;③ 无单机报告模式的仪器由检验人员手工将检测结果录入预先设计的临时报告模板或手抄版,然后发送临时报告;④ 临时报告均应该包含"此为临时报告,待系统恢复后请凭此报告更换正式报告"的字样。

6) 报告的发放:① 优先发放急诊报告;② 各专业组将患者检验结果的报告交导医台集中发放;③ 患者凭发票或就诊卡领取临时报告;④ 所有临时报告建议留底。

7) 系统恢复后的处理:① 将包含患者信息的条码重新扫描入LIS系统并将仪器检测的原始结果传入,同时若临时报告有备注信息的,所有备注信息也需要重新转录在正式报告上;② 领取了临时报告的患者可凭临时报告到实验室人工发放报告窗口换取正式报告;③ 在每次备份或恢复数据、记录或文件后对系统进行检查，以确保没有发生意外改变。

5. 支持性文件

5.1 · ××××-××××《文件控制管理程序》。

5.2 · ××××-××××《检验结果报告程序》。

5.3 · ××××-××××《信息手册》。

5.4 · ××××-××××《计算机系统安装、检查、维护记录表》。

5.5 · ××××-××××《LIS 数据备份检查记录表》。

5.6 · ××××-××××《LIS 系统数据复核记录表》。

5.7 · ××××-××××《LIS 系统培训记录表》。

5.8 · ××××-××××《LIS 系统安装、修改申请表》。

5.9 · ××××-××××《LIS 系统安装、修改及验收记录表》。

5.10 · ××××-××××《LIS 授权申请执行表》。

5.11 · ××××-××××《LIS 故障及处理记录表》。

5.12 · ××××-××××《LIS 系统权限设置及变更一览表》。

5.13 · ××××-××××《LIS 和数据库权限设置一览表》。

5.14 · ××××-××××《LIS 培训考核表》。

5.15 · ××××-××××《计算机数据传输验证记录》。

5.16 · ××××-××××《计算机设备故障处理记录表》。

5.17 · ××××-××××《计算机数据保存时限及检索方式征询意见表》。

5.18 · ××××-××××《报告单内容和格式征询意见表》。

5.19 · ××××-××××《信息系统应急预案处理记录表》。

5.20 · ××××-××××《LIS 操作人员评估表》。

5.21 · ××××-××××《手工数据和最终报告核查及验证表》。

5.22 · ××××-××××《新仪器接入 LIS 数据验证表》。

5.23 · ××××-××××《生物参考区间更改验证记录表》。

5.24 · ××××-××××《LIS 中增加项目及验证记录表》。

5.25 · ××××-××××《数据备份验证表》。

5.26 · ××××-××××《计算机报警及纠正措施记录表》。

5.27 · ××××-××××《检验科临时申请单》。

5.28 · ××××-××××《检验科临时报告单》。

6. 附页

6.1 · 修订历史记录页

序号	版本号	修订号	修 订 内 容	修订人	修订日期
1.					
2.					

（续表）

序号	版本号	修订号	修 订 内 容	修订人	修订日期
3.					
4.					
5.					

6.2·审批记录页（略）。

参考文献

中国合格评定国家认可委员会.CNAS－CL02：医学实验室质量和能力认可准则.2012.

（牛广华　王柏山）

实验室生物安全管理程序

文件类型： 程序文件	文件编号： ××××－××××	版本号： 第×版	修订号： 第×次修订	第×页， 共×页
编 写 人	×××	编写日期	××××.××.××	
审 核 人	质量负责人	审核日期	××××.××.××	
批 准 人	主任	批准日期	××××.××.××	
发布日期	××××.××.××	生效日期	××××.××.××	
发布部门	检验科	发放范围	检验科各专业室	
修订历史	文件修订历史记录请参见本文附页			

1. 目的

有效地针对检验医学科进行全面的生物安全管理,确保工作人员的安全。

2. 适用范围

本程序适用于检验科各专业组在生物安全方面的管理工作。

3. 职责

3.1·安全组组长负责科室生物安全计划、培训、考核工作。

3.2·安全员负责协助安全组长做好监督及检查工作。

3.3·检验人员负责本组安全的具体工作。

4. 程序内容

4.1·实验室生物安全的维护和检查

4.1.1 专业组建立安全清单,为回顾性检查提供资料并进行记录,形成安全检查记录。

4.1.2 专业组应及时报告所有的生物安全事件,对潜在的危险因素作相应的风险评估并及时处理。

4.1.3 若发生职业暴露及时报告给安全组长,并启动相应的应急预案。

4.1.4 安全员按照教育计划定期对工作人员进行安全培训,并对应急措施进行培训。

4.1.5 对危险区、危险品加以标识。

4.2·生物安全分级与警示标记

4.2.1 实验室生物安全按照 BSL－2 级进行管理。

4.2.2 危险区标识:对不同危险程度的实验工作区进行标识,对高度危险性区域要张贴危险公告。BSL－2 级实验室必须张贴生物安全警示标识。实验室入口处有醒目的警示告知牌,门口有非本室工作人员止步线。

4.2.3 危险品标识:装存危险物质的容器必须贴上标签,其内容应详细。

4.3·生物标本保管理

4.3.1 BSL－2 实验室检验到的毒菌株,一般情况下不保存,实验完毕后即刻消毒销毁。

必须保存的毒菌株,血清等标本,必须放在密闭容器内,双人双锁保管并记录,尽快外送鉴定或销毁。

4.3.2　检验后的传染病阳性标本按照国家要求的保存期内保存,双人双锁保管并记录,保存到期后高压销毁。

4.3.3　实验室保存的标准菌株或一般临床菌株,必须放在密闭容器内,双人双锁保管并记录,用后销毁。

4.4·生物标本销毁:实验室标本及微生物室所有医疗废弃物均通过高压方式进行消毒处理后,与院里废弃物处理人员交接,有双方签字登记,特殊标本消毒遵照实验室规定方法进行。

4.5·生物标本外送

4.5.1　外送 CDC 或上级检验机构的标本,必须用有鲜明标记的专用转运箱。

4.5.2　外送标本应有登记。

4.6·生物安全报告:当班人员碰到特种传染病或疑似特种传染病,检验到重要毒菌株后,逐级汇报,主任及时向医院报告,并记录在册,以备查找。同时做好标本处理各环节的消毒、隔离、防止传染病源污染扩散。

4.7·实验室安全防护基本原则

4.7.1　进入实验区,不可携带生活用品。必要的文具、书籍带入后原则上不能带出。

4.7.2　实验室工作人员应注意着装整齐,进入实验区时穿实验服、按照实验室规定选择戴手套、口罩、帽子和穿隔离服装,蓄长发者须将头发装束在帽子内。

4.7.3　实验室内应保持安静,实验过程中禁止一切与实验无关的活动。

4.7.4　实验台上不可放置任何与实验无关的物件或私人用品。

4.7.5　实验过程中绝对禁止吸烟、饮食及用嘴湿润标签以及用手抚摩头面部等。

4.7.6　相关检验区,检验前后须开启紫外灯照射消毒,检验区照射时间按照实验室规定执行。

4.7.7　任何试验的开始和结束后,操作人员均要按规程洗手。

4.7.8　每次试验操作终止后,必须清理好实验台,所有物品归位并用消毒液擦洗实验台和地面。

4.7.9　实验室中的生物危险物要根据检验项目和性质不同,局限在相应的检验区内,不得随意将其带到其他检验区进行检验。

4.7.10　实验室内任何生物标本及相关废弃物必须经高压灭菌后,再按《医疗机构废弃物管理条例程序》处理。

4.8·实验室安全操作原则

4.8.1　首先各级实验室应按等级要求完善实验设施,如生物安全操作柜的抽气排风功能、紫外灯消毒,生物安全操作柜内的除菌滤膜定期更换等。

4.8.2　实验过程中尽量避免产生气溶胶。

4.8.3　实验室的菌种开封、细菌分离培养或其他操作,应在生物安全柜中进行。

4.8.4 实验中使用注射器时,用过的针头应直接放入锐器收集器,以免划破皮肤造成感染。

4.8.5 实验结束后,操作过程中所有可能与生物危险物接触或被污染的实验器械和物品,能够高压消毒的必须进行高压消毒;不能进行高压消毒的设备、仪器,应使用有效的消毒剂擦洗消毒。

4.8.6 实验中发生意外污染情况,立即进行应急处理,并通知专业组长。

4.9·职业暴露和生物防护的管理

4.9.1 工作人员要接受有关的潜在危险知识的培训,掌握预防职业暴露以及暴露后的处理程序。培训后形成《工作人员健康档案记录》和《职业暴露记录》归入人员档案,并长期保存。

4.9.2 来自所有病人的血液和体液标本都应被视为具有潜在传染性。工作人员接触这些物质时,必须采取防护措施。

4.9.3 工作人员发生职业暴露后,及时向主任或安全小组人员汇报,填写《职业暴露记录》,对其暴露的级别和病原体的载量进行评估,并确定处理方案,进行职业暴露后的监测,必要时可采用预防性用药。

4.9.4 在标本处理过程中,手或其他部位的皮肤在接触血液或其他体液后必须立即用水充分清洗。眼睛若被血液或其他体液溅到,立即用洗眼器或大量的生理盐水冲洗。若手套接触到血液或其他体液,应立即更换。

4.9.5 标本采集,运送过程中,应保持容器完好,无泄漏。工作桌面或地面一旦有污染时,应立即用消毒液处理。

4.9.6 实验完毕离开时,彻底清洁消毒双手,脱下所有该实验区个人防护装备。

4.10·意外事故的处理

4.10.1 实验过程中,如标本或含标本的前消化处理液被打翻污染操作台或地面,应用比污染面积大 25% 以上的纱布或者纸巾覆盖污染区域,向纱布或纸巾倾倒 2 000 mg/L 有效氯消毒液或 75% 的乙醇溶液,浸泡 30 min(其间适量添加消毒液防止干燥),之后用纱布或者纸巾覆盖吸附有消毒液的区域,再用镊子将污染区域的纱布或者纸巾移到黄色污物垃圾袋中按医疗垃圾处理,局部台面按照正常物表消毒处理。

4.10.2 实验过程中,如污染物溅落到身体表面,或有割伤、刺伤、烧伤、烫伤等情况发生,应立即停止实验工作进行紧急处理;更换被污染的工作服,皮肤表面用消毒液清洗,伤口以碘酒及酒精消毒,眼睛用无菌生理盐水冲洗。

4.10.3 如果发生菌液溢出、带菌的培养管破碎等,造成中小面积污染。可用比污染面积大 25% 以上的纱布或者纸巾覆盖污染区域,向纱布或纸巾倾倒 2 000 mg/L 有效氯消毒液或 75% 的乙醇溶液,浸泡 30 min(其间适量添加消毒液防止干燥),之后用纱布或者纸巾覆盖吸附有消毒液的区域,再用镊子将污染区域的纱布或者纸巾移到黄色污物垃圾袋中按医疗垃圾处理,局部台面按照正常物表消毒处理。

4.10.4 如果发生气溶胶污染或大面积污染,应立即停止实验并关闭实验室,对实验区域和实验室进行紫外灯照射、臭氧消毒过夜;直接被污染的区域可参照第 4.10.3 条进行处理。

4.11·污物处理制度

4.11.1　生物废弃物按《医疗废物管理程序》规定处理。

4.11.2　反复使用的容器或器械,应经消毒清洁处理。

4.11.3　应用一次性注射器,用过的针头禁止折弯、剪断、折断、重新盖帽,从注射器取下,禁止用手直接操作。用过的针头、注射器必须直接分开放入防穿透的容器中,由医院专门部门人员进行处理。

4.11.4　夹取标本的工具,如镊子等,用后均应消毒清洁,应重新灭菌,金属工具可烧灼灭菌或消毒液浸泡;玻璃制品干热或压力蒸汽灭菌。

4.11.5　采集检验标本或接触装有检验标本的容器,应戴一次性手套;可反复使用的容器用后集中消毒。

4.11.6　对可再次使用的容器,经高压蒸汽灭菌后清洗备用。

4.11.7　各级实验室含有生物危险物的临床标本及被污染的一次性用品,实验完成后,应经高压消毒后焚烧。

4.11.8　废弃标本和容器等污染物,均需经高压蒸汽灭菌后,才能按照《医疗废物管理条例》丢弃或清洗,严禁不经灭菌随意处理。

5. 支持性文件

5.1·××××-××××《生物安全手册》。

5.2·××××-××××《实验室生物安全认可准则》。

5.3·××××-××××《医疗机构废弃物管理条例》。

5.4·××××-××××《人员健康档案记录》。

5.5·××××-××××《职业暴露记录》。

6. 附页

6.1·修订历史记录页

序号	版本号	修订号	修 订 内 容	修订人	修订日期
1.					
2.					
3.					
4.					
5.					

6.2·审批记录页(略)。

参考文献

[1] 中国合格评定国家认可委员会.CNAS-CL02:医学实验室质量和能力认可准则.2012.

[2] 中华人民共和国卫生行业标准.WS/T 574-2018 临床实验室试剂用纯化水.2018.

(赵鸿梅　管仲莹)

第二十三章
手册范例

一、生物安全手册样式

生物安全手册样式如下。

_____ 医院

生物安全手册

文件编号
（××版）

_____ 年 _____ 月

检验科

《生物安全手册》批准页：

文件编号：＿＿＿＿＿＿

版次：＿＿＿＿＿＿

编制/修改：　　　　　　　　　　日期：

审核：　　　　　　　　　　　　　日期：

批准：　　　　　　　　　　　　　签名：

批准日期：

发布日期：　　　　　　　　　　　生效日期：

发行登记号：　　　　　　　　　　发行总数：

发放科室：

持有人：

说明：

1. 本手册属内部资料,供临床医、护、技人员使用。

2. 本手册＿＿＿＿＿＿市＿＿＿＿＿＿医院检验科所有,不得翻印、传播。

3. 手册持有人对本手册负保管之责,如本检验科发行新的版本、将会收回本手册以防误用造成后果。

4. 在发行新版手册之前,如本中心对手册做局部修订或增补,将在 LIS 系统上以电子版形式发布,并通过 HIS 和(或)LIS 通知大家查阅。

5. 如本手册有错漏之处,敬请读者指正,并与编者联系,万分感谢!

生物安全防护

第一章　实验室生物安全防护的基本原则

　　第一节　总则

　　第二节　安全设备和个体防护

　　第三节　实验室设计与建造的特殊要求

　　第四节　实验室的分类、分级及使用范围

第二章　生物安全设备

　　第一节　生物安全柜

　　第二节　离心机

　　第三节　实验室高压消毒安全操作程序

　　第四节　个人卫生与个人防护

　　第五节　其他特殊设备及器具安全操作规程

第三章　生物安全防护

　　第一节　生物安全防护实验室基本要素和操作要求

　　第二节　BSL-1

　　第三节　BSL-2

（注：具体内容请参考二级生物实验室备案要求）

二、信息手册样式

信息手册样式如下。

_____医院

信 息 手 册

文件编号
（××版）

_____年_____月

检验科

《信息手册》批准页：

文件编号：_____

版次：_____

编制/修改：　　　　　　　　　　　　日期：

审核：　　　　　　　　　　　　　　　日期：

批准　　　　　　　　　　　　　　　　签名：

批准日期：

发布日期：　　　　　　　　　　　　　生效日期：

发行登记号：　　　　　　　　　　　　发行总数：

发放科室：

持有人：

说明：

1. 本手册属内部资料，供临床医、护、技人员使用。

2. 本手册_____市_____医院检验科所有，不得翻印、传播。

3. 手册持有人对本手册负保管之责，如本检验科发行新的版本、将会收回本手册以防误用造成后果。

4. 在发行新版手册之前，如本中心对手册做局部修订或增补，将在 LIS 系统上以电子版形式发布，并通过 HIS 和（或）LIS 通知大家查阅。

5. 如本手册有错漏之处，敬请读者指正，并与编者联系，万分感谢！

（一）系统概述

医学检验实验室信息系统主要由日常检验报告系统，微生物报告系统，统计查询，质量控制，试剂管理，系统设置、基础字典和特殊处理等子系统组成；日常检验报告系统覆盖生化、临检、免疫等实验室的日常检验中的标本检验，仪器结果接收，报告审定等业务；微生物报告系统覆盖微生物室的日常业务，方便操作人员有效地完成细菌报告药敏报告；统计查询系统提供查询已确认的检验报告、患者历史数据及科室的其他统计表；质量控制系统可管理小组使用的仪器的日常质控业务，设定质控参数，生成质控图等；试剂管理系统提供科室检验试剂的领用入库，耗用出库登记以及库存管理；特殊处理系统针对出现的负医嘱、退费提供完善的补充处理手段；系统设置功能集中管理检验系统的用户、用户小组权限、口令；基础字典功能重要是系统的检验项目、标本种类、试剂、供应商、抗生素、细菌等字典维护。

医学检验实验室信息系统与 HIS 系统实现了无缝连接，无须重复录入住院门诊病人的信息，支持多种录入方式，可实时接受临床科室的申请，并执行病人的费用确认；提高了人员的工作效率。

医学检验实验室信息系统支持国内国外主流检验分析仪器接口（支持仪器见附件清单），自身具备可扩展框架，可按用户的需求灵活扩展和配置。

（二）用户计算机硬件要求

计算机配置要求：

CPU：×××以上。

内存：×××以上。

硬盘：×××以上。

分辨率在×××或以上。

打印机（建议 A4 激打）。

上网设备（拨号、ISDN、ADSL、宽带局域网、专线）。

（三）用户计算机软件要求

操作系统：Windows 2000、Windows XP 或 Windows 2003。

浏览器：×××或以上版本的浏览器。

支持软件：×××或以上版本。

（四）系统登录

（1）在 Windows 操作系统桌面双击 LIS 图标，进入 LIS 登录界面。

（2）在 LIS 登录界面，输入用户名：×××，输入相应密码，点击"登录"按钮，登录到 LIS 系统主界面。

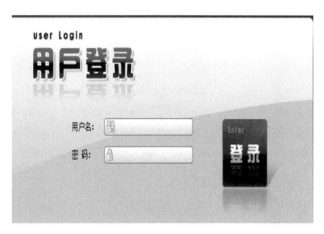

（3）如果此时不想进入系统，按登录界面右上角的"×"即可退出登录界面。

（五）系统功能说明（略）

三、样品采集手册样式

样品采集手册样式如下。

_____医院

样品采集手册

文件编号
（××版）

_____年_____月

检验科

《样品采集手册》批准页：

文件编号：＿＿＿＿＿＿＿

版次：＿＿＿＿＿＿＿

编制/修改：　　　　　　　　　　　日期：

审核：　　　　　　　　　　　　　　日期：

批准：　　　　　　　　　　　　　　签名：

批准日期：

发布日期：　　　　　　　　　　　　生效日期：

发行登记号：　　　　　　　　　　　发行总数：

发放科室：

持有人：

说明：

1. 本手册属内部资料，供临床医、护、技人员使用。

2. 本手册＿＿＿＿＿＿＿市＿＿＿＿＿＿＿医院检验科所有，不得翻印、传播。

3. 手册持有人对本手册负保管之责，如本检验科发行新的版本、将会收回本手册以防误用造成后果。

4. 在发行新版手册之前，如本中心对手册做局部修订或增补，将在 LIS 系统上以电子版形式发布，并通过 HIS 和(或)LIS 通知大家查阅。

5. 如本手册有错漏之处，敬请读者指正，并与编者联系，万分感谢！

目　　录

一、感染免疫学检测标本采集

二、自身免疫病的实验诊断标本采集

三、呼吸道病毒七种抗原检测的实验诊断标本采集

第六节 尿液常规检验标本采集

第七节 粪便常规检验标本采集

第八节 浆膜腔积液检验标本采集

第九节 脑脊液标本采集

第十节 胸水、腹水、心包液标本采集

第十一节 关节腔穿刺液标本采集

第十二节 前列腺和精液标本采集

第十三节 微生物检验标本采集（细菌培养之脑脊液、胸腹水、关节腔穿刺液标本采集）

第五章 各类标本采集作业指导书

一、静脉血标本采集作业指导书

二、末梢血标本采集作业指导书

三、动脉血标本采集作业指导书

四、尿液标本采集作业指导书

五、粪便标本采集作业指导书

六、前列腺液标本采集作业指导书

七、精液标本采集作业指导书

八、脑脊液标本采集作业指导书

九、浆膜腔积液（胸水）采集作业指导书

十、浆膜腔积液（腹水）采集作业指导书

十一、临床微生物标本采集作业指导书

十二、骨髓采集作业指导书

十三、疑似 HIV 感染者或艾滋病人样品的采集和处理要求

本文件附表部分（仅为本文件提供信息）

附表 1：检验项目一览表

附表 2：组合检验项目一览表

附表 3：定量检验项目参考值一览表

附表 4：危急值一览表

附表 5：检验项目采样量一览表

附表 6：检验项目特殊采血要求明细表

附表 7：已检标本的保存条件和保存时间明细表

［注：具体内容请参考《全国临床检验操作规程》(第四版)］

附　　录

一、实验室认可申请
上报文件一览表

1. 医学实验室质量和能力认可申请书

Application for Medical Laboratory Quality and
Competence Accreditation

医学实验室名称：___×××医院检验科___

申请日期：_____年_____月_____日

中国合格评定国家认可委员会

_____年_____月

申 请 须 知

1. 实验室在填写《医学实验室质量和能力认可申请书》(以下简称《申请书》)前应认真阅读本须知和相关表格的填表说明。

2. 本申请书适用于医学实验室的初次申请、扩大认可范围(含扩大认可范围＋复评审)的申请。单独申请变更时不填写此表,须填写 CNAS－PD20/26《变更申请书》。

3. 实验室在提交本《申请书》前应了解并自愿遵守中国合格评定国家认可委员会(CNAS)有关认可的政策和要求。CNAS 的认可规范文件可在 CNAS 网站(www.cnas.org.cn)查阅。

4. 认可所需费用请参见 CNAS－RL03《实验室和检查机构认可收费管理规则》。

5. 认可受理的条件和要求请参见 CNAS－RL01《实验室认可规则》和 CNAS－RL04《境外实验室和检查机构受理规则》。

6. 申请/已获认可实验室的权利和义务,以及 CNAS 的权利和义务请参见 CNAS－RL01《实验室认可规则》。

7. 申请实验室对 CNAS 做出的认可决定有异议时,请按 CNAS－R03《申诉、投诉和争议处理规则》进行申诉。

8. 实验室不能以认可准则(标准)从事合格评定活动。

9. 实验室递交本《申请书》的同时,应交申请费(人民币:×××元)。对我国港澳台地区及国外实验室的相关认可收费标准,依据国际惯例,由双方协商并在合同中约定。CNAS 只有在确认收到申请费后才会启动评审任务。申请费请汇入:

> 户　　名:中国合格评定国家认可中心
> 开户银行:
> 账　　号:
> 汇款用途:

实验室须在 www.cnas.org.cn 填写在线申请,登录 CNAS 业务系统(www.cnas.org.cn/实验室/检验机构认可业务在线申请),在线填写并提交认可申请书。具体提交要求如下。

序号	表 格 名 称	提交方式
1	认可申请书正文	纸质＋电子
	申请书附表附件	
2	附表 1－1:授权签字人一览表	电子
3	附表 1－2:授权签字人申请表	电子
4	附表 2:检验(检查)能力范围申请表	电子

（续表）

序号	表 格 名 称	提交方式
5	附表3：医学实验室质量和能力认可自查/核查表	电子
6	附表4：能力验证计划/实验室间比对汇总表/评审表	电子
7	附表5：实验室人员一览表	电子
8	附表6：实验室英文能力范围表（需要公布英文证书附件时填报）	电子
9	附表6－1：授权签字人一览表（英文）	电子
10	附表6－2：检验（检查）能力范围申请表（英文）	电子
11	附表7：申请认可项目与应用说明要求符合性的自查表	电子
随申请书提交的文件材料		
1	法律地位证明：包括法人证书、组织机构代码证、执业许可证及执业范围复印件、基因扩增（PCR）实验室技术验收合格的证明材料（适用时）	纸质＋电子
2	认可合同	纸质
3	管理体系文件：包括实验室现行有效受控的质量手册和程序文件	电子
4	概况图：实验室平面图、组织机构图	电子
5	检验服务文件、表单：全部检验项目清单；全部检测设备清单；客户清单（适用于独立医学检验所）；委托实验室及委托项目清单；检验（检查）申请单；检验（检查）报告；申请认可项目测量溯源一览表	电子
6	检测系统/方法：分析性能验证报告、非标方法确认报告	电子
7	评审报告及相应记录：内部审核报告、管理评审报告及相应记录	电子
8	评估报告：不确定度评估报告、实验室风险评估报告	电子
9	申请费汇款单据复印件	电子
10	其他资料	纸质＋电子

注：1. 采用 word/excel 格式的文件，签名可直接输入。2. 为了保证文件的上传速度，应压缩电子版文件大小（每份文件最大不超过 500 M）。3. 由于 CNAS 在不断改进申请文件的提交方式，申请书的更新可能不及时，因此各申请文件的提交以"实验室/检验机构认可在线业务申请"中的提示为准。

填 表 须 知

1. 本《申请书》用计算机打印,要字迹清楚。
2. 本《申请书》的格式和内容不允许更改。
3. 本《申请书》内容有选项时,在"□"内打"√"。
4. 本《申请书》须经实验室法定代表人或被授权人签名有效。
5. 填写说明见 CNAS-AL15《医学实验室质量和能力认可申请书填写指南》。

实 验 室 声 明

1. 本实验室自愿申请中国合格评定国家认可委员会(CNAS)的认可。

2. 本实验室已充分了解并同意遵守 CNAS 实验室认可规则和相关要求的规定。

3. 本实验室保证本《申请书》所填写信息及提供的申请资料真实、准确,在认可评审活动中向 CNAS 和评审组提供真实信息,并承担由于信息提供虚假或不准确而造成的一切后果和责任。

4. 本实验室服从 CNAS 秘书处的各项评审安排,愿意向 CNAS 提供认可评审所需的任何信息和资料,并为评审工作提供方便。

5. 本实验室保证不论评审结果如何,均按规定向 CNAS 交付有关的认可费用。

申请认可实验室法定代表人/被授权人签名:×××

申请认可实验室盖章:×××医院检验科

××××年××月××日

一、实验室概况(中英文填写,存在多场所时应明确填写分场所的地址)

名称:×××检验科	地址:××省××市××路××号	
Lab:Clinical Laboratory,×× Hospital××	Address:NO.××,××Road,××City,××Province 邮政编码(Postcode):×××	
负责人:×××	职务:检验科主任	电话(Tel):×××
Person in charge:×××	Position:Director	传真(Fax):××× 电子信箱(E-mail):×××
联系人:×××	职务:×××	电话/手机(Tel):×××
Contact:×××	Position:×××	传真(Fax):××× 电子信箱(E-mail):×××

法律地位	实验室或其母体	☐ 机关法人　☐ 事业法人　☐ 社团法人　☐ 企业法人　☐ 其他
	实　验　室	☐ 独立法人　☐ 非独立法人

实验室所在具有法人资格的机构名称(若实验室是法人单位此项不填):×××
Name of parent organization(Not applicable if the laboratory is a legal entity):×××

法定代表人:××× Legal Representative:×××	职务:院长 Position:Dean	电话(Tel):××× 传真(Fax):×××

电子信箱(E-mail)	×××
组织机构代码/统一社会信用代码	×××
执业许可证号	×××

资产性质	☐ 国有　☐ 民营　☐ 股份制　☐ 外商独资　☐ 中外合资　☐ 中外合作　☐ 其他
运行资金来源	☐ 全部政府拨款　☐ 部分政府拨款　☐ 全部自收自支　☐ 部分自收自支 ☐ 全部上级单位补贴　☐ 部分上级单位补贴　☐ 其他
实验室或其母体机构类别	☐ 三级医院实验室　☐ 二级医院实验室　☐ 一级医院实验室 ☐ 采供血机构　☐ 独立医学检验所　☐ 其他(请说明)

二、申请类型及证书状况

☐　初次申请
☐　扩大认可范围(原证书号:_____有效截止日期:_____)
☐　复评审　(原证书号:××__有效截止日期:××年××月××日)
　　公布英文证书附件的需求:☐ 需要　　　　☐ 不需要
　　注:如需要对外公布英文证书附件,请同时填写附表6。

（续表）

三、实验室基本信息（存在多场所时应明确填写分场所的相关情况）

实验室设施特点：
□ 固定　　□ 离开固定设施的现场　　□ 临时　　□ 可移动

实验室参加能力验证活动情况：
申请认可检验（检查）项目最近 1 年内参加 CNAS 承认的能力验证_____项次，覆盖率____%；参加其他实验室间比对共_____项次，覆盖率_____%；总计覆盖申请检验（检查）项目_____%。

实验室人员及设施：
实验室始建于_____年，当前有效管理体系于_____年_____月正式运行。现有工作人员_____名，其中实验室管理层人员_____名，技术负责人_____名，检验人员_____名。主要仪器设备_____台；占地面积_____平方米，其中试验场地_____平方米。

实验室技术能力：
申请检验（检查）项目：_____项
申请授权签字人：_____名

实验室获得其他认可机构认可的说明：无

实验室质量管理体系初始运行（第 1 版体系文件）时间的说明：　　　年　　　月　　　日

四、申请书附表附件

附表 1－1：授权签字人一览表
附表 1－2：授权签字人申请表
附表 2：检验（检查）能力范围申请表
附表 3：医学实验室质量和能力认可自查/核查表
附表 4：能力验证计划/实验室间比对汇总表/评审表
附表 5：实验室人员一览表
附表 6：实验室英文能力范围表（需要公布英文证书附件时填报）
　　　附表 6－1：授权签字人一览表（英文）
　　　附表 6－2：检验（检查）能力范围申请表（英文）
附表 7：申请认可项目与应用说明要求符合性的自查表
附件 1：认可合同（一式二份）
注：
（1）仅填写与申请认可有关的内容。
（2）申请初次认可、扩大认可范围时，提交所有附表附件。
（3）监督评审或复评审时，如果没有变更，可只提交附表 4；如果有变更，需要提交与变更相关的附表附件。
（4）单独申请变更时应填写 CNAS－PD20/26《变更申请书》，不需填写此套附表附件。

五、随申请书提交的文件资料

1. 法律地位证明：包括法人证书、组织机构代码证、执业许可证及执业范围复印件、基因扩增（PCR）实验室技术验收合格的证明材料（适用时）。

2. 管理体系文件：包括实验室现行有效受控的质量手册和程序文件。

3. 概况图：实验室平面图、组织机构图。

4. 检验服务文件、表单：全部检验项目清单；全部检测设备清单；客户清单（适用于独立医学检验所）；受委托实验室及委托项目清单；检验（检查）申请单；检验（检查）报告；申请认可项目测量溯源一览表。

5. 检测系统/方法：分析性能验证报告、非标方法确认报告。

6. 评审报告及相应记录：内部审核报告、管理评审报告及相应记录。

7. 评估报告：不确定度评估报告、实验室风险评估报告。

8. 其他资料：□ 无　　　　　　□ 有（如有请填写）：

注：
（1）申请初次评审时需提交全部文件资料。
（2）监督评审或复评审时，如果没有变更，不需要提交上述资料；如果有变更，需要提交与变更相关的资料。
（3）单独申请变更时，应提交 CNAS－PD20/26《变更申请书》要求的相关资料。
（4）申请扩大认可范围时需提交：
　　　1）分析性能验证报告、非标方法确认报告。
　　　2）申请扩大认可范围内检验项目的测量溯源一览表。
　　　3）检验（检查）申请单、检验（检查）报告。
　　　4）不确定度评估报告。

2. 申请认可的授权签字人一览表

实验室名称：×××医院检验科

实验室地址：××省××市××路××号

序号	申请认可的授权签字人	申请的授权签字领域	说 明
1	李××	A 检验医学 AE 临床微生物学：□ AEA	维持
2	×××	A 检验医学 AC 临床化学：□ ACL、□ ACM AD 临床免疫学：□ ADF、□ ADK	缩小授权领域
3	×××	A 检验医学 AA 临床血液学：□ AAA、□ AAD AB 临床体液学：□ ABA	维持
4	×××	A 检验医学 AC 临床化学：□ ACA、□ ACB、□ ACC、□ ACE、 □ ACG、□ ACH	维持
5	×××	A 检验医学 AA 临床血液学：□ AAA、□ AAD AB 临床体液学：□ ABA	维持
6	×××	A 检验医学 AE 临床微生物学：□ AEA	维持
7	×××	A 检验医学 AC 临床化学：□ ACA、□ ACB、□ ACC、□ ACE、 □ ACG、□ ACH	
8	×××	A 检验医学 AC 临床化学：□ ACL、□ ACM AD 临床免疫学：□ ADF、□ ADK	
9	×××	A 检验医学 AA 临床血液学：□ AAA、□ AAD AB 临床体液学：□ ABA	

填表说明：

1. 请列出所有申请认可的实验室授权签字人。

2. 申请的授权签字领域：请在相应的方框内打钩。

3. 子领域的详细描述见 CNAS－AL09《医学实验室认可领域分类》，同一申请人可申请多个授权签字领域。

4. 请在"备注"栏注明维持、新增或授权领域变化（指扩大或缩小授权领域）等情况（初次申请除外）。

5. 存在多场所或分支机构时，在不同场所签发报告的授权签字人请分开填写。

3. 授权签字人申请表

实验室名称：×××医院检验科

No.1

姓　名		性　别		出生年月	
职　务		职　称		文化程度	
电　话		所在部门		临床微生物检验室	

申请签字的领域	A 检验医学 AE 临床微生物学：□ AEA

教育和培训经历

教育经历：

工作经历及从事实验室技术工作的经历（附相关资质证明材料复印件，如 PCR 上岗证）

申请人签字：＿＿＿＿＿

相关说明（若授权领域有变更应予以说明）

4. 申请检验(检查)能力范围(中文)

实验室名称:×××医院检验科
实验室室地址:××省×××市××路×××号

A 检验医学

AA 临床血液学

序号	检验(检查)项目	样品类型	领域代码	检验(检查)方法	设　备	试　剂	校准物	说明	备注	检验(检查)系统/方法分析性能(1.正确度;2.精密度;3.可报告范围;4.其他)
1	白细胞计数	全血	AAA001	电阻抗变化原理	×××血液分析仪,国械注进:××,编号:×××。	1-血细胞分析仪×××,沪嘉械注×××。2-血细胞分析仪×××,国械注×××。	血液分析仪用×××,国械注进×××。		□变更 □扩项 □其他	1.正确度: 2.精密度:批内CV:批间CV: 3.可报告范围:
			AAA001	电阻抗变化原理	×××全自动血液分析仪,国械注进:×××,编号:×××。	1-血细胞分析仪×××,沪嘉械注×××。2-血细胞分析仪×××,国械注×××。	血液分析仪用×××,国械注进×××。		□变更 □扩项 □其他	1.正确度: 2.精密度:批内CV:批间CV: 3.可报告范围:
			AAA001	流式细胞计数	×××全自动血液体液分析注进××××,编号:×××。	1-×××,鲁济械备×××。2-×××,国械备×××。3-×××,国械备×××。	血液分析仪用×××,国械注进×××。		□变更 □扩项 □其他	1.正确度: 2.精密度:批内CV:批间CV: 3.可报告范围:
2	血浆纤维蛋白原	血浆	AAD049	凝固法	×××全自动凝血分析仪,国食药监械(进)字×××,编号:×××。	1-×××测定试剂盒,产品编号:×××,国械注进×××。	校准品(×××),产品编号:×××,国械注进×××。		□变更 □扩项 □其他	1.正确度: 2.精密度:批内精密度:批间精密度: 3.可报告范围:

（续表）

序号	检验(检查)项目	样品类型	领域代码	检验(检查)方法	设 备	试 剂	校准物	说明	备注	检验(检查)系统/方法分析性能(1.正确度;2.精密度;3.可报告范围;4.其他)
AB临床体液学										
1	尿酸碱度	尿液	ABA003	干化学法	×××尿液分析仪,吉械注准:××,编号:×××。	1-尿液分析×××,吉械注准×××。	×××尿液分析仪×××,吉械注准×××。		变更 □ 扩项 □ 其他 □	1. 正确度: 2. 精密度: 3. 可报告范围:
2	尿比重	尿液	ABA004	干化学法	×××尿液分析仪××,吉械注准:×××。	1-尿液分析×××,吉械注准×××。	×××尿液分析仪×××,吉械注准×××。		变更 □ 扩项 □ 其他 □	1. 正确度: 2. 精密度: 3. 可报告范围:
3	尿蛋白定性试验	尿液	ABA005	干化学法	×××尿液分析仪××,吉械注准×××,编号:×××。	1-尿液分析×××,吉械注准×××。	×××尿液分析仪×××,吉械注准×××。		变更 □ 扩项 □ 其他 □	1. 正确度: 2. 精密度: 3. 可报告范围: 4. 阴性符合率: 阳性符合率:
4	尿液有形成分	尿液	ABA020	流式细胞计数法	×××全自动尿有形成分分析仪,国食药监械(进)字×××,编号:×××。	1-尿有形成分检测染液×××,产品编号:×××国械备×××。 2-尿有形成分检测染液×××,产品编号:×××,国械备×××。 3-尿有形成分检测稀释液×××,产品编号:×××,国械备×××。 4-尿有形成分检测稀释液×××,产品编号:×××;国械备×××。 5-尿有形成分检测鞘液×××,产品编号:×××,鲁济械备×××。	尿液分析用××,国械注进××。		变更 □ 扩项 □ 其他 □	1. 正确度: 2. 精密度: 3. 可报告范围:

（续表）

序号	检验（检查）项目	样品类型	领域代码	检验（检查）方法	设 备	试 剂	校准物	说明	备注	检验（检查）系统/方法分析性能（1.正确度；2.精密度；3.可报告范围；4.其他）
5	尿沉渣镜检	尿液	ABA019	显微镜检查	×××显微镜，国械注（进）×××，编号：×××。	不适用	不适用		□变更 □扩项 □其他	1. 正确度： 2. 精密度： 3. 可报告范围： 4. EQA符合率： 5. 人员比对符合率：
AC临床化学										
1	钾	血清	ACG002	间接离子选择电极法	×××全自动生化分析仪，国械注进×××，编号：×××。	1-×××电解质参比液，苏食药监械（准）字×××，2-×××电解质内标液，苏械注准×××。3-×××电解质缓冲液，苏械备×××。	1-电解质标准液×××，产品编号：×××，国械注进×××，2-电解质标准液×××，产品编号：×××，国械注进×××。		□变更 □扩项 □其他	1. 正确度： 2. 精密度： 　重复性精密度： 　中间精密度： 3. 可报告范围：
2	促甲状腺激素	血清	ACL011	电化学发光法	×××模块化生化免疫分析系统，国械注进×××，编号：×××。	1-×××，国械备×××。2-×××，国械备×××。3-×××，国械备×××。4-促甲状腺激素检测试剂（进）盒×××，国食药监械（进）字×××。	促甲状腺素校准品×××，国械注进×××。		□变更 □扩项 □其他	1. 正确度： 2. 精密度： 　重复性精密度： 　中间精密度： 3. 可报告范围：
3	雌二醇	血清	ACR002	荧光磁微粒酶免法	×××全自动酶免疫测定分析仪，国械注进×××，编号：×××。	1-ST ×××E2检测试剂。2-×××基质液。3-×××清洗液。4-×××缓冲液。	×××E2校准品，国械注进×××。		□变更 □扩项 □其他	1. 正确度： 2. 精密度： 　重复性精密度： 　中间精密度： 3. 可报告范围：

（续表）

序号	检验(检查)项目	样品类型	领域代码	检验(检查)方法	设 备	试 剂	校准物	说明	备注	检验(检查)系统/方法分析性能(1.正确度;2.精密度;3.可报告范围;4.其他)
AD 临床免疫学										
1	免疫球蛋白G	血清	ADA024	免疫散射比浊法	×××特定蛋白分析仪,国械注进×××,编号×××。	1-×××免疫球蛋白检测试剂盒,国食药监械(进)字×××。	免疫球蛋白校准品×××,国械注进×××。		□变更 □扩项 □其他:	1. 正确度: 2. 精密度: 重复性精密度: 中间精密度: 3. 可报告范围:
2	甲胎蛋白	血清	ADK002	电化学发光法	×××模块化生化免疫分析系统,国械注进×××,编号:×××。	1-×××,国械备×××。 2-×××,国械备×××。 3-×××,国械备×××。 4-甲胎蛋白检测试剂盒(进)字××,国食药监械(进)字××。	甲胎蛋白检测校准品×××,国食药监械(进)字×××。		□变更 □扩项 □其他:	1. 正确度: 2. 精密度: 重复性精密度: 中间精密度: 3. 可报告范围:
3	乙型肝炎病毒表面抗体定量测定	血清	ADF006	电化学发光发	×××模块化生化免疫分析系统,国械注进×××,编号:×××。	1-×××,国械备×××。 2-×××,国械备×××。 3-×××,国械备×××。 4-乙型肝炎病毒表面抗体检测试剂盒×××,国械注进×××。	乙型肝炎病毒表面抗体校准品×××,国械注进×××。		□变更 □扩项 □其他:	1. 正确度: 2. 精密度: 重复性精密度: 中间精密度: 3. 可报告范围: 4. 阴性符合率: 5. 阳性符合率:
4	人免疫缺陷病毒抗原抗体联合检测	血清	ADF034	电化学发光法	×××电化学发光全自动免疫分析仪,国食药监械(进)字×××,编号:×××。	1-×××,国械备×××。 2-×××,国械备×××。 3-人免疫缺陷病毒抗原抗体和人免疫缺陷病毒(P24)检测试剂盒(进)字×××,国食药监械(进)字×××。	人免疫缺陷病毒抗原抗体和人免疫缺陷病毒(P24)检测校准品×××,国食药监械(进)字×××。		□变更 □扩项 □其他:	1. 正确度: 2. 精密度: 3. 可报告范围: 4. 阴性符合率: 5. 阳性符合率: 6. 检出限:

（续表）

序号	检验（检查）项目	样品类型	领域代码	检验（检查）方法	设　备	试　剂	校准物	说明	备注	检验（检查）系统/方法分析性能（1. 正确度；2. 精密度；3. 可报告范围；4. 其他）
4	人免疫缺陷病毒抗原抗体联合检测	血清	ADF034	ELISA	×××酶标仪，京药监械（准）字×××，国食药监械（准）字××，仪器编号：×××。	1-人类免疫缺陷病毒抗体诊断试剂盒（酶联免疫法）×××，国食药监械国药准字×××。	不适用		□变更 □扩项 □其他：	1. 正确度： 2. 精密度： 3. 可报告范围：
5	抗梅毒螺旋体抗体试验	血清	ADF036	凝集法	手工	1-抗梅毒螺旋体抗体检测试剂盒×××，国械注进××。	不适用		□变更 □扩项 □其他：	1. 正确度： 2. 精密度： 3. 可报告范围： 4. 阴性符合率： 5. 阳性符合率：
6	梅毒快速血浆反应素（RPR）	血清	ADF039	凝集法	手工	1-梅毒快速血浆反应素诊断试剂盒×××，国药准字×××。	不适用		□变更 □扩项 □其他：	1. 正确度： 2. 精密度： 3. 可报告范围： 4. 阴性符合率： 5. 阳性符合率：
AE 临床微生物学										
1	涂片革兰染色镜检查细菌（不需浓缩的标本）	全血 咽喉分泌液 痰液 脓汁	AEA001	革兰染色	多功能高倍镜检分析系统×××，鲁食药监械（准）字×××，编号：×××。	1-染色液×××，粤珠械备×××。	不适用		□变更 □扩项 □其他：	1. 正确度： 2. 精密度： 3. 可报告范围： 4. 人员比对（内外）符合率：

（续表）

序号	检验(检查)项目	样品类型	领域代码	检验(检查)方法	设备	试剂	校准物	说明	备注	检验(检查)系统/方法分析性能(1.正确度;2.精密度;3.可报告范围;4.其他)
2	浓缩集菌涂片革兰染色镜检细菌检查(需浓缩的标本)	胸水 尿	AEA002	格氏染色	1—低速离心机××、编号：×××。2—多功能高倍镜检分析系统××、鲁食药监械(准)字××、编号：×××。	1—染色液×××、粤珠械备×××。	不适用		□变更 □扩项 □其他	1. 正确度： 2. 精密度： 3. 可报告范围： 4. 人员比对(内外)：符合率：
3	一般细菌培养和鉴定	全血 咽喉分泌液 痰液 胸水 尿 脓汁	AEA014	培养检查仪器鉴定	1—×××血培养仪、国械注进×、编号：×××。2—×××全自动微生物鉴定仪、国械注进×、编号：×××。3—二氧化碳培养箱×××、鲁食药监械(准)字××、编号：×××。4—生物安全柜××、国食药监械(准)字××、编号：×××。5—×××电热恒温培养箱×××、编号：×××。	1—中和抗生素成人需氧培养瓶×××、国食药监械(进)字×××；中和抗生素成人厌氧培养瓶×××、国食药监械(进)字×××。2—革兰阴性细菌鉴定卡××、国械注进×；革兰阳性细菌鉴定卡×××、国械注进×；奈瑟菌、嗜血杆菌鉴定卡×××、国械注进×××。3—血琼脂平板×××、豫械注(准)×××；麦康凯琼脂平板×××、豫械注(准)×××。	不适用	仅限葡萄球菌属,肠球菌属,埃希菌属,沙雷菌属,肠杆菌属,枸橼酸杆菌属,不动杆菌属,变形杆菌属,克雷伯菌属,假单胞菌属,摩根菌属。	□变更 □扩项 □其他	1. 正确度： 2. 精密度： 3. 可报告范围： 4. 符合率：
4	化脓链球菌培养鉴定	咽喉分泌液	AEA042	培养检查仪器鉴定	1—×××全自动微生物鉴定仪、国械注进×××、编号：×××。	1—革兰阴性细菌鉴定卡×××、国械注进×××；豫械注×××。2—血琼脂平板×××、豫械注(准)×××。	不适用		□变更 □扩项 □其他	1. 正确度： 2. 精密度： 3. 可报告范围： 4. 符合率：

（续表）

序号	检验（检查）项目	样品类型	领域代码	检验（检查）方法	设 备	试 剂	校准物	说明	备注	检验（检查）系统/方法分析性能（1.正确度；2.精密度；3.可报告范围；4.其他）
4	化脓链球菌培养鉴定				2—二氧化碳培养箱×××,鲁食药监械（准）字××,编号：×××。					
5	普通需氧菌药敏定量试验	菌种	AEA060	稀释法	×××全自动微生物鉴定仪,国械注进×××,编号：×××。	1—革兰阴性细菌药敏卡××,国械注进×××。2—革兰阳性细菌药敏卡××,国械注进×××。3—肺炎链球菌药敏卡××,国械（进）字×××。	不适用	仅限需氧菌和兼性厌氧菌。	□变更 □扩项 □其他	1. 正确度：2. 精密度：3. 可报告范围：4. 符合率：
6	普通需氧菌药敏定性试验	菌种	AEA059	平板扩散法	1—游标卡尺××,编号：×××。2—二氧化碳培养箱×××,鲁食药监械（准）字××,编号：×××。3—×××电热恒温培养箱,编号：×××。	1—M-H琼脂培养基××,豫械注准×××。2—苛养菌药敏琼脂平板××,豫械注准×××。3—苛养菌药敏琼脂平板（HTM）×××,豫食药监械（准）字×××。4—微生物药敏试纸×××（庆大霉素,头孢他啶,哌拉西林,红霉素,克林霉素,苯唑西林,头孢西丁,青霉素,复方新诺明,阿米卡星,美罗培南,亚胺培南,左氧氟沙星,头孢曲松,头孢呋新钠,四环素,万古霉素,米诺环素,氨苄西林,舒巴坦,他唑巴坦,利福平,头孢吡肟,西林,环丙沙星,头孢哌酮）。	不适用	仅限需氧菌和兼性厌氧菌。	□变更 □扩项 □其他	1. 正确度：2. 精密度：3. 可报告范围：4. 符合率：

任务编号：ML20002-×××-01

5.《医学实验室质量和能力认可准则》自查/核查表

本表依据 CNAS–CL02 准则要求，编号与准则一致，其中准则的条款 1,2 和 3 在本表中省略

条款	自查/评审内容	自查结果	自查说明	评审结果	评审说明
4.1.1.1	医学实验室（以下简称"实验室"）在其固定设施、相关设施或移动设施开展工作时，均应符合本准则的要求。	Y	检验科检验工作在固定设施内进行，并严格按照管理体系要求实施。	Y	实验活动均在固定设施内开展，符合要求。
4.1.1.2	实验室或其所在组织应是能为其活动承担法律责任的实体。	Y	本检验科是非独立法人实验室。法人单位是××医院，能够承担法律责任。《质量手册》第四章 4.1.1.2。	Y	非独立法人实验室，法律地位明确，符合要求。组织机构代码：46×××421–9；医疗机构执业许可证号：4×××××××××A2101。
4.1.1.3	实验室管理层应做出适当安排以确保： 1) 不卷入任何可能降低实验室在能力、公正性、判断力或诚信性等方面的可信度的活动。 2) 管理层和员工不受任何可能对其工作质量产生不利的不正当的商业、财务或其他压力和影响。 3) 利益竞争中可能存在潜在冲突时，应公开且适宜地做出声明。 4) 有适当的程序确保员工按照相关法规要求处理人类样品、组织或剩余物。 5) 维护信息的保密性。	Y	《质量手册》第一章 1.5 公正性声明中已规定。	Y	《质量手册》有声明，符合要求。

（略）

评审组长/评审员（末页）：＿＿＿＿＿＿＿＿

6. 能力验证/实验室间比对汇总表/确认表

实验室名称：×××医院检验科
实验室地址：××省××市××路××号

序号	检验(检查)项目	能力验证计划提供者(PTP)	实验室间比对组织方或比对方	参加日期	结果	不满意结果的纠正措施是否完成(Y/N)	评审组确认结果(Y/N)	备注
A 检验医学								
AA 临床血液学								
1	白细胞计数	国家卫健委临床检验中心					Y	
			×××临床检验中心					
2	纤维蛋白原	国家卫健委临床检验中心					Y	
			×××临床检验中心					
AB 临床体液学								
1	pH	国家卫健委临床检验中心					Y	
			×××临床检验中心					
2	比重	国家卫健委临床检验中心					Y	
			×××临床检验中心					
3	蛋白质	国家卫健委临床检验中心					Y	
			×××临床检验中心					
4	尿有形成分分析		×××大学附属医院				Y	
5	尿沉渣镜检	国家卫健委临床检验中心				Y	Y	
			×××大学附属医院					

（续表）

序号	检验 （检查） 项目	能力验证 计划提供者 （PTP）	实验室间比 对组织方 或比对方	参加 日期	结果	不满意结果 的纠正措施 是否完成 （Y/N）	评审组 确认结果 （Y/N）	备注
AC 临床化学								
1	钾	国家卫健委 临床检验中心						
			×××临床 检验中心			Y	Y	
2	促甲状 腺刺激 激素	国家卫健委 临床检验中心					Y	
			×××临床 检验中心					
3	雌二醇	国家卫健委 临床检验中心					Y	
AD 临床免疫学								
1	免疫球 蛋白 G	国家卫健委 临床检验中心					Y	
2	甲胎 蛋白	国家卫健委 临床检验中心					Y	
3	抗乙型肝炎 病毒表面 抗体	国家卫健委 临床检验中心					Y	
			×××临床 检验中心					
4	人免疫缺陷 病毒抗原/抗 体联合检测	国家卫健委 临床检验中心					Y	
5	抗梅毒螺 旋体抗体	国家卫健委 临床检验中心					Y	
			×××临床 检验中心					

（续表）

序号	检验（检查）项目	能力验证计划提供者（PTP）	实验室间比对组织方或比对方	参加日期	结果	不满意结果的纠正措施是否完成（Y/N）	评审组确认结果（Y/N）	备注
6	抗梅毒螺旋体非特异性抗体	国家卫健委临床检验中心					Y	
			×××临床检验中心					
AE临床微生物学								
1	涂片革兰染色镜检查细菌（不需浓缩的标本）		×××大学附属医院				Y	
2	浓缩集菌涂片革兰染色镜检查细菌（需浓缩的标本）		×××大学附属医院				Y	
3	一般细菌培养＋鉴定	国家卫健委临床检验中心				Y	Y	
			×××临床检验中心					
4	化脓链球菌培养＋鉴定		×××大学附属医院				Y	
5	普通需氧菌药敏定量试验	国家卫健委临床检验中心					Y	
			×××临床检验中心					
6	普通需氧菌药敏定性试验		×××临床检验中心				Y	
			×××大学附属医院					

评审员/技术专家签字（末页）：

7. 实验室人员一览表

实验室名称：×××医院检验科
实验室地址：××省××市××路×××号

序号	姓名	性别	出生（年）	学历/学位	职务/职称/执业资格	专业	工作年限	部门/岗位	全职/兼职	从事本岗位年限	备注

填表说明：

1. "岗位"栏请填写实验室主任、××室主任、检验员、档案管理员、授权签字人等。

2. 当一人多职时，请在"备注"栏按下列序号注出该人的其他关键岗位。① 质量负责人；② 技术负责人；③ 内审员；④ 监督员；⑤ 设备管理员；⑥ 给出意见和解释人员。其他关键岗位序号可顺延，并可用文字叙述。

8. 授权签字人一览表 (英文)

List of Authorized Signatories of the Laboratory

Lab: Clinical Laboratory, × × Hospital × ×

Address: NO. × × , × × Road, × × City, × × Province

No.	Applied Signatory	Applied field of Signature	Note
1	× × ×	A Laboratory Medicine AE Clinical Microbiology: ☐ AEA	
2	× × ×	A Laboratory Medicine AC Clinical Chemistry: ☐ ACL、☐ ACM AD Clinical Immunology: ☐ ADF、☐ ADK	
3	× × ×	A Laboratory Medicine AA Clinical Hematology: ☐ AAA、☐ AAD AB Body Fluid examination: ☐ ABA	
4	× × ×	A Laboratory Medicine AC Clinical Chemistry: ☐ ACA、☐ ACB、☐ ACC、 ☐ ACE、☐ ACG、☐ ACH	
5	× × ×	A Laboratory Medicine AA Clinical Hematology: ☐ AAA、☐ AAD AB Body Fluid examination: ☐ ABA	
6	× × ×	A Laboratory Medicine AE Clinical Microbiology: ☐ AEA	
7	× × ×	A Laboratory Medicine AC Clinical Chemistry: ☐ ACA、☐ ACB、☐ ACC、 ☐ ACE、☐ ACG、☐ ACH	
8	× × ×	A Laboratory Medicine AC Clinical Chemistry: ☐ ACL、☐ ACM AD Clinical Immunology: ☐ ADF、☐ ADK	
9	× × ×	A Laboratory Medicine AA Clinical Hematology: ☐ AAA、☐ AAD AB Body Fluid examination: ☐ ABA	

9. 申请检验（检查）能力范围（英文）

Lab: Clinical Laboratory, ××Hospital ××

Address: NO. ××, ××Road, ×××City, ××Province

No	Examination Item	Sample Type	Code	Analytical Method	Analytical Instrument(s)	Analytical Reagent(s)	Calibrator(s)	Limitation	Note	Analytical Performance (1. Trueness; 2. Precision; 3. Reportable range; 4. Other performances)
A Laboratory Medicine										
AA Clinical Hematology										
1	White blood cell (WBC)	whole blood	AAA001	Electrical impedance variation principle	Hematology analyzer ×××, CFDA(I) NO. ××, NO. ×××.	1 - ××× Diluent, HujiaFDA(P) NO. ×××. 2 - ××× BASOLYSE II, CFDA(P) NO. ×××.	××× MINOCAL, CFDA(I) NO. ×××			1. Trueness: 2. Precision: within-run Precision: between-run Precision: 3. Reportable range:
			AAA001	Electrical impedance variation principl	Hematology analyzer ×××, CFDA(I) NO. ××, NO. ×××.	1 - ××× Diluent, HujiaFDA(P) NO. ×××. 2 - ××× BASOLYSE II, CFDA(P) NO. ×××.	××× MINOCAL, CFDA(I) NO. ×××			1. Trueness: 2. Precision: within-run Precision: between-run Precision: 3. Reportable range:
			AAA001	Flow cytometry method	Automated hematology analyzer ×××, CFDA(I) NO. ××, NO. ×××.	1 - Cellpack×××, HujiaFDA(P) NO. ×××. 2 - LysercellTM WNR, CFDA(P) NO. ×××. 3 - FluorocellTM WNR , CFDA(P) NO. ×××.	××× CAL, CFDA(I) NO. ×××			1. Trueness: 2. Precision: within-run Precision: between-run Precision: 3. Reportable range:

（续表）

№	Examination Item	Sample Type	Code	Analytical Method	Analytical Instrument(s)	Analytical Reagent(s)	Calibrator(s)	Limitation	Note	Analytical Performance (1. Trueness; 2. Precision; 3. Reportable range; 4. Other performances)
2	Fibrinogen (FIB)	plasma	AAD049	coagulation method	Automatic coagulation analyzer ×××, CFDA(I) ××× NO. ×××.	1 – Dade Thrombin Reagent, CFDA(I) NO. ×××, NO.YZB/GER ×××. 2 – Dade Owren's Veronal Buffer, CFDA(I) NO. ×××, NO.YZB/GER 6593 – 2012.	Standard human plasma, CFDA(I) NO. ×××, NO.YZB/GER 6593 – 2012.			1. Trueness: 2. Precision: within-run Precision: 3. Reportable range:
AB Body Fluid examination										
1	pH	urine	ABA003	Dry-chemistry method	Urine analyzer ×××, JFDA(P) NO. ×××.	1 – Urine analysis strip, JFDA(P) NO. ×××.	Urine analyzer ×× calibrator, JFDA(P) NO. ×××.			1. Trueness; EQA pass rate: 2. Precision: 3. Reportable range:
2	Specific gravity (SG)	urine	ABA004	Dry-chemistry method	Urine analyzer ×××, JFDA(P) NO. ×××.	1 – Urine analysis strip, JFDA(P) NO. ×××.	Urine analyzer ×× calibrator, JFDA(P) NO. ×××.			1. Trueness; EQA pass rate: 2. Precision: 3. Reportable range:
3	Protein	urine	ABA005	Dry-chemistry method	Urine analyzer ×××, JFDA(P) NO. ×××.	1 – Urine analysis strip, JFDA(P) NO. ×××.	Urine analyzer ×× calibrator, JFDA(P) NO. ×××.			1. Trueness: 2. Precision: 3. Reportable range: 4. Negative Coincidence rate: Positive Coincidence rate:

（续表）

No	Examination Item	Sample Type	Code	Analytical Method	Analytical Instrument(s)	Analytical Reagent(s)	Calibrator(s)	Limitation	Note	Analytical Performance (1. Trueness; 2. Precision; 3. Reportable range; 4. Other performances)
4	Urine formed element	urine	ABA020	Flow cytometry method	Fully automated urine particle analyzer ×××, CFDA(I) ×××, NO. ×××.	1 – UFII SEARCH – BAC, CFDA(P) ××; NO.YZB/JAP×× ×. 2 – UFII SEARCH – SED, CFDA(P) ××; NO.YZB/JAP×× ×. 3 – UFII PACK – BAC, CFDA(P) ××; NO. YZB/JAP × ××. 4 – UFII PACK – SED, CFDA(P) ××; NO. ×××. 5 – Sheath liquid, LuJiFDA(P) NO. ×××, NO. YZB/luji ×××.	Calibration CFDA（I）, NO.2016240955.			1. Trueness: successful 2. Precision: 3. Reportable range:
5	Examination of urinary sediments	urine	ABA019	Microscopic examination	CX – 31microscope ×××, CFDA(I) ×××NO. ×××.	N/A	N/A			1. Trueness: 2. Precision: 3. Reportable range: 4. EQA coincidence rate: 5. Coincidence rate of personnel comparison:

（续表）

№	Examination Item	Sample Type	Code	Analytical Method	Analytical Instrument(s)	Analytical Reagent(s)	Calibrator(s)	Limitation	Note	Analytical Performance (1. Trueness; 2. Precision; 3. Reportable range; 4. Other performances)
AC Clinical Chemistry										
1	Potassium	serum	ACG002	Indirection selective electrode method	×××Chemistry analyzer ×××, CFDA(I) NO. ××, NO. ×××.	1 – ISE reference(×××), SuFDA(P) 2014 NO. ×××. 2 – ISE mid standard, (×××), SuFDA(P) NO. ×××. 3 – ISE electrolyte buffer (××××), SuFDA(P) NO. ×××.	1 – ISE Low Serum Standard (××××), CFDA（I） NO. ×××, NO.OE66317. 2 – ISE High Serum Standard (××××), CFDA（I） NO.×××, NO.×××.			1. Trueness: 2. Precision: Repeatability Precision: Intermediate Precision: 3. Reportable range:
2	Thyrotropin-releasing hormone (TSH)	serum	ACL011	Electro-chemical lumines-cence	×××Analyzer series, CFDA(I) NO.××× NO. ×××.	1 – PreClean M, CFDA(P) NO. ×××. 2 – CleanCell, CFDA(P) NO.×××. 3 – ProCell, CFDA(P) NO.×××. 4 – TSH, CFDA（I） 2014 NO.2404873.	TSH CalSet, CFDA(I) NO.2016240437.			1. Trueness: 2. Precision: Repeatability Precision: Intermediate Precision: 3. Reportable range:

（续表）

№	Examination Item	Sample Type	Code	Analytical Method	Analytical Instrument(s)	Analytical Reagent(s)	Calibrator(s)	Limitation	Note	Analytical Performance (1. Trueness; 2. Precision; 3. Reportable range; 4. Other performances)
3	Estradiol (E2)	serum	ACR002	Fluorescence magnetic particle enzyme immunoassay	× × × immunoassay analyzer, CFDA (I) NO. ×××, NO. ×××.	1 – ST ×××E2. 2 – × × × substrate reagent. 3 – × × × wash concentrate. 4 – × × × diluent concentrate.	× × × E2 CalSet, CFDA(I) × ××.			1. Trueness: 2. Precision: Repeatability Precision: Intermediate Precision: 3. Reportable range:
AD Clinical Immunology										
1	Immunoglobulin G(IgG)	serum	ADA024	Immunonephelometry	×××Specific Protein Analyser, CFDA(I) NO. × ××, NO. ×××.	1 – × × × IgG, CFDA (I) ×××.	IgG CalSet × × ×, CFDA(I) × ××.			1. Trueness: 2. Precision: Repeatability Precision: Intermediate Precision: 3. Reportable range:
2	Alpha fetoprotein	serum	ADK002	Electrochemical luminescence	××× analyzer series, CFDA(I) NO. ×××, NO. ×××.	1 – PreClean M, CFDA(P) NO.×××. 2 – CleanCell, CFDA (P)NO.×××. 3 – ProCell, CFDA(P) NO.×××. 4 – AFP, CFDA (I) 2014 NO.×××.	AFP CalSet II, CFDA (I) 2014 NO. ×××.			1. Trueness: 2. Precision: Repeatability Precision: Intermediate Precision: 3. Reportable
3	Hepatitis B surface antibody (Anti – HBs)	serum	ADF006	Electrochemical luminescenc	× × × analyzer series, CFDA (I) NO. × × × NO. ×××.	1 – PreClean M, CFDA (P) NO. ×××. 2 – CleanCell, CFDA (P) NO.×××. 3 – ProCell, CFDA(P) NO.×××. 4 – Anti-HBs, CFDA(I) 2014 NO. ×××.	Anti-HBs Calibrator, CFDA (I) 2014 NO. ×××.			1. Trueness: 2. Precision: Repeatability Precision: Intermediate Precision: 3. Reportable range: 4. Negative Coincidence rate: 5. Positive Coincidence rate:

（续表）

No	Examination Item	Sample Type	Code	Analytical Method	Analytical Instrument(s)	Analytical Reagent(s)	Calibrator(s)	Limitation	Note	Analytical Performance (1. Trueness; 2. Precision; 3. Reportable range; 4. Other performances)
4	Human immunodeficiency antigen / antibody Combine	serum	ADF034	Electro-chemical luminescence	×××, CFDA(I) 2014 NO. ×××, NO. ×××.	1 - CleanCell, CFDA (P) NO.×××. 2 - ProCell, CFDA(P) NO.×××. 3 - HIV combi PT, CFDA (I)2014 NO. ×××.	HIV combi PT Calibrator, CFDA（I） 2014 NO. ×××.			1. Trueness: 2. Precision: 3. Reportable range: 4. Negative Coincidence rate: 5. Positive Coincidence rate: 6. Detection limit:
				ELISA	××× automated microplate readers ×××CFDA(jing) ×××47, No. ×××	1 - Diagnostic Kit for antibody to human immunodeficiency virus(ELISA)（××× Diagnostics Inc ） CFDAs×××	N/A			1. Trueness: 2. Precision: 3. Reportable range:
5	Antibody to Treponema Pallidum (Anti - TP)	serum	ADF036	Particle agglutination	manual	1 - Serodia - tppa, CFDA(I) NO. ×××.	N/A			1. Trueness: 2. Precision: 3. Reportable range: 4. Negative Coincidence rate: 5. Positive Coincidence rate:
6	Rapid plasma reactivity test Test(RPR)	serum	ADF039	Particle agglutination	manual	1 - Syphilis Rapid Plasma Reagin (RPR)，CFDA×××.	N/A			1. Trueness: 2. Precision: 3. Reportable range: 4. Negative Coincidence rate: 5. Positive Coincidence rate:

（续表）

No	Examination Item	Sample Type	Code	Analytical Method	Analytical Instrument(s)	Analytical Reagent(s)	Calibrator(s)	Limitation	Note	Analytical Performance (1. Trueness; 2. Precision; 3. Reportable range; 4. Other performances)
AE Clinical microbiology										
1	Gram staining direct smear microscopy for bacteria (specimens that is not need to concentrate)	whole blood	AEA001	Gram stain	High magnification microscopy analysis system, CFDA（P）2014 NO.×××, NO.×××.	1 – Dyeing liquid, YuezhuFDA（P）NO. ×××.	N/A			1. Trueness: 2. Precision: 3. Reportable range: 4. Coincidence rate of personnel comparison (internal and external):
		pharyngeal secretion								
		sputum								
		pleural Fluid								
		urine								
		pus								
2	Gram staining concentrated smear microscopy for bacteria (specimens that is need to concentrate)	pleural fluid	AEA002	Gram stain	1 – Cell centrifuge, XiangChangFDA (P)20150176, NO. ZYEY – WSW – B136. 2 – High magnification microscopy analysis system , LuFDA（P）2014 NO. 2220139 , NO. ZYEY – WSW – A031.	1 – Dyeing liquid, YuezhuFDA（P）NO. 20170095.	N/A			1. Trueness: 2. Precision: 3. Reportable range: 4. Coincidence rate of personnel comparison (internal and external):
		urine								

（续表）

№	Examination Item	Sample Type	Code	Analytical Method	Analytical Instrument(s)	Analytical Reagent(s)	Calibrator(s)	Limitation	Note	Analytical Performance (1. Trueness; 2. Precision; 3. Reportable range; 4. Other performances)
3	Bacterial culture and identification	whole blood / pharyngeal secretion / sputum / pleural Fluid / urine / pus	AEA014	Culture, Instrumental Identification	1 – × × × × with Mycobacteria Indication, CFDA (I) NO. ×××, NO. ×××. 2 – ××× System, CFDA(I) NO. × ××, NO. ×××. 3 – Incubator – CO₂, CFDA(P) 2 ×××, NO. ×× ×. 4 – Biological safety cabinetsBSC – 1100IIB2, CFDA (P) 2007 NO. × ×× , NO. ×× ×. 5 – Incubator HH. B11.500, NO. × ××.	1 – BacT/ALERT FA, CFDA(I)2014 NO. × × ×; BacT/ALERT FN, CFDA (I) 2014 NO. ×××. 2 – VITEK 2 Gram – Negative Identification Card (VITEK 2 GN Test Kit), CFDA (I) NO. ×××; VITEK 2 Gram-Positive identification card (VITEK 2 GP Test Kit), CFDA (I) NO. ×××; VITEK 2 NH Test Card, CFDA (I)NO. 2×××. 3 – B A P, CFDA(P) 2012NO. × × × × ; MacConkey Agar, YuFDA (P) NO. ×××.	N/A		Limited to: Staphylococcus, Enterococcus, Escherichia, Serratia, Enterobacter, Citrobacter, Acinetobacter, Proteus, Klebsiella, Pseudomonas, Morganella	1. Trueness: 2. Precision: 3. Reportable range: 4. Coincidence rate:
4	Culture and identification of the Streptococcus pyogenes	pharyngeal secretion	AEA042	Culture, Instrumental Identification	1 – ××× System, CFDA(I) NO.×× × , NO. ×××. 2 – Incubator – CO₂, CFDA(P)2 ×××, NO. ×× ×.	1 – VITEK 2 Gram – Positive identification card (VITEK 2 GP Test Kit), CFDA (I) NO. ×××. 2 – B A P, YuFDA (P) NO. ×××.	N/A			1. Trueness: 2. Precision: 3. Reportable range: 4. Coincidence rate:

（续表）

№	Examination Item	Sample Type	Code	Analytical Method	Analytical Instrument(s)	Analytical Reagent(s)	Calibrator(s)	Limitation	Note	Analytical Performance (1. Trueness; 2. Precision; 3. Reportable range; 4. Other performances)
5	Antimicrobial susceptibility quantitative test, aerobes	strain	AEA060	Dilution method	1 - ××× CFDA System, CFDA (I) NO.×××, NO.×××. 2 - Incubator - CO₂, CFDA(P)2 ×××, NO.×× ×.	1 - VITEK 2 AST - GN09, CFDA(I) NO. ×××. 2 - VITEK 2 AST - GP67 Test Kit, CFDA(I) NO. ×××. 3 - VITEK 2 AST - GP68 Test Kit, CFDA(I) 2014 NO.2 ×××.	N/A		L, Limited to: Aerobic and facultative anaerobic bacteria	1. Trueness: 2. Precision: 3. Reportable range: 4. Coincidence rate:
6	Antimicrobial susceptibility qualitative test, aerobes	strain	AEA059	Disc diffusion method	1 - Ver nier caliper, NO. ×××. 2 - Incubator - CO₂, CFD A(P) 2014NO. ×××, NO.ZYEY- WSW- B128. 3 - Incubator HH. B11.500, NO. ×××.	1 - muller hinton agar, YuFDA （P） NO. ×××. 2 - Fastidous bacteria susceptibility AGAR plate, YuFDA （P） NO. ×××. 3 - Fastidous bacteria susceptibility AGAR plate （HTM）, YuFDA （P） 2014NO. ×××. 4 - Microbial susceptibility test, ZheFDA(P)×× ×; (GM, CAZ, PIP, E, CM, OX, CFX, P, SXT, AN, MPN, IPN, LVF, CRO, CXM, TC, VA, MNO, PIT, AM(SU), RA, FEP, CIP, AM).	N/A		Limited to: Aerobic and facultative anaerobic bacteria.	1. Trueness: 2. Precision: 3. Reportable range: 4. Coincidence rate:

10. 申请认可项目与应用说明要求符合性的自查表

实验室名称：×××医院检验科
实验室地址：×××省×××市×××路×××号

应 用 说 明	检验项目认可要求	自查结果（Y/N）	说 明
□ CNAS-CL02-A001	以下临床血液学检验项目，每一组项目为完整能力，如果实验室开展以下项目组合，则申请该组中任一项目时，应同时申请其他项目；同一项目使用不同仪器/方法报告结果时，全部仪器/方法均应申请认可。 B.1 全血细胞计数（RBC、WBC、HGB、PLT、HCT、MCV、MCH、MCHC）、仪器检测WBC分类以及外周血形态学检查。 B.2 凝血试验项目（PT,APTT 和 FIB）。		
□ CNAS-CL02-A002	以下临床体液学检验项目，每一组项目为完整能力，如果实验室开展以下项目组合，则申请该组中任一项目时，应同时申请其他项目；同一项目使用不同仪器/方法报告结果时，全部仪器/方法均应申请认可。 B.1 尿常规十项（葡萄糖、潜血、白细胞,pH,酮体、亚硝酸盐、蛋白质、比重、尿胆原、胆红素）、尿有形成分分析（仪器和/或手工）。 B.2 粪便常规（红细胞、白细胞）粪便潜血。 B.3 涉及形态识别的体液检验项目的认可，申请实验室应： (a) 至少已检测并签发 30 位患者的检验报告。 (b) 在最近每月 6 个月内，平均每月至少已检测并签发 2 位患者的检验报告。		
□ CNAS-CL02-A003	以下临床化学检验项目，每一组项目为完整能力，如果实验室开展以下项目组合，则申请该组中任一项目时，应同时申请其他项目；同一项目使用不同仪器/方法报告结果时，全部方法均应申请认可。 1. 钾、钠、氯、钙、磷、葡萄糖、尿素、肌酐、尿酸、总胆固醇、甘油三酯、高密度脂蛋白胆固醇、低密度脂蛋白胆固醇、丙氨酸氨基转移酶、天冬氨酸氨基转移酶、肌酸激酶、碱性磷酸酶、谷氨酰转肽酶、总蛋白、白蛋白、总胆红素。		

（续表）

应用说明	检验项目认可要求	自查结果（Y/N）	说明
□ CNAS－CL02－A003	2. 甲胎蛋白（AFP）、癌胚抗原（CEA）、糖链抗原 199（CA199）、糖抗原 125（CA125）、糖链抗原 153（CA153）、前列腺特异抗原（PSA）。		
	3. 三碘甲腺原氨酸（T3）、甲状腺素（T4）、促甲状腺素（TSH）、游离三碘甲状腺原氨酸（fT3）、游离甲状腺素（fT4）。		
	4. 人绒毛膜促性腺激素（HCG）、睾酮（T）、雌二醇（E2）、沁乳素（PRL）、黄体生成素（LH）、卵泡刺激激素（FSH）、孕酮（P）。		
	5. 免疫球蛋白 G（IgG）、免疫球蛋白 A（IgA）、免疫球蛋白 M（IgM）、补体 C3、补体 C4、C 反应蛋白（CRP）、类风湿因子（RF）、抗链球菌溶血素 O（ASO）。		
□ CNAS－CL02－A004	以下临床免疫学定性检验项目，每一组项目为完整能力，如果实验室开展以下项目组合，则申请该组中任一项目时，应同时申请其他项目；同一项目使用不同方法（如乙型肝炎病毒表面抗原既开展 ELISA 法又开展发光法）报告结果时，全部方法均应申请认可。		
	1. 乙型肝炎病毒表面抗原（HBsAg）、乙型肝炎病毒表面抗体（HBsAb）、乙型肝炎病毒 e 抗原（HBeAg）、乙型肝炎病毒 e 抗体（HBeAb）、乙型肝炎病毒核心抗体（HBcAb）、丙型肝炎病毒抗体（抗－HCV）、梅毒螺旋体抗体（非特异＋特异试验）、人类免疫缺陷病毒抗体（抗－HIV）筛查。		
	2. 抗核抗体（ANA）、抗双链 DNA 抗体（DS－DNA）、抗可溶性抗原抗体（ENA）。		
	3. 单纯疱疹病毒 1 型 IgM、IgG 抗体、单纯疱疹病毒 2 型 IgM、IgG 抗体、巨细胞病毒 IgM、IgG 抗体、风疹病 IgM、IgG 抗体、弓形虫 IgM、IgG 抗体。		
□ CNAS－CL02－A005	以下临床微生物检验项目，每一组项目为完整能力，如果实验室开展以下项目组合，则申请该组中任一项目时，应同时申请其他项目；同一项目使用不同仪器/方法报告结果时，全部仪器/方法均应申请认可。		
	A.1 上呼吸道样品培养和鉴定（普通细菌）、化脓链球菌、流感嗜血杆菌。		
	A.2 下呼吸道样品培养和鉴定（普通细菌）、肺炎链球菌、流感嗜血杆菌。		

（续表）

应 用 说 明	检验项目认可要求	自查结果(Y/N)	说 明
□ CNAS - CL02 - A005	A.3 粪便培养和鉴定（普通细菌）、沙门菌鉴定＋血清型分类、志贺菌鉴定＋血清型分类、弧菌属鉴定＋血清型分类。		
	A.4 脑脊液培养和鉴定（普通细菌）、肺炎链球菌、脑膜炎奈瑟菌和流感嗜血杆菌。		
	A.5 普通细菌药敏试验自动化仪器检测法、纸片扩散法和（或）药敏试验（最低抑菌浓度）组合申请认可。		
	A.6 纸片扩散法、药敏试验（最低抑菌浓度）。		
□ CNAS - CL02 - A006	A.1 输血科检验项目认可要求：ABO 血型正定型、ABO 血型反定型、Rh(D)血型鉴定、抗体筛查、交叉配血应组合认可。		
	A.2 血站实验室检验项目认可要求：ABO 血型正定型、ABO 血型反定型、Rh(D)血型鉴定（包括弱 D 血型鉴定）、抗体筛查、交叉配血、丙氨酸氨基转移酶、乙型肝炎病毒表面抗原、乙型肝炎病毒脱氧核糖核酸（若开展）、丙型肝炎病毒抗体、人类免疫缺陷病毒抗体、梅毒螺旋体抗体（非特异＋特异试验）应组合认可。		
□ CNAS - CL02 - A007	B.1 组织病理学检查应同时与相应的组织化学、免疫组织化学/流式细胞术和（或）分子病理检测项目组合认可。		
	B.2 涉及个体化治疗的组织病理学检查应与相关的免疫组织化学和（或）分子病理学等检测项目组合认可：如 ER、PR、HER2、CD20、EGFR、KRAS 等。		
	B.3 组织病理学检查项目的认可范围应明确：呼吸系统、消化系统、神经系统、乳腺和女性生殖系统、骨关节和软组织、泌尿和男性生殖系统、内分泌系统和造血系统等。		
□ CNAS - CL02 - A009	B.1 以下分子检验项目，每一组项目为完整能力项目，如果实验室开展以下项目组合，则申请该组中任一项目时，应同时申请其他项目（第 3 系列除外，但须至少申请其中的 3 项）。同一项目使用不同仪器/方法开展时，全部仪器/方法均应申请认可。		
	1. 肝炎系列：HBV、HCV（实验室仅开展 1 项者除外）。		
	2. 优生优育（TORCH）系列：TXO、RV、CMV、HSV。		

（续表）

应用说明	检验项目认可要求	自查结果（Y/N）	说明
□CNAS－CL02－A009	3. 泌尿生殖道传播性疾病病原体系列：CT,NG,UU,HPV,HSV,TP。		
	B.2 分子病理检测项目，至少应申请以下任意两个系列，每个系列至少申请一项。同一项目使用不同仪器/方法报告结果时，全部仪器/方法均应申请认可。		
	1. 突变检测：EGFR,KRAS,BRAF,C－KIT,PDGFRA等。		
	2. 扩增系列：Her－2等。		
	3. 易位：EWS,Bcl－2,C－MYC,Bcl－6,ALK等。		
	4. 基因重排：IGH,IGK,IGL,TCR等。		
□CNAS－CL02－A011	以下系统的CT检查项目，若开展，均应申请认可。每一系统的检查项目为完整检查项目，如果实验室开展其中任一项目，应同时申请其他项目，不开展的项目除外。同一项目使用不同CT设备报告结果时，全部CT设备均应申请认可。		
	B1. 神经五官系统。		
	B2. 呼吸系统。		
	B3. 心血管系统。		
	B4. 消化系统。		
	B5. 生殖泌尿系统。		
	B6. 骨骼肌肉系统。		

（孙克江　曾仲堂）

参考文献

中国合格评定国家认可委员会.CNAS－CL02：医学实验室质量和能力认可准则[M].2012.

二、实验室现场评审文件一览表

1. 医学实验室质量和能力认可评审报告

Assessment Report for Medical Laboratory
Quality & Competence

任务编号：_____

实验室名称：×××医院检验科_____

评审日期：××年×月×日—××年×月×日_____

中国合格评定国家认可委员会(CNAS)

二〇一七年四月

说　　明

1. 本评审报告用于记录中国合格评定国家认可委员会(以下简称 CNAS)委派的医学实验室认可评审活动,对现场评审结果给出评价,是 CNAS 评定专门委员会的做出认可决定意见的主要信息来源,其结论在 CNAS 批准认可前作为参考。

2. 实验室评审是抽样调查活动,不可能覆盖被评审方的全部活动,评审结果建立在所抽取的证据基础之上,因此,未被评审部分仍可能有不符合项存在。

3. 评审组成员对评审过程中获得的有关被评审方的所有信息负有保密责任,未经被评审方和 CNAS 同意不得向第三方泄露(有关法律要求除外)。

4. 本报告中带有□的条款为可选项,评审员在□中打√者为所选内容。

5. 本评审报告版权属 CNAS 所有,未经批准不得翻印。

一、实验室概况(以中英文填写,存在多场所时应明确填写分场所的地址)

名　　称	×××检验科				
Name of laboratory	Clinical Laboratory, ×× Hospital ××				
地　　址	××省××市××路××号				
Address	NO. ×× ××Road, ××City, ××Province				
电话(Tel)	×××	传真(Fax)	×××	邮政编码(Post)	×××
网址(Website)	×××	电子信箱(E-mail)(联系人)	×××		
负责人	×××	职务	检验科主任	电话(Tel)	×××
Person in charge:	×××	Position	Director	电子信箱(E-mail)	×××
联系人	×××	职务	检验科主任	电话(Tel)	×××
Contact	×××	Position	Director	手机(Mobile)	×××

实验室所在具有法人资格的机构名称(若实验室是法人单位此项不填):
×××

Name of parent organization (Not applicable if the laboratory is a legal entity):
×××

组织机构代码/统一社会信用代码		×××			
法定代表人	×××	职务	院长	电话(Tel)	×××
Legal Representative	×××	Position	Dean	传真(Fax)	×××
电子信箱(E-mail)	×××				

二、实验室基本信息(存在多场所时应明确填写分场所的相关情况)

实验室设施特点:

　　□ 固定　　□ 离开固定设施的现场　　□ 其他(请描述):

实验室参加能力验证活动情况:

　　申请认可检验(检查)项目最近 1 年内参加 CNAS 承认的能力验证＿＿＿＿＿＿＿项,覆盖率＿＿＿＿＿＿＿％;参加其他实验室间比对共＿＿＿＿＿项,覆盖率＿＿＿＿＿＿＿％;总计覆盖申请检验(检查)项目＿＿＿＿＿％。

实验室人员及设施:

　　实验室始建于＿＿＿＿＿年,当前有效管理体系于＿＿＿＿＿＿年＿＿＿＿＿月正式运行。现有工作人员＿＿＿＿＿名,其中实验室管理层人员＿＿＿＿＿＿名,技术负责人＿＿＿＿名,检验(检查)人员＿＿＿＿名。主要仪器设备＿＿＿＿＿台;占地面积＿＿＿＿＿平方米,其中试验场地＿＿＿＿＿平方米。

　　获认可情况(若无,不填此项):

　　初次获认可日期:×年×月×日

　　最新认可有效期至:×年×月×日;CNAS 证书号:×××

　　已获认可的检验(检查)项目×项

　　已获认可的授权签字人×名

三、评审简况

评审日期:

　　×年×月×日至×年×月×日,共＿＿＿＿＿＿＿人日

评审地点(存在多场所时明确填写分场所地点):

　　×××

评审类型:

　　□ 初次　　　　□ 换证复评审　　　　□ 扩大认可范围

　　□ 复评审　　　□ 定期监督　　　　　□ 其他(请说明)

评审依据:

　　□ 医学实验室质量和能力认可准则(CNAS－CL02)及其他相关认可要求

　　□ 认可准则的应用说明:

　　□ CNAS－CL35;□ CNAS－CL36;□ CNAS－CL37;□ CNAS－CL38;

　　□ CNAS－CL39;□ CNAS－CL40;□ CNAS－CL41;□ CNAS－CL42;

　　□ CNAS－CL43;□ CNAS－CL 51;□(其他)

　　□ 质量手册:代号:＿＿＿＿＿＿＿＿＿＿＿　　　　发布日期:＿＿＿＿＿＿

　　□ 其他(请说明):＿＿＿＿＿＿＿

评审范围（存在多场所时应分别填写）：

检验项目_____项。

授权签字人_____名，其中新增_____名，授权领域变化_____名（实验室申请撤销__
_____名）。

四、评审情况及主要结果

1. 评审时见面的实验室主要人员：×××（科主任，技术负责人）、×××（副主任，质量负责人）、×××（副主任，临检组组长）、×××（血液专业负责人）、×××（体液专业负责人），×××（生化专业负责人）、×××（免疫专业负责人）、×××（微生物专业负责人、环境与安全组组长）、×××（信息组组长）、×××（外部供应与设备管理组组长）、×××（文件控制组组长）及其他实验室检验人员。

2. 实验室质量管理体系文件评审和运行符合性的评审结果：质量手册内容基本完整，符合相关标准、准则的要求。组织结构描述清晰，各级人员职责基本明确。能够实现质量方针和目标，对各种质量活动有相应的程序文件支持；质量关键控制点较清晰，全部要素运行有效并保持有相关记录。×年×月×日至×日实验室接受了 CNAS 组织的专家对实验室进行现场监督评审，并顺利通过。现场评审共计开出不符合_____项，其中管理组_____项，生化组_____项，免疫组_____项，微生物组_____项，血液组_____项，信息系统_____项。所有不符合均进行了纠正并制定了纠正措施。经过一年的跟踪验证，没有再发生类似情况，实验室通过这些不符合项，对其他相关问题进行了自查核查，对发现的问题及时进行了纠正、预防和持续改进。现场评审认为，实验室建立的质量管理体系文件基本能够满足认可准则要求，有较明确的质量方针和量化的质量目标；组织结构描述尚清晰，内部职责分配较合理；对各种质量活动有相应的文件化要求；检验前、检验中和检验后过程的质量控制要求较完善，质量关键控制点清晰，各项质量活动处于受控状态；支持性服务程序基本具备，实验室配备了适于检测需要的仪器设备和设施，并按要求基本进行检定/校准、检测仪器管理规范，实施日常维护、期间核查；建立了每台设备和每个检验项目的SOP 文件，质量和技术记录能有效实施。有实验室安全管理要求和工作规范。实验室管理层对评审准则理解正确，组织实施基本到位，建立并实施了良好的实验室内外部沟通机制，对人员有计划地进行培训，并实施了日常质量监督；实验室管理人员和技术人员基本能按照质量管理体系的要求进行质量控制和技术活动。实验室按计划于×年×月×日至×月×日进行了内部评审，本次内审共识别不符合共_____项，生化_____项，免疫组_____项、微生物组_____项、临检组_____项、门急诊组_____项、实验室信息系统_____项、实验室管理层_____项，均为一般性不符合，实验室对发现的不符合采取了相应的纠正措施和跟踪验证。实验室于×年×月×日进行了管理评审，本次管理评审共有五项输出，分别是：针对检验前周转时间合格率低的问题，进一步加强护士、样品运送人员对样品采集、运送流程及要求的培训，由人员与继续教育组负责，在××××年第×季度前完成。针对临床医护对于检验项目的应用及临床意义的指导需求，继续加强与临床医护人员的沟通交流，选派优秀的检验专业人员深入临床科室一线对检验项目的临床意义等内容进行宣讲，由医疗咨询与投诉组负责，在××××年年底前完成。针对凝血检验项目因仪器检测能力有限导致实验室内周转时间延长的问题，建议院里配备新的检测仪器，由科主任负责与院里沟通,在××××年第×季度前完成。按照质量管理体系的要求做好复评审的准备工作,由质量负责人负责,在××××年第×季度前完成。至××××年×月第1项和第4项管理评审输出已整改完成。××××年×月×日下午3点,评审组主持召开了医护座谈会,医院参加人员包括信息科、护理部人员,临床医生及护士(详见签到表),主要就检验科提供的服务是否满足临床需求,及临床对检验科提升服务的建议进行沟通。护理部对于检验科定期反馈标本不合格率非常满意,检验科可提供具体不合格样本的采样人员,并对如何减少或避免不合格样本的出现给予整改建议。对于规范采血流程,检验科发放了标本采集手册,并负责对新入职护理人员进行培训。此外,检验科也负责对于标本运送人员进行培训,讲解标本运送要求。临床医生对于检验科在实验室认可后更加主动与临床进行沟通,为临床提供服务给予了肯定,对检验科根据临床需求及学科进展不断开展新项目较满意,尤其是对检验科采取的微信沟通方式,及时传递检验最新信息表示非常赞同。临床医生反馈检验科在发现问题(如危急值,不合格样本,异常结果等)时与临床沟通非常及时,如血培养报阳后,及时通知临床。对于危急值的设置和TAT时间是否满足临床需求检验科也会征询临床意见,病房危急值及时报告至护士站。TAT方面急诊室及ICU医生反馈检验报告发放及时,可满足急诊手术及ICU需求。临床医生对实验室提供的药敏检验报告提出建议,希望能够根据医院常用药物结合药敏指南进行优化组合,更好地指导临床用药。评审组通过现场观察采血过程、配送流程并对相关人员进行提问,认为实验室对临床医护人员的培训基本到位,关注了分析前的质量控制,评审组对×名申请授权签字人进行了认可相关知识的考核、评审,专业能力和对认可知识的认知基本达到CNAS要求,同意推荐。但评审组现场检查发现该实验室在质量目标评估、服务协议管理、实验室间及实验室内部比对、检验系统分析性能评价、仪器校准、检验过程、检验质量的保证、结果报告等方面存在不足,详见附表7。

3. 实验室技术能力评审结果:

(1)主要管理人员/技术人员:□ 有变更　□ 无变更

检验科设主任＿＿＿名,副主任＿＿＿名,专业组组长＿＿＿名。检验科实验室质量管理体系设置＿＿＿个关键职能岗位。

(2)设施和环境条件:□ 有变更　□ 无变更

(3)检验(检查)方法:□ 有变更　□ 无变更

实验室在本周期内没有检验方法变更。

(4)重要仪器设备:□ 有变更　□ 无变更

原本用于夜间血清钾、血清钠、血清氯检测的×××停用。

(5)测量溯源:

实验室有对申请认可的定量检测项目进行计量溯源跟踪分析,基本采用配套的检测系统,并通过能力验证、实验室间比对等方式保证计量溯源的可信度。

(6)结果质量保证(包括内、外部质量监控):

申请认可检验(检查)项目共＿＿＿＿＿＿＿＿项,最近一周期共参加CNAS认可的能力验证共＿＿＿＿＿＿＿项,覆盖率＿＿＿＿＿＿＿＿%;参加其他实验室间比对＿＿＿＿＿＿＿＿项,覆盖率＿＿＿＿＿＿＿＿%,内部质量控制＿＿＿＿＿＿＿＿%覆盖认可项。

(7)技术能力确认方式:□ 现场试验　□ 利用能力验证结果　□ 现场演示　□ 现场提

问 □ 查阅记录和报告 □ 核查仪器设备配置 □ 其他(填写具体方式):实验室为复评审,申请检验项目_____项,通过现场核查、现场提问、现场试验后确认_____项(详见附表2)。实验室通过室间质评、比对活动满足技术要求;现场未发现重大的技术能力方面的投诉。

(8)确认能力范围的总体情况:

(9)×××:

(10)评审授权签字人_____名,同意推荐_____名(□ 见附表1 □ 见认可证书附件);确认检验(检查)项目_____项(□ 见附表2 □ 见认可证书附件),不予确认_____项,原因是:_____

(11)其他需说明的情况:按照新的分类要求微生物涂片革兰染色镜检查细菌拆分为浓缩和非浓缩导致_____项变为_____项。

4. 对实验室上次评审中发现的不符合项采取的纠正和纠正措施有效性的评价:评审组通过查阅相关文件、记录及现场交流,确认实验室对上次评审中发现的不符合项及时进行纠正并采取有效的纠正措施,经过一年多的观察和追踪,没有再次出现类似的不符合情况出现,证明其整改措施有效。

5. 实验室使用认可标识的情况(包括实验室使用 ILAC—MRA/CNAS 联合标识的情况):评审组通过走访实验室并随机抽查生化、免疫、微生物、血液及体液检验报告____份,确认实验室没有违规使用认可标识,符合 CNAS–R01 相关要求。

6. 实验室维持认可资格,遵守认可规定的情况:评审组通过走访实验室、与实验室工作人员、管理者座谈等方式,确认实验室能够正确使用认可标志,能够正确宣传认可状态,并严格遵守授权签字、重要变更事项及时通知 CNAS 的相关规定。

7. 评审组通过现场评审共发现____个不符合项,____个观察项(见附表7)。

五、评审结论

1. 评审组推荐意见

□ 鉴于以上评审结果,评审组认为被评审实验室的质量体系和技术能力满足 CNAS 认可要求,评审组同意将该实验室向 CNAS 推荐/维持认可。

□ 鉴于以上评审结果,评审组认为被评审实验室的管理体系和技术能力不满足 CNAS 认可要求,评审组不予推荐/维持认可。

□ 建议 CNAS 撤消其认可资格。

□ 建议 CNAS 暂停其认可资格,暂停期_____个月。

□ 鉴于以上评审结果,评审组建议实验室按规定要求,提出纠正措施,并在将落实情况报评审组长,跟踪评审合格后,向 CNAS 推荐/维持认可。跟踪评审拟采用的方式是:

□ 提交必要的文件或记录进行文件评审。

□ 进行现场跟踪评审。

2. 完成纠正措施时间

评审组与实验室商定完成纠正措施的时间:_____前。

六、评审组签名

评审组长：×××　日期：＿＿＿＿＿＿

评审员 （签字）	评审场所（存在 多场所时填写）	确认的能力范围（填写附表 2 中的序号）
×××		
×××		
×××		
×××		

七、实验室确认意见

□ 确认　□ 不确认，原因：＿＿＿＿＿＿

实验室代表签字：＿×××＿；　　日期：＿＿＿＿＿＿

八、评审报告附表（当实验室存在多场所时，应分别填写附表）

□ 附表 1：推荐认可的授权签字人

□ 附表 2：推荐认可的检验（检查）能力范围

□ 附表 3：准则及应用说明自查／核查表（CNAS－AL02）

□ 附表 4：能力验证／实验室间比对汇总表／评审表（CNAS－AL02）

□ 附表 5：检验（检查）能力确认表

□ 附表 6：授权签字人评审表

□ 附表 7：不符合项／观察项汇总表

□ 附表 8：后续评审建议表

□ 附表 9：实验室整改验收及最终推荐意见表

其　他：□ 有（请注明）

　　　　□ 无

九、附加说明（可另附页）：　□ 有　□ 无

2. 检 验（检 查）能 力 确 认 表

实验室名称：×××医院检验科

实验室地址：×××省×××市×××路×××号

序号	检验（检查）项目	样品类型	检验（检查）能力确认								检验（检查）能力确认（Y/N）	说　明
			核查设备	现场提问	查阅记录/报告	现场试验						
						试验设备	试验人员	试验要求	试验结果	判断标准		

评审组签字（末页）：

3. 不符合/观察项记录表

序号	被评审部门/岗位	事实陈述	事实类型	依据文件/条款	处理方式	验收方式	评审员姓名（打印＋签字）
1	管理组	实验室《受委托实验室管理程序》(×××)中未对委托实验室工作质量监控做相关规定	□ 不符合 □ 观察项	□ CNAS-CL02: 2012: 4.5.2 □ 体系文件 □ 依据标准/规范	□ 实验室采取纠正/纠正措施 □ 变更参数能力(注1) □ 不予推荐/撤消相关项目 □ 向CNAS建议暂停相关项目	□ 提供必要的见证材料 □ 现场跟踪评审	××××
略							

实验室确认：
□ 全部确认
□ 部分确认，不确认，原因 _____（填写序号） ，原因：_____
□ 全部不确认，原因：_____
实验室负责人（签字）：××× 日期：××××年×月×日

评审组长（签字）：××××

日期：××××年×月×日

注：1. 当不符合引起已获认可的检验(检查)能力发生变化，如需要缩小能力范围，增加限制范围等情况时，选择该项。
2. 本表可以每个评审员单独出具，也可评审组汇总出具。

（孙克江 管仲莹）

参考文献

中国合格评定国家认可委员会.CNAS-CL02: 医学实验室质量和能力认可准则.2012.

三、认可相关文件一览表

1. 认可相关文件

序号	类别	文件编号	文件名称	发布日期 注：有效文件发布实施日期	实施日期	被代替文件 文件编号/文件名	旧文件废止时间	备 注
1	认可信息文件	CNAS－AL02：2018	《医学实验室质量和能力认可申请书》	2018－6－27	2018－11－01	CNAS－AL02：2017《医学实验室质量和能力认可申请书》	2018－11－01	
2		CNAS－AL09：2017	《医学实验室认可领域分类》	2016－12－29	2017－6－1	CNAS－AL09：2015《医学实验室认可领域分类》	2017－6－1	
3		CNAS－AL15：2018	《医学实验室认可申请书填写指南》	2018－6－27	2018－11－01	CNAS－AL15：2017《医学实验室认可申请书填写指南》	2018－11－01	
4	通用认可规则	CNAS－R01：2018	《认可标识使用和认可状态声明规则》	2018－3－30	2018－3－30	CNAS－R01：2017《认可标识使用和认可状态声明规则》	2018－3－30	增加了实验室动物和审定核查机构认可标识和使用规定。
5		CNAS－R02：2018	《公正性和保密规则》	2018－3－1	2018－3－1	CNAS－R02：2015《公正性和保密规则》	2018－3－1	换版修订＋实质性修订
6		CNAS－R03：2018	《申诉、投诉和争议处理规则》	2018－3－1	2018－3－1	CNAS－R03：2015《申诉、投诉和争议处理规则》	2018－3－1	换版修订＋实质性修订

（续表）

序号	类别	文件编号	文件名称	发布日期	实施日期	被代替文件		备注
				注：有效文件发布实施日期		文件编号/文件名	旧文件废止时间	
7	实验室专用认可规则	CNAS-RL01：2018	《实验室认可规则》	2018-3-1	2018-3-1	CNAS-RL01：2015《实验室认可规则》	2019-3-1	CNAS-RL01：2016版于2018-3-1废止。2018版进一步明确诚信问题的含义；增加CNAS及实验室的义务等；调整续评审安排，并区分认可周期与证书周期。
8		CNAS-RL02：2018	《能力验证规则》	2018-3-1	2018-3-1	CNAS-RL02：2016《能力验证规则》	2018-3-1	换版修订＋实质性修订
9		CNAS-RL03：2017	《实验室和检验机构认可收费管理规则》	2017-1-1	2017-1-1	CNAS-RL03：2013《实验室和检验机构认可收费规则》(2015年第二次修订)	2016-12-31	
10		CNAS-RL04：2009	《境外实验室和检验机构受理规则》(2015年第一次修订)	2009-3-1	2015-6-1	CNAS-RL04：2006《境外实验室和检查机构受理规则》	2009-3-	2015-6-1第一次修订
11		CNAS-RL05：2016	《实验室生物安全认可规则》	2016-2-1	2016-5-1	CNAS-RL05：2008《实验室生物安全认可规则》(2015年第一次修订)	2016-5-1	
12		CNAS-RL06：2018	《能力验证提供者认可规则》	2018-3-1	2018-3-1	CNAS-RL06：2015《能力验证提供者认可规则》	2019-3-1	换版修订＋实质性修订
13		CNAS-RL07：2018	《标准物质/标准样品生产者认可规则》	2018-3-1	2018-3-1	CNAS-RL07：2014《标准物质/标准样品生产者认可规则》(2015年第一次修订)	2019-3-1	换版修订＋实质性修订
14		CNAS-RL08：2017	《实验动物饲养和使用机构认可规则》	2017-6-1	2017-6-1			制定

（续表）

序号	类别	文件编号	文件名称	发布日期 注：有效文件发布实施日期	实施日期	被代替文件 文件编号/文件名	旧文件废止时间	备注
15		CNAS-CL01: 2018	《检测和校准实验室能力认可准则》(ISO/IEC 17025: 2017)	2018-3-1	2018-9-1	CNAS-CL01: 2006《检测和校准实验室能力认可准则》(ISO/IEC 17025: 2005)	2020-11-30	换版修订，实质性变化
16	实验室基本认	CNAS-CL02: 2012	《医学实验室质量和能力认可准则》(ISO 15189: 2012)（2015年第一次修订）	2013-11-22	2015-6-1	CNAS-CL02: 2008《医学实验室质量和能力认可准则》(ISO 15189: 2007)	2014-11-1	2015-6-1 第一次修订
17		CNAS-CL03: 2010	《能力验证提供者认可准则》(ISO/IEC 17043: 2010)（2015年第一次修订）	2010-12-31	2015-6-1	CNAS-CL03: 2006《能力验证计划提供者认可准则》(ILAC G13: 2000)	2011-4-1	2015-6-1 第一次修订
18		CNAS-CL04: 2017	《标准物质/标准样品生产者能力认可准则》(ISO 17034: 2016)	2017-5-1	2017-7-1	CNAS-CL04: 2010《标准物质/标准样品生产者能力认可准则》(ISO Guide34: 2009)	2017-12-31	
19	实验室基本认可准则	CNAS-CL05: 2009	《实验室生物安全认可准则》(GB 19489-2008)（2015年第一次修订）	2009-6-30	2015-6-1	CNAS-CL05: 2006《实验室生物安全认可准则》(GB 19489-2004)	2009-7-1	2015-6-1 第一次修订
20		CNAS-CL06: 2018	《实验动物饲养和使用机构质量和能力认可准则》(GB/T 27416-2014)	2018-3-1	2018-3-1	CNAS-CL60: 2017《实验动物饲养和使用机构质量和能力认可准则》(GB/T 27416-2014)	2018-3-1	仅文件编码变化
21		CNAS-CL07: 2018	《医学参考测量实验室认可准则》	2018-3-1	2018-3-1	CNAS-CL32: 2011《检验医学领域参考测量实验室的特定认可要求》(2015年第一次修订)	2018-3-1	仅文件编码变化

（续表）

序号	类别	文件编号	文件名称	发布日期	实施日期	被代替文件		备注
				注：有效文件发布实施日期		文件编号/文件名	旧文件废止时间	
22	实验室基本认可准则	CNAS-CL08：2018	《司法鉴定法庭科学机构能力认可准则》	2018-3-1	2018-9-1	CNAS-CL08：2013《司法鉴定/法庭科学机构能力认可准则》（2015年第一次修订）	2020-11-30	换版修订、实质性变化
23	实验室认可应用准则	CNAS-CL01-G001：2018	《CNAS-CL01〈检测和校准实验室能力认可准则〉应用要求》	2018-3-1	2018-9-1	CNAS-CL52：2014《CNAS-CL01〈检测和校准实验室能力认可准则〉应用要求》（2015年第一次修订）	2020-11-30	换版修订和记录保存期与资质认定相协调，设施租赁期改为2年，其他没有实质变化
24		CNAS-CL01-G002：2018	《测量结果的计量溯源性要求》	2018-3-1	2018-9-1	CNAS-CL06：2014《测量结果的溯源性要求》（2015年第一次修订）	2020-11-30	换版修订没有实质性变化
25		CNAS-CL01-G003：2018	《测量不确定度的要求》	2018-3-1	2018-9-1	CNAS-CL07：2011《测量不确定度的要求》（2015年第二次修订）	2020-11-30	换版修订没有实质变化
26		CNAS-CL01-G004：2018	《内部校准要求》	2018-3-1	2018-9-1	CNAS-CL31：2011《内部校准要求》（2015年第一次修订）	2020-11-30	换版修订没有实质变化
27		CNAS-CL01-G005：2018	《检测和校准实验室能力认可准则在非固定场所外检测活动中的应用说明》	2018-3-1	2018-9-1	CNAS-CL20：2014《检测和校准实验室能力认可准则在非固定场所外检测活动中的应用说明》（2015年第一次修订）	2020-11-30	换版修订没有实质变化
28		CNAS-CL01-A001：2018	《检测和校准实验室能力认可准则在微生物检测领域的应用说明》	2018-3-1	2018-9-1	CNAS-CL09：2013《检测和校准实验室能力认可准则在微生物检测领域的应用说明》（2015年第一次修订）	2020-11-30	换版修订、没有实质性变化

（续表）

序号	类别	文件编号	文件名称	发布日期	实施日期	被代替文件 文件编号/文件名	旧文件废止时间	备注
				注：有效文件发布实施日期				
29		CNAS-CL01-A002:2018	《检测和校准实验室能力认可准则在化学检测领域的应用说明》	2018-3-1	2018-9-1	CNAS-CL10:2012《检测和校准实验室能力认可准则在化学检测领域的应用说明》（2015年第一次修订）	2020-11-30	换版修订，没有实质性变化
30		CNAS-CL01-A003:2018	《检测和校准实验室能力认可准则在电气检测领域的应用说明》	2018-3-1	2018-9-1	CNAS-CL11:2015《检测和校准实验室能力认可准则在电气检测领域的应用说明》	2020-11-30	换版修订+实质性修订
31	实验室认可应用准则	CNAS-CL01-A004:2018	《实验室能力认可准则在医疗器械检测领域的应用说明》	2018-3-1	2018-9-1	CNAS-CL12:2006《实验室能力认可准则在医疗器械检测领域的应用说明》	2020-11-30	换版修订+实质性修订
32		CNAS-CL01-A012:2018	《检测和校准实验室能力认可准则在卫生检疫领域的应用说明》	2018-3-1	2018-9-1	CNAS-CL21:2015《检测和校准实验室能力认可准则在卫生检疫领域的应用说明》	2020-11-30	换版修订+实质性修订
33		CNAS-CL01-A013:2018	《检测和校准实验室能力认可准则在动物检疫领域的应用说明》	2018-3-1	2018-9-1	CNAS-CL22:2015《检测和校准实验室能力认可准则在动物检疫领域的应用说明》	2020-11-30	换版修订+实质性修订
34		CNAS-CL01-A014:2018	《检测和校准实验室能力认可准则在植物检疫领域的应用说明》	2018-3-1	2018-9-1	CNAS-CL23:2015《检测和校准实验室能力认可准则在植物检疫领域的应用说明》	2020-11-30	换版修订+实质性修订
35		CNAS-CL01-A023:2018	《检测和校准实验室能力认可准则在实验动物检测领域的应用说明》	2018-3-1	2018-9-1	CNAS-CL58:2015《检测和校准实验室能力认可准则在实验动物检测领域的应用说明》	2020-11-30	换版修订+实质性修订

（续表）

序号	类别	文件编号	文件名称	发布日期 注：有效文件发布实施日期	实施日期	被代替文件		备 注
						文件编号/文件名	旧文件废止时间	
36		CNAS - CL01 - A024：2018	《检测和校准实验室能力认可增检测领域的应用说明》	2018 - 3 - 1	2018 - 9 - 1	CNAS - CL62：2016《检测和校准实验室能力认可增检测领域基因扩增检测领域的应用说明》	2020 - 11 - 30	换版修订，没有实质性变化
37		CNAS - CL01 - A025：2018	《检测和校准实验室能力认可校准领域的应用说明》	2018 - 3 - 1	2018 - 9 - 1	CNAS - CL25：2014《检测和校准实验室能力认可校准领域的应用说明》（2015年第一次修订）	2020 - 11 - 30	换版修订，没有实质性变化
38	实验室认可应用准则	CNAS - CL02 - A001：2018	《医学实验室质量和能力认可准则在临床血液学应用的应用说明》	2018 - 3 - 1	2018 - 3 - 1	CNAS - CL43：2012《医学实验室质量和能力认可准则在临床血液学检验领域的应用说明》（2015年第三次修订）	2018 - 3 - 1	仅文件编码变化
39		CNAS - CL02 - A002：2018	《医学实验室质量和能力认可准则在体液学检验领域的应用说明》	2018 - 3 - 1	2018 - 3 - 1	CNAS - CL41：2012《医学实验室质量和能力认可准则在体液学检验领域的应用说明》（2015年第三次修订）	2018 - 3 - 1	仅文件编码变化
40		CNAS - CL02 - A003：2018	《医学实验室质量和能力认可准则在临床化学检验领域的应用说明》	2018 - 3 - 1	2018 - 3 - 1	CNAS - CL38：2012《医学实验室质量和能力认可准则在临床化学检验领域的应用说明》（2015年第三次修订）	2018 - 3 - 1	仅文件编码变化
41		CNAS - CL02 - A004：2018	《医学实验室质量和能力认可准则在临床免疫学检验领域的应用说明》	2018 - 3 - 1	2018 - 3 - 1	CNAS - CL39：2012《医学实验室质量和能力认可准则在临床免疫学检验领域的应用说明》（2015年第三次修订）	2018 - 3 - 1	仅文件编码变化

（续表）

序号	类别	文件编号	文件名称	发布日期 注：有效文件发布实施日期	实施日期	被代替文件		备注
						文件编号/文件名	旧文件废止时间	
42		CNAS-CL02-A005：2018	《医学实验室质量和能力认可准则在临床微生物学检验领域的应用说明》	2018-3-1	2018-3-1	CNAS-CL42：2012《医学实验室质量和能力认可准则在临床微生物学检验领域的应用说明》（2015年第三次修订）	2018-3-1	仅文件编码变化
43		CNAS-CL02-A006：2018	《医学实验室质量和能力认可准则在输血医学领域的应用说明》	2018-3-1	2018-3-1	CNAS-CL40：2012《医学实验室质量和能力认可准则在输血医学领域的应用说明》（2015年第三次修订）	2018-3-1	仅文件编码变化
44	实验室认可应用准则	CNAS-CL02-A007：2018	《医学实验室质量和能力认可准则在组织病理学检查领域的应用说明》	2018-3-1	2018-3-1	CNAS-CL37：2012《医学实验室质量和能力认可准则在组织病理学检查领域的应用说明》（2015年第三次修订）	2018-3-1	仅文件编码变化
45		CNAS-CL02-A008：2018	《医学实验室质量和能力认可准则在细胞病理学检查领域的应用说明》	2018-3-1	2018-3-1	CNAS-CL51：2014《医学实验室质量和能力认可准则在细胞病理学检查领域的应用说明》（2015年第二次修订）	2018-3-1	仅文件编码变化
46		CNAS-CL02-A009：2018	《医学实验室质量和能力认可准则在分子诊断领域的应用说明》	2018-3-1	2018-3-1	CNAS-CL36：2012《医学实验室质量和能力认可准则在分子诊断领域的应用说明》（2015年第三次修订）	2018-3-1	仅文件编码变化
47		CNAS-CL02-A010：2018	《医学实验室质量和能力认可准则在实验室信息系统的应用说明》	2018-3-1	2018-3-1	CNAS-CL35：2012《医学实验室质量和能力认可准则在实验室信息系统的应用说明》（2015年第三次修订）	2018-3-1	仅文件编码变化

（续表）

序号	类别	文件编号	文件名称	发布日期 注：有效文件发布实施日期	实施日期	被代替文件 文件编号/文件名	旧文件废止时间	备注
48		CNAS - CL02 - A011：2018	《医学实验室质量和能力认可检查领域的应用说明》 CT 检查领域的应	2018 - 4 - 1	2018 - 9 - 1			
49		CNAS - CL03 - A001：2018	《能力验证提供者认可准则在微生物领域的应用说明》	2018 - 3 - 1	2018 - 3 - 1	CNAS - CL57：2015《能力验证提供者认可准则在微生物领域的应用说明》	2018 - 3 - 1	仅文件编码变化
50		CNAS - CL05 - A001：2018	《实验室生物安全认可准则对移动式实验室评价的应用说明》	2018 - 3 - 1	2018 - 3 - 1	CNAS - CL61：2016《实验室生物安全认可准则对移动式实验室评价的应用说明》	2018 - 3 - 1	仅文件编码变化
51	实验室认可应用准则	CNAS - CL05 - A002：2018	《实验室生物安全认可准则对关键防护设备评价的应用说明》	2018 - 3 - 1	2018 - 3 - 1	CNAS - CL53：2016《实验室生物安全认可准则对关键防护设备评价的应用说明》	2018 - 3 - 1	仅文件编码变化
52		CNAS - CL07 - A001：2018	《医学参考测量实验室认可准则在临床酶学参考测量领域的应用说明》	2018 - 3 - 1	2018 - 3 - 1	CNAS - CL33：2011《检测和校准实验室能力认可准则在临床酶学参考测量领域的应用说明》(2015 年第一次修订)	2018 - 3 - 1	仅文件编码变化
53		CNAS - CL07 - A002：2018	《医学参考测量实验室认可准则在血细胞分析参考测量领域的应用说明》	2018 - 3 - 1	2018 - 3 - 1	CNAS - CL54：2014《检测和校准实验室能力认可准则在血细胞分析参考测量领域的应用说明》(2015 年第一次修订)	2018 - 3 - 1	仅文件编码变化

（续表）

序号	类别	文件编号	文件名称	发布日期 注：有效文件发布实施日期	实施日期	被代替文件		旧文件废止时间	备注
						文件编号/文件名			
54		CNAS-CL07-A003：2018	《医学参考测量实验室认可准则在代谢物和非肽激素参考测量领域的应用说明》	2018-3-1	2018-3-1	CNAS-CL59：2016《检测和校准实验室能力认可准则在代谢物和非肽激素参考测量的应用说明》		2018-3-1	仅文件编码变化
55		CNAS-CL08-A001：2018	《司法鉴定/法庭科学机构能力认可准则在电子数据鉴定领域的应用说明》	2018-4-18	2018-9-1	CNAS-CL27：2014《司法鉴定/法庭科学机构能力认可准则在电子物证鉴定领域的应用说明》（2015年第一次修订）		2018-9-1	换版修订+实质性修订
56	实验室认可应用准则	CNAS-CL08-A002：2018	《司法鉴定/法庭科学机构能力认可准则在法医物证DNA鉴定领域的应用说明》	2018-4-18	2018-9-1	CNAS-CL28：2014《司法鉴定/法庭科学机构能力认可准则在法医物证鉴定领域的应用说明》（2015年第一次修订）		2018-9-1	换版修订+实质性修订
57		CNAS-CL08-A003：2018	《司法鉴定/法庭科学机构能力认可准则在法医微量物证鉴定领域的应用说明》	2018-4-18	2018-9-1	CNAS-CL29：2014《司法鉴定/法庭科学机构能力认可准则在法医微量物证鉴定领域的应用说明》（2015年第一次修订）		2018-9-1	换版修订+实质性修订
58		CNAS-CL08-A004：2018	《司法鉴定/法庭科学机构能力认可准则在法医学鉴定领域的应用说明》	2018-4-18	2018-9-1	CNAS-CL47：2014《司法鉴定/法庭科学机构能力认可准则在法医学鉴定领域的应用说明》（2015年第一次修订）		2018-9-1	换版修订+实质性修订
59		CNAS-CL08-A005：2018	《司法鉴定/法庭科学机构能力认可准则在文书鉴定领域的应用说明》	2018-4-18	2018-9-1	CNAS-CL48：2014《司法鉴定/法庭科学机构能力认可准则在文书鉴定领域的应用说明》（2015年第一次修订）		2018-9-1	换版修订+实质性修订

（续表）

序号	类别	文件编号	文件名称	发布日期 注：有效文件发布实施日期	实施日期	被代替文件 文件编号/文件名	旧文件废止时间	备注
60	实验室认可应用准则	CNAS－CL08－A006：2018	《司法鉴定/法庭科学机构能力认可准则在痕迹鉴定领域的应用说明》	2018－4－18	2018－9－1	CNAS－CL49：2014《司法鉴定/法庭科学机构能力认可准则在痕迹鉴定领域的应用说明》(2015年第一次修订)	2018－9－1	换版修订＋实质性修订
61		CNAS－CL08－A007：2018	《司法鉴定/法庭科学机构能力认可准则在法医毒物分析和毒品鉴定领域的应用说明》	2018－4－18	2018－9－1	CNAS－CL50：2014《司法鉴定/法庭科学机构能力认可准则在法医毒物分析和毒品鉴定领域的应用说明》(2015年第一次修订)	2018－9－1	换版修订＋实质性修订
62		CNAS－CL08－A008：2018	《司法鉴定/法庭科学机构能力认可准则在声像资料鉴定领域的应用说明》	2018－4－18	2018－9－1	CNAS－CL63：2017《司法鉴定/法庭科学机构能力认可准则在声像资料鉴定领域的应用说明》	2018－9－1	换版修订＋实质性修订
63	实验室认可指南	CNAS－GL001：2018	《实验室认可指南》	2018－3－1	2018－3－1	CNAS－GL01：2015《实验室认可指南》(2015年第一次修订)	2018－3－1	换版修订＋实质性修订
64		CNAS－GL002：2018	《能力验证结果的统计处理和能力评价指南》	2018－3－1	2018－3－1	CNAS－GL02：2014《能力验证结果的统计处理和能力评价指南》(2015年第一次修订)	2018－3－1	仅文件编码变化
65		CNAS－GL003：2018	《能力验证样品均匀性和稳定性评价指南》	2018－3－1	2018－3－1	CNAS－GL03：2006《能力验证样品均匀性和稳定性评价指南》(2015年第一次修订)	2018－3－1	仅文件编码变化
66		CNAS－GL004：2018	《标准物质/标准样品的使用指南》(ISO Guide 33：2015)	2018－3－1	2018－3－1	CNAS－GL04：2017《标准物质/标准样品的使用指南》(ISO Guide 33：2015)	2018－3－1	仅文件编码变化

（续表）

序号	类别	文件编号	文件名称	发布日期	实施日期	被代替文件 文件编号/文件名	旧文件废止时间	备 注
				注：有效文件发布实施日期				
67		CNAS-GL005：2018	《实验室内部研制质量控制样品的指南》(ISO Guide 80：2014)	2018-3-1	2018-3-1	CNAS-GL05：2017《实验室内部研制质量控制样品的指南》(ISO Guide80：2014)	2018-3-1	仅文件编码变化
68		CNAS-GL006：2018	《化学分析中不确定度的评估指南》	2018-3-1	2018-3-1	CNAS-GL06：2006《化学分析中不确定度的评估指南》	2018-3-1	仅文件编码变化
69		CNAS-GL008：2018	《实验室认可评审不符合项审查指南》	2018-3-1	2018-9-1	CNAS-GL09：2014《实验室认可评审不符合项分级指南》(2015年第一次修订)	2020-11-30	换版修订，没有实质性变化
70	实验室认可指南	CNAS-GL010：2018	《标准物质标准品证书和标签的内容》	2018-3-1	2018-3-1	CNAS-GL45：2018《标准物质标样品证书和标签的内容》	2018-3-1	仅文件编码变化
71		CNAS-GL011：2018	《实验室和检验机构内部审核指南》	2018-3-1	2018-9-1	CNAS-GL12：2007《实验室和检验机构内部审核指南》(2015年第一次修订)	2020-11-30	换版修订，没有实质性变化
72		CNAS-GL012：2018	《实验室和检验机构管理评审指南》	2018-3-1	2018-9-1	CNAS-GL13：2007《实验室和检验机构管理评审指南》(2015年第一次修订)	2020-11-30	换版修订，没有实质性变化
73		CNAS-GL013：2018	《量值溯源要求在医学测量领域的实施指南》	2018-3-1	2018-3-1	CNAS-GL18：2008《量值溯源要求在医学测量领域的实施指南》(2015年第一次修订)	2018-3-1	仅文件编码变化
74		CNAS-GL015：2018	《声明检测或校准结果及与规范符合性的指南》	2018-3-1	2018-9-1	CNAS-GL27：2009《声明检测或校准结果及与规范符合性的指南》(2015年第一次修订)	2020-11-30	换版修订，没有实质性变化

（续表）

序号	类别	文件编号	文件名称	发布日期	实施日期	被代替文件		旧文件废止时间	备 注
				注：有效文件发布实施日期		文件编号/文件名			
75		CNAS – GL017：2018	《标准物质/标准样品定值的一般原则和统计方法》（ISO Guide35：2006）	2018 – 3 – 1	2018 – 3 – 1	CNAS – GL29：2010《标准物质/标准样品定值的一般原则和统计方法》（ISO Guide35：2006）（2015年第一次修订）		2018 – 3 – 1	仅文件编码变化
76		CNAS – GL018：2018	《标准物质/标准样品生产者能力认可指南》	2018 – 3 – 1	2018 – 3 – 1	CNAS – GL30：2016《标准物质/标准样品生产者能力认可指南》		2018 – 3 – 1	换版修订＋实质性修订
77		CNAS – GL019：2018	《能力验证提供者认可指南》	2018 – 3 – 1	2018 – 3 – 1	CNAS – GL31：2011《能力验证提供者认可指南》（2015年第一次修订）		2018 – 3 – 1	仅文件编码变化
78	实验室认可指南	CNAS – GL020：2018	《司法鉴定法庭科学领域检验鉴定能力验证实施指南》	2018 – 3 – 1	2018 – 3 – 1	CNAS – GL32：2012《司法鉴定法庭科学领域检验鉴定能力验证实施指南》（2015年第一次修订）		2018 – 3 – 1	仅文件编码变化
79		CNAS – GL021：2018	《医学领域定性检测能力验证实施指南》	2018 – 3 – 1	2018 – 3 – 1	CNAS – GL33：2012《医学领域定性检测能力验证实施指南》（2015年第一次修订）		2018 – 3 – 1	仅文件编码变化
80		CNAS – GL022：2018	《基于质控数据环境检测测量不确定度评定指南》	2018 – 3 – 1	2018 – 3 – 1	CNAS – GL34：2013《基于质控数据环境检测测量不确定度评定指南》（2015年第一次修订）		2018 – 3 – 1	仅文件编码变化
81		CNAS – GL024：2018	《司法鉴定/法庭科学鉴定过程的质量控制指南》	2018 – 4 – 18	2018 – 5 – 1	CNAS – GL36：2014《司法鉴定/法庭科学鉴定过程的质量控制指南》（2015年第一次修订）		2018 – 5 – 1	换版修订＋实质性修订

（续表）

序号	类别	文件编号	文件名称	发布日期 注：有效文件发布实施日期	实施日期	被代替文件 文件编号/文件名	旧文件废止时间	备注
82		CNAS-GL027: 2018	《化学分析实验室内部质量控制指南——控制图的应用》	2018-3-1	2018-3-1	CNAS-GL39: 2016《化学分析实验室内部质量控制指南——控制图的应用》	2018-3-1	仅文件编码变化
83		CNAS-GL028: 2018	《临床微生物检验程序验证指南》	2018-3-1	2018-3-1	CNAS-GL41: 2016《临床微生物检验程序验证指南》	2018-3-1	仅文件编码变化
84	实验室认可指南	CNAS-GL029: 2018	《基因扩增领域检测实验室认可指南》	2018-3-1	2018-9-1	CNAS-GL42: 2016《基因扩增领域检测实验室认可指南》	2020-11-30	换版修订，没有实质性变化
85		CNAS-GL031: 2018	《动物检疫二级生物安全实验室认可指南》	2018-3-1	2018-3-1	CNAS-GL44: 2017《动物检疫二级生物安全实验室认可指南》	2018-3-1	仅文件编码变化
86		CNAS-GL032: 2018	《能力验证的选择核查与利用指南》	2018-3-1	2018-3-1	CNAS-GL40: 2018《能力验证的选择核查与利用指南》	2018-3-1	能力验证选择途径部分略有修改，与RL02保持一致。
87	实验室认可方案	CNAS-CL01-S01: 2018	《中国计量科学研究院认可方案》	2018-3-1	2018-9-1	CNAS-SL01: 2012《中国计量科学研究院认可方案》(2015年第一次修订)	2020-11-30	换版修订，没有实质性变化
88		CNAS-CL01-S02: 2018	《"能源之星"实验室认可方案》	2018-3-1	2018-9-1	CNAS-SL02: 2012《"能源之星"实验室认可方案》(2015年第一次修订)	2020-11-30	换版修订，没有实质性变化
89	实验室认可方案	CNAS-CL01-S03: 2018	《反兴奋剂实验室认可方案》	2018-3-1	2018-9-1	CNAS-SL03: 2012《反兴奋剂实验室认可方案》(2015年第一次修订)	2020-11-30	换版修订，没有实质性变化
90	技术报告	CNAS-TRL-001: 2012	《医学实验室——测量不确定度的评定与表达》	2012-11-8				

注：文件编号中 A 指"应用"application，G 指"通用"general。

2. 临床检验行业标准一览表(截至 2019 年 3 月)

序号	编 号	名 称
1	WS/T 102 – 1998	临床检验项目分类与代码
2	WS/T 120 – 1999	血清中总胆固醇的酶法测定
3	WS/T 121 – 1999	血清载脂蛋白 A1 及载脂蛋白 B 免疫透射比浊测定法
4	WS/T 124 – 1999	临床化学体外诊断试剂盒质量检验总则(已废止)
5	WS/T 125 – 1999	纸片法抗菌药物敏感试验标准(已被 WS/T 639 – 2018 替代)
6	WS/T 174 – 1999	血中铅、镉的石墨炉原子吸收光谱测定方法
7	WS/T 213 – 2018	丙型肝炎诊断
8	WS/T 220 – 2002	凝血因子活性测定总则
9	WS/T 221 – 2002	免疫沉淀分析标准有关应用材料的评价
10	WS/T 222 – 2002	临床酶活性浓度测定方法总则
11	WS/T 224 – 2018	真空采血管的性能验证(替代 WS/T 224 – 2002)
12	WS/T 225 – 2002	临床化学检验血液标本的收集预处理
13	WS/T 226 – 2002	便携式血糖仪血液葡萄糖测定指南
14	WS/T 227 – 2002	临床检验操作规程编写要求
15	WS/T 228 – 2002	定量临床检验方法的初步评价(已废止)
16	WS/T 229 – 2002	尿液物理学、化学和沉渣分析
17	WS/T 230 – 2002	临床诊断中 PCR 技术的应用
18	WS/T 231 – 2002	用于纸片法抗菌药物敏感试验的脱水 MH 琼脂的检验规程
19	WS/T 232 – 2002	商业性微生物培养基质量检验规程
20	WS/T 233 – 2002	微生物和生物医学实验室生物安全通用准则
21	WS/T 244 – 2005	血小板计数参考方法
22	WS/T 245 – 2005	红细胞和白细胞计数参考方法
23	WS/T 246 – 2005	白细胞分类计数参考方法
24	WS/T 247 – 2005	胎儿 AFP 检测：产前监测和开放性神经管缺损诊断准则
25	WS/T 248 – 2005	厌氧菌的抗微生物药敏试验方法(已被 WS/T 639 – 2018 替代)
26	WS/T 249 – 2005	临床实验室废物处理原则
27	WS/T 250 – 2005	临床实验室质量保证的要求

（续表）

序号	编　　号	名　　　　称
28	WS/T 251 - 2005	临床实验室安全准则（已废止）
29	WS/T 252 - 2005	体外诊断用品标识（已废止）
30	WS/T 253 - 2005	体外诊断医学器具-生物源样品中量的测量-参考物质的描述
31	WS/T 254 - 2005	体外诊断医学器具-生物源样品中量的测量参考测量程序的表述
32	WS/T 255 - 2005	临床检验医学-参考测量实验室要求
33	WS/T 268 - 2019	淋病诊断
34	WS/T 273 - 2018	梅毒诊断
35	WS/T 293 - 2019	艾滋病和艾滋病病毒感染诊断
36	WS/T 308 - 2009	医疗机构消防安全管理
37	WS/T 311 - 2009	医院隔离技术规范
38	WS/T 312 - 2009	医院感染检测规范
39	WS/T 313 - 2009	医务人员手卫生规范
40	WS/T 341 - 2011	血红蛋白测定参考方法
41	WS/T 342 - 2011	红细胞比容测定参考方法
42	WS/T 343 - 2011	红细胞沉降率测定参考方法
43	WS/T 344 - 2011	出血时间测定要求
44	WS/T 345 - 2011	血清尿素测定参考方法
45	WS/T 346 - 2011	网织红细胞计数参考方法
46	WS/T 347 - 2011	血细胞分析的校准指南
47	WS/T 348 - 2011	尿液标本的收集和处理指南
48	WS/T 349 - 2011	a - AMY 催化活性浓度测定参考方法
49	WS/T 350 - 2011	血清葡萄糖测定参考方法
50	WS/T 351 - 2011	ALP 催化活性浓度测定参考方法
51	WS/T 352 - 2011	丙氨酸氨基转移酶催化活性浓度测定（无磷酸吡哆醛）参考方法
52	WS/T 353 - 2011	AST 催化活性浓度测定（无磷酸吡哆醛）参考方法
53	WS/T 355 - 2011	血清甘油三酯的酶法测定
54	WS/T 356 - 2011	基质效应与互通性评估指南
55	WS/T 357 - 2011	骨代谢标志物临床应用指南

(续表)

序号	编 号	名 称
56	WS/T 358 - 2011	血清(浆)脂蛋白(α)的免疫测定
57	WS/T 359 - 2011	血浆凝固试验血液标本的采集及处理指南
58	WS/T 360 - 2011	流式细胞术检测外周血淋巴细胞亚群指南
59	WS/T 361 - 2011	LDH 催化活性浓度测定参考方法
60	WS/T 362 - 2011	血清胆固醇参考测量程序分光光度法
61	WS/T 367 - 2012	医疗机构消毒技术规范
62	WS/T 368 - 2012	医院空气净化管理规范
63	WS/T 402 - 2012	临床实验室检验项目参考区间的制定
64	WS/T 403 - 2012	临床生物化学检验常规项目分析质量指标
65	WS/T 404.1 - 2012	临床常用生化检验项目参考区间第 1 部分：血清 ALT、AST、ALP 和 GGT
66	WS/T 404.2 - 2012	临床常用生化检验项目参考区间第 2 部分：血清总蛋白、白蛋白
67	WS/T 404.3 - 2012	临床常用生化检验项目参考区间第 3 部分：血清钾、钠、氯
68	WS/T 404.4 - 2018	临床常用生化检验项目参考区间第 4 部分：血清总胆红素、直接胆红素
69	WS/T 404.5 - 2015	临床常用生化检验项目参考区间第 5 部分：血清尿素、肌酐
70	WS/T 404.6 - 2015	临床常用生化检验项目参考区间第 6 部分：血清总钙、无机磷、镁、铁
71	WS/T 404.7 - 2015	临床常用生化检验项目参考区间第 7 部分：血清 LDH 和 CK
72	WS/T 404.8 - 2015	临床常用生化检验项目参考区间第 8 部分：血清 AMY
73	WS/T 404.9 - 2018	临床常用生化检验项目参考区间第 9 部分：血清 C-反应蛋白、前白蛋白、转铁蛋白、β2-微球蛋白
74	WS/T 405 - 2012	第 9 部分：血清 C-反应蛋白、前白蛋白、
75	WS/T 406 - 2012	转铁蛋白、β2-微球蛋白
76	WS/T 407 - 2012	医疗机构内定量检验结果的可比性验证指南
77	WS/T 408 - 2012	临床化学设备线性评价指南
78	WS/T 409 - 2013	临床检测方法总分析误差的确定
79	WS/T 410 - 2013	血清高密度脂蛋白胆固醇测定
80	WS/T 411 - 2013	抗丝状真菌药物敏感性试验肉汤稀释法
81	WS/T 412 - 2013	血清甘油三酯测定参考方法-同位素稀释气相色谱质谱法
82	WS/T 413 - 2013	血清肌酐测定参考方法-同位素稀释液相色谱串联质谱法

（续表）

序号	编　　号	名　　称
83	WS/T 414－2013	室间质量评价结果应用指南
84	WS/T 415－2013	无室间质量评价时实验室检测评估方法
85	WS/T 416－2013	干扰实验指南
86	WS/T 417－2013	γ-谷氨酰基转移酶催化活性浓度测定参考方法
87	WS/T 418－2013	受委托临床实验室选择指南
88	WS/T 419－2013	参考物质中酶活性浓度的赋值
89	WS/T 420－2013	临床实验室对商品定量试剂盒分析性能的验证
90	WS/T 421－2013	抗酵母样真菌药物敏感性试验肉汤稀释法
91	WS/T 442－2014	临床实验室生物安全指南
92	WS/T 443－2013	血中铅、镉的测定-钨舟原子吸收光谱法
93	WS/T 453－2014	丙型病毒性肝炎筛查及管理
94	WS/T 459－2018	常用血清肿瘤标志物检测的临床应用和质量管理
95	WS/T 460－2015	前列腺特异性抗原检测前列腺癌临床应用
96	WS/T 461－2015	糖化血红蛋白检测
97	WS/T 462－2015	冠状动脉疾病和心力衰竭时心脏标志物检测与临床应用
98	WS/T 463－2015	血清低密度脂蛋白胆固醇检测
99	WS/T 477－2015	D-二聚体定量检测
100	WS/T 478－2015	血清25-羟基维生素D3检测操作指南-同位素稀释液相色谱串联质谱法
101	WS/T 489－2016	尿路感染临床微生物实验室诊断
102	WS/T 490－2016	临床化学测量系统校准指南
103	WS/T 491－2016	梅毒非特异性抗体检测操作指南
104	WS/T 492－2015	临床检验定量测定项目正确度和精密度性能验证
105	WS/T 493－2017	酶学参考实验室参考方法测量不确定度评定指南
106	WS/T 494－2017	临床定性免疫检验中药常规项目分析要求
107	WS/T 496－2017	临床实验室质量指标
108	WS/T 497－2017	侵袭性真菌病临床实验室诊断操作指南
109	WS/T 498－2017	细菌性腹泻临床实验室诊断操作指南
110	WS/T 499－2017	下呼吸道感染细菌培养操作指南

(续表)

序号	编 号	名 称
111	WS/T 503 - 2017	临床血培养操作规范
112	WS/T 505 - 2017	定性测定性能评价指南
113	WS/T 514 - 2017	临床检验方法检出能力的确立和验证
114	WS/T 573 - 2018	感染性疾病免疫测定程序及结果报告
115	WS/T 574 - 2018	临床实验室试剂用纯化水
116	WS/T 588 - 2018	手足口病诊断
117	WS/T 592 - 2018	医院感染预防与控制评价规范
118	WS/T 616 - 2018	临床实验室定量检验结果的自动审核
119	WS/T 617 - 2018	天门冬氨酸氨基转移酶催化活性浓度参考测量程序
120	WS/T 639 - 2018	抗菌药物敏感性试验的技术要求
121	WS/T 640 - 2018	临床微生物学检验标本的采集和转运
122	WS/T 641 - 2018	临床检验定量测定室内质量控制
123	WS/T 644 - 2018	临床检验室间质量评价
124	WS/T 645.1 - 2018	临床常用免疫学检验项目参考区间第1部分：血清免疫球蛋白G、免疫球蛋白A、免疫球蛋白M、补体3、补体4
125	WS/T 645.2 - 2018	临床常用免疫学检验项目参考区间第2部分：血清甲胎蛋白、癌胚抗原、糖链抗原19-9、糖链抗原15-3、糖链抗原125

3. 其他相关法律法规(截至 2019 年 3 月)

序号	名 称
1	中华人民共和国计量法(中华人民共和国依法管理的计量器具目录)
2	危险化学品安全管理条例[材料安全数据单(MSDS)]

(孙克江 管仲莹)

四、典型不符合案例分析与整改

1. 不符合项整改措施及验证一览表

序号	不符合事实描述	与准则/条款和体系文件不符	不符合性质	被审核岗位	责任部门	原因分析	纠正预防措施	完成时间	跟踪验证	整改证据	验证人
1	实验室不能提供体系文件的定期评审计划和记录。	1. CNAS-CL02: 4.3 h 2. 体系文件: YCXZ/QP-001《文件控制程序》	1. 一般不符合 2. 实施不符合	质量负责人	质管科	1. 对准则中条款理解不透彻,应进行培训。2. 体系文件相关内容描述不详细。	1. 进行培训。2. 修改文件控制程序(评审及销毁)。3. 修改文件审附件。	9月25日	1. 文件修改已完成。2. 补充文件有效性评价记录	附件: 附件1: 文件控制程序。附件2: 文件定期评审记录。附件3: 文件有效性评价记录。	×××
2	实验室不能提供人员培训的效果评价记录(如: CNAS-CL02, CNAS-CL02-A001, CNAS-CL02-A002, CNAS-CL02-A003, CNAS-CL02-A004)。	1. CNAS-CL02: 5.1.8 2. 体系文件: YCXZ/QP-003《人力资源管理程序》	1. 一般不符合 2. 实施不符合	质量负责人	政工科、检验科、质管科	1. 对准则中条款理解不透彻,应进行培训。2. 培训效果评价缺现场使用效果的相关内容。	1. 进行培训。2. 增加培训效果评价表。	10月10日	1. 增加培训效果评价表。2. 质量主管带队进行了培训后现场使用情况效果的排查。	附件: 附件1: 20170623培训效果评价表	×××

2. 不符合项/观察项报告

被审核部门		部门负责人	
内部审核员		审核日期	

不符合事实描述：

不符合项，依据：

类 型：□ 一般不符合 □ 严重不符合 □ 实施性不符合 □ 体系性不符合
内部审核员/日期： 责任部门主任/日期：

建议的纠正措施计划：	批准纠正措施计划：
责任部门主任/日期： 内部审核员/日期：	质量负责人：××× 日 期：

纠正措施完成情况：

责任部门主任/日期：

纠正措施完成情况：

内部审核员/日期：

审核组组长	×××	日 期	

3. 纠正措施/预防措施实施记录

责任部门		不符合项/基本符合项内容	
调查方法选择： ☐ 人员查询　☐ 记录检查　☐ 过程回顾　☐ 操作观察　☐ 监督和审核　☐ 其他 责任部门/日期：			
依据调查结果对不符合发生的根本原因/相关因素分析(附讨论记录)： 根本原因并不明显时,分析产生问题的所有相关因素(附讨论记录)： 拟采取的纠正措施内容(附方案选择、优化过程记录)： 责任部门负责人/日期：		预计完成时间：_____	
其他潜在不符合/偏离因素分析(附讨论记录)： 拟采取的预防措施内容(附方案选择、优化过程记录)： 责任部门负责人/日期：		预计完成时间：_____	
纠正措施/预防措施实施记录和责任部门对实施结果的审核意见(填写在附页)			
实施结果验证意见： 质量管理办公室/质量监督员：		日期：	
☐ 同意关闭处理　　　　　☐ 其他 质量管理办公室/质量监督员：		日期：	
对于严重不符合,需质量负责人最终确认 ☐ 同意关闭处理　　　　　☐ 其他 质量负责人/日期：			
责任部门的实施记录/责任部门对实施结果的审核意见			
       　　　　　　　　　　　　　　　　　　部门负责人：　　　　日期：			

4. 不符合项/观察项分布表

部门/人员 体系要素	检验 科主任	技术 负责人	质量 负责人	临检 项目组	生化 项目组	免疫 项目组	微生物 项目组	信息 项目组	合计	
									不符 合项	观察 项
组织和管理责任										
质量管理体系										
文件控制										
服务协议										
受委托实验室的检验										
外部服务和供应										
咨询服务										
投诉的解决										
不符合的识别和控制										
纠正措施										
预防措施										
持续改进										
记录控制										
评估和审核										
管理评审										
人员										
设施和环境条件										
实验室的设备、试剂和耗材										
检验前过程										
检验过程										
检验结果质量的保证										
检验后过程										
结果报告										
结果发布										

（续表）

部门/人员 体系要素	检验 科主任	技术 负责人	质量 负责人	临检 项目组	生化 项目组	免疫 项目组	微生物 项目组	信息 项目组	合计	
									不符 合项	观察 项
实验室信息管理										
合计 不符合项										
观察项										
备　注										

编制人：×××　　　　　　　　批准人：×××　　　　　　　　日期：×××

备注：实验室根据内审或外审开具的不符合项选择上述相应的记录表。

（孙克江　管仲莹）